〔正誤表〕

8頁　6月9日
　誤　先人言行録（せんじんげんごうろく）
　正　先人言行録（せんじんげんこうろく）

76頁　11月11日
　誤　父祐玄も章夫の知人。
　正　（削除）
　大淵常範は祐玄、常範の父は友玄と称していました。祐玄と友玄とを混同してしまいました。山本章夫は大淵常範（祐玄）の父（友玄）とは交流がありませんでした。

144頁下段　左から6行目
　誤　岩倉の談
　正　岩倉の断

117頁下段　6行目
　誤　弘化四年（1847）四月十一日
　正　弘化四年（1847）四月十六日

京の学塾《まなびや》

# 山本読書室の世界

松田　清

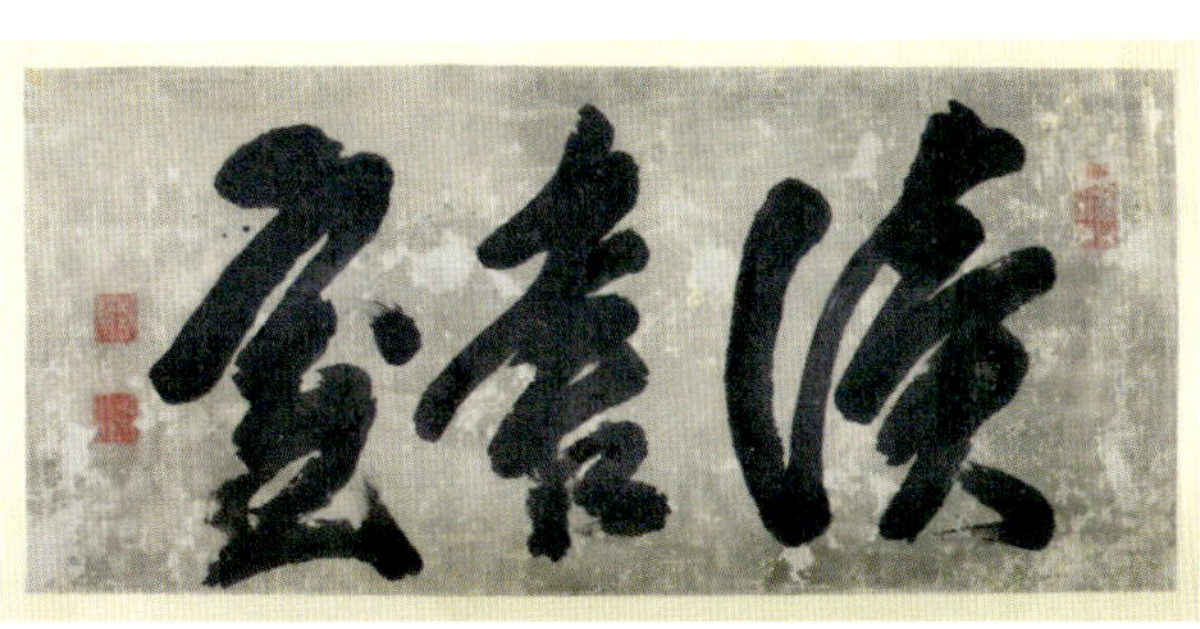

# はじめに

京都駅から東本願寺と西本願寺の間にある油小路通を北へ歩くこと三十分ほど、五条通に出ると前方左手に、緑豊かな邸宅が眼に入る。本草漢学塾山本読書室の旧跡である。瓦葺きの重厚な土塀の前に「贈正五位山本亡羊読書室旧蹟」の石標が立つ。昭和六（一九三一）年八月に京都史蹟会が建てたものだ。

門の右手はタイサンボクの大木が土塀に覆い被さるように茂っている。昭和の末年に初めて山本家を訪れ、読書室伝来の世界的稀覯書、ドドネウス『草木誌』初版（アントワープ、一五五四）を見せていただいた。その頃、門の左脇には香椿《ちゃんちん》が天を突くように聳え、枝を伸ばしていた。今は太い幹だけが朽ち果てている。

香椿は大椿《だいちん》ともいい、宇治黄檗山萬福寺の禅堂書院潜修禅の門前に、隠元禅師が中国からもたらしたという木が今も伝わる。貝原益軒の『大和本草』にその記載がある。読書室の香椿は亡羊が植えたものという。儒医山本亡羊（一七七八～一八五九）は医療を生業としながら、近世本草博物学の大成者小野蘭山（一七二九～一八一〇）の門人として師の学風を継承し、京都本草学の中心を担った。亡羊が文化八（一八一一）年からほぼ毎年開催した読書室物産会の出品目録を見ると、弘化四（一八四七）年五月二十一日開催分に、喬木類五十品のひとつとして香椿が初めて登場する。そのころ植えたとすれば、樹齢百七十年を超える。この香椿の二世が昭和五十一年四月九日に京都府立植物園大芝生地の北側、売店裏に植栽され、今は株立ちして大きく育っている。

読書室のタイサンボクは亡羊六男、儒者・本草学者にして博物画家の山本章夫（号渓山また渓愚、一八二七～一九〇三）が愛した木である。章夫は明治四年に学塾読書室を再興し、家学を継承しつつ、漢方保存運動や書画鑑定に活躍した。文人富岡鉄斎（一八三七～一九二四）とは本草、漢学、書画を通じて晩年まで親交を結んだ。鉄斎は章夫から読書室の香椿の苗を分けてもらい、自邸に植えた。その枝を描いた粉本（鉄斎美術館蔵）には、章夫から聞いた香椿説が書き添えられている。今春三月初め、御所西の鉄斎旧邸を見学し、この二世の勇姿から往時を想像した。

読書室の名は西本願寺宗主文如《もんにょ》上人の侍読を務めた儒医山本封山《ほうざん》（一七四二～一八一三）の斎号に始まる。封山は著作によって名声や仕官の口を得ようとする似非《えせ》学者を忌み嫌った。安永二（一七七三）年頃から使用したこの斎号には、内外の古典をひたすら読むことが学問の王道であり、読書こそ最高の学問の姿である、という封山の信念が込められていた。柴野栗山筆の扁額「読書室」が伝わる。

封山はある日、文雅の友、処士皆川淇園を訪れて、読書の楽しみを語った。居宅の隣に構えた方丈の一室は、左に図書、右に書画を堆積羅列し、膝がやっと入るばかりの狭さであるが、官暇、中に入れば上は混沌から下は今日まで、また本土と漢土四夷八蛮まで、森羅万象を観覧して、広闊悠然。「心適々爾《てきてきじ》として自楽し、其の隘《せまき》を知らざるなり」と（『淇園文集』巻八「読書室記」）。

封山の居宅は当時から、油小路五条上ル、現在の読書室旧跡にあった。西本願寺まで指呼の間である。貞享元禄年間に『本朝孝子伝』（一六八五）など教訓書を続々と著した儒者藤井懶斎《らんさい》の旧居跡と言い伝えられる。封山は読書専念の思い止みがたく、医者として独立しようと決意した。天明三年から診療を始め、翌年四月初めて故郷高岡から一人の医学生を塾生として受け入れた。学塾読書室の始まりである。

天明六（一七八六）年、ついに許されて宮仕えを辞したとき、封山は西本願寺宗主から一堂を賜り、この地に移築したという。しかし、天明の大火（一七八八）でその賜り物も焼けてしまった。焼跡を朱筆で示した「天明八年正月廿（ママ）九日京都大火之図」（松浦静山旧蔵、松浦史料博物館蔵）を見ると、南北は七条通から鞍馬口通まで、東西は鴨川東縁の火元あたりから、東本願寺、油小路通はもちろんのこと、堀川を越えて千本通の西縁まで全滅である。西本願寺も本堂は焼け残ったものの、北隣の本圀寺は全焼している。

封山は大火をものともせず読書に励んだ。「天明ノ飢饉及大火ニ遇テ瓢箪シバ〳〵空如タリ、又此ヲ以テ憂トセズ、容膝ノ茅屋ヲ営ミ」、『大日本史』、『礼儀類典』その他の古書千余巻を一日も欠かさず謄写した（亡羊筆「封山先生伝草稿」）。再建の木材は親友、梅宮大社の禰宜橋本経亮《つねあきら》が世話してくれたという。

山本読書室の地理的紹介、名称と学風の起原は以上の如くである。以下、本書出版の経緯と目的を述べよう。

平成二十二（二〇一〇）年十一月二十三日、京都府立植物園大芝生地の東北角で、没後二百年を記念して小野蘭山顕彰碑の除幕式を行った。建碑と除幕式は近世本草博物学史の大先達で『読書室二〇〇年史』（一九八一、山本元夫刊）、『本草学と洋学　小野蘭山学統の研究』（二〇〇三、思文閣出版）を著された故遠藤正治先生の主導による小野蘭山顕彰記念事業の一環であった。筆者はその建碑のお手伝いをさせていただいた。除幕式の終了後、除幕にお招きした小野蘭山門人ご子孫のお一人、山本読書室のご当主山本和彦氏を遠藤先生から紹介され、その場で山本氏から読書室旧跡の土蔵調査を依頼された。

調査を受諾して半年後の平成二十三年六月初旬から、一年十カ月を掛けて土蔵内資料の整理と仮目録作成を行った。一部未整理分を除き、平成二十五年三月二十八日、資料を京都府立総合資料館（現京都府立京都学・歴彩館）に一括搬入した。同年末、読書室資料全体の数量（七五一七件）が判明した。翌二十六年二月初旬、報道機関を通じて、主要発見資料を紹介し、三月十五日には仮目録の統合電子版をウェブ上に公開した。

平成二十七（二〇一五）年一月末、京都新聞編集局文化部から、山本読書室資料をもとにした連載コラムの執筆を、突然依頼された。山本読書室が代々継承した学問は本草・漢学である。江戸時代には学問の主流をなしていたが、現代の一般社会では遥かに忘れ去られた過去の学問である。しかし、仮目録作成作業を通して、山本読書室の人々がいかに豊かな教養世界に生きていたかを肌で感じた。この貴重な実感をもとに、読書室資料の存在価値を是非とも広く訴えたいとの思いから、連載開始二カ月前にもかかわらず、執筆を承諾し、コラム名を「京の学塾《まなびや》　山本読書室の世界」とした。

本書はこのコラムを本体としている。同年四月一日から一年間、京都新聞一面、天気予報欄の下に、三百五十六回連載した。毎回、資料写真一コマ、解説文九十八字以内という厳しい制約があった。しかも、写真は仮目録作成という期限付きの作業のなかで、辛うじて撮影できた限られた資料の中から選ばざるを得なかった。

山本読書室資料には本草漢学塾に関わる資料のほかに、新聞報道の主な対象となった岩倉具視関係史料など、貴重かつ膨大な維新史料が伝わっている。慶応三（一八六七）年十二月から岩倉具視の秘書として仕え、明治十六（一八八三）年七月、岩倉の没後すぐに岩倉の伝記資料収集を拝命し、『岩倉公実記』（明治三十六年成）の編纂委員を務めた山本復一《またいち》（鴻堂、一八四〇〜一九一二）が遺した史料群である。コラムではその目的と制約から、これらのほとんどを割愛した。

そこで、本書刊行にあたって、新聞コラムでは不十分な紹介に終わった資料、岩倉具視関係史料、読書室の学風を伝える資料から十点を精選し、コラム本体のあとに「読書室資料拾遺十選」と題して詳しい解説を加えた。また、新聞コラムの休載日十日分を「休載追録」と題して補筆した。巻末には「付説　山本読書室岩倉具視関係史料について」を掲げ、その伝来の経緯、構成および明細を紹介した。

山本読書室の世界は広大で奥が深い。本書はその一斑をうかがったにすぎない。奇しくも本年は山本亡羊没後百六十年に当たる。本書が読書室資料の一括保存と公開利用の一助になれば幸いである。

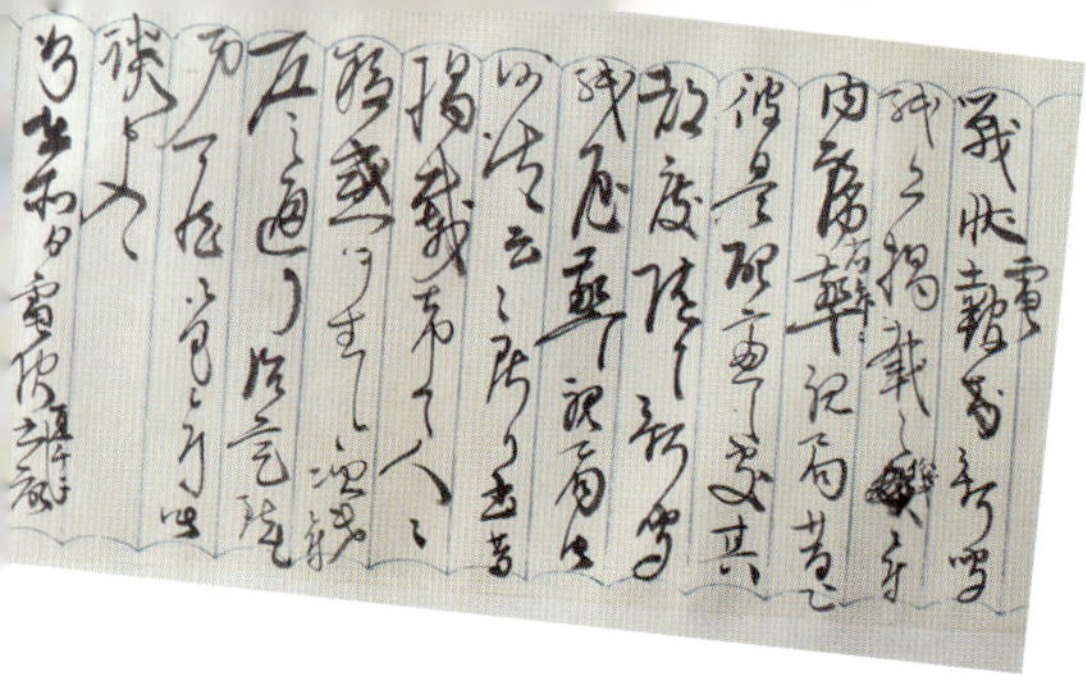

目次



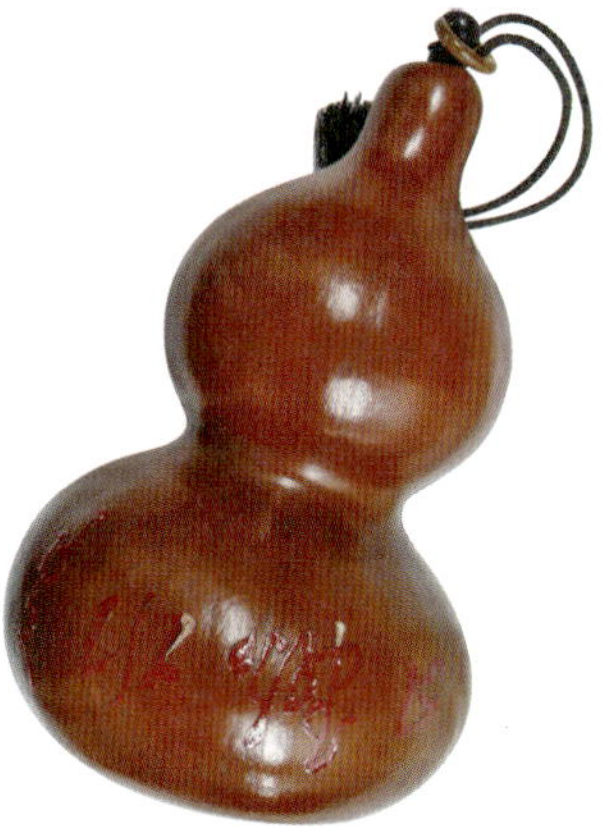

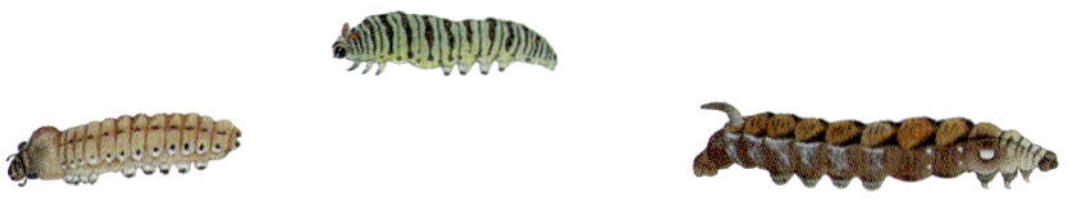



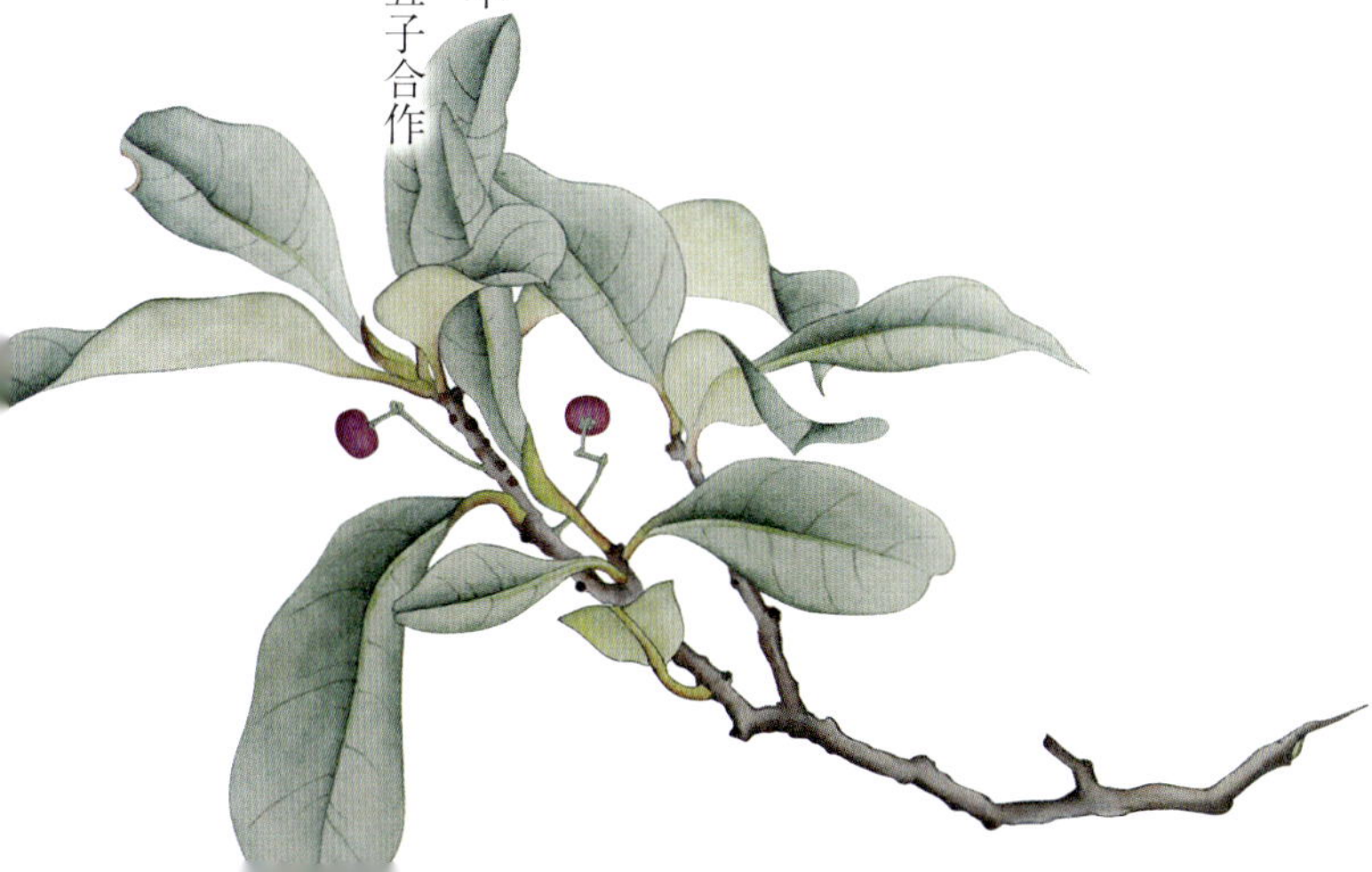

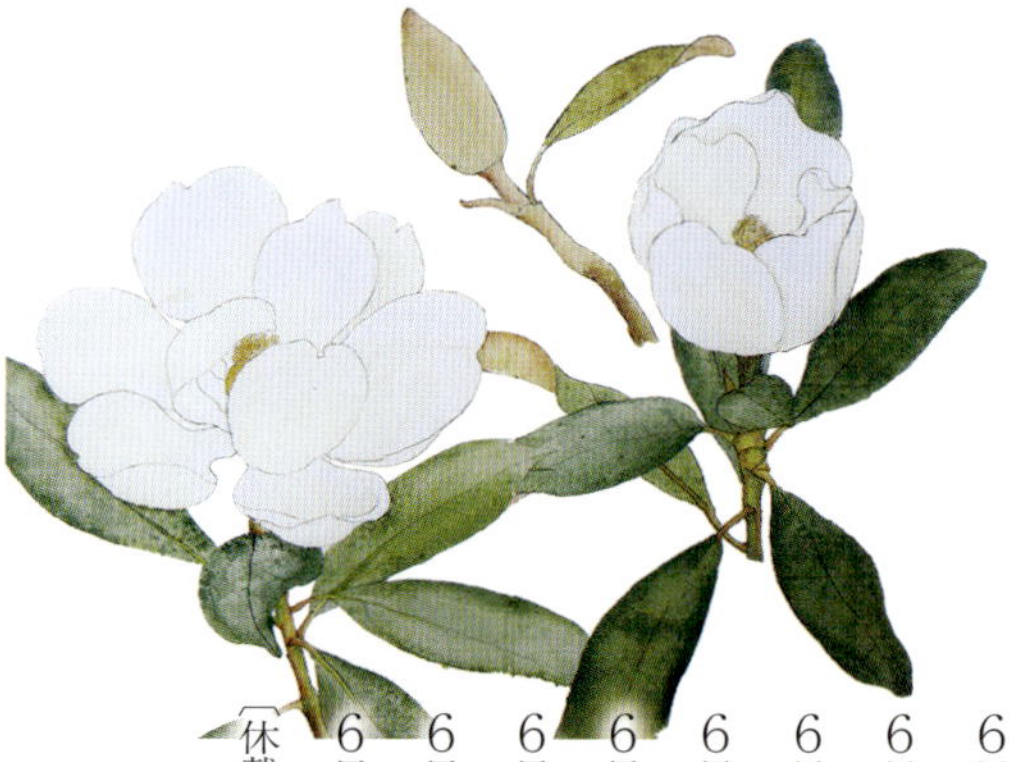



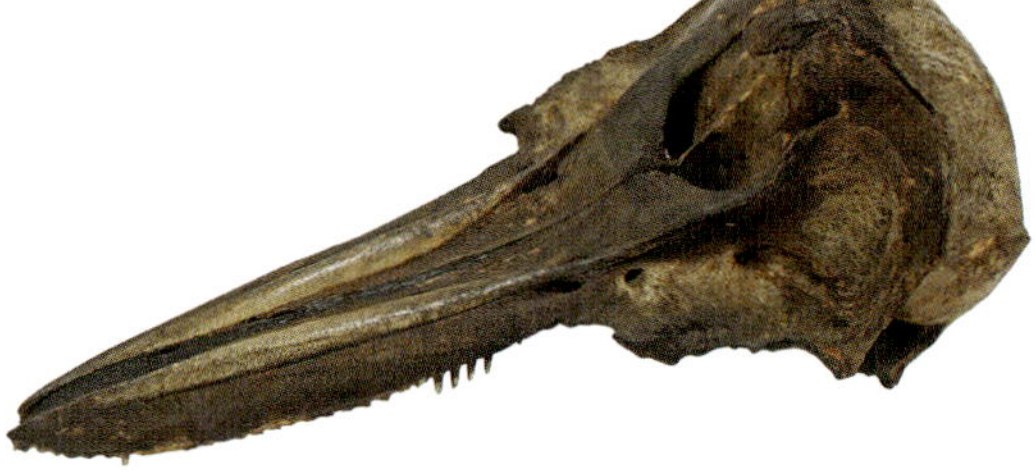

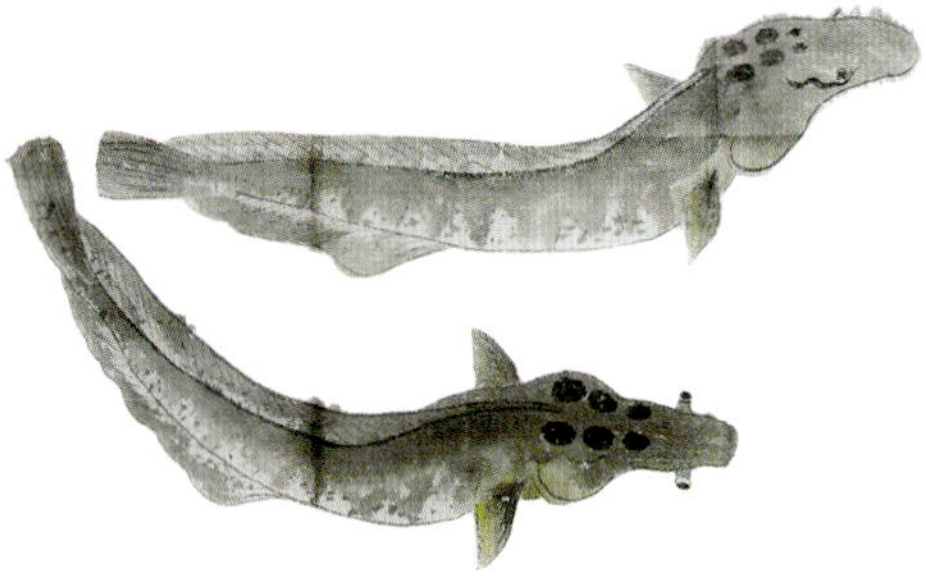



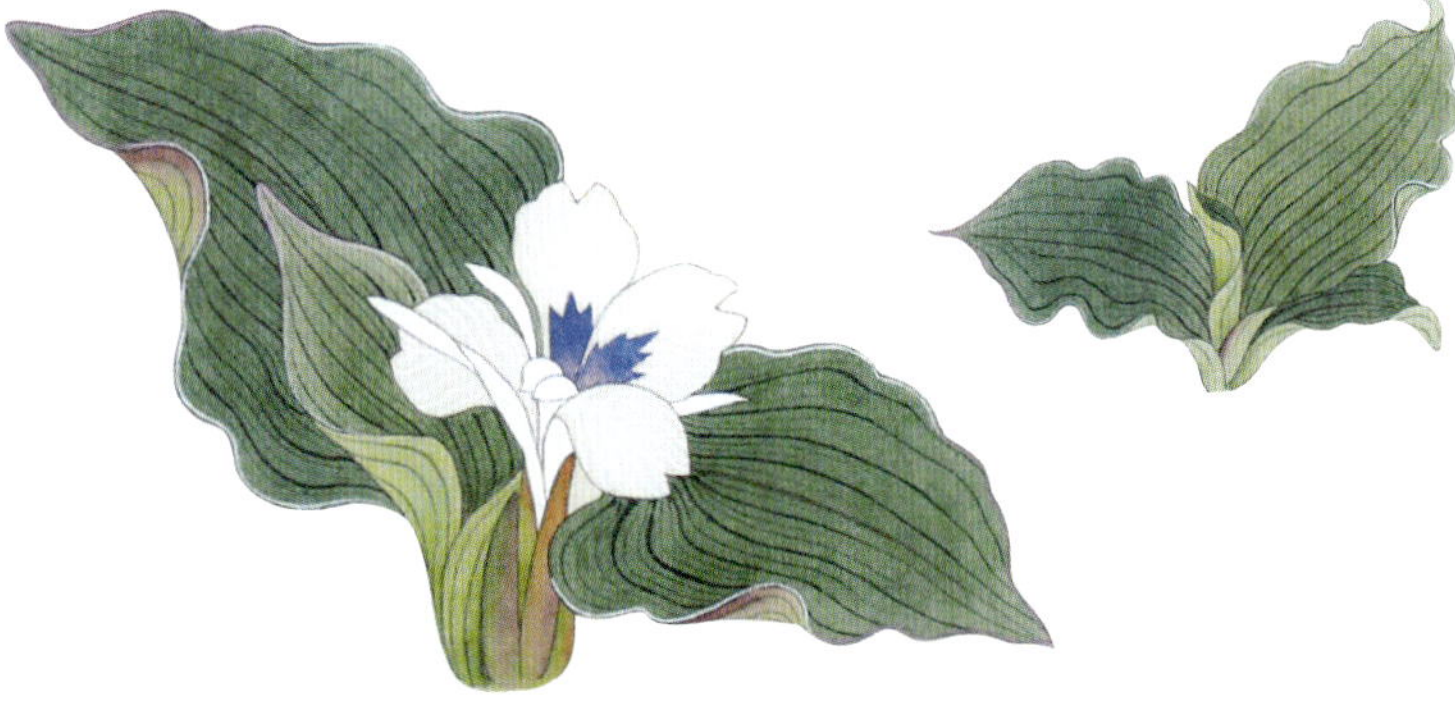

## 8月…………50



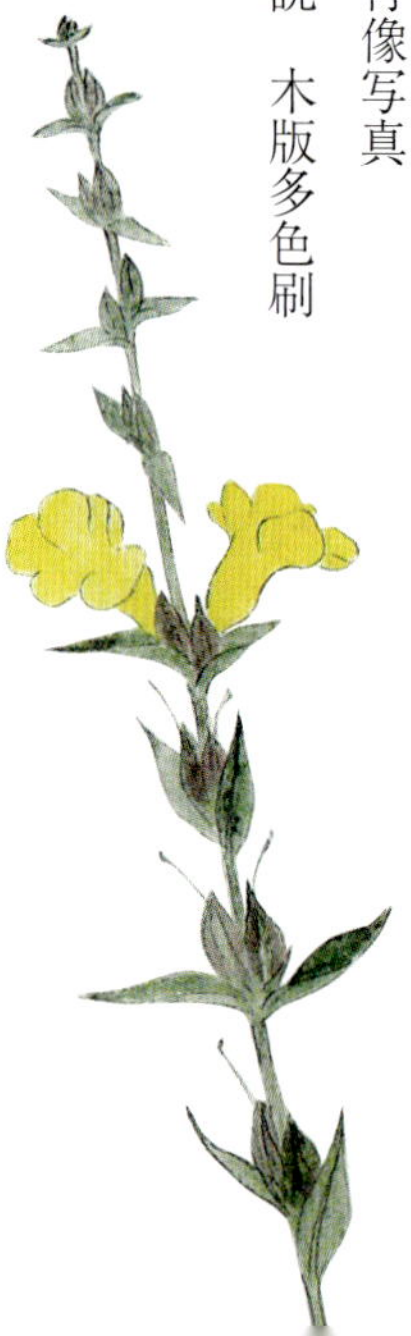

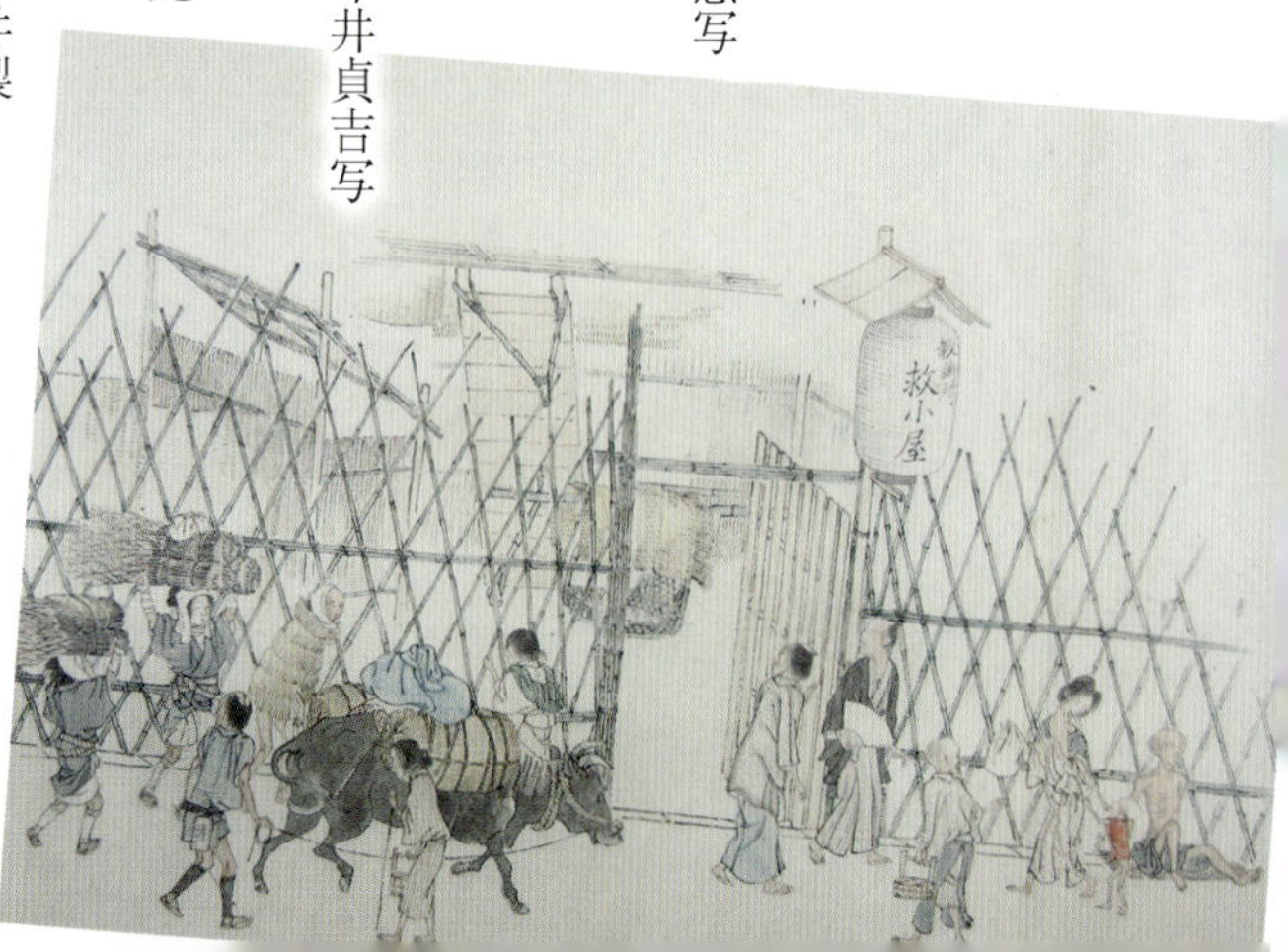

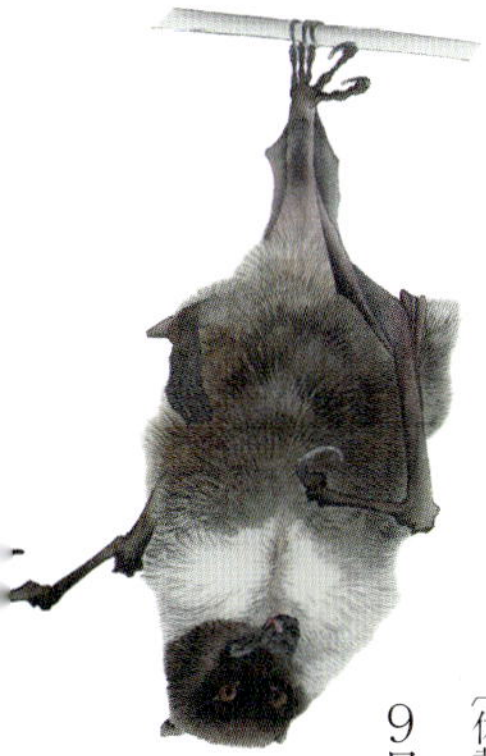



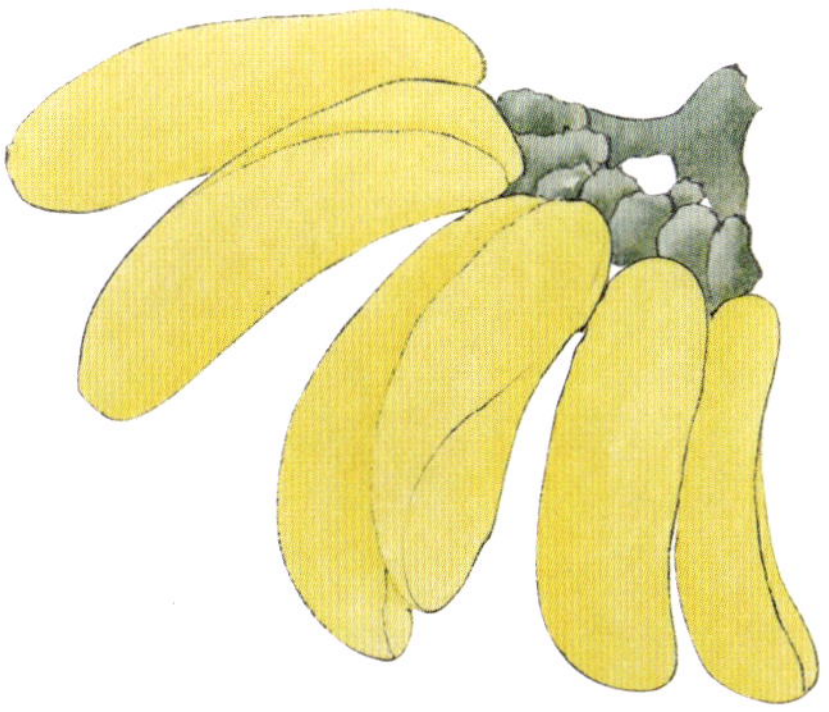

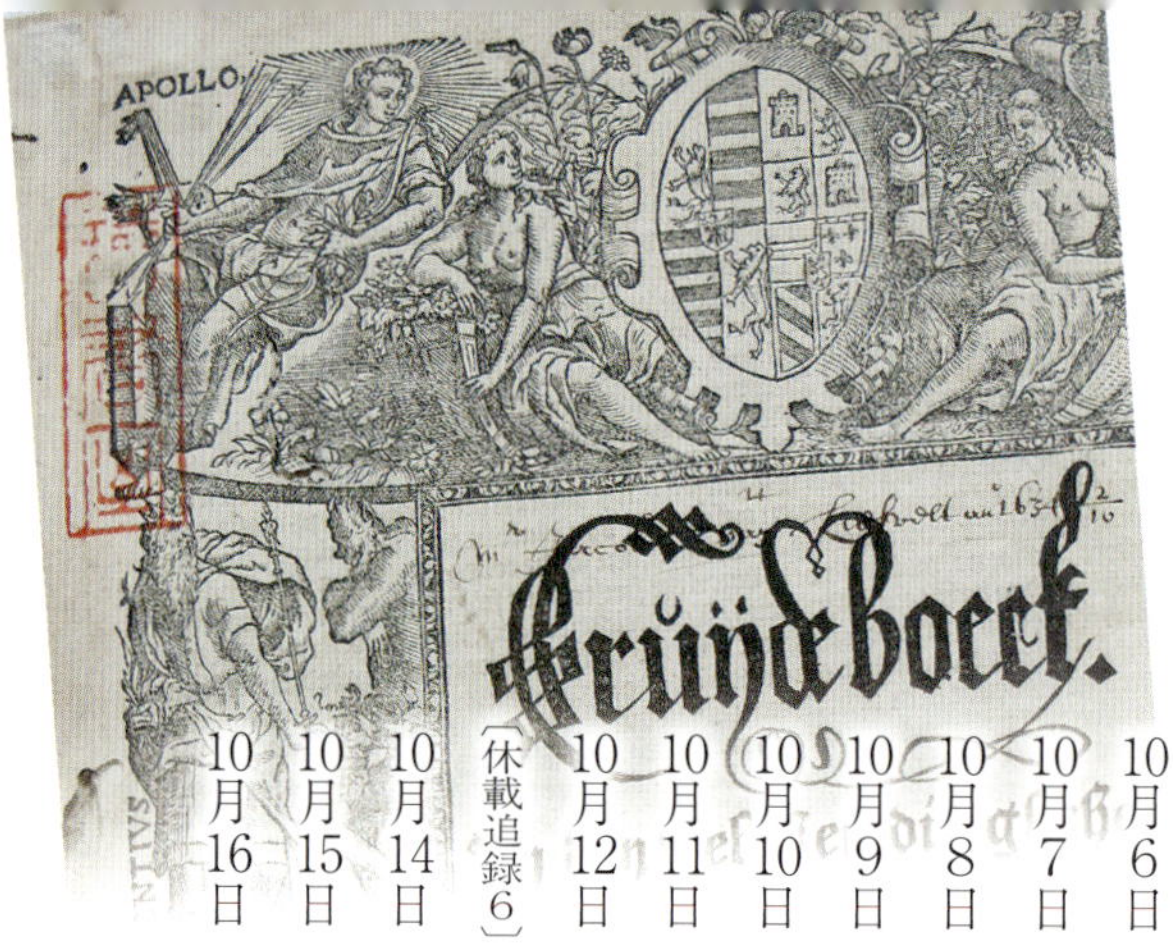


## 10月



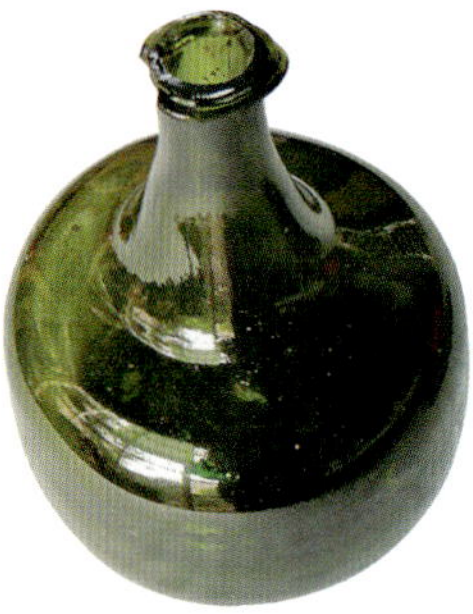

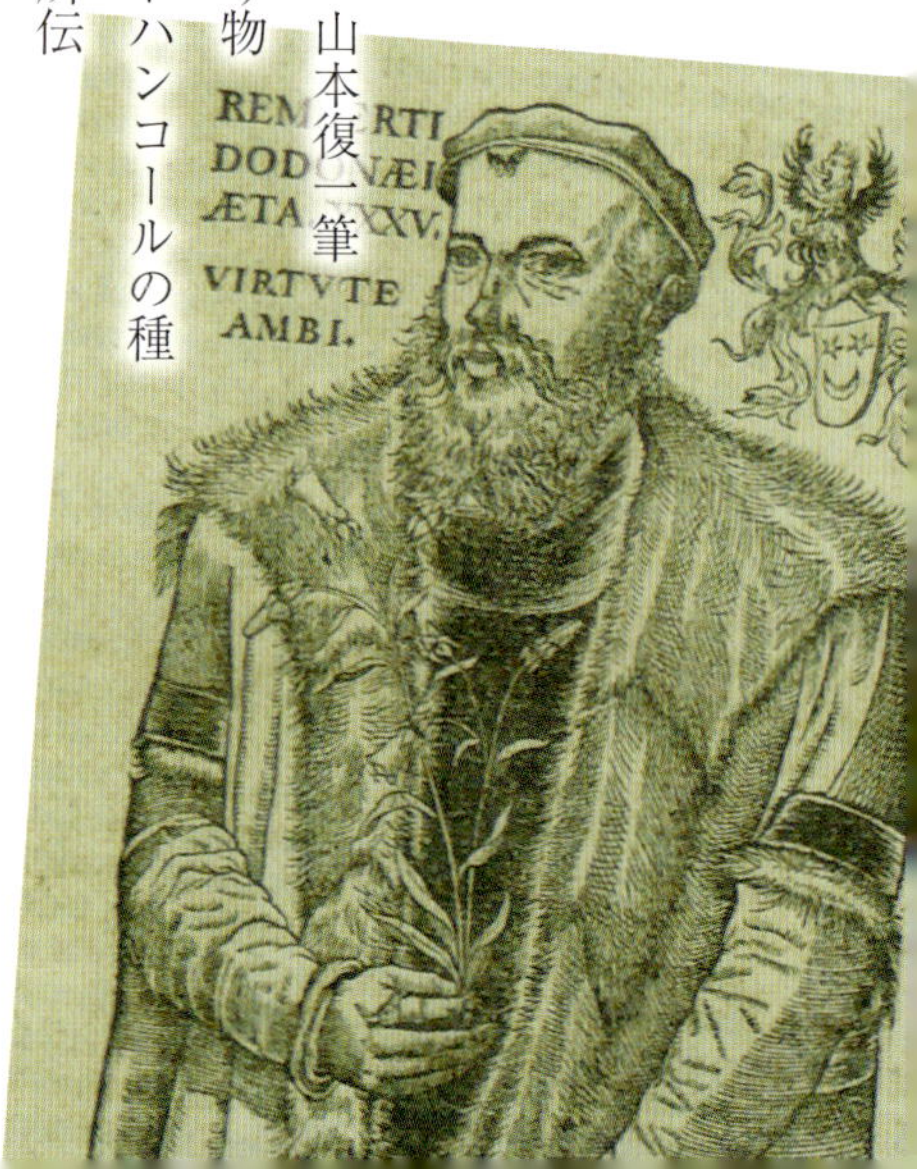

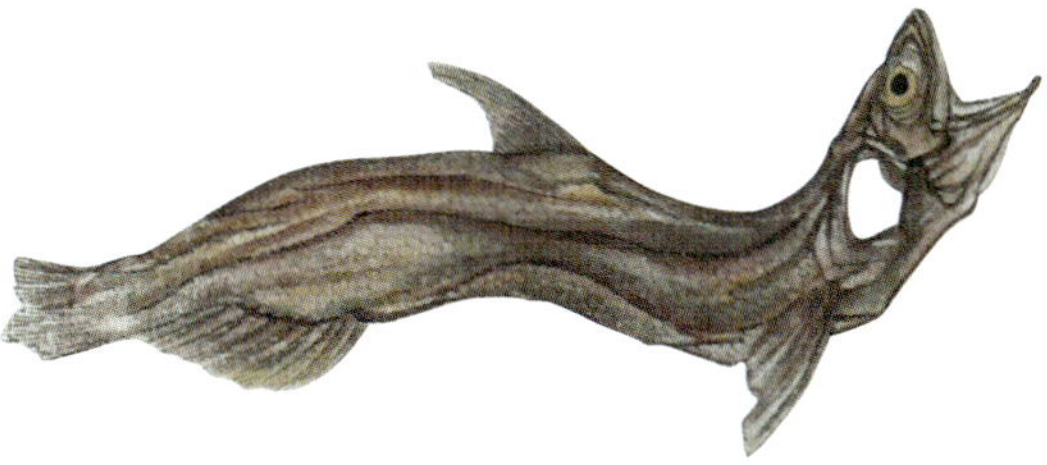



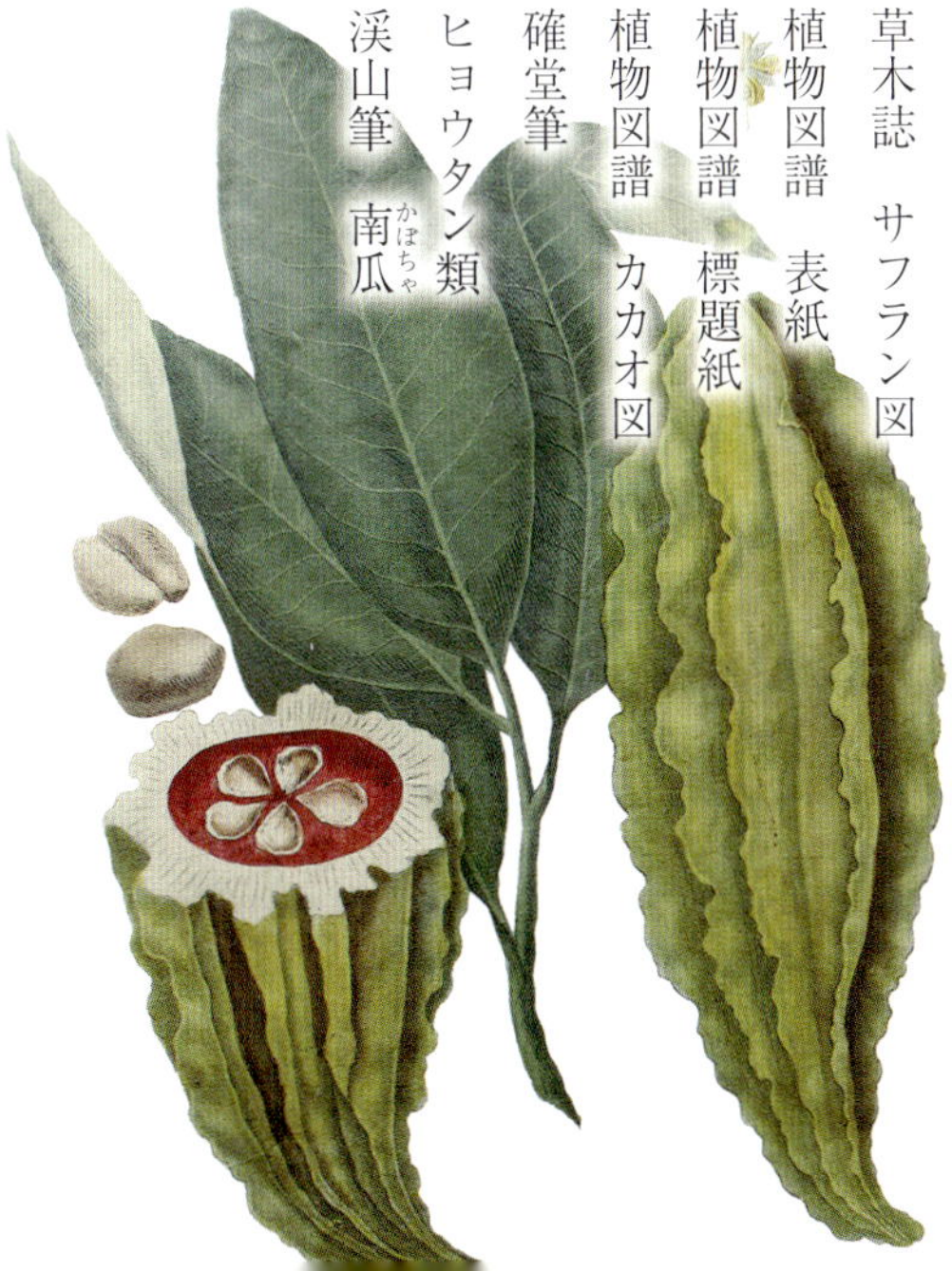

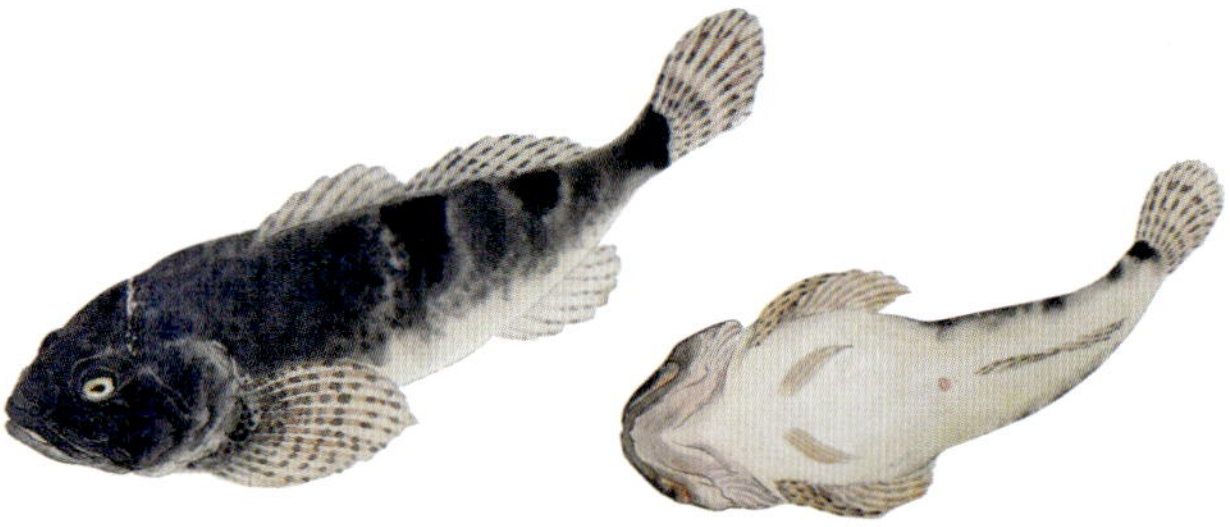



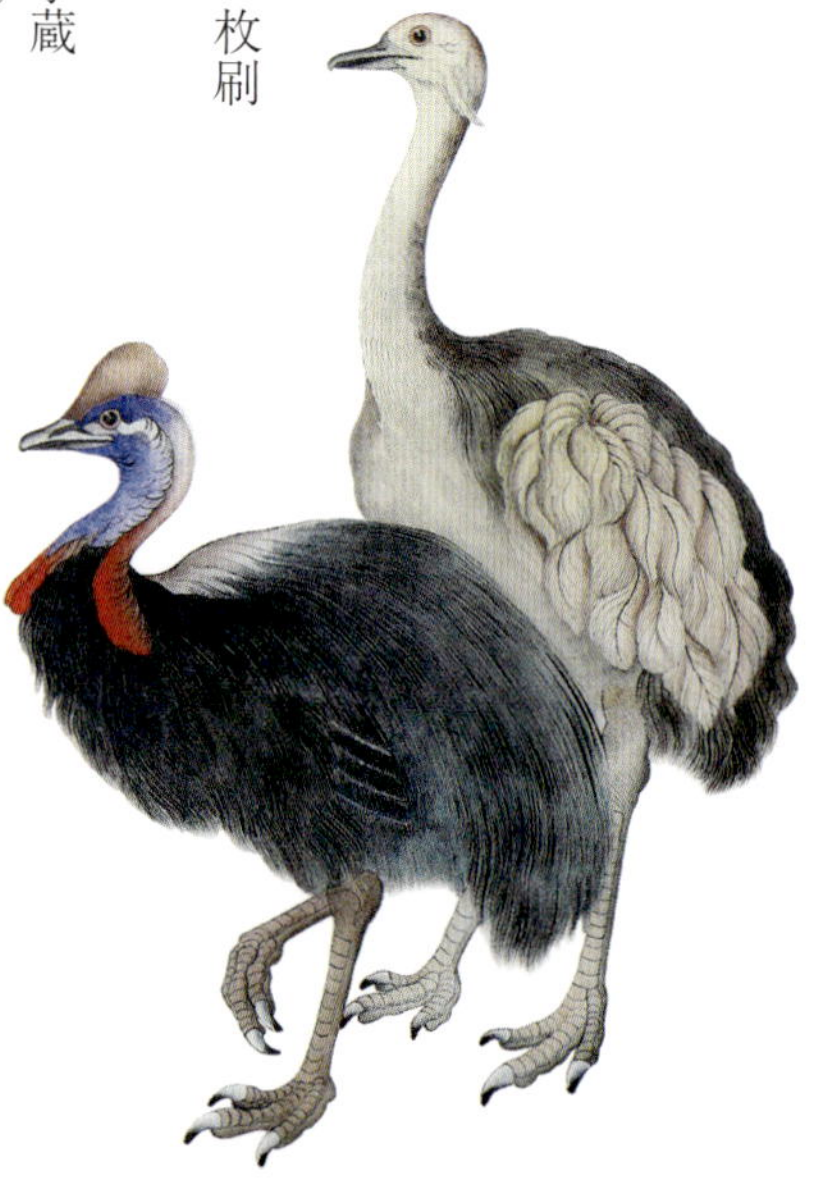

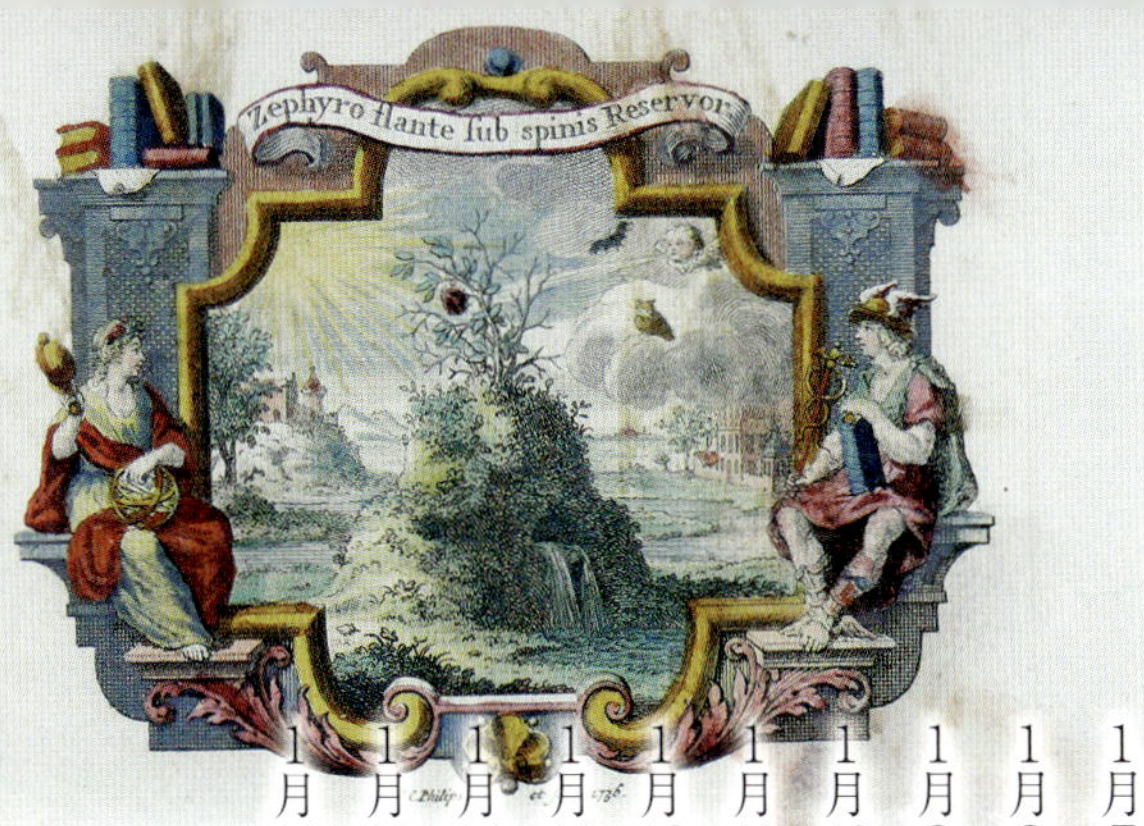


## 1月



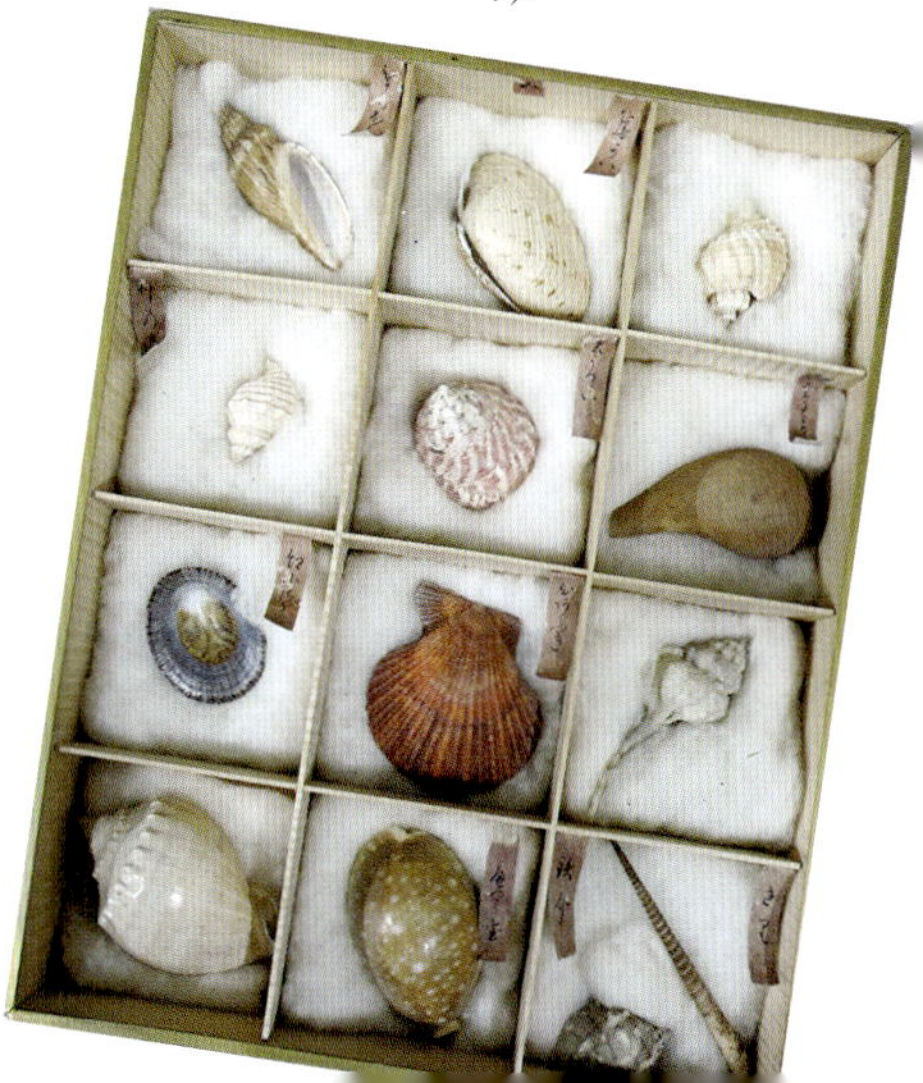

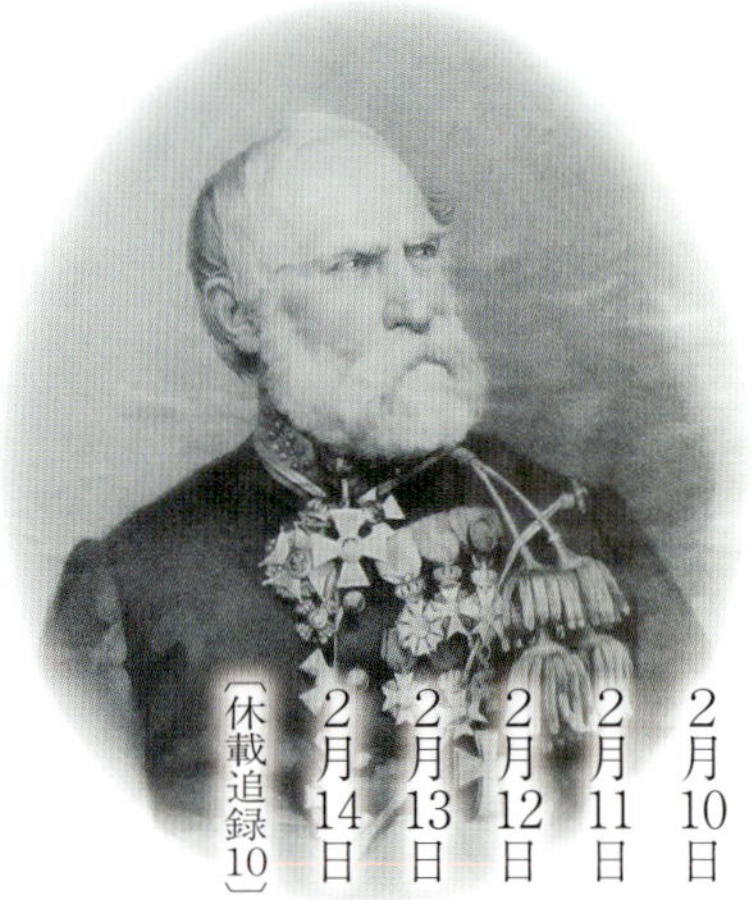



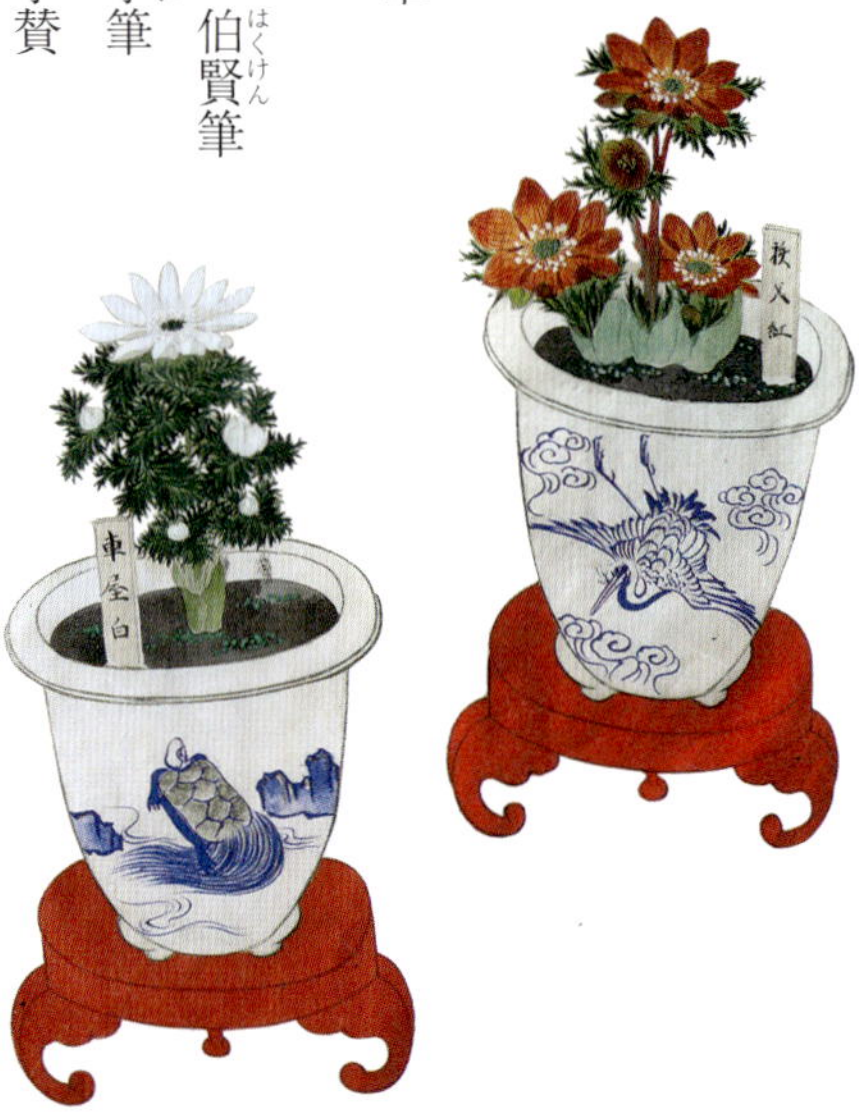

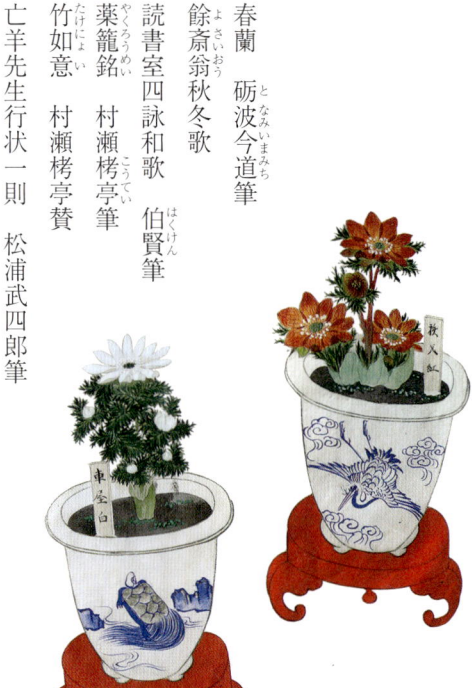

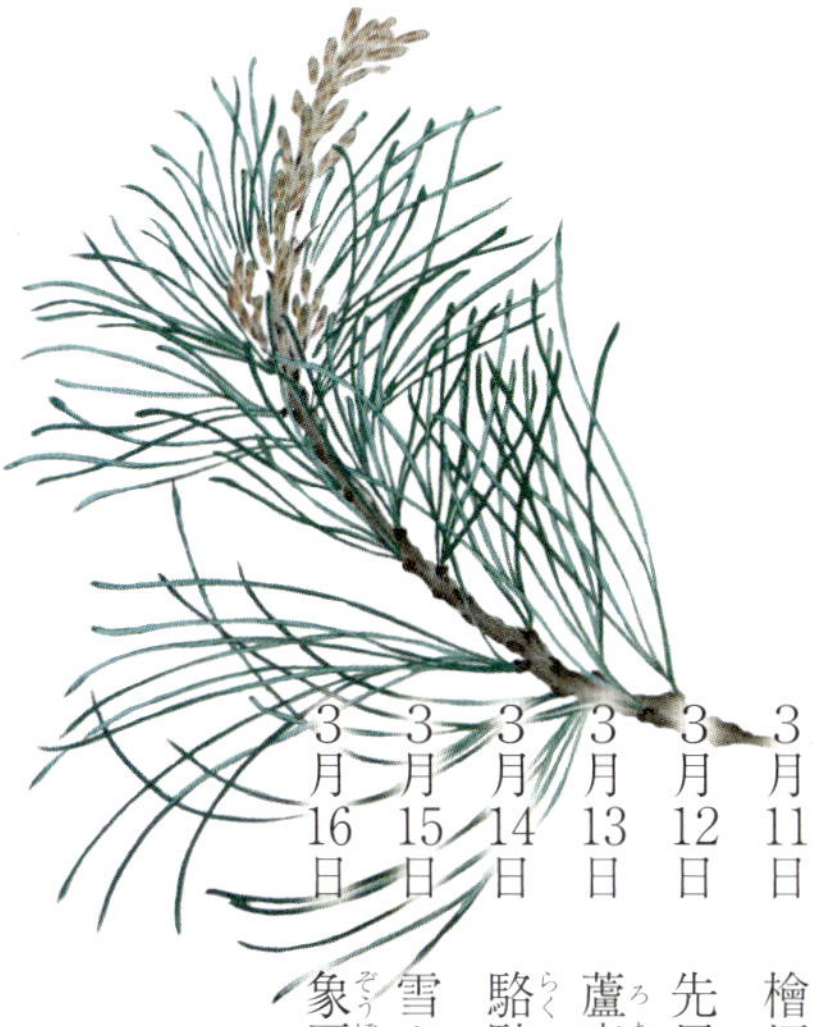

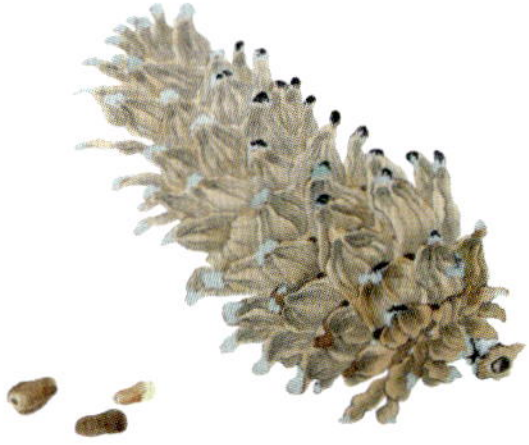

# 3月

3月1日　曲直瀬道三《まなせどうさん》像　乗昌《じょうしょう》画
3月2日　曲直瀬道三像　自賛
3月3日　伊麻《いま》像　友竹《ゆうちく》拝画
3月4日　伊麻像　北向雲竹《きたむきうんちく》賛
3月5日　畸人伝《きじんでん》人名録　一枚
3月6日　歴代易学諸聖　藤樹《とうじゅ》書
3月7日　観音図　仏佐吉《ほとけさきち》筆
3月8日　封山印　源惟良《げんいりょう》篆刻《てんこく》
3月9日　本草訳説　蘭山加筆
3月10日　檜垣嫗《ひがきのおうな》像箱書　鉄斎
3月11日　檜垣嫗像
3月12日　先兄遺墨　一幅
3月13日　蘆庵《ろあん》答歌　一幅
3月14日　駱駝《らくだ》を観るの記
3月15日　雪タケ　解毒斎《げどくさい》解説
3月16日　象房《ぞうぼう》趣意書草稿



3月17日　松毬《まつかさ》図　睦之《むつゆき》謹写
3月18日　亡羊先生七十賀詩　欲斎《よくさい》
3月19日　潜龍鯊《せんりゅうさ》縮図　渓山写
3月20日　鮫皮《さめがわ》写生図　渓愚写
3月21日　本草問答集　榕室録
3月22日　クラーキア・プルケラ図
3月23日　四十七号解説　欲斎筆
3月24日　シーボルト解雇
3月25日　印籠《いんろう》　田中河内介《かわちのすけ》遺品
3月26日　蛸釣《たこつり》茶碗　信海《しんかい》遺品
3月27日　急須　月照《げっしょう》遺品
3月28日　塩湖府《えんこふ》教堂所見　鴻堂《こうどう》
3月29日　漢方存続嘆願書草稿
3月30日　井上麟吉所贈《おくるところの》マンゴスタン
3月31日　亡羊先生照像　巨勢小石《こせしょうせき》画

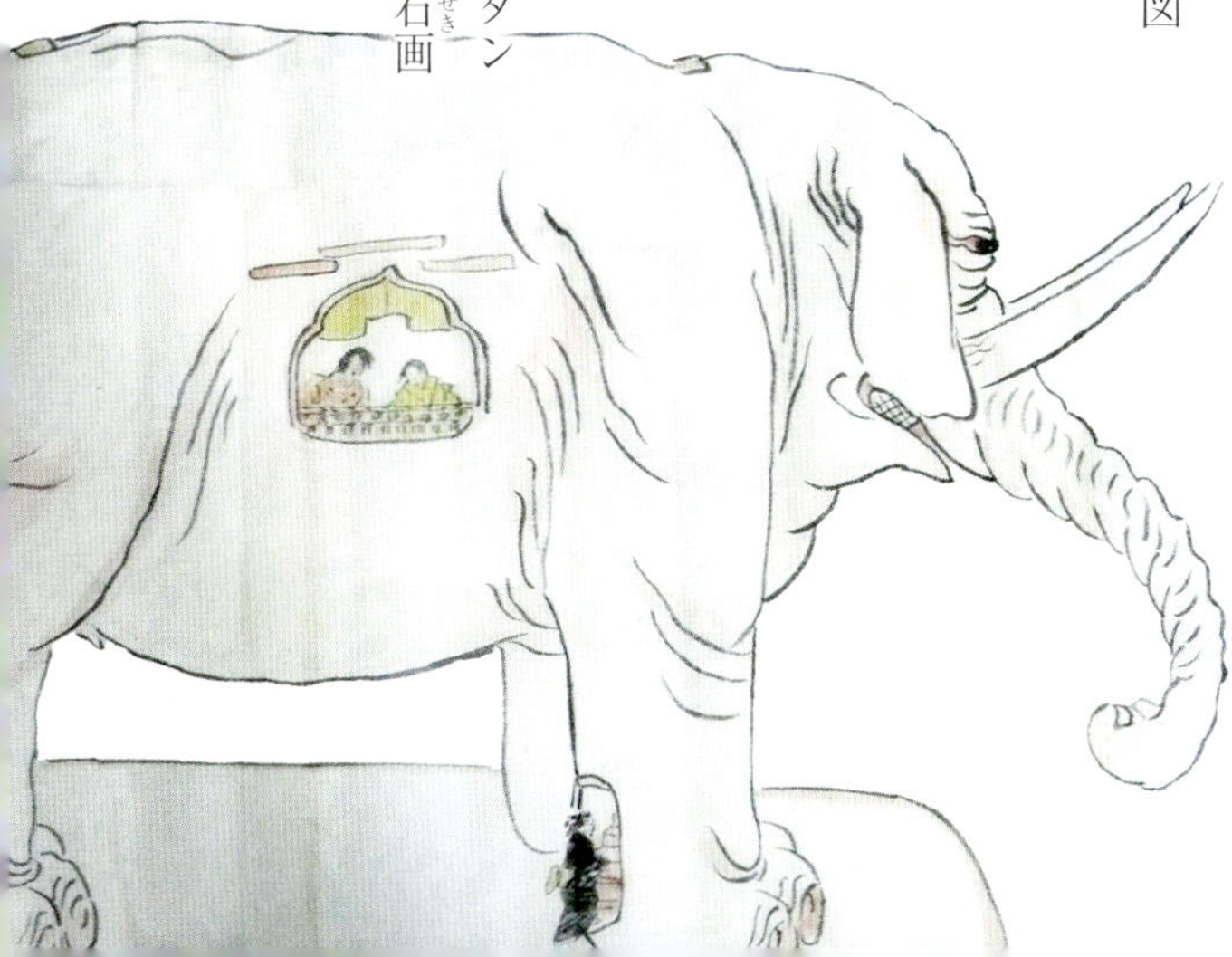

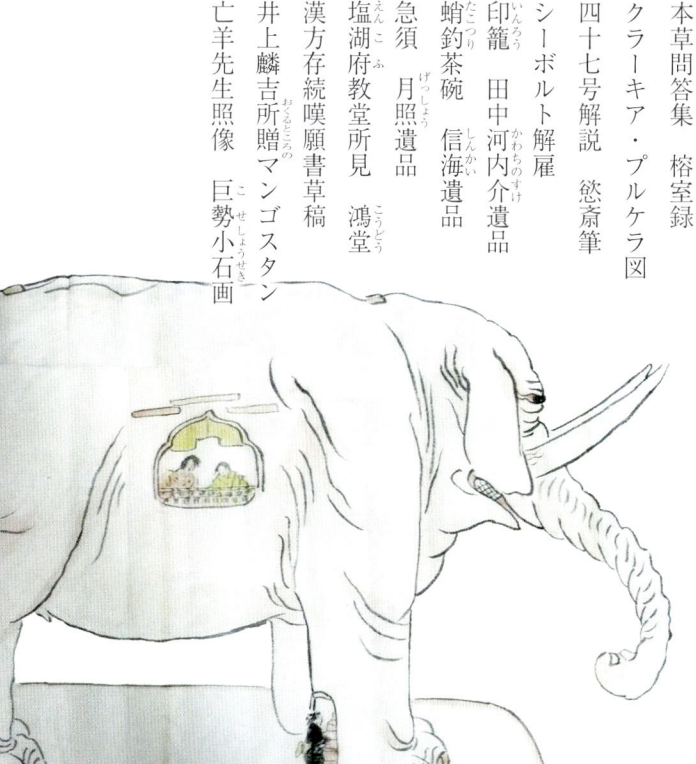

# 京の学塾《まなびや》　山本読書室の世界

＊本編は京都新聞連載コラム（二〇一五年四月一日〜二〇一六年三月三十一日、一年間、三五六回）に『休載追録』十回を追加したものです。
＊コラム掲載日および「今日」「昨日」など時系列を表す表記は連載当時のままとしています。

## 4月1日

## 山本封山《ほうざん》肖像　岸岱《がんたい》筆

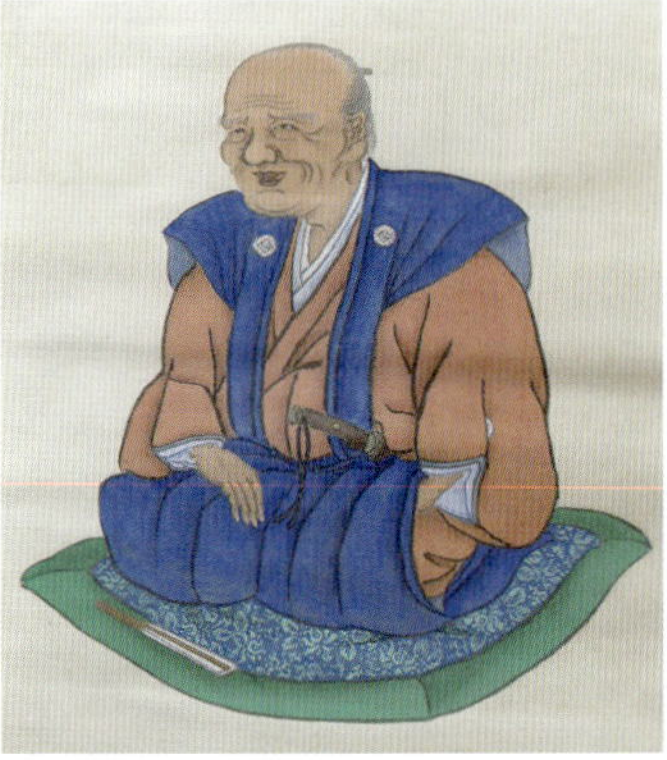

西本願寺宗主《しゅうしゅ》の学問掛《かかり》をしていた封山は天明三（一七八三）年、読書に専念するため医者となり、生涯仕官しなかった。その学風のもとに学塾読書室を開いた子の亡羊と子孫たちの豊かな学問文化をたずねよう。

## 4月2日

## 読書室額字
## 柴野栗山《りつざん》筆

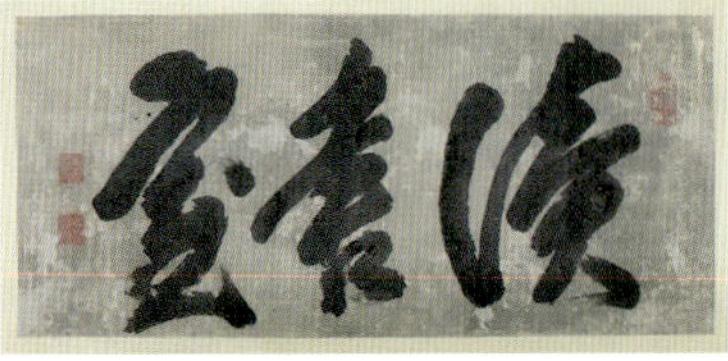

寛政三博士の一人柴野栗山が親友の山本封山（一七四二〜一八一三年）に贈った「読書室」の書。読書室は初め封山の書斎名だった。栗山は封山が校訂出版した十七世紀の儒教的統治論「本佐録《ほんさろく》」に序文を寄せた。

## 4月3日

## 山本亡羊《ぼうよう》七十歳肖像
## 来章《らいしょう》筆

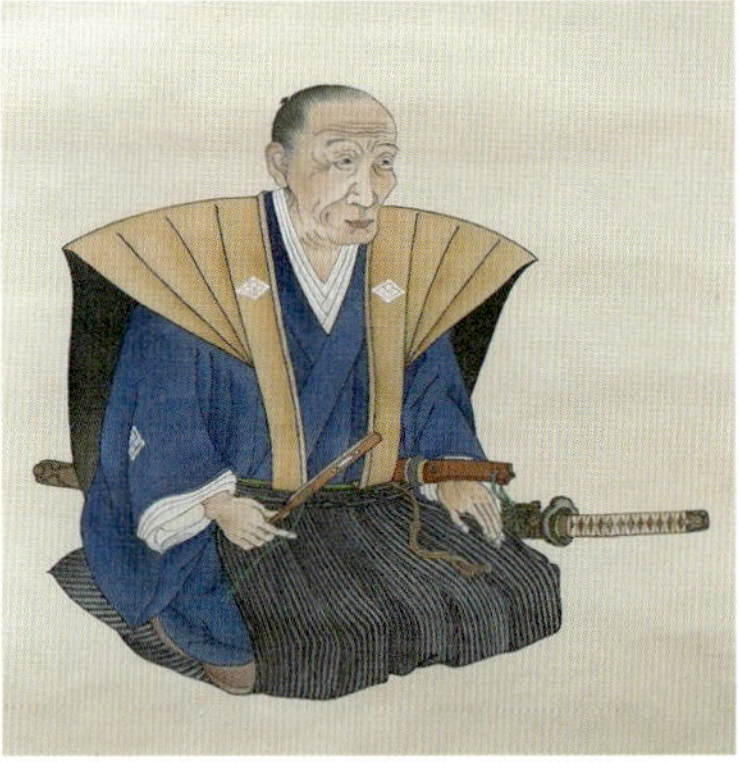

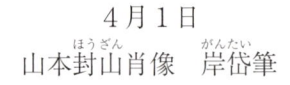

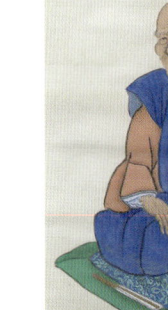

幕末円山《まるやま》派の画家中島来章筆。亡羊（一七七八〜一八五九年）は山本封山の次男に生まれ、通称永吉、名を世孺《せいじゅ》といった。十六歳で本草家小野蘭山の衆芳軒《しゅうほうけん》塾に入門。蘭山没後、京都の本草博物学を主導した。

## 4月4日

## 万巻《まんがん》を読書し
## 多く草木《そうもく》を識《し》る

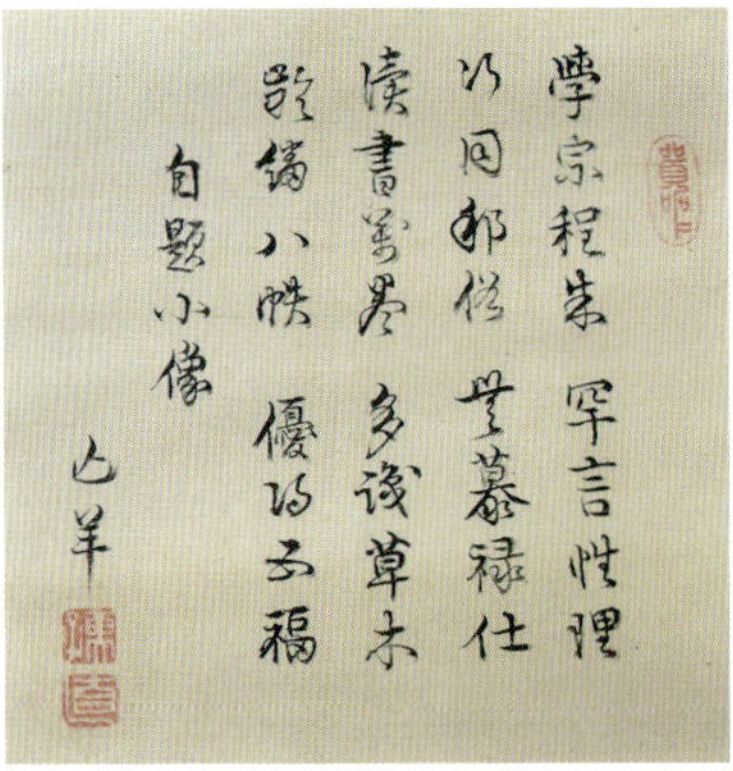

肖像画にある亡羊自筆の題言。学問は中国の朱子学を重んじるが、「行いは邦俗に同じくして、禄仕《ろくし》を慕うことなし」とも。亡羊は文化八（一八一一）年、本草漢学塾読書室を開き、市井《しせい》の儒医を生涯貫いた。

## 4月5日
## 山本亡羊嵐山観桜記

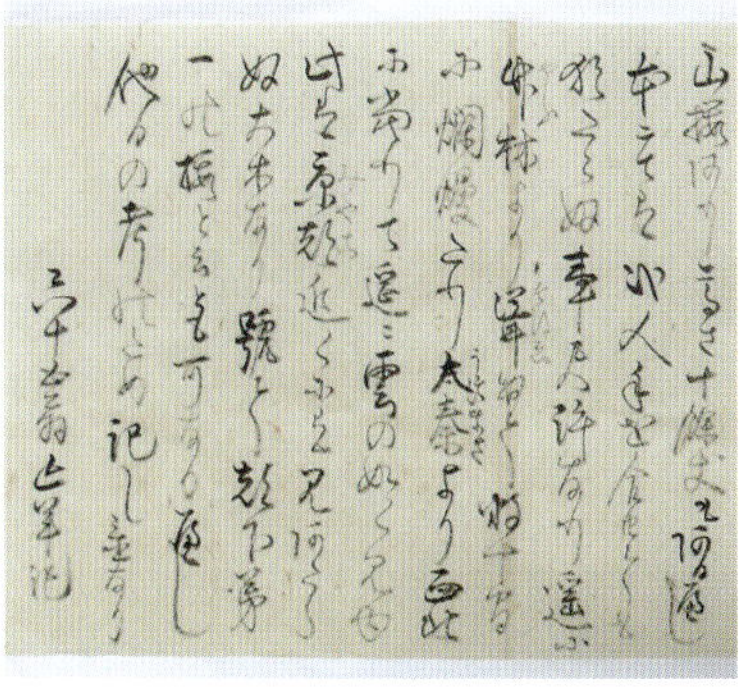

天保十三年二月二十五日（一八四二年四月五日）、六十五歳の亡羊は息子五人を連れて嵐山へ。十歳のとき父と見た桜の大樹はすべて跡形もない。帰路、太秦西北の藪のなか遥かに聳《そび》え立つ山桜の大木を見つけ、歓《よろこ》んだ。

## 4月6日
## 山本榕室《ようしつ》肖像　渓山《けいざん》筆

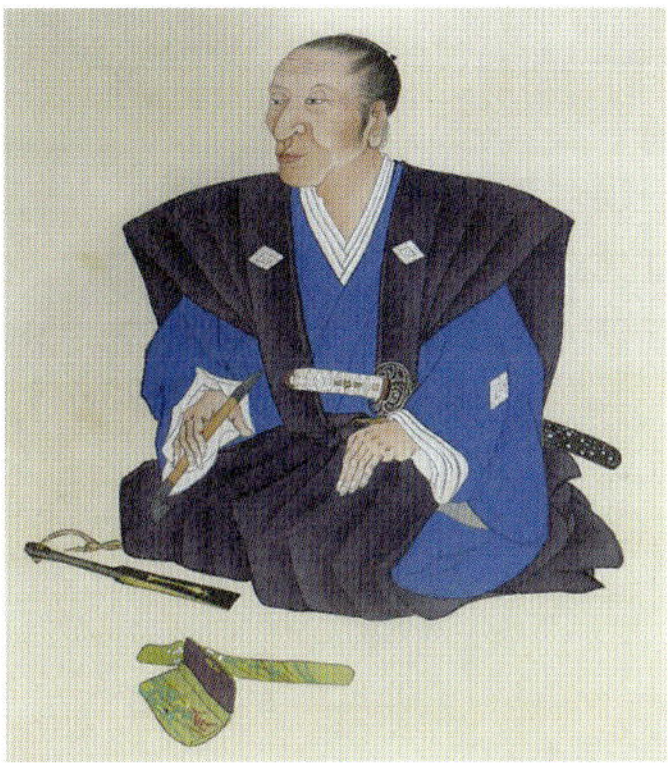

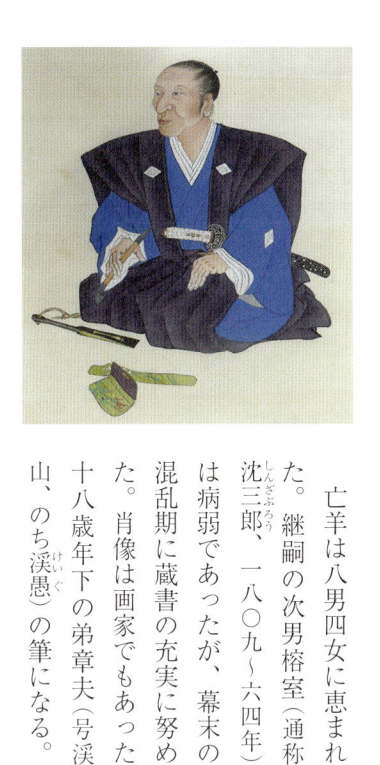

亡羊は八男四女に恵まれた。継嗣の次男榕室（通称沈三郎《しんざぶろう》、一八〇九～六四年）は病弱であったが、幕末の混乱期に蔵書の充実に努めた。肖像は画家でもあった十八歳年下の弟章夫（号渓山、のち渓愚《けいぐ》）の筆になる。

## 4月7日
## 山本榕室題言

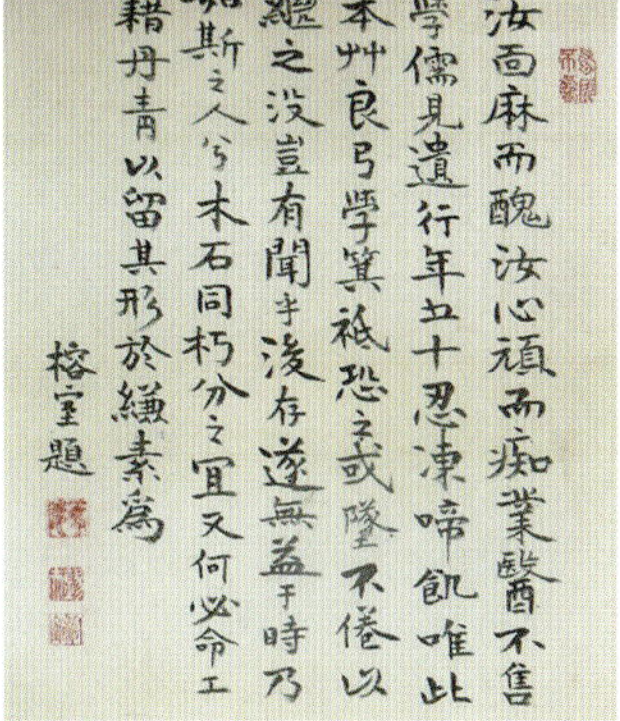
汝面麻而醜汝心頑而痴業醫不售
學儒見遺行年五十忍凍啼飢唯此
本艸良弓學箕裘祇恐之或墜不倦以
繼之沒豈有聞乎後存遂無益于時乃
如斯之人兮木石同朽分之宜又何必命工
藉丹青以留其形於縑素爲
榕室題

謙遜をこめて自分に語りかけている。醜男《ぶおとこ》で頑固。医を業《なりわい》として学を売らず。儒として過失あり。年五十で極貧。家学の本草も半人前。家を継いでも子孫に無益。木石《ぼくせき》同然のおまえを絵《え》絹《ぎぬ》に描かせてよいのだろうか。

## 4月8日
## 周球雑記
## 山本復一《またいち》筆

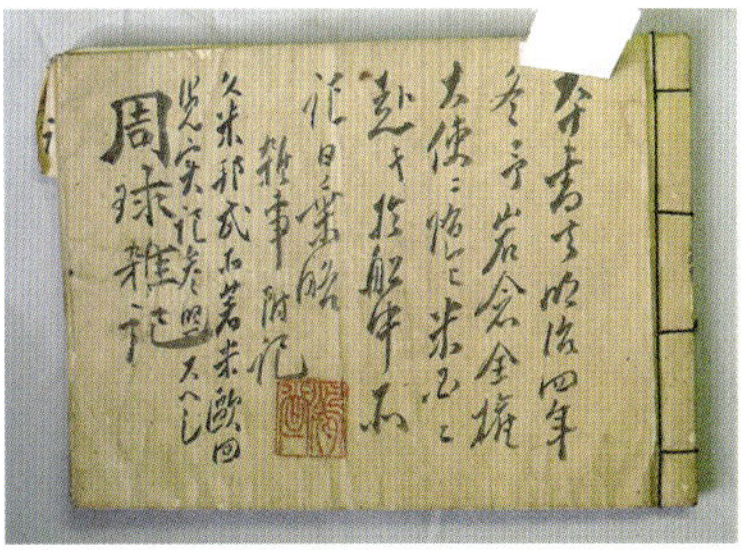
周球雑記

明治四（一八七一）年岩倉使節団に随行した山本復一の船中・滞米日記。榕室の長男復一も祖父亡羊と父から家学を教えられたが、岩倉具視の秘書として慶応三（一八六七）年末から岩倉の晩年までその激務を支えた。

## 4月9日
## 西南戦争密信
## 岩倉具視自筆草案

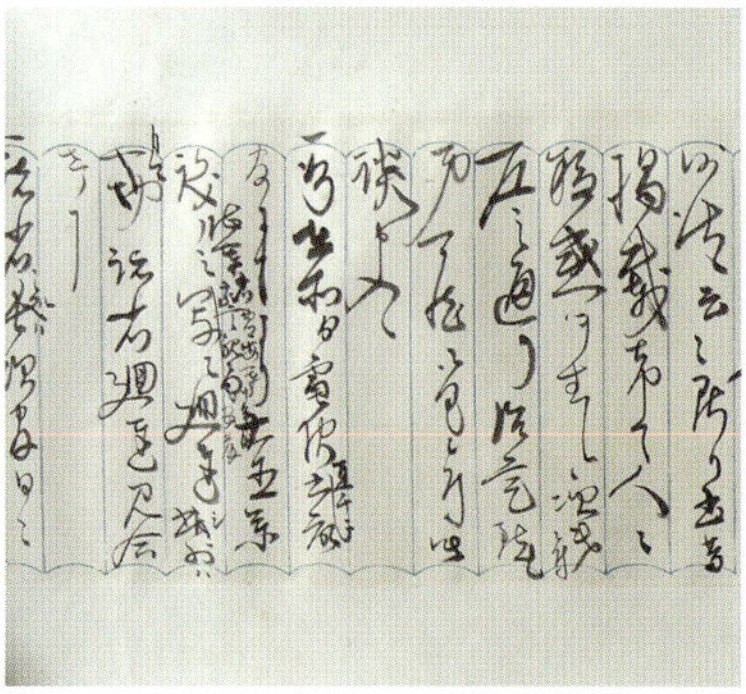

明治十（一八七七）年四月九日付け。岩倉具視は参議の大隈重信、大木喬任《たかとう》、寺島宗則《むねのり》、陸軍の西郷従道、海軍の中牟田《なかむた》倉之助、内務省の前島密《ひそか》ら宛てに、新聞への情報統制強化を命じた。秘書の山本復一が密信を保存。

## 4月10日
## 三三九度献之次第《さんさんくどこんのしだい》

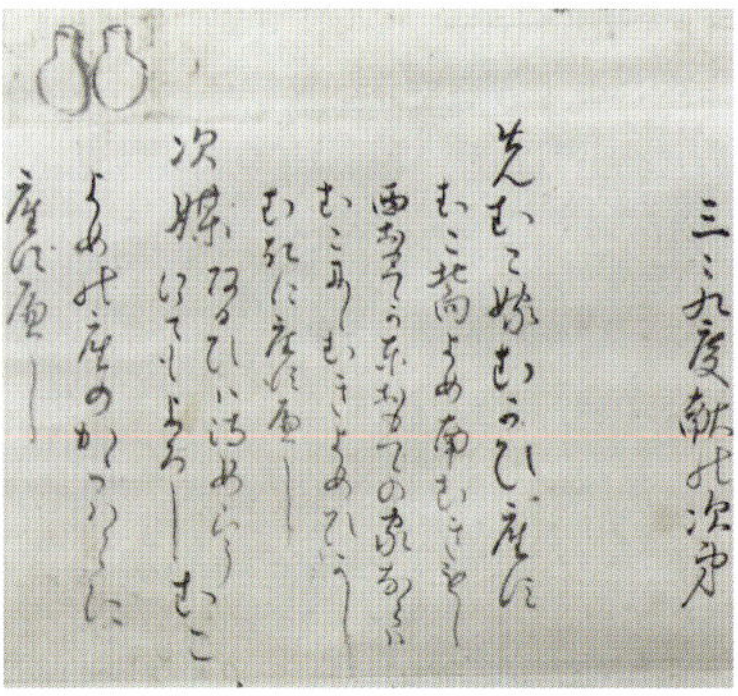

今日は大安。封山の親友、梅宮大社の禰宜《ねぎ》橋本経《つね》亮《あきら》は古礼婚礼式（自筆）で、三三九度のとき、まず婿は北向きに、嫁は南向きに対座する、家が西向きか東向きの場合、婿は西向きに、嫁は東向きに座る、と定める。

## 4月11日
## 医学字林稿本
## 七巻九冊

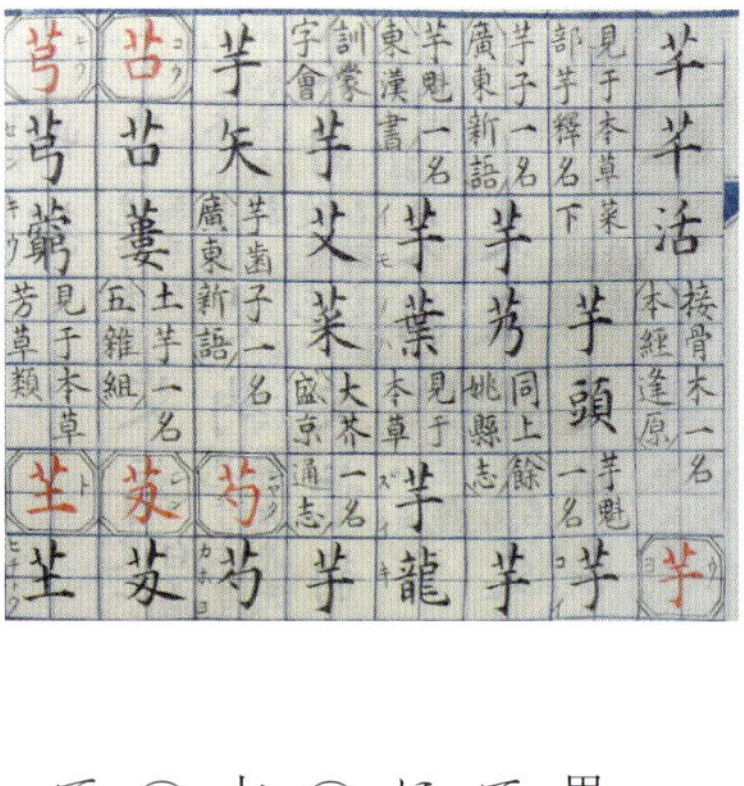

山本亡羊主著の一つ。次男錫夫《しずお》（榕室）の校訂によって天保二（一八三一）年五月に成立後、さらに五男秀夫（弦堂《げんどう》）、六男章夫（渓愚）、七男正夫（確斎）、八男善夫（楓庭《ふうてい》）が再校した。能書家であった秀夫の筆。

## 4月12日
## 射覆文考課録《しゃふくぶんこうかろく》

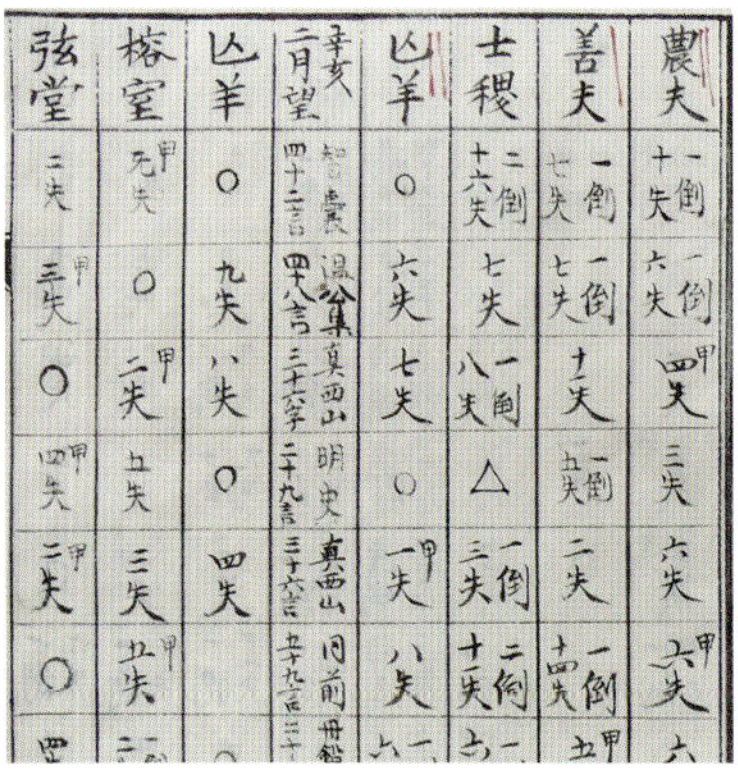

読書室では射覆文といって、漢文の読み下し文から原文を復元する作文練習を課した。亡羊みずから五子（榕室、秀夫、章夫、正夫、善夫）一孫（復一）、門弟たちと成績を競った。秀夫、ついで章夫が優秀だった。

## 4月13日
## 伊藤博文遺瓢《いひょう》

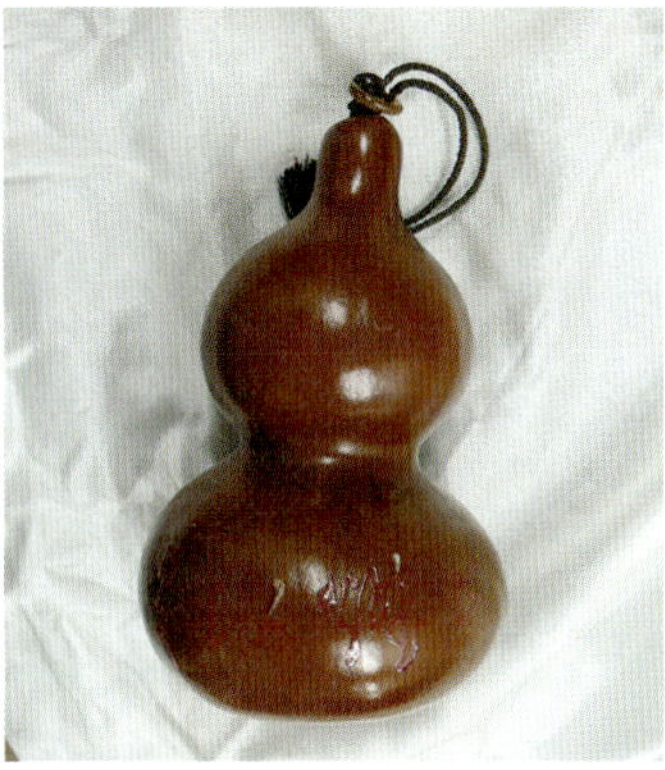

岩倉使節団副使伊藤博文はこの瓢《ひさご》にウイスキーを入れて、木戸孝允《たかよし》および山本復一とナイアガラ瀑布見学に出かけ、詩作に興じた。明治五（一八七二）年三月二十四日、共に帰国した際、復一へ記念に贈ったという。

## 4月14日
## 神農《しんのう》図　岩倉具慶《ともやす》筆

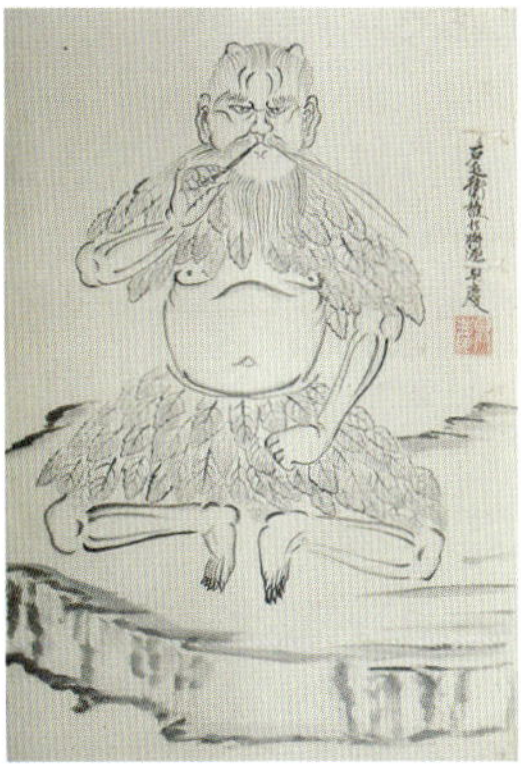

神農は中国古代伝説上の帝王。医薬の祖として江戸時代に多く描かれた。公家の岩倉具集《ともあい》（一七七八～一八五三年）、具慶（一八〇七～七三年）父子は本草博物趣味があり、読書室と交流した。具慶は岩倉具視の養父。

## 4月15日
## 神農氏三字　蘭山筆

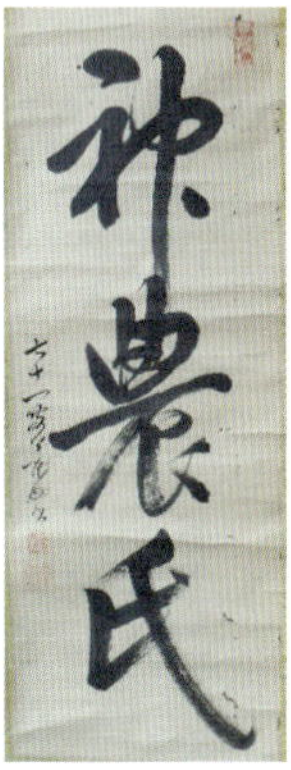

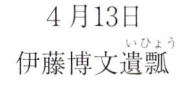


寛政十一（一七九九）年、小野蘭山七十一歳の書。山本亡羊の師蘭山はこの年幕命により江戸に呼ばれ、幕府医学館で本草を講ずることとなった。この書は蘭山が京都を発《た》つ三月十一日以前に、亡羊に与えたものか。

## 4月16日
## 山本亡羊遺品
## 竹筒汲水器

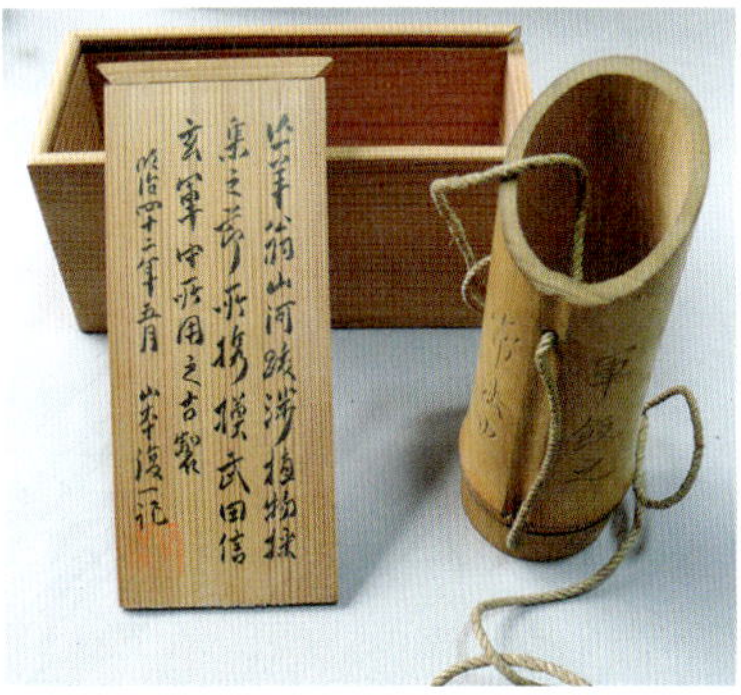

亡羊が植物採集に携行した竹筒。表面に刻まれた文字は「わんごり手づかみほうばりたちくむ軍飯之常法也」と読める。「わんごり」は口を大きく開けての意。武田信玄が戦場で用いた汲水器を模して作ったという。

## 4月17日

### 山本亡羊所佩《しょはい》採薬刀

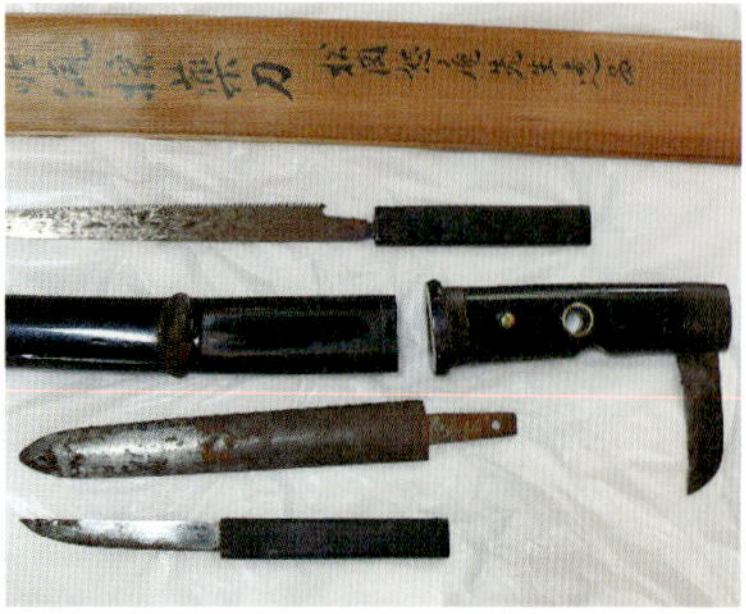

小野蘭山の師松岡恕庵《じょあん》（一六六八～一七四六年）の遺品。採薬は植物採集のこと。長さ五十五センチ。鎌の刃渡り七センチ。恕庵、蘭山、亡羊と続く京都本草学の伝統を象徴する。明治四十二（一九〇九）年の蘭山百年祭に出品。

## 4月18日

### 読書室筆記
### 山本封山筆

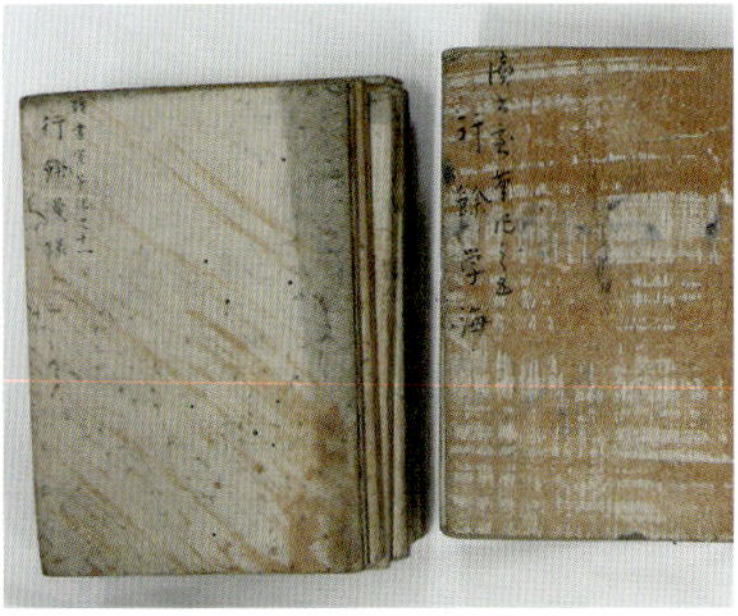

安永元（一七七二）年から天明六（一七八六）年西本願寺宗主《しゅうしゅ》の侍読《じどく》を辞するまで、十五年間にわたる山本封山の日記。全十九冊。「行余《ぎょうよ》学海」「行余漫録」などの題名からすると、宮仕えを窮屈に思っていたようだ。

## 4月19日

### 退食余興

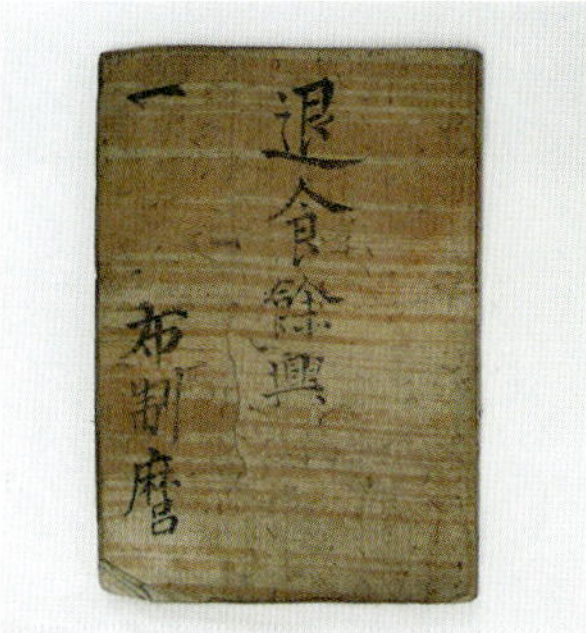


読書室筆記第一冊、歌日記の題名。退勤後の楽しみという意味。布制磨《ふせまろ》を名乗る。読書室筆記の名は安永二（一七七三）年四月から始まる第二冊に付けられている。封山はこのころから斎《さい》号《ごう》を読書室としたようだ。

## 4月20日

### 嘉永二年己酉《つちのととり》
### 名花七十二候

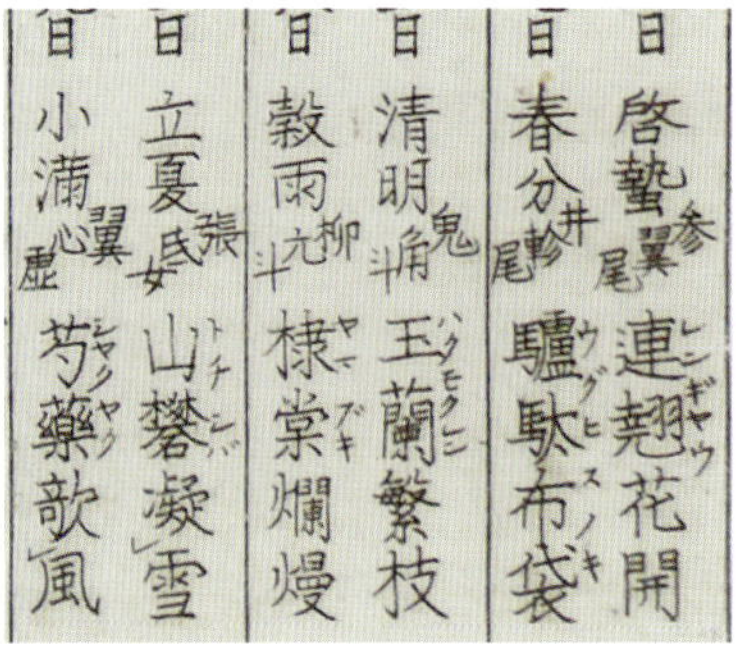


亡羊が著した細密銅版花暦。銅版師岡田春燈斎《しゅんとうさい》の作。今日は穀雨初候一日。嘉永二（一八四九）年穀雨初候一日の三月二十八日に、棣棠爛漫《やまぶきらんまん》とある。亡羊夫人は母親孝行の春燈斎のために嫁の世話をしたという。

## 4月21日

### 山本家諸家一覧

### 儒家

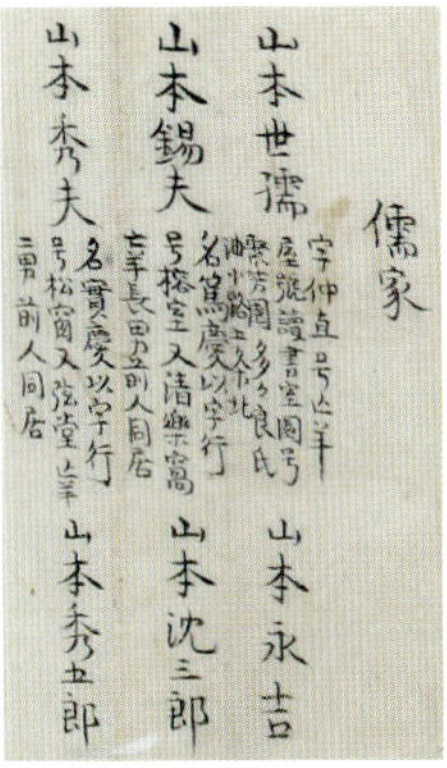
儒家
山本世儒　字仲直号亡羊　山本永吉
山本錫夫　名篤慶以字行　号榕室又清楽窩　山本沈三郎
山本秀夫　名實慶以字行　号松窗又弦堂　山本秀五郎

亡羊と五子は山本封山の学風を継ぎ、各自得意とする分野で一家をなした。この一覧は平安人物志の方式により儒家、書家、画家、医家、物産家に分ける。六人は油小路五条北に同居。家計を共にして切磋琢磨《せっさたくま》した。

## 4月22日

### 山本家諸家一覧

### 書家　画家　医家

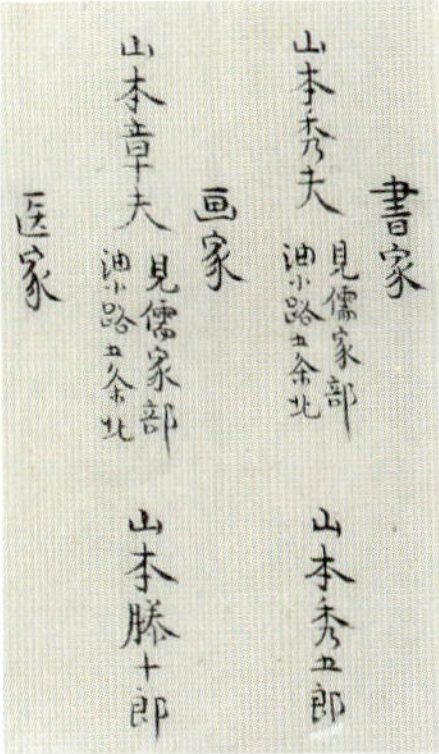
書家
山本秀夫　見儒家部　油小路五条北　山本秀五郎
画家
山本章夫　見儒家部　油小路五条北　山本藤十郎
医家

亡羊（名世儒《せいじゅ》、字仲直《あざなちゅうちょく》、通称永吉）と次男榕室は儒家、医家、物産家。五男秀夫（名実慶《じつけい》、号弦堂《げんどう》、通称秀五郎）は儒家、書家、物産家、六男章夫（名維慶《いけい》、号渓山《けいざん》、通称藤十郎）は儒家、画家、物産家を兼ねていた。

## 4月23日

### 山本家諸家一覧

### 物産

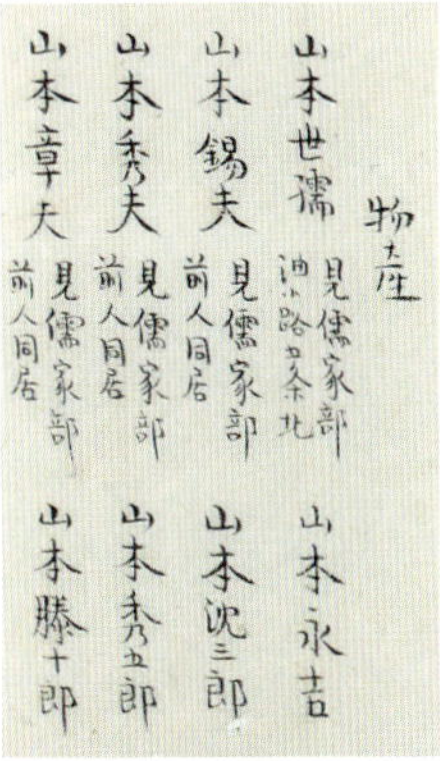
物産
山本世儒　見儒家部　油小路五条北　山本永吉
山本錫夫　見儒家部　前人同居　山本沈三郎
山本秀夫　見儒家部　前人同居　山本秀五郎
山本章夫　見儒家部　前人同居　山本藤十郎

亡羊と五子はともに物産家（博物家）として名を連ねる。亡羊は五子に等しく家学を教えたが、農夫《のうふ》（名餘《よ》慶《けい》、号確斎、通称餘一郎）と善夫（名終慶《しゅうけい》、号梅屋《ばいおく》、通称十二郎《じゅうじろう》）はまだ儒家として認められていない。

## 4月24日

### 岩倉尚具《ひさとも》顕彰碑拓本

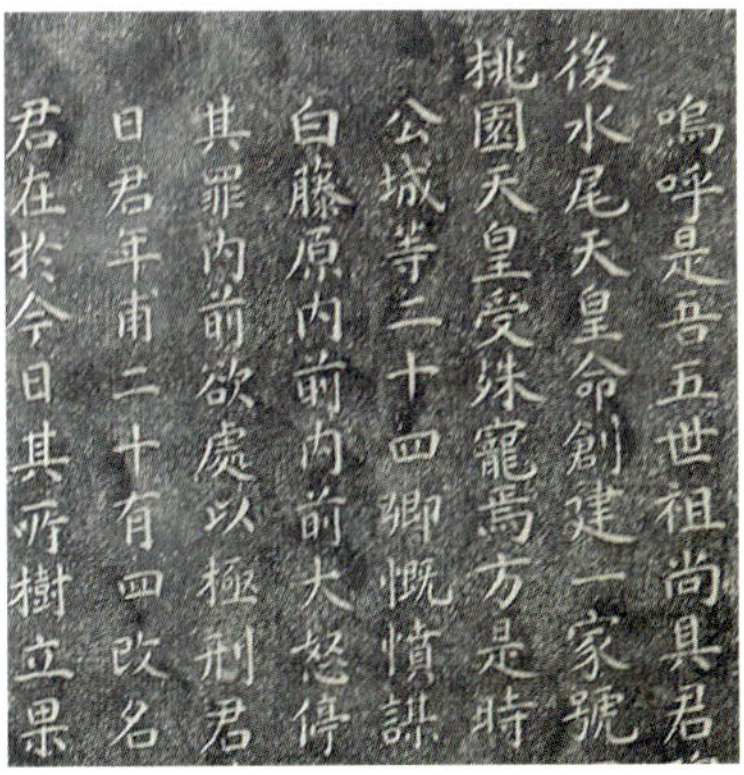
嗚呼是吾五世祖尚具君
後水尾天皇命創建一家號
桃園天皇受殊寵爲方是時
公城等二十四卿慨憤誹
白藤原内前内前大怒停
其罪内前欲處以極刑君
日君年甫二十有四改名
君在於今日其所樹立果

山本秀夫は書家、文章家。元治元（一八六四）年兄榕室が病没するや読書室の支柱となった。明治四（一八七一）年二月、岩倉具視が尊王思想のため幕府の弾圧を受けた先祖尚具の顕彰碑を建てた際、撰文を代筆した。

## 4月25日
## 西南戦争密信
## 佐野常民《つねたみ》書簡

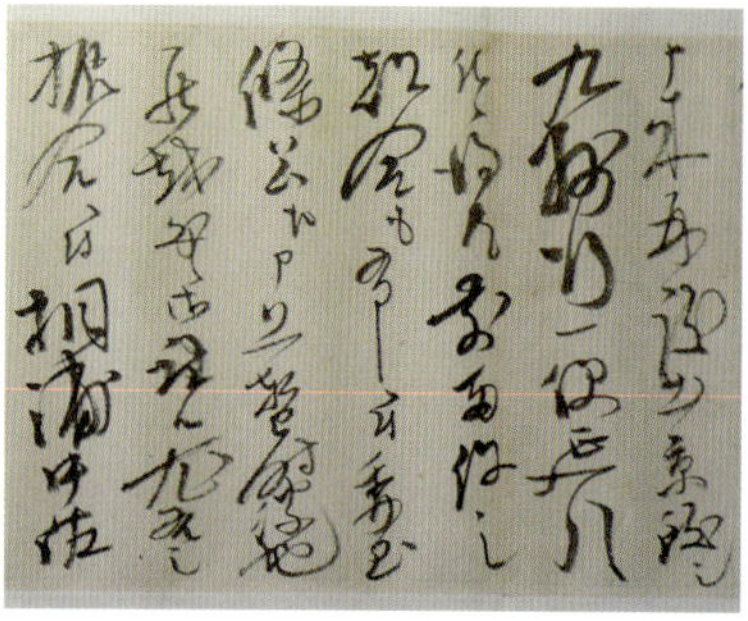

明治十（一八七七）年五月一日、日本赤十字社の前身博愛社の創始者佐野常民は熊本でその設立を許可された。四月二十五日、熊本へ向かう佐野が岩倉具視に宛てた書簡は岩倉と三条実美《さねとみ》の水面下の支援を窺《うかが》わせる。

## 4月26日
## 山本章夫《あきお》肖像

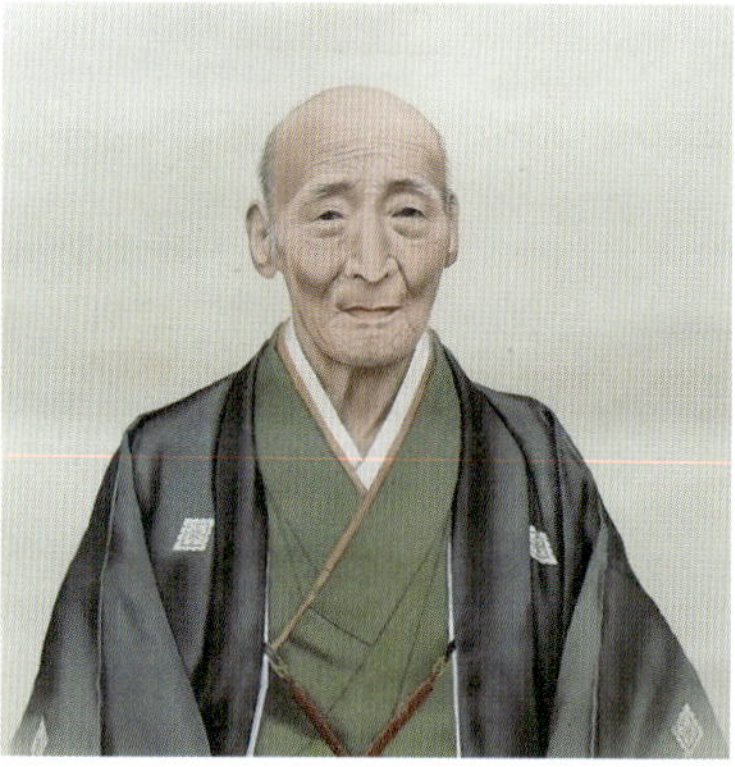

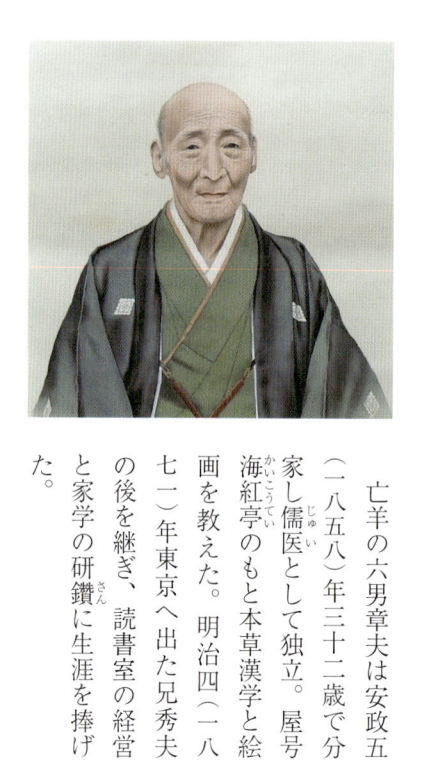

亡羊の六男章夫は安政五（一八五八）年三十二歳で分家し儒医《じゅい》として独立。屋号海紅亭《かいこうてい》のもと本草漢学と絵画を教えた。明治四（一八七一）年東京へ出た兄秀夫の後を継ぎ、読書室の経営と家学の研鑽《さん》に生涯を捧げた。

## 4月27日
## 竜眼樹《りゅうがんじゅ》　渓山写生

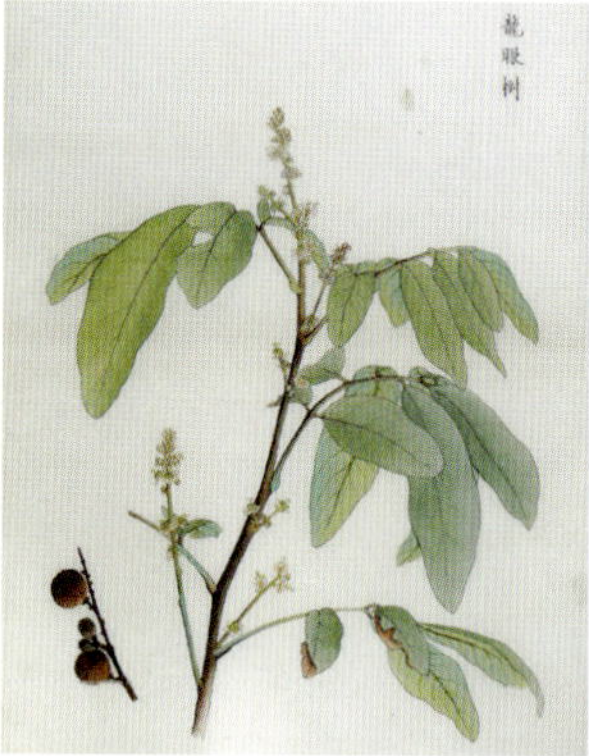

中国南部・東南アジア原産の竜眼は春に白い花をつける。読書室の衆芳園《しゅうほうえん》には多くの異国産植物が栽培されていた。本草画家山本章夫は円山応挙の写生に学び、渓山または渓愚の名で膨大な動植物写生図を遺《のこ》した。

## 4月28日
## 山本読書室物産会目録
## 全五十冊

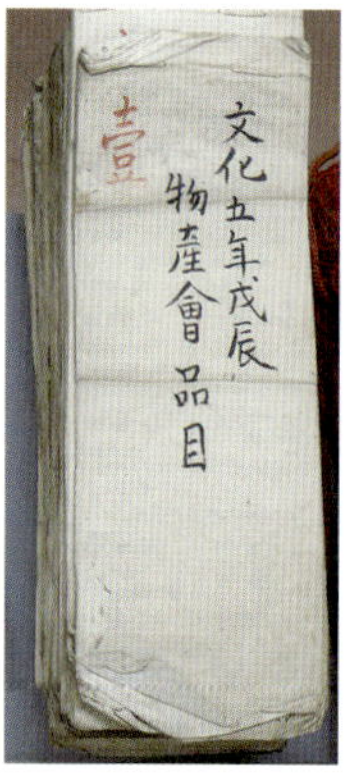


本草博物学は文献研究、採薬と並行して、物産会という標本の共同研究会により発展した。読書室物産会は文化五（一八〇八）年から慶応三（一八六七）年まで六十年間に通算五十一回開催。目録原本が全冊伝わる。

## 4月29日

## 含生草《がんせいそう》

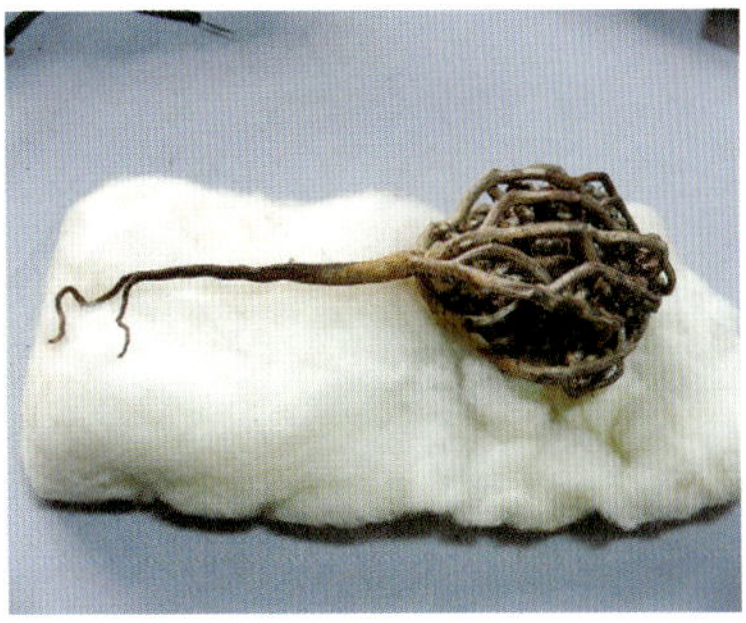

蘭学者や本草学者が珍重した西アジア産の砂漠植物。古渡《こわた》りは本品（長さ十五・五センチ）のほか二例しか知らない。漢名の含生草は水分を含めば生き返ることによる。難産のまじない薬として安産樹とも呼ばれた。

## 4月30日

## 学僕請状《がくぼくうけじょう》　天保十四年

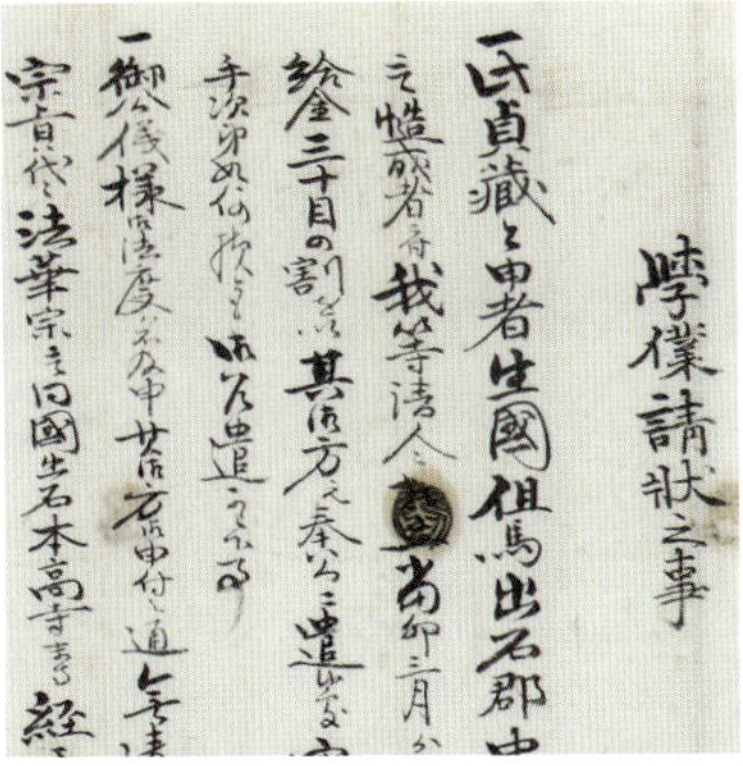


門人帳によると、読書室には明治八（一八七五）年までの九十年間に千六百人余りの入門者があった。地方出身で半年雇いの奉公人と学僕がそれぞれ一人はいたようだ。幕末の請状（身元保証書）が多数伝わる。

## 5月1日

## 伊勢外宮《げくう》の筵《むしろ》から稲穂

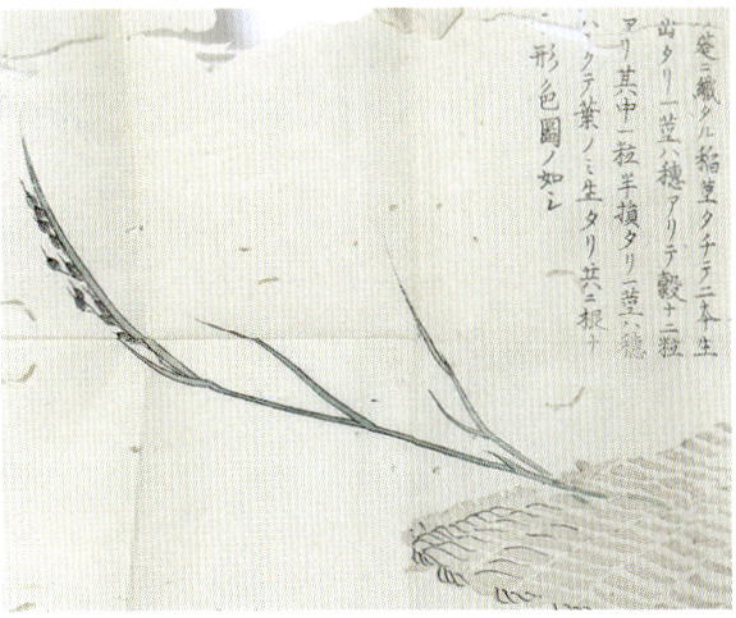


文政十三年閏《うるう》三月九日（一八三〇年五月一日）、外宮玉串御門の内側で筵から稲の茎が生え、穂に穀が十二粒あるのが見つかった。一粒は実が半損していた。瑞祥《ずいしょう》のニュースはさっそく読書室に図入りで届けられた。

## 5月2日

## 成蹊園《せいけいえん》のモクタチバナ

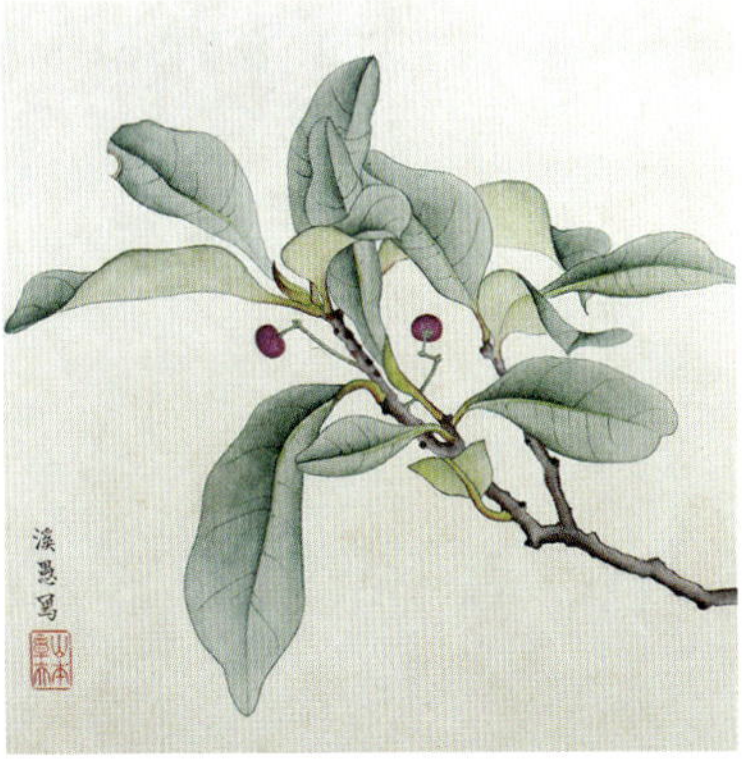

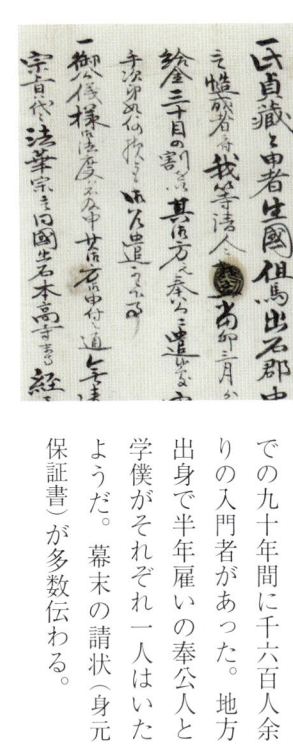

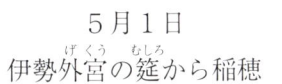

成蹊園は伊勢相可《おうか》村の豪商西村広休《ひろよし》の植物園。広休は文政十三（一八三〇）年、満十四歳で入門。亡羊、榕室、弦堂、章夫の四代に学んだ。所蔵した二千六百四十八枚の本草写生図の八割を章夫が描いた。図はその一つ。

## 5月3日
## 読書室の書見台

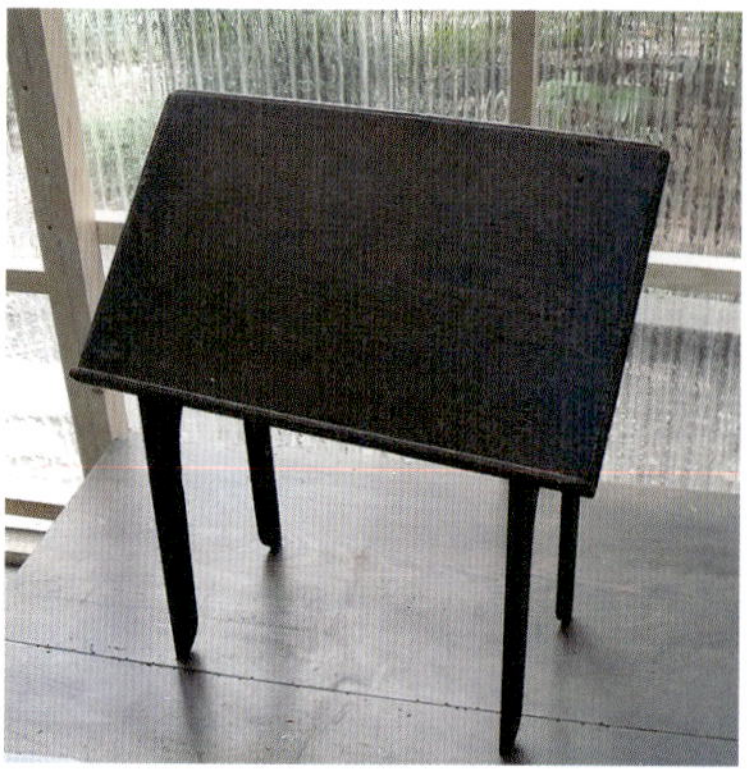

粗末な木製（杉）。高さ六〇㌢および三三㌢、板は縦三一㌢、横五一・五㌢。載せられた書物は、封山とその子孫が営々として写した蔵書であった。封山は大日本史六十冊、礼儀類典三百七十六冊を手ずから書写した。

## 5月4日
## 二ノ字毛虫　鳥取方言

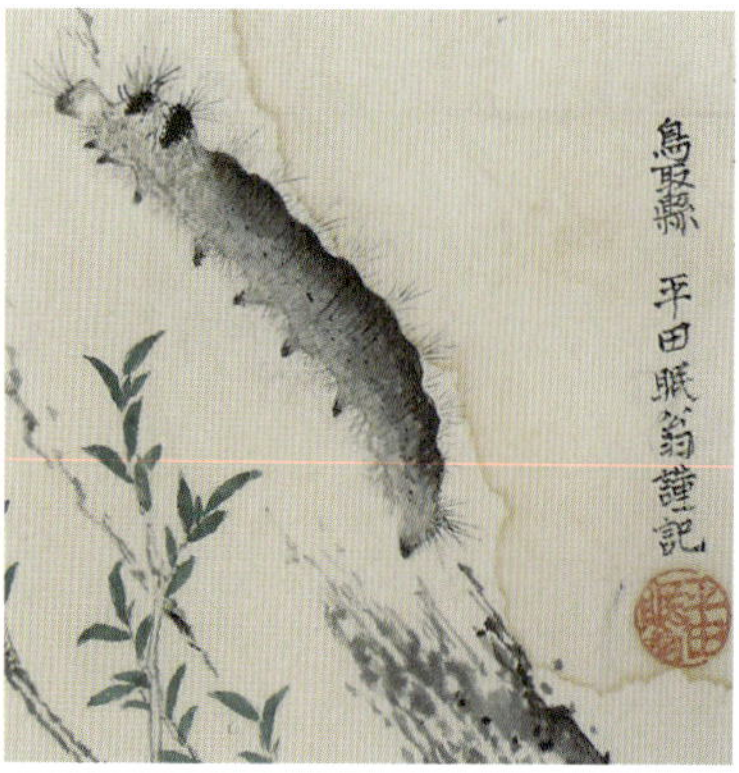


新緑は毛虫の季節。亡羊門人、鳥取県の本草家平田景順は明治九（一八七六）年七月、毒毛虫の図を寄せた。子供が指先で毛に触れただけで激痛が走り、一生指の屈伸が出来なくなるという。和名ツガカレハの幼虫。

## 5月5日
## 礼儀類典　序凡例目録

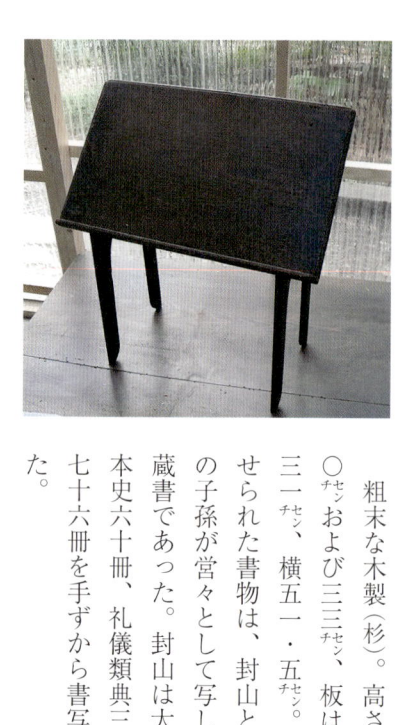

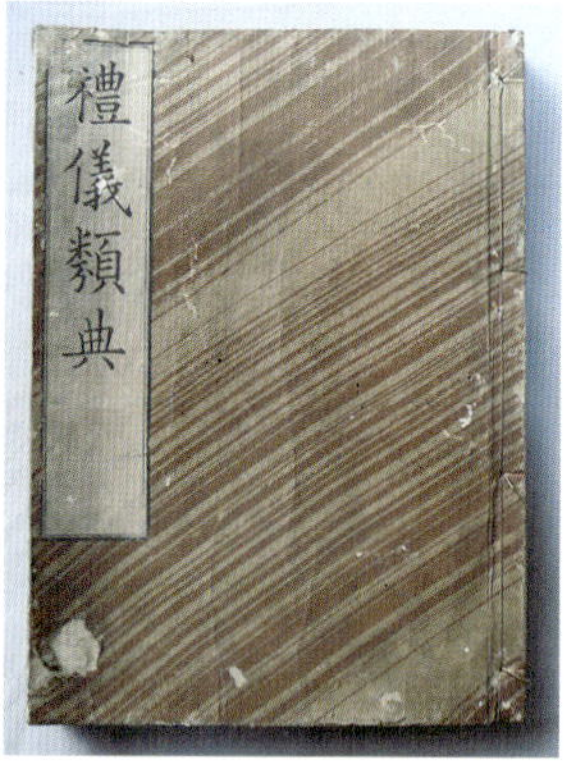


水戸光圀《みつくに》が大日本史と並行して編纂《さん》させた宮中儀礼・年中行事の集大成。五月五日の条には「菖蒲薬玉《しょうぶくすだま》」と「御節供《せっく》」が詳述されている。封山写本の本文五百十巻三百七十四冊は現在、大阪府立中之島図書館所蔵。

## 5月6日
## 礼儀類典　本箱蓋《ふた》

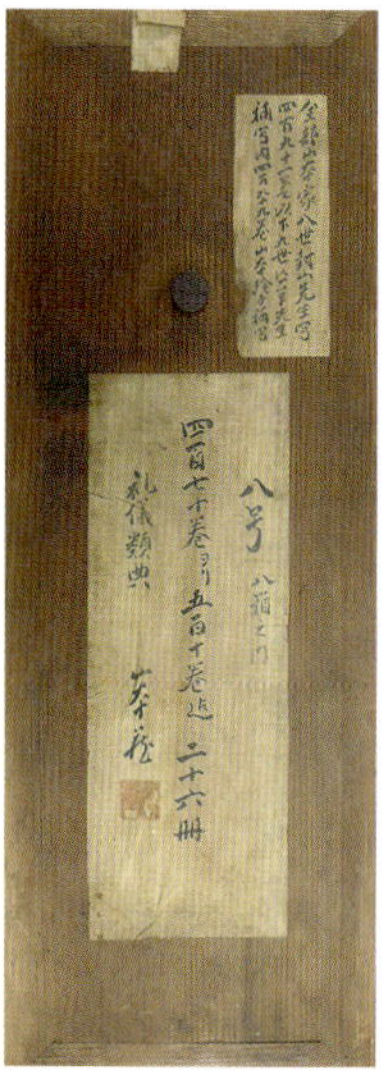

山本封山書写の礼儀類典は木箱八箱に収納されていた。第八箱蓋の復一の墨書によれば、全五百十四巻三百七十六冊のうち、本文の第四百九十一巻以降は亡羊が補写し、うち第四百九十九巻は亡羊の妻玲《れい》の手という。

休載追録 1

## 二万三千八百六十五枚

封山は寛政十（一七九八）年正月二十七日に大日本史全巻を写し終わるや、三十日から毎日数枚を日課として礼儀類典の筆写を始めた。全五百十四巻の分量は通計二万三千八百六十五枚。十二年目の文化六（一八〇九）年九月二十九日になり、にわかに風邪にかかった。残すところわずか十巻余り。ついに筆が執れなくなったという。

## 5月8日
### 礼儀類典　返却礼状

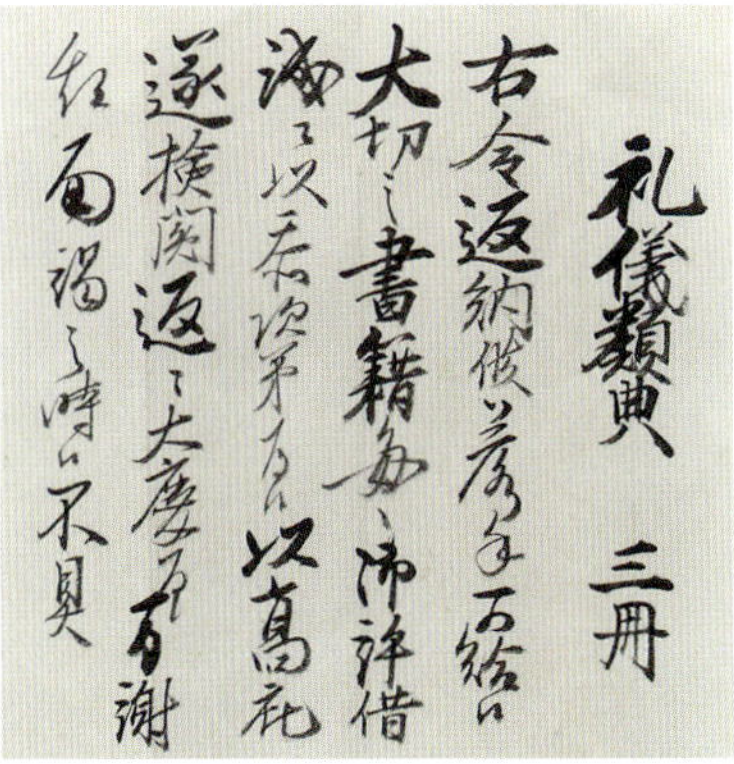


礼儀類典と大日本史はよく貸し出されたらしい。大日本史の書写は三年を要した。南朝で終わるのを知らず、ある公卿が后妃伝の東福門院伝をと求めてきたため、封山は黄門の本意を空《むな》しうするもの、と嘆いた。

## 5月9日
### 犀《さい》図　桂川甫周《ほしゅう》模写

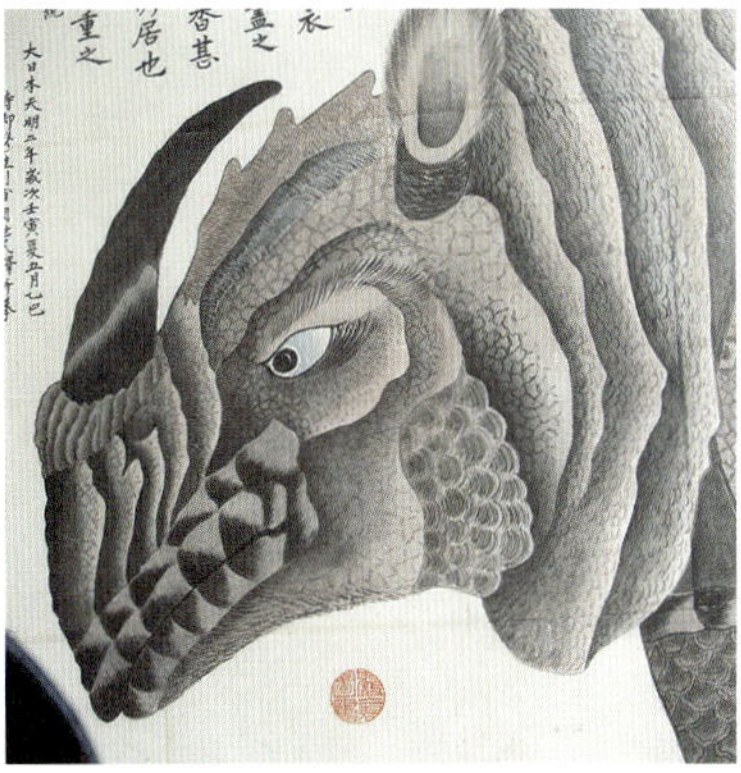

天明二（一七八二）年五月九日、幕府医官の甫周はヨンストン動物図譜の銅版犀図を拡大模写した。十歳で元服したばかりの将軍世子長千代（のち将軍家斉《いえなり》）のために描いたらしい。図のルーツはデューラーの素描。

## 5月10日
### ジャガタラ水仙　渓愚《けいぐ》写

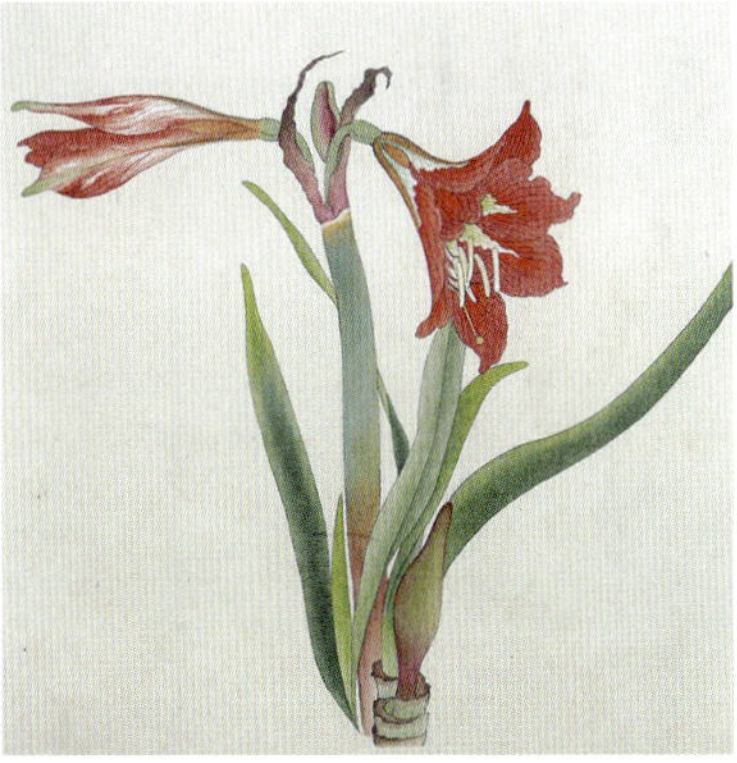

安政六（一八五九）年五月十日、読書室で小野蘭山五十回忌追福の物産会が盛大に行われた。読書室からは前年オランダ人がもたらした種子から生えた苗三種、開花したジャガタラ水仙とアロエ一種が出品された。

## 5月11日

## 最後の読書室物産会

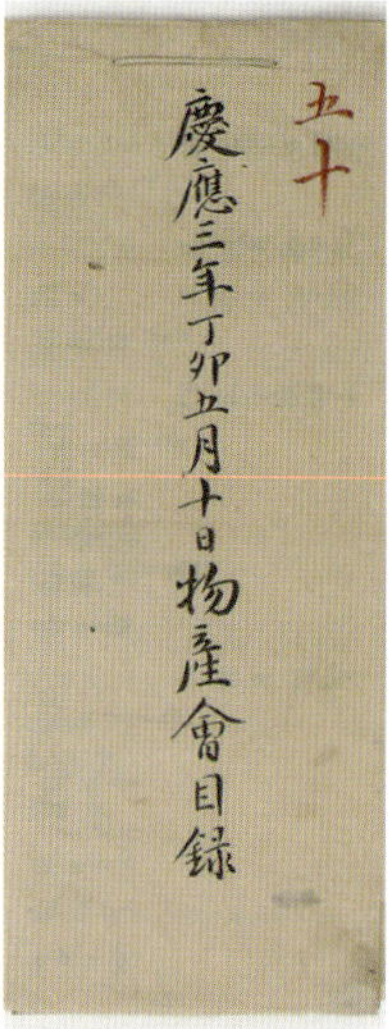


読書室物産会は年一回、通例五月、六月に開催。慶応三（一八六七）年五月十日が最後となった。文化五（一八〇八）年以来通算五十一回。出品者延べ千八百九十七名、実員五百九十一名、出品点数合計二万三千八百七。

## 5月12日

## 犬桜《いぬざくら》の花　渓山筆
## 亡羊五子合作

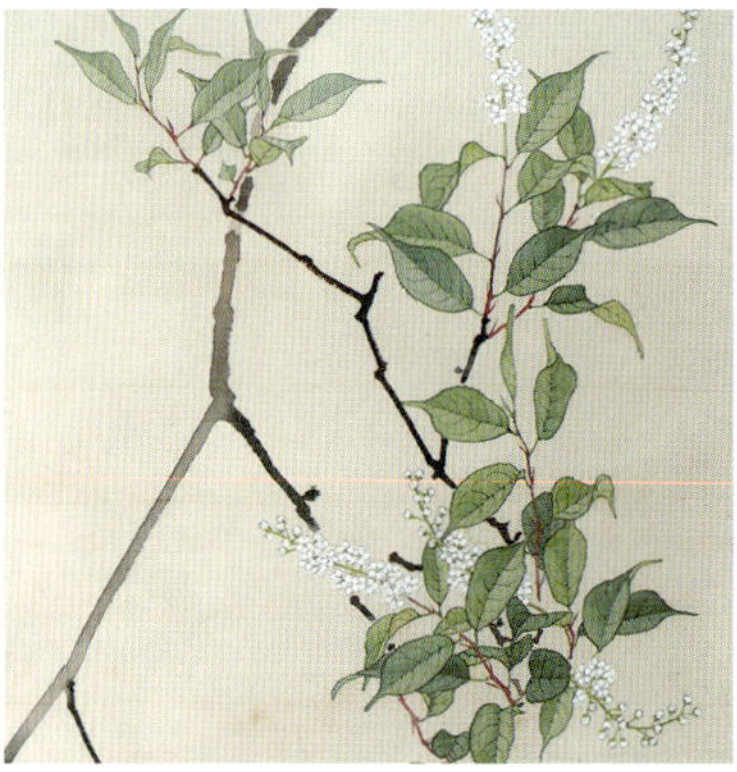

犬桜図双幅のうち花の巻。亡羊の晩年には章夫の写生図に亡羊と五子の題詩を寄せた合作がしばしば制作された。安政二（一八五五）年春七十八翁亡羊の箱書きによれば、本図は瀬田の文人中川希雲《きうん》の嘱によるらしい。

## 5月13日

## 江戸に降った魚皮の鱗《うろこ》

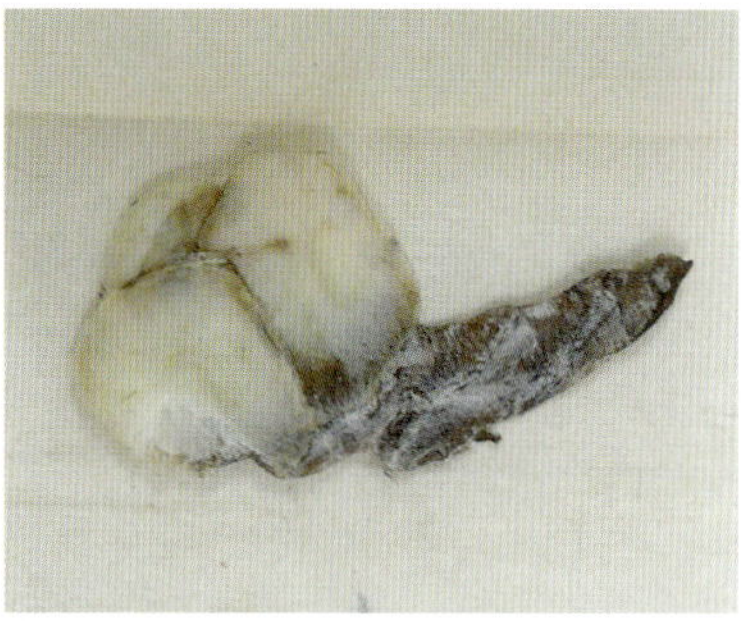

嘉永七（一八五四）年五月十三日、江戸に雹《ひょう》が降り、本所の旗本屋敷に座布団大の魚皮が落下。榕室は江戸の友人から送られてきたその鱗を、日向砂土原から入手していた魚マルカ（アカメ）の鱗をもとに鑑定した。

## 5月14日

## 砂土原《さどわら》から来た鱗

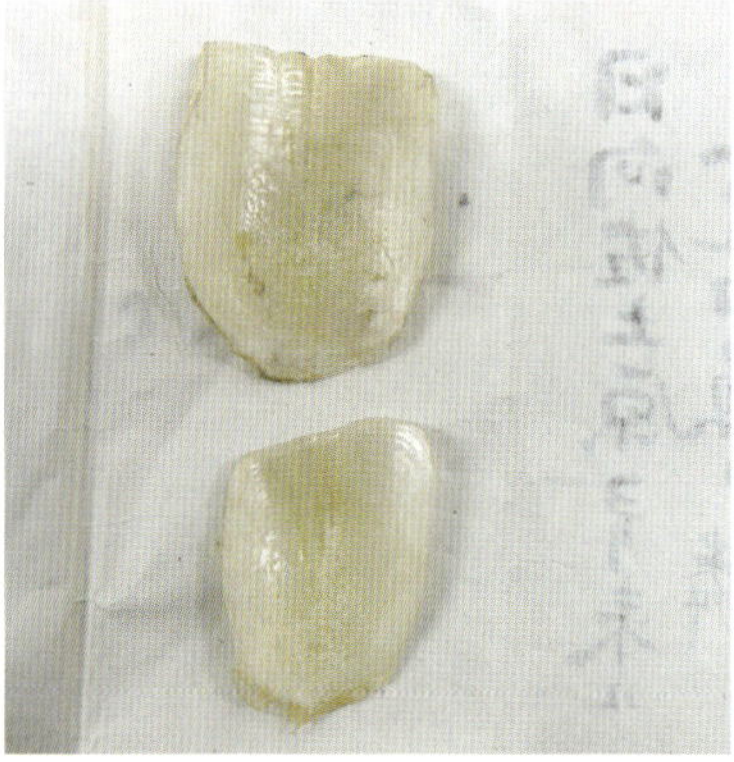

江戸から榕室に魚の鱗を送り鑑定を求めてきたのは、父亡羊の門人で幕府医員の曲直瀬《まなせ》養安院正貞だった。榕室は手元の砂土原産マルカ（アカメ）の鱗は「大《おお》サ御示《おしめし》ノ鱗ニ倍セリ銀色厚堅全ク同質也」と回答した。

## 5月15日

### 江戸に降った魚皮の鱗図

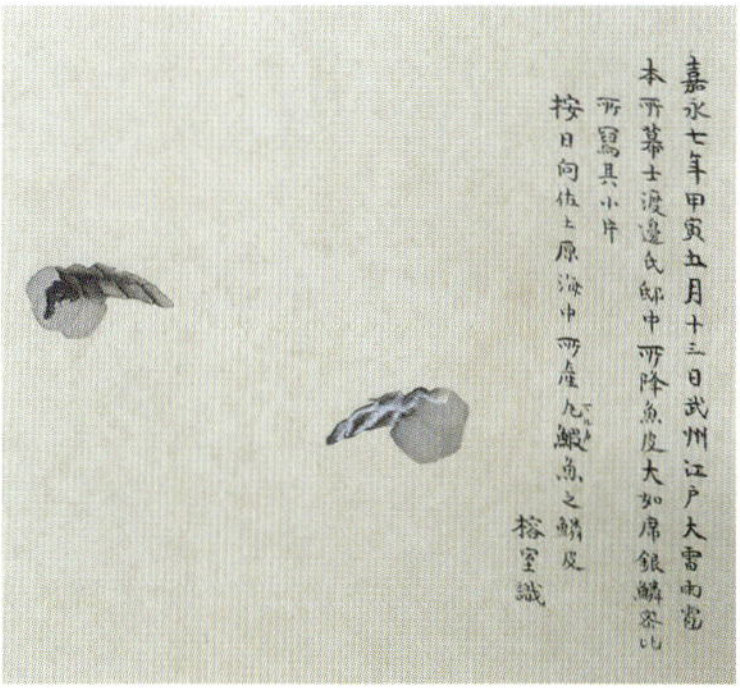


榕室は曲直瀬養安院が送ってきた鱗の表裏を弟の章夫に写生させ、砂土原の海中産のマルカの鱗だと書き添えて、伊勢相可《おうか》の門人西村広休に送った。参照した神田玄泉《げんせん》の日東魚譜《にっとうぎょふ》がマルカを海中産としていたためだ。

## 5月16日

### 毛虫六品　章夫模写

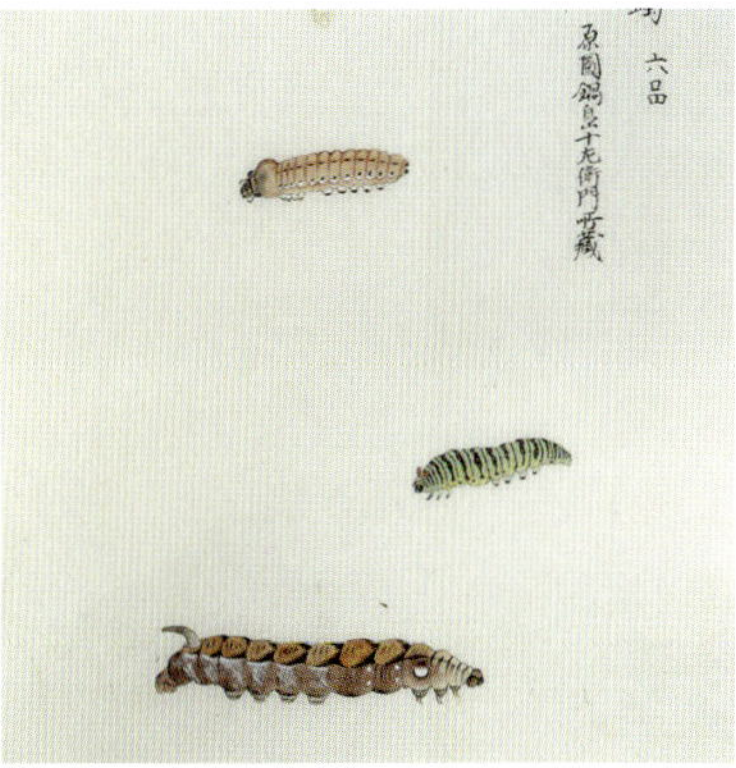


章夫には模写も多い。この毛虫の原図は肥前武雄領主鍋島十左衛門茂義（一八〇〇～六二年）所蔵。茂義は蘭学と本草を研究し、医師を亡羊に入門させた。また自ら絵筆をふるい、章夫から百虫帖《ひゃくちゅうじょう》や花鳥画を購入した。

## 5月17日

### ウマビル図　章夫筆

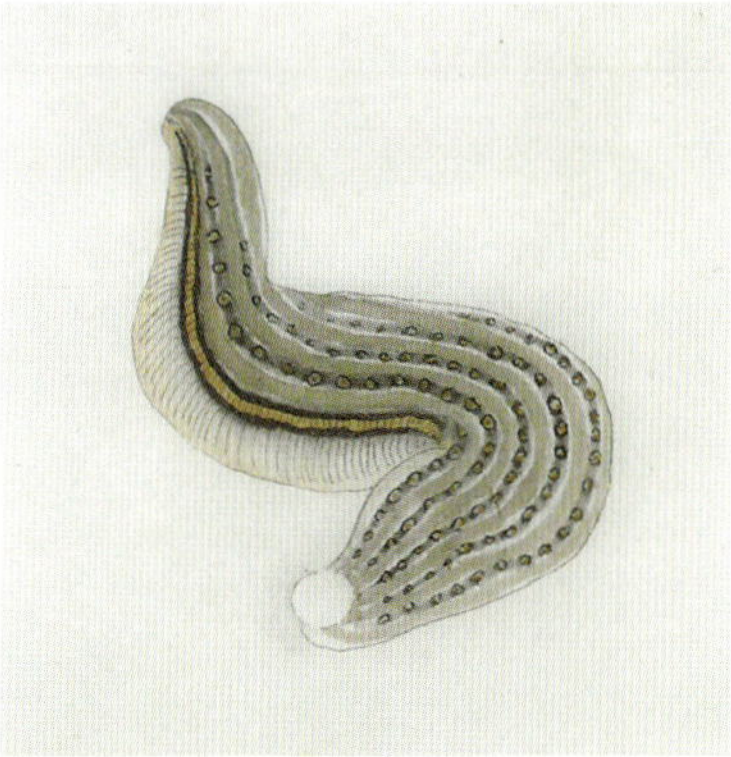

田植えの季節到来。明治十二（一八七九）年三月から六月まで、大宮御所と仙洞御所で開かれた第九回京都博覧会にウマビルが出品された。章夫はこれを写生し、伸ばすと一尺余りとなるという、と書き添えた。

## 5月18日

### 大伴家持遊覧之地碑撰文

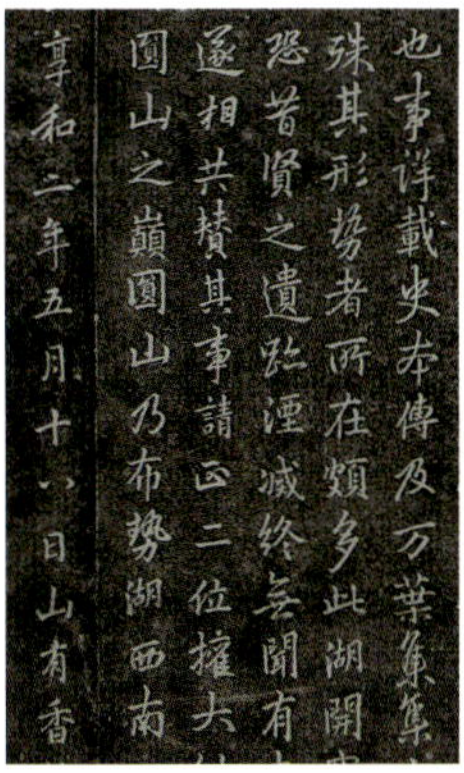


享和二（一八〇二）年五月十八日、家持が名勝布勢《ふせ》の水海《みずうみ》を眺めたであろう円山の地（今の富山県氷見市）にこの碑が建てられた。撰文は山本封山。封山が日記で布制磨《ふせまろ》を名乗ったのは万葉歌人にあやかってのことだ。

## 5月19日
## 大伴家持遊覧之地碑題字

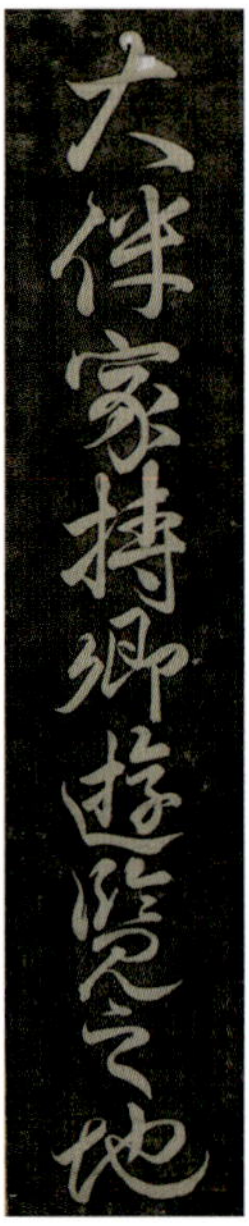


封山の撰文によれば、故郷高岡の友人服部叔信《よしのぶ》がぜひ建碑したいというので、自分も「昔賢の遺跡湮《いん》滅」を恐れ、古学で名高い親友の梅宮大社禰《ね》宜《ぎ》橋本経亮《つねあきら》にはかり、花山院愛徳《よしのり》公に題字の九字を賜ったという。

## 5月20日
## 封山先生伝草稿
## 亡羊筆

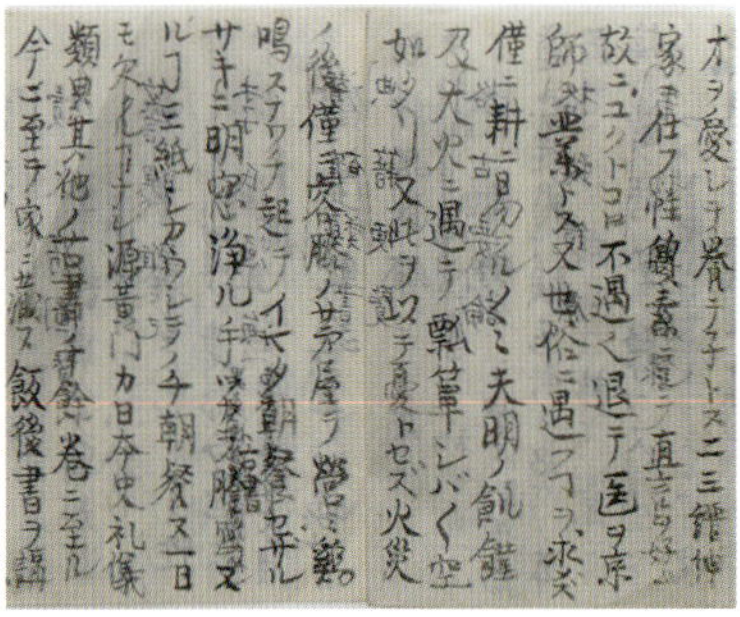

封山は質素直言を好み不遇のため辞職。天明の飢饉《ききん》と大火で困窮被災したが、茅屋《ぼうおく》で鶏鳴に起き、明窓浄机。食前に古書謄写三紙。食後読書、午後往診。こうして蔵書は大日本史、礼儀類典など千余巻に達したという。

## 5月21日
## 入越日記草稿　章夫筆

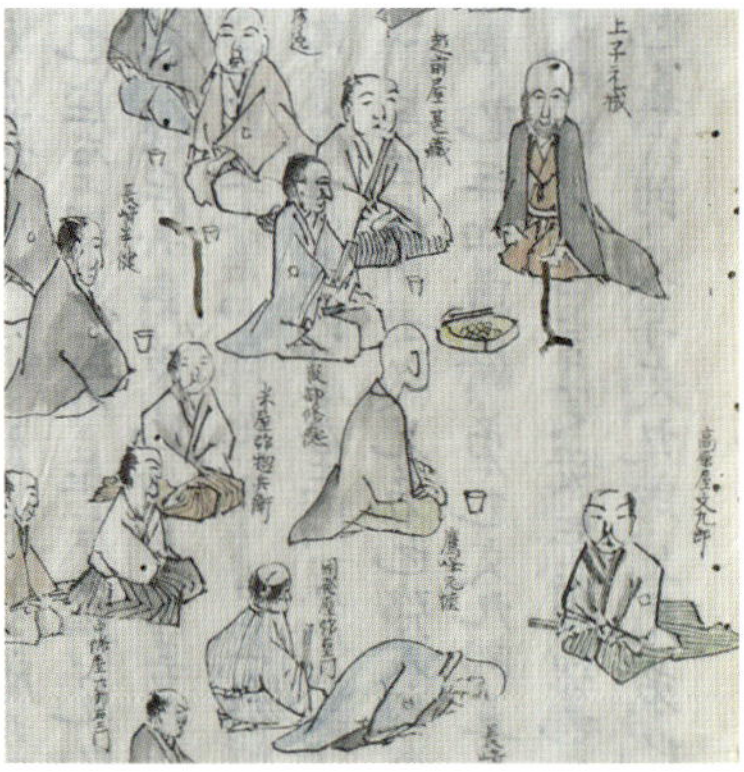

嘉永四（一八五一）年、二十五歳の章夫は四月から半年、越中を遊歴。日記に、祖父封山の故郷高岡で交友往来した三十二人を描いている。七月には医師高峰元《げん》稑《ろく》と立山登山を挙行。帰路、布勢《ふせ》円山の碑を訪れた。

## 5月22日
## 紙田録《しでんろく》　章夫筆

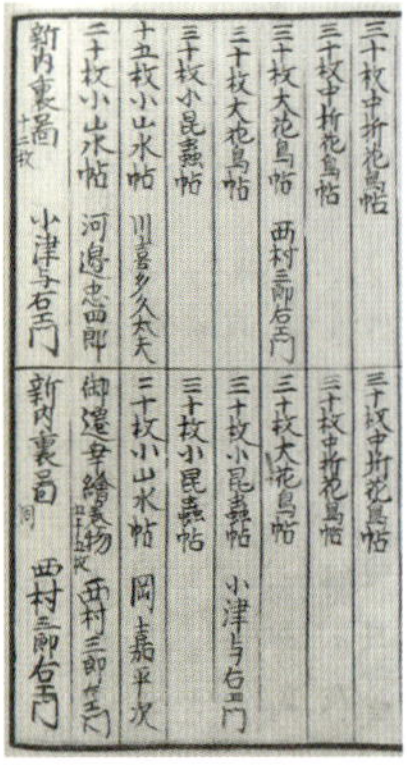

三十枚中折花鳥帖
三十枚中折花鳥帖
三十枚大花鳥帖　西村三郎右衛門
三十枚大花鳥帖
三十枚小昆蟲帖
十五枚小山水帖　川喜多久太夫
二十枚小山水帖　河邊忠四郎
新内裏畫 十二枚　小津与右衛門
三十枚中折花鳥帖
三十枚中折花鳥帖
三十枚大花鳥帖
三十枚小昆蟲帖　小津与右衛門
三十枚小昆蟲帖
三十枚小山水帖　岡嘉平次
御遣手繪巻物 二十五枚　西村三郎右衛門
新内裏畫 同　西村三郎右衛門

嘉永六（一八五三）年から万延元（一八六〇）年まで八年間の絵画制作簿。購入者は西村三郎右衛門（広休）、河辺忠四郎、小津与右衛門、川喜田久太夫ら伊勢商人が目立つ。西村が記載件数の四割強を購入している。

5月23日

タマリンド　渓愚写

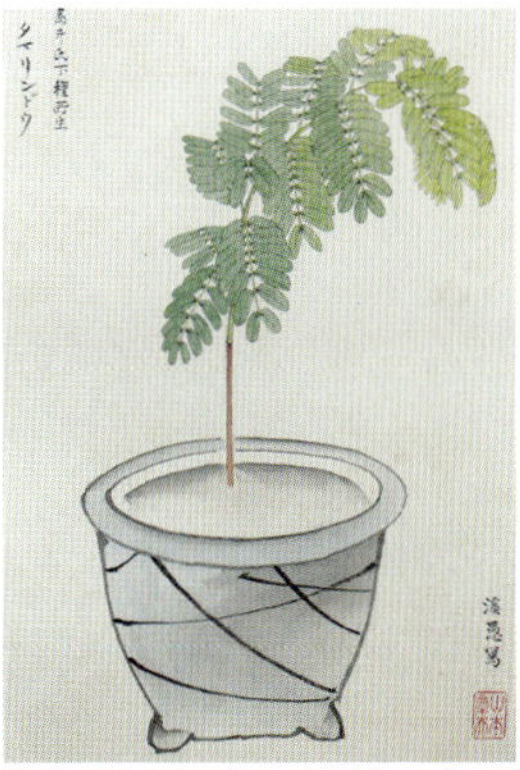

天保十五（一八四四）年夏、下長者町新町東の香具所「香十《こうじゅう》」主人高井十右衛門宅で種から育った。高井は前年亡羊に入門した物産家。枯れてしまったのか、翌年六月高井らが主催した異国草木会の目録にはない。

5月24日

入越紀行草稿　亡羊筆

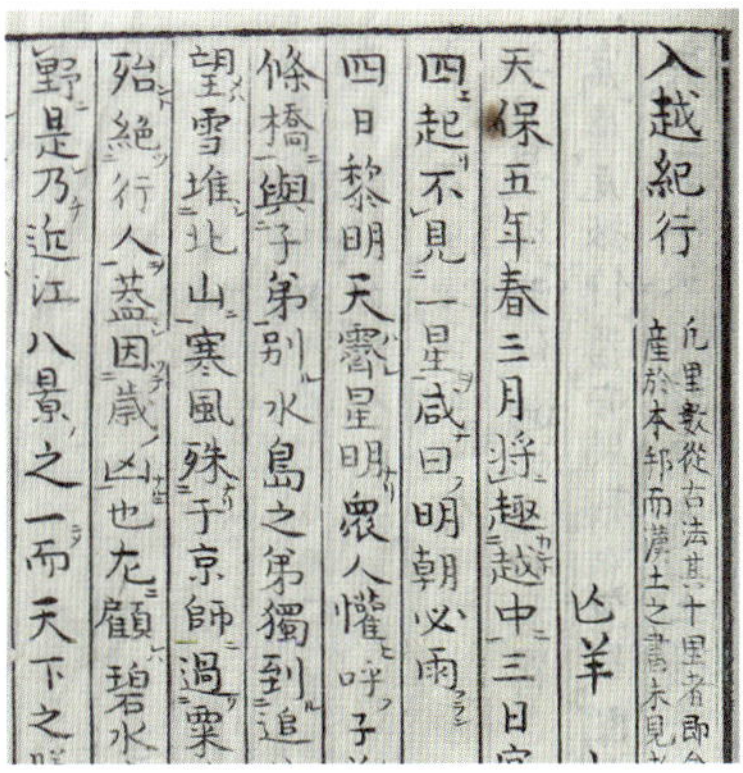

入越紀行

亡羊

天保五年春三月将趣越中三日

四起不見一星咸曰明朝必雨

四日黎明天霽星明衆人懽呼子

條橋與子弟別水島之弟獨到追

望雪堆北山寒風殊于京師過粟

殆絶行人蓋因歳凶也左顧碧水

野是乃近江八景之一而天下之

亡羊は西本願寺の命を受けて、天保五（一八三四）年三月四日から一カ月、越中高岡と古国府《ふるこくふ》の浄蓮寺に赴いた。旅中も採薬を心がけ、知己門人と交流。三月十五日には布勢円山の大伴家持遊覧之地碑を訪れた。

5月25日

オーテコロニイ図

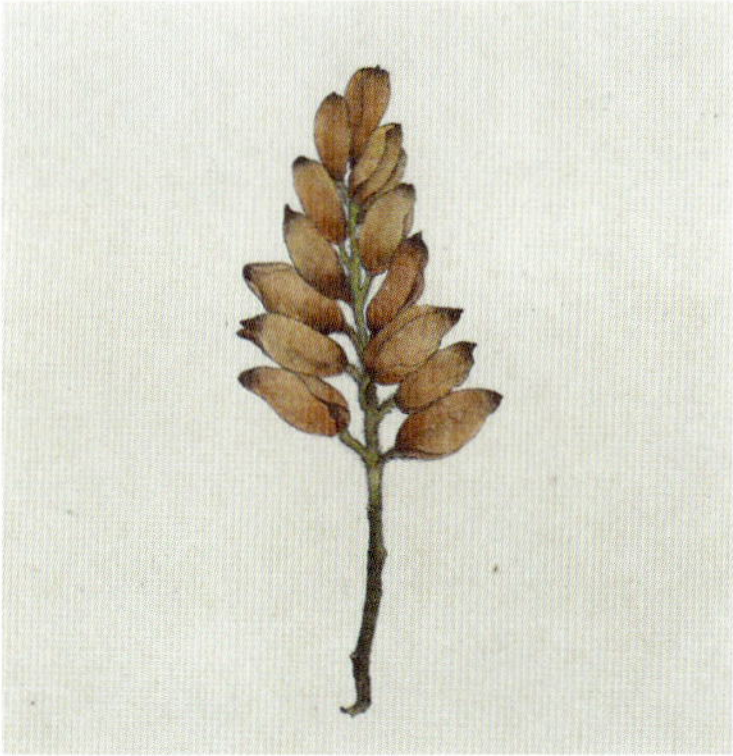

章夫は幕末にオランダ船がもたらした乾燥標本を多く描いている。図の名称はオーデコロンのなまり。実物はゲットウ（月桃）のつぼみらしい。書き入れに「此花ヨリ香水ヲ製ス、乾花モ香アリ甚美ナリ」とある。

5月26日

オーデコロン広告

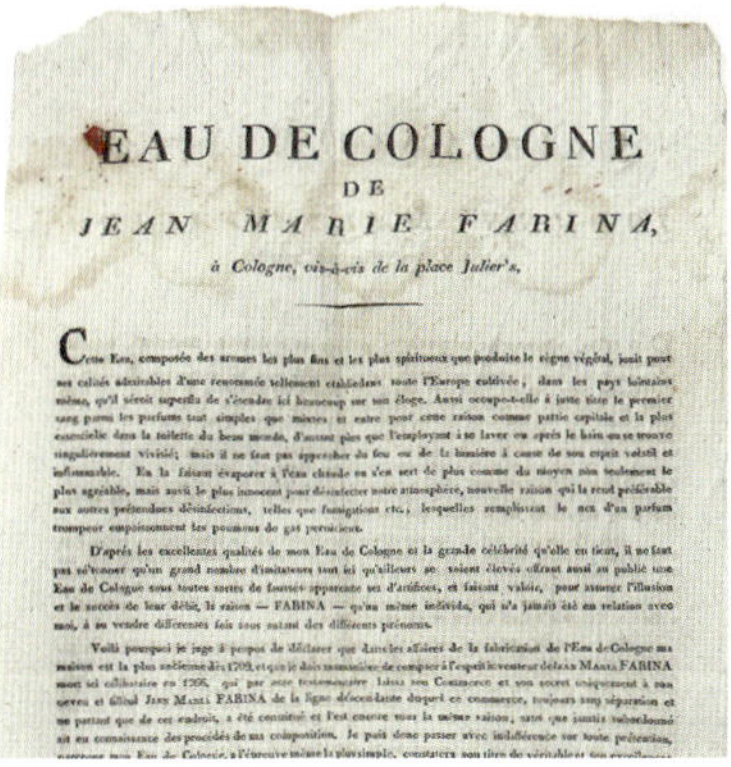

EAU DE COLOGNE

DE

*JEAN MARIE FARINA,*

*à Cologne, vis-à-vis de la place Julier's.*

「オーデコロン ケルン、ユリエル広場向かい、ジャン・マリ・ファリナ製」と題する一枚刷り。一八一一（文化八）年一月一日付け、独仏二カ国語で両面印刷。草木禽《きん》獣之諸図と墨書した紙帙《ちつ》から発見。亡羊旧蔵か。

## 5月27日

## 玉帚《たまははき》図　章夫筆

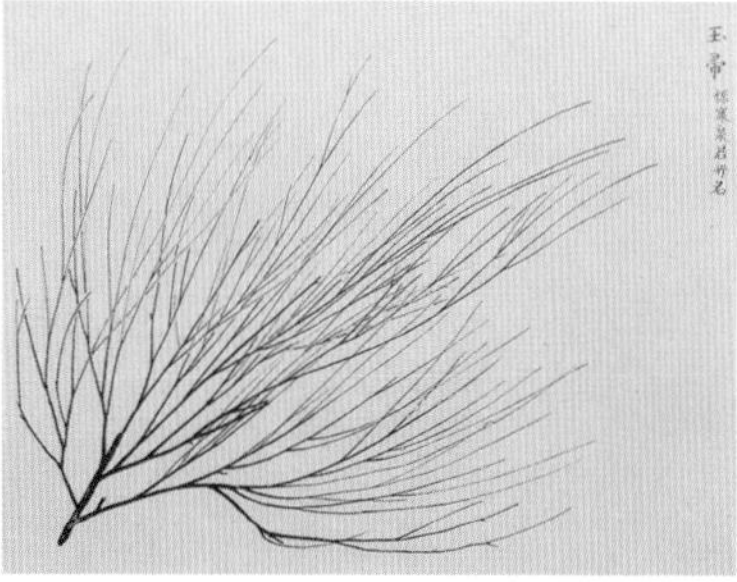

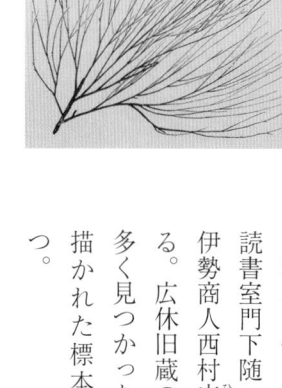

現在はススキカラマツと呼ばれる海産動物に、玉帚の雅名を付けたのは寒泉。読書室門下随一と称された伊勢商人西村広休《ひろよし》の号である。広休旧蔵の介石標本が多く見つかった。この図に描かれた標本もそのひとつ。

## 5月28日

## 橄欖《かんらん》　西村園中開花図

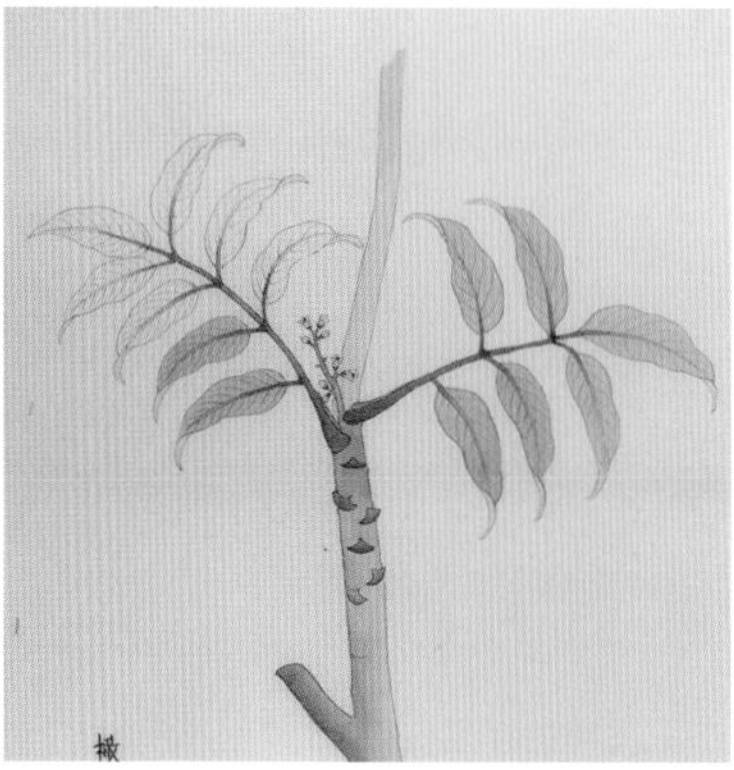

亡羊、榕室、弦堂、章夫が訪れた伊勢相可《おうか》の成蹊園は歴木《れきぼく》園ともいい、櫛田川沿いの伊勢本街道を挟む広大な土地に、奇樹異草を栽培していた。図は安政四(一八五七)年五月、画才もあった園主広休の写生らしい。

## 5月29日

## 学問論講義草稿　亡羊筆

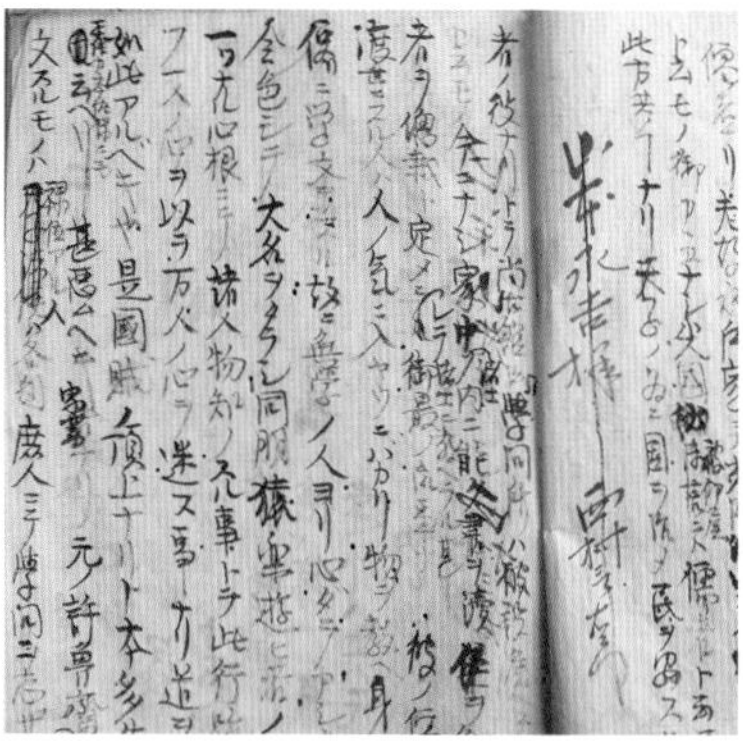

学問を糊口《ここう》渡世とするな、天下有用の家業に努めその暇に学問せよ、夫婦君臣父子兄弟朋友《ほうゆう》の五倫は万国共通の道である、と説く。西村三郎右衛門(広休)が亡羊(永吉)にあてた手紙の反古《ほご》に書かれている。

## 5月30日

## 本多佐渡守正信《ほんださどのかみまさのぶ》

## 墓碑銘拓本

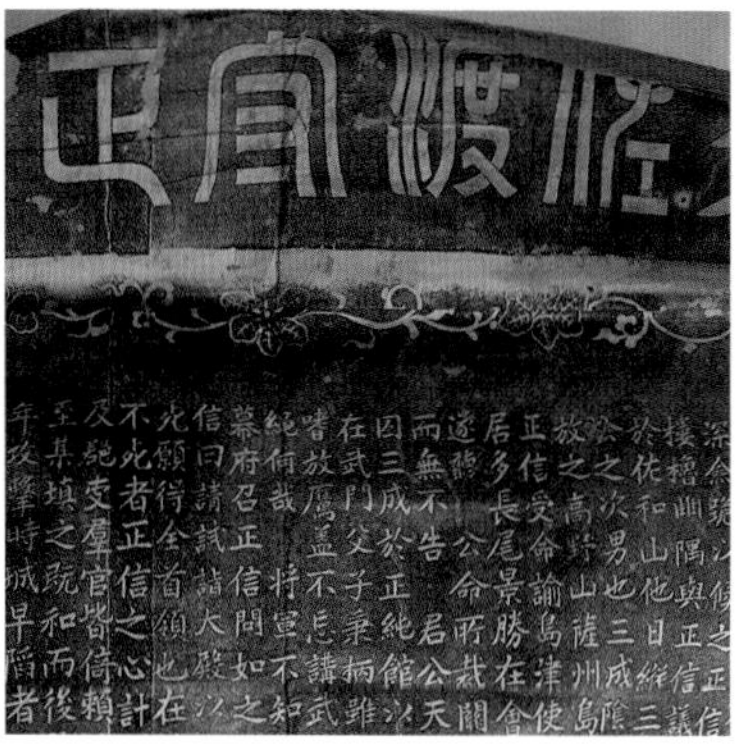

学問を渡世とする儒者を忌み嫌った亡羊の思想は本佐録《ほんさろく》の学問観に通じる。書名は著者と信じられていた本多佐渡守正信に由来する。その墓碑銘拓本(縦二二四センチ、横一〇一センチ)の所蔵も自然である。撰文は林羅山。

## 5月31日
## 犬桜の実　渓山筆
## 亡羊五子合作

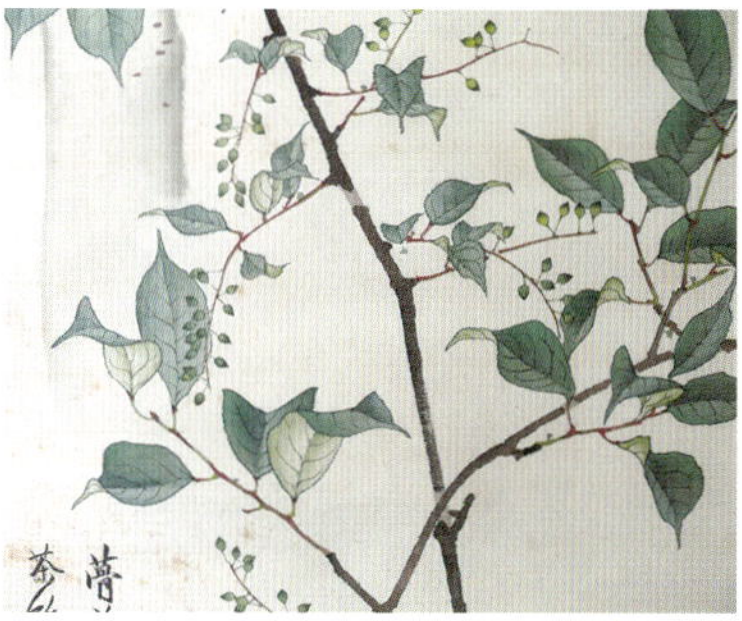

双幅のうち実の巻。安政二（一八五五）年春の箱書きに、自分と五人の息子による図中の題詩は瓦礫《がれき》のようで実に恥ずかしく赤面する、とある。渓山の描いた合作は嘉永六（一八五三）年から六年間に十八品を数える。

## 6月1日
## 禿鷲頭顱《とくしゅうとうろ》

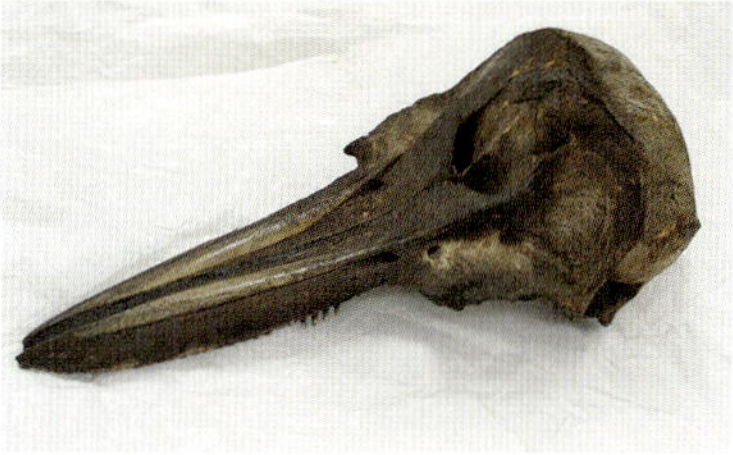

寛政九（一七九七）年六月一日、汚らしい田舎の老人が奇品と称して、典医百々《どど》俊道《しゅんどう》のもとに動物の大きな頭蓋骨を持ち込み、路銀だけ受け取って立ち去った。俊道が師の小野蘭山に尋ねると、禿鷲の頭蓋骨とのこと。

## 6月2日
## 禿鷲頭顱図
## 東東洋《あずまとうよう》写

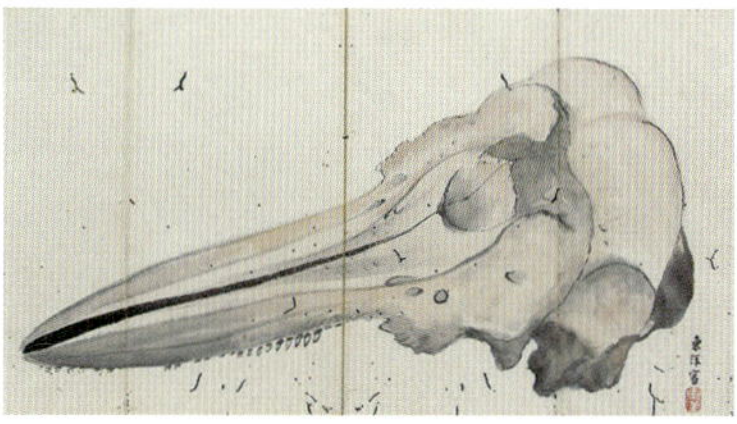

禿鷲は詩経や本草綱目に見える大形の鳥禿鶖《はげこう》。頭顱は頭骨。百々俊道は師の小野蘭山から鑑定を得ると、画家東洋に写生を頼んだ。寛政十（一七九八）年三月二十一日、俊道は蘭山古希の賀宴を東山第一楼で主催。蘭山が酒饌《しゅせん》として門人に与えた「十品考」を出版した。

## 6月3日
## 識名園六珍《しきめいえんろくちん》詩《し》画帖《がじょう》　題字

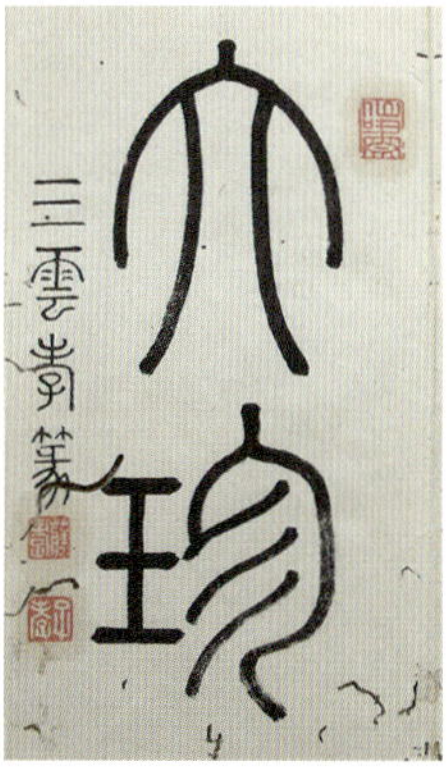

識名園は典医百々俊道の号。題字「六珍」は篆刻家三雲中書《みくもちゅうしょ》の手になる。俊道は禿鷲頭顱を始め、銀蛇《ぎんだ》、桃絲竹払子《とうしちくほっす》、石燕《せきえん》、犀尾《さいび》、含生草《がんせいそう》の六珍を愛蔵。画家八人に描かせ、医者や学者の仲間十三人が詩文を寄せた。

## 6月4日
## 象図　東東洋《あずまとうよう》画

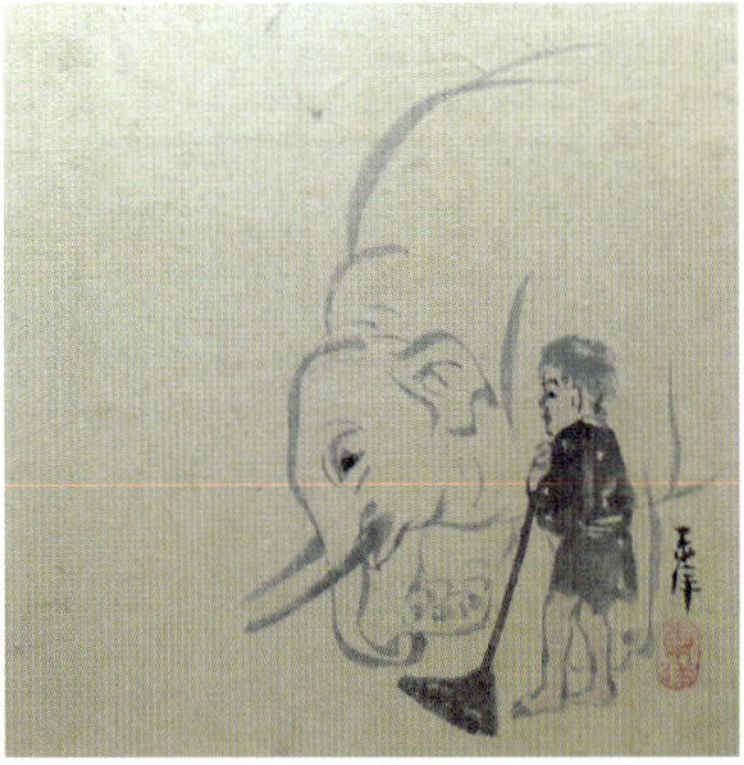

読書室来簡貼交屏風《らいかんはりまぜびょうぶ》の一枚。百々俊道の六珍詩画帖《ろくちんしがじょう》に禿鷲《とくしゅう》の頭蓋骨を描いた東洋は仙台出身の画家。皆川淇園《きえん》、小澤蘆庵《ろあん》、伴蒿蹊《こうけい》ら、封山の雅友と交わった。当時、象は京都に来なかった。これはほほ笑ましい想像図。

## 6月5日
## 紅毛《おらんだ》トーフラランタール

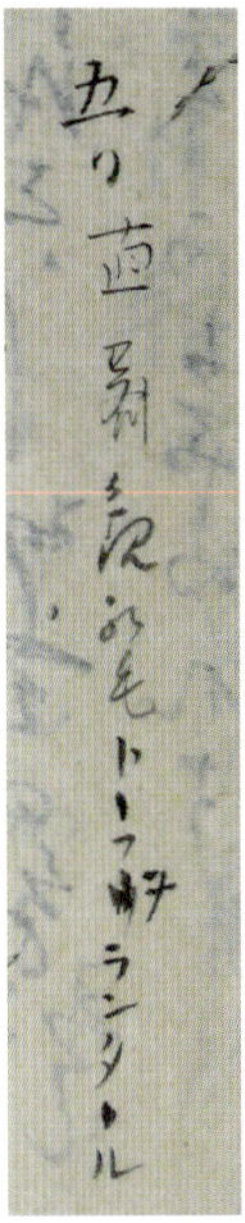

安永三（一七七四）年六月五日の封山日記に、紅毛製トーフラランタール（幻燈）を観《み》た、とある。八月に江戸で解体新書が出版された。やがて都でも蘭学がはやり出すと、封山は「今に人を屠《ほふ》り墓を発《あば》く」と反発した。

## 6月6日
## 禿鷲頭顱由来記
## 皆川淇園《きえん》

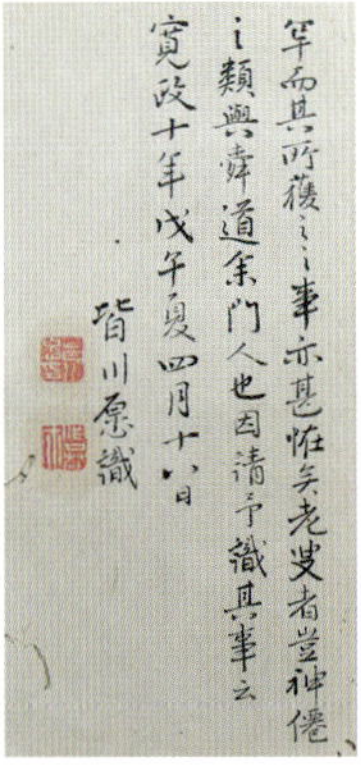


大学者淇園も本草家小野蘭山の博識には一目置いていた。その蘭山も見たことのない希品を持ってきた老人は、まさか仙人の類いではないだろう。寛政十（一七九八）年、門人百々俊道に請われてこの由来記を寄せた。

## 6月7日
## 詩経品物会目録《しきょうひんぶつかいもくろく》

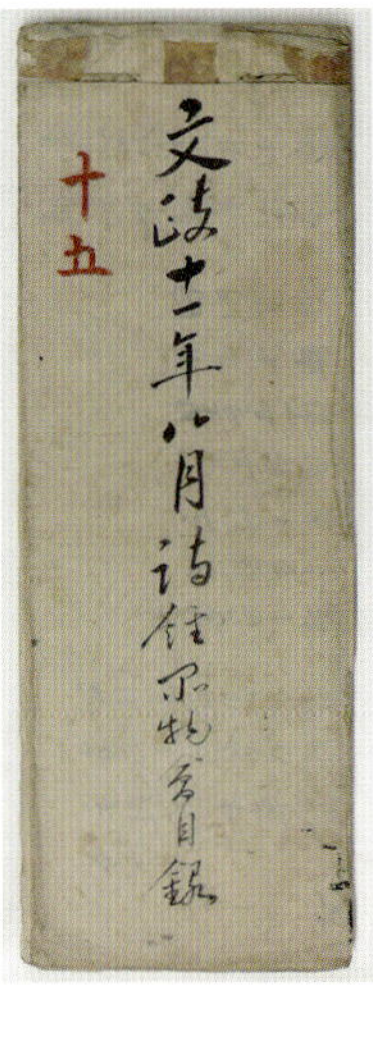


読書室物産会では詩経の博物的研究も行われた。文政十一（一八二八）年八月の詩経品物会目録は草木禽獣蟲魚類《そうもくきんじゅうちゅうぎょるい》二百八十九の品名を列挙するが、鷲《しゅう》はヲヲトリとするだけ。百々家の鷲骨は秘蔵されていたらしい。

## 6月8日

## 禿鷲骨序《とくしゅうこつじょ》　柚木太淳《ゆのきたいじゅん》筆

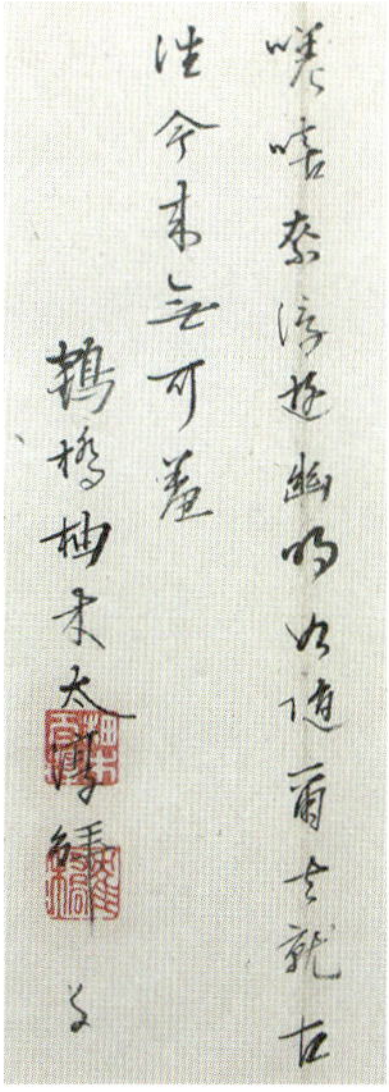

寛政十(一七九八)年四月、百々俊道の六珍《ろくちん》詩《し》画帖《がじょう》にこの序文を寄せた太淳は眼科医として名があった。前年、男の刑死体の解剖所見を行ったばかり。ここでは詩経から鴇《ほう》の字を借り、法橋を鴇橋《ほうきょう》と書いて楽しんでいる。

## 6月9日

## 先人言行録《せんじんげんこうろく》

## 山本章夫筆

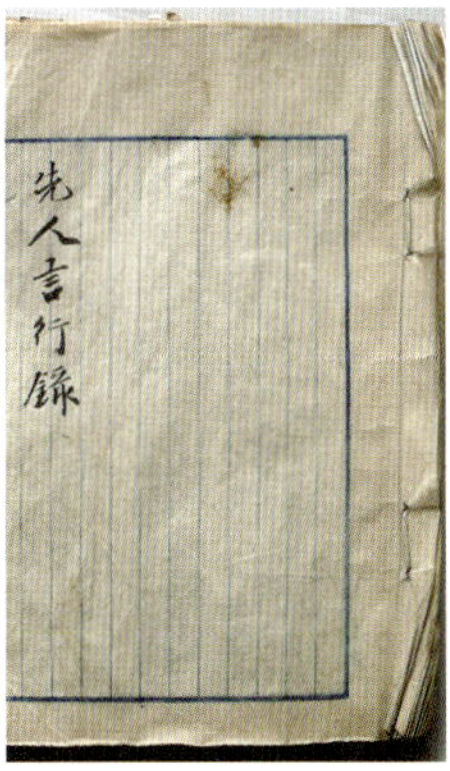


最近、専門家の鑑定で本欄六月一日の写真はカマイルカの頭骨と判明。章夫最晩年の本書にいわく、蘭山先生ハ禿鷲骨トス、今日文化ノ開クルニ従ヒ其鮫魚骨《そのこうぎょこつ》タルヲ知ル、亦以《またもって》時世変遷ヲ知ルニ足ルモノナリ。

## 6月10日

## 含生草図《がんせいそうず》　田中訥言《とつげん》写

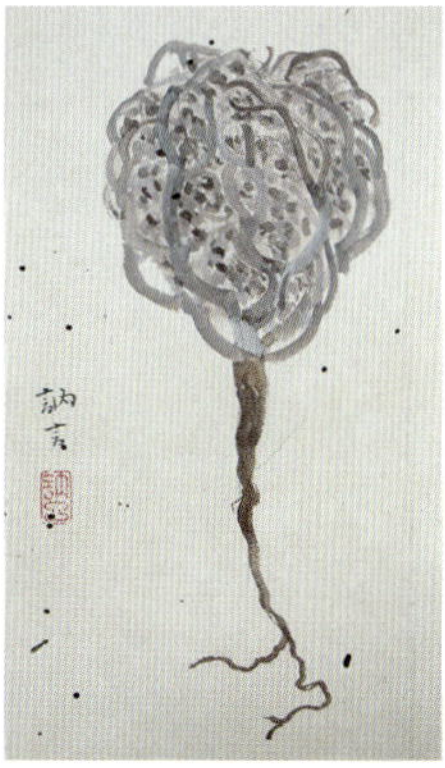


識名園《しきめいえん》六珍詩画帖の一図。本欄四月二十九日掲載の含生草を描いたもの。明治以前では他に、幕末富山藩主前田利保の珍玩品、享保十二(一七二七)年平戸藩主使用品が現存する。画家訥言は山本封山の友人。

## 6月11日

## 古渡りの含生草

## 弘化元年物産会目録

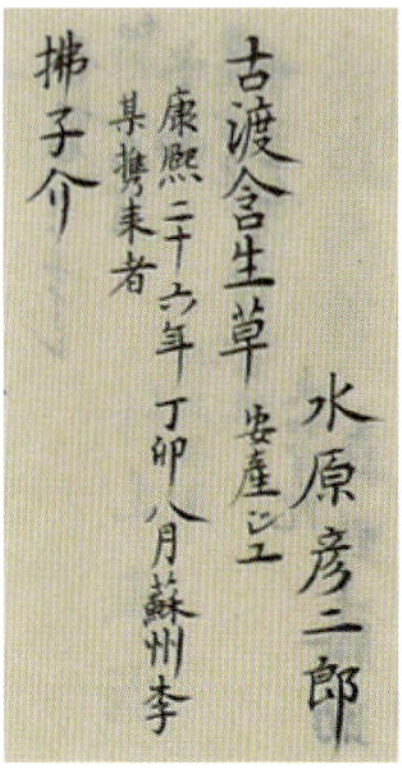


平賀源内主催の東都薬品会に登場した含生草はオランダ渡りという。八十二年後の弘化元(一八四四)年五月の読書室物産会に出たものは、中国蘇州の李某が康熙二十六(一六八七)年八月長崎に携えて来た古渡り。

## 6月12日

## 桃絲竹払子《とうしちくほっす》図
## 喜多武清《きたぶせい》画

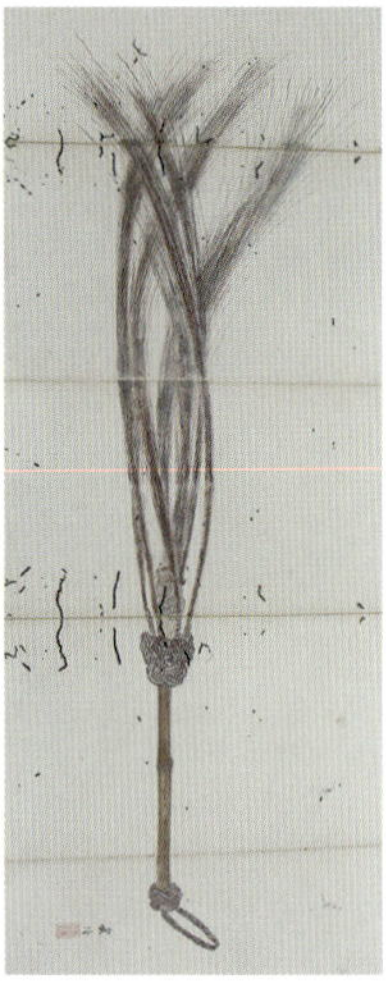

払子は禅僧が煩悩をはらう標識。山本章夫いわく、桃絲竹ナルモノ実ニ希品トスベシ。桃絲竹は中国南部の特産。武清は江戸の画家。集古十種編纂のため師谷文晁と関西の文化財を調査中に頼まれて描いたらしい。

## 6月13日

## 博物家系統図

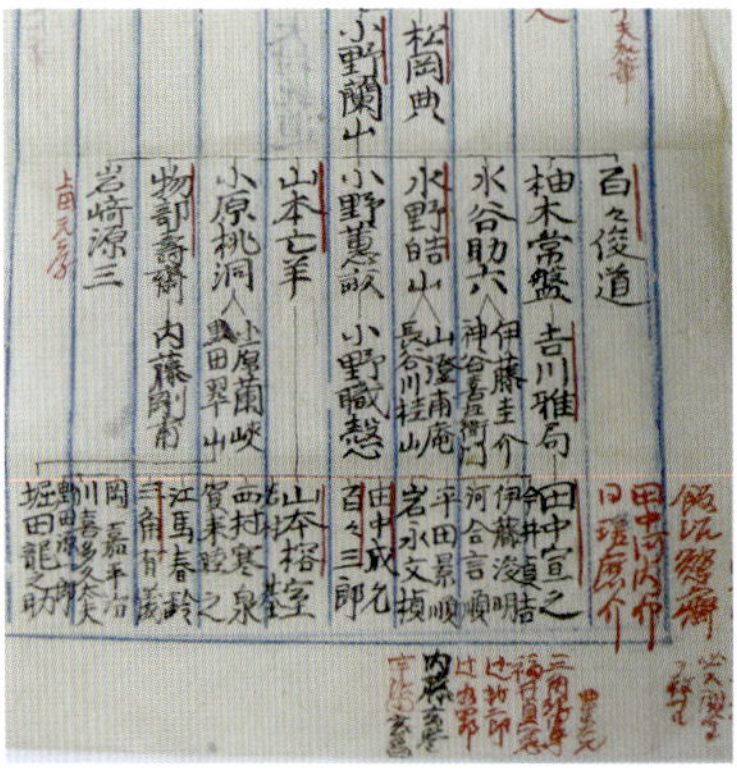


明治二十五（一八九二）年八月、章夫は田中宣之ら同志と京都本草会を設立。三年後に京都博物会と改称して本草博物学の再興を計った。当時作成のこの小野蘭山学統図に亡羊と並んで百々俊道の名がみえる。

## 6月14日

## 読書室門人名簿　天保四年

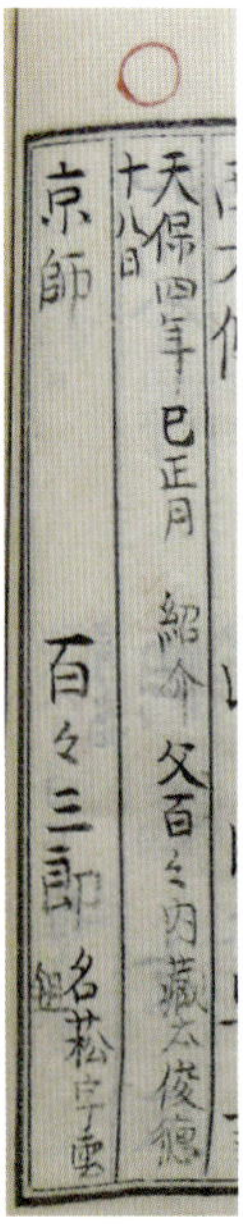


典医の百々家は裕福であった。俊道は虚弱のため弟俊徳《しゅんとく》に本家を継がせ、奇品蒐《しゅう》集に生きた。俊徳の子三郎は天保四（一八三三）年読書室に入門、博物家として大成。章夫は窮迫した分家から六珍《ろくちん》と画帖《がじょう》を購入した。

---

**休載追録2**

### 最初の門人
### 佐渡養益

読書室門人名簿は四種。文化四（一八〇七）年から明治十四（一八八一）年までをカバーする。他の記録も加えると門人総数は千八百二十五名余に達する。亡羊の父封山は天明三（一七八三）年二月二日から診療を開始。翌年四月二十七日、故郷高岡の医学生佐渡養益を最初の塾生として受け入れた。読書室門人第一号である。

---

## 6月16日

## 金鳳樹図《きんほうじゅ》

渓愚写

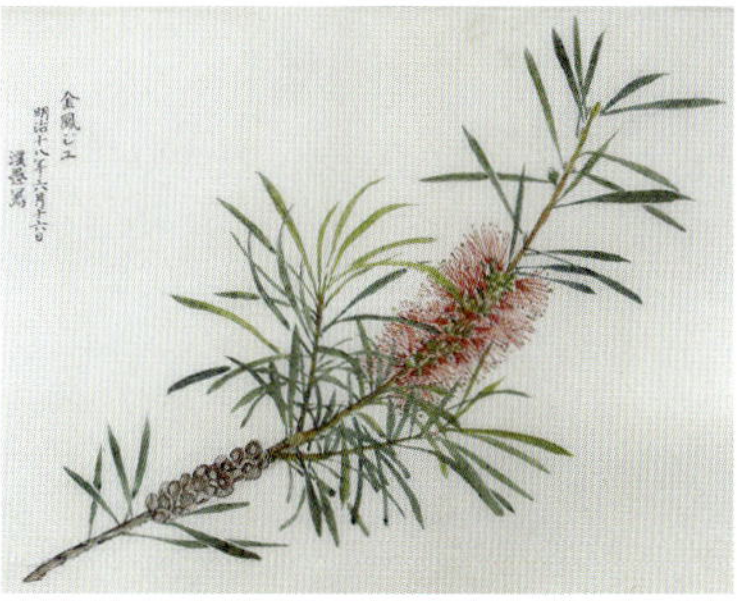

明治十八（一八八五）年六月十六日、当時渡来間もない珍樹が読書室の衆芳園《しゅうほうえん》で開花。山本章夫（渓愚）は明治十年から毎年細々と本草会を開いてきたが、本草学中興のため、この年十月二十九日衆芳社を創立した。

## 6月17日

## 銀蛇図《ぎんだ》

岡本豊彦《とよひこ》写

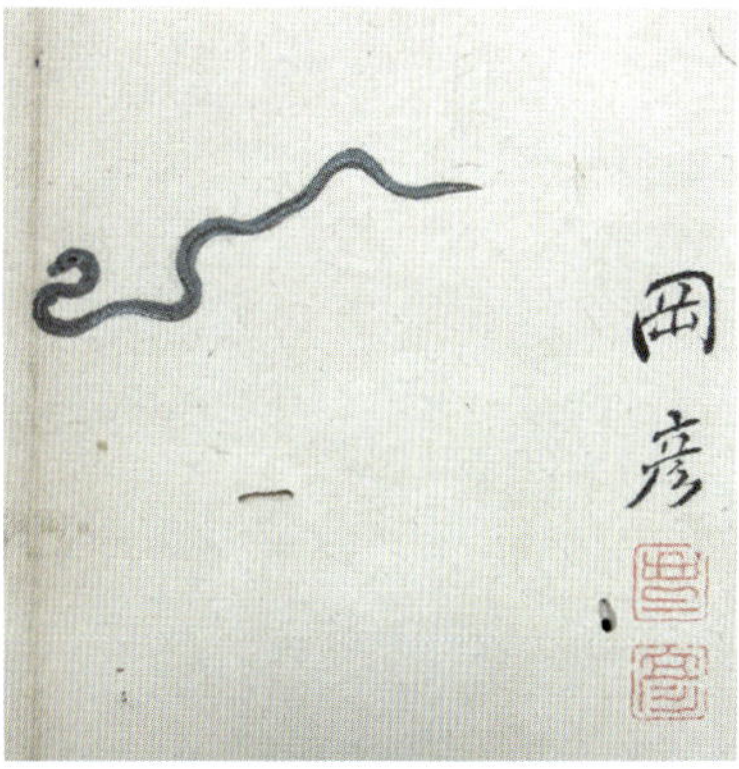


俊道の師蘭山は本草綱目啓蒙で、和名ニ銀蛇ト呼《よぶ》モノハ大腹皮《だいふくひ》中ノ小虫ニシテ甚稀《はなはだまれ》ナリ、首ハ龍ノ如《ごと》シ体ニ鱗《うろこ》アリ全身銀色、首ハ微紅ナリ、とする。大腹皮はビンロウジュの果皮。豊彦は当時呉春《ごしゅん》に入門したばかり。

## 6月18日

## 識名園六珍《しきめいえんろくちん》　銀蛇

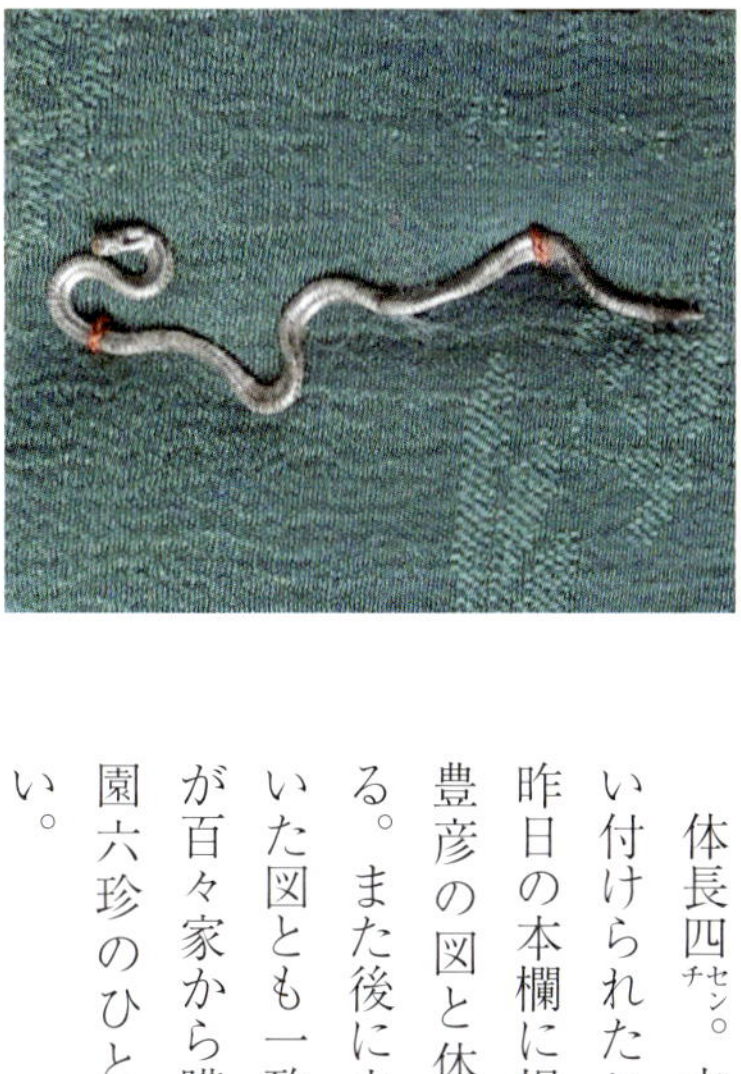

体長四センチ。赤い絹糸で縫い付けられたこの銀蛇は、昨日の本欄に掲載した岡本豊彦の図と体型が一致する。また後に山本章夫が描いた図とも一致する。章夫が百々家から購入した識名園六珍のひとつに違いない。

## 6月19日

## 蕃鬱金図説《ばんうこん》　木版多色刷

天保十五年

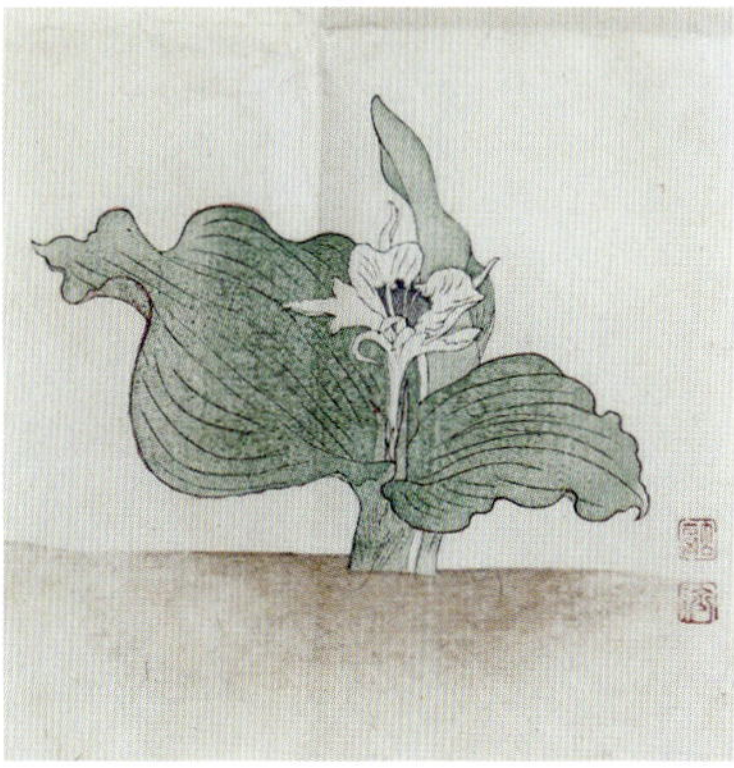

著者は長崎の輸入薬種吟味役野田青葭《せいか》。天保十三（一八四二）年六月十九日、蘭船が蕃鬱金をもたらすと、これを育て、七月に開花。絵師石崎融思《ゆうし》に描かせた。亡羊の門人で数多くの異国産植物を読書室に送った。

## 6月20日

### 識名園六珍詩画帖《しきめいえんろくちんしがじょう》
### 銀蛇《ぎんだ》詩

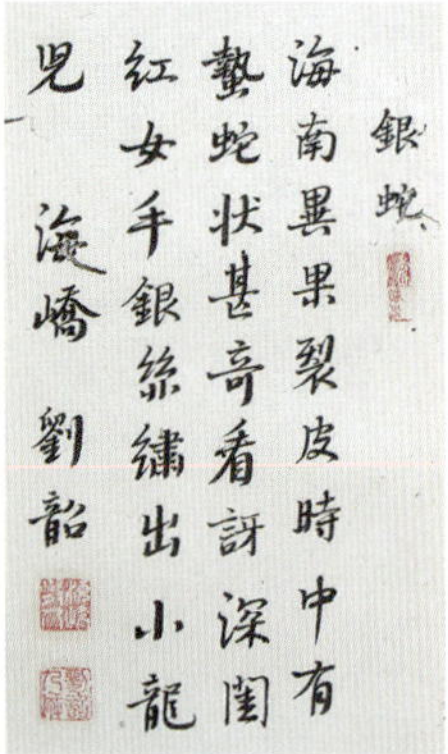
銀蛇
海南異果裂皮時中有
蟄蛇狀甚奇看訝深閨
紅女手銀絲繡出小龍
兒 海嶠 劉韶

南方の珍しい木の実。皮を裂くと中に蛇のような奇妙なもの。いぶかしげに見つめる深窓の少女。銀糸でかわいい龍を刺繍《ししゅう》したよう。作者海嶠《かいきょう》は宮中官人で故実家の町口是村《これむら》。劉韶《りゅうしょう》はその名。画帖の序文も書いた。

## 6月21日

### 識名園六珍
### 石燕《せきえん》図　原在明《ざいめい》写

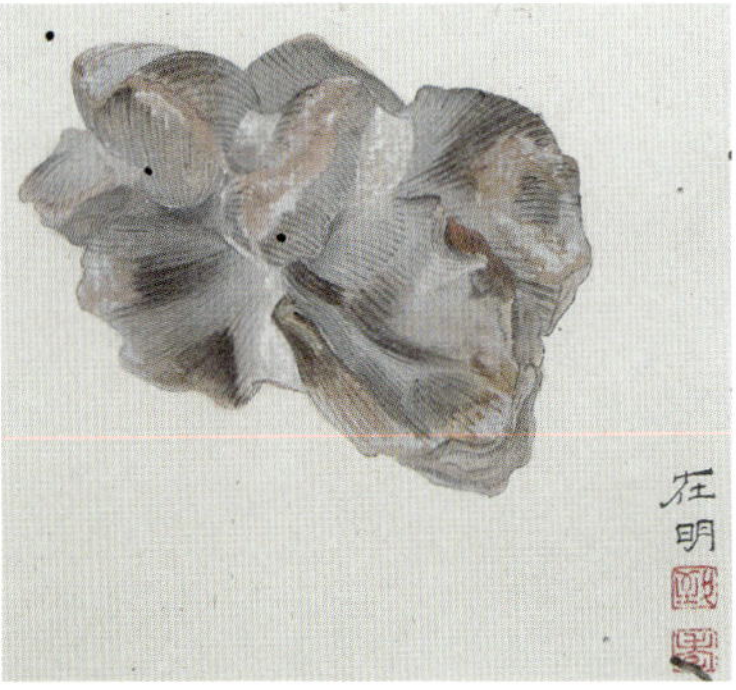
在明

石燕は腕足類の化石。識名園百々俊道が愛蔵した寛政十（一七九八）年頃は珍品だった。読書室物産会での出品は文化五（一八〇八）年から安政五（一八五八）年まで延べ十五品を数え、珍しくなくなったようだ。

## 6月22日

### 識名園六珍　石燕

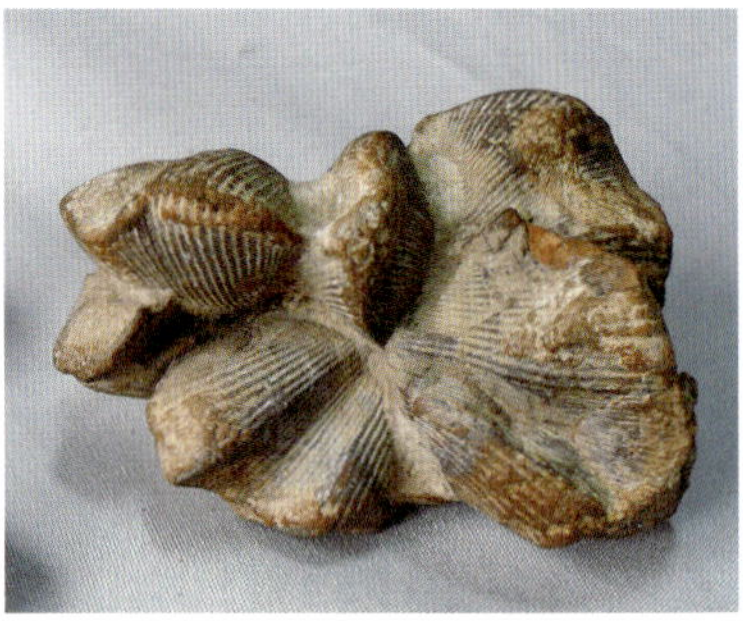

寛政十（一七九八）年の識名園六珍詩画帖には原在明《ざいめい》の他に渡辺南岳《なんがく》の石燕図もある。両図とも長さ五・八センチのこの石燕を写生。在明は原在中《ざいちゅう》の次男、ときに二十一歳。南岳は三十二歳。応挙の高弟で、中島来章《らいしょう》の師。

## 6月23日

### 八音帖《はちいんじょう》
### 土鈴図　田中訥言《とつげん》画

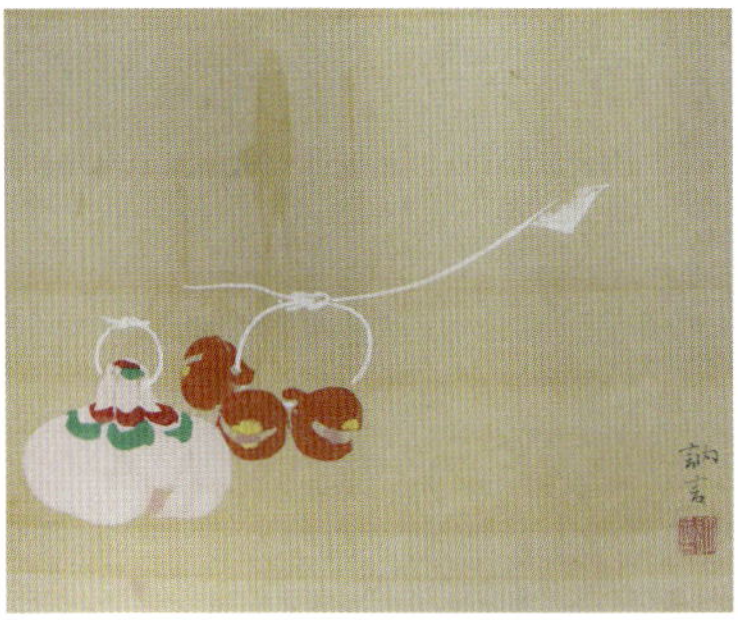

享和元（一八〇一）年六月一日、新旧の友人二十四人が封山の還暦を賀した画帖。金石《きんせき》絲竹《しちく》匏《ほう》土《ど》革木《かくぼく》の八音を題にして、柴野栗山《りつざん》ら八人が漢詩、小澤蘆庵《ろあん》ら八人が和歌、訥言ら八人が絵を寄せた。土鈴は魔除《よ》け。

## 6月24日

八音帖

鐘図　呉春《ごしゅん》画

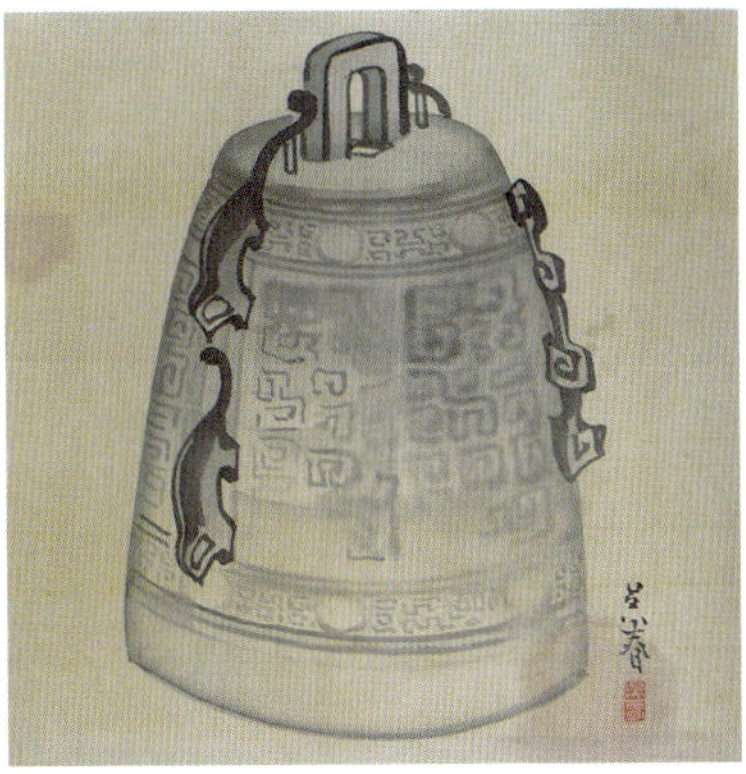

この詩画帖の亡羊序文によると、詩画を寄せた父封山の友人新旧二十四人は五、六年ないし三、四十年の交際という。画帖冒頭に鐘図を描いた呉春は、おそらく旧友だろう。号を月渓《げっけい》といい、四季俳画巻も伝わる。

## 6月25日

八音帖

琴図　岸国章《がんこくしょう》画

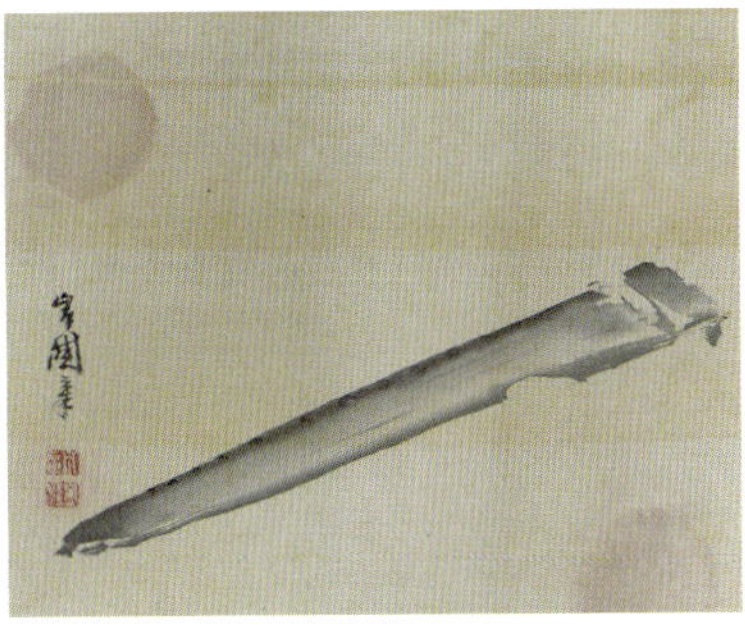

本欄四月一日の山本封山肖像画を描いた岸岱《がんたい》は、若い頃国章を名乗った。章夫の先人言行録によれば、高岡生まれの封山は岸岱の父岸駒《がんく》が加賀人ながら同じ「北人《ほくじん》」ということで、岸駒と大変親密に往来したという。

## 6月26日

八音帖

小澤蘆庵《ろあん》和歌

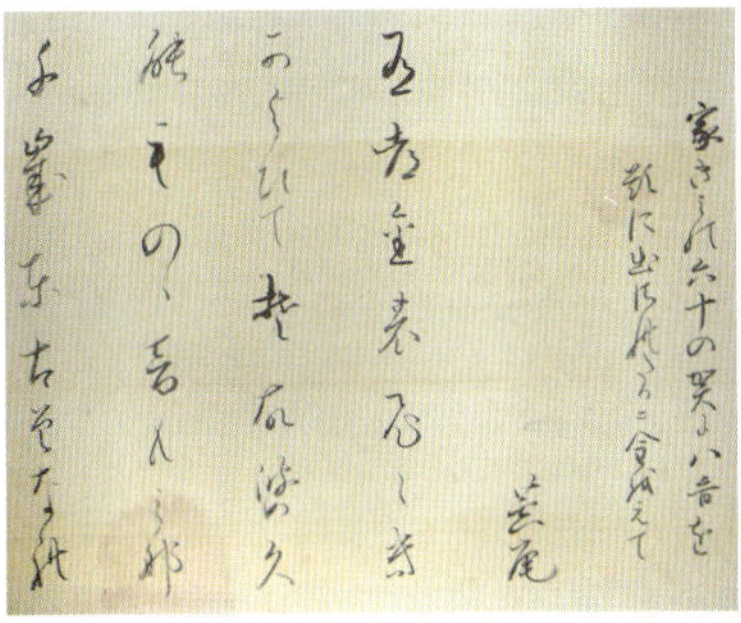

本居宣長も歌はとても及ばないと讃《たた》えた蘆庵は封山の旧友。早世した長男伯賢もその高弟だった。蘆庵は封山の還暦祝いに、打つ鐘の響き通ひてそこばくのものの音《ね》もみな千歳《ちよ》とこそ鳴れ、と歌い四十日後に没した。

## 6月27日

タイサンボク　対竹《たいちく》写

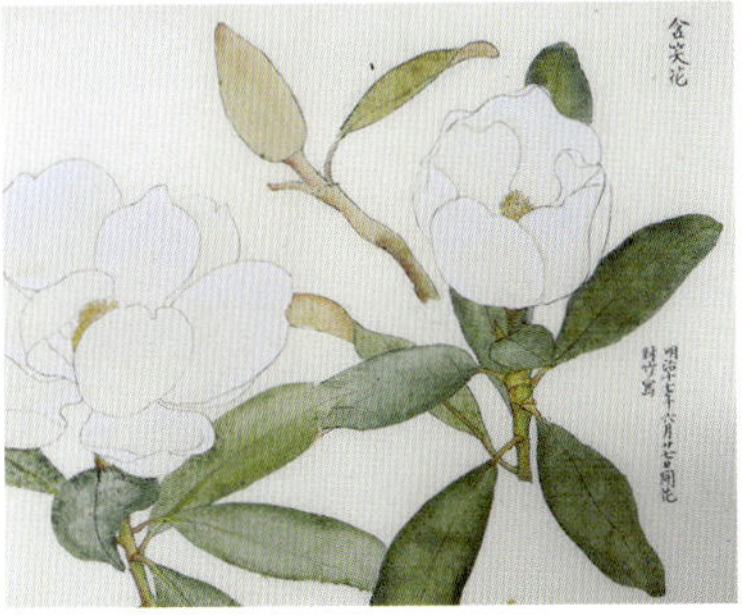

明治十七（一八八四）年六月二十七日に開花。対竹は山本章夫の別号。章夫は北米原産のタイサンボクとは知らずに、宋の詩人たちが愛した名花含笑《がんしょう》を得たと喜び、自作漢詩入りの刷り物、含笑図説を同志に配った。

## 6月28日

## 衆芳園《しゅうほうえん》のキンサンジコ

山本章夫写

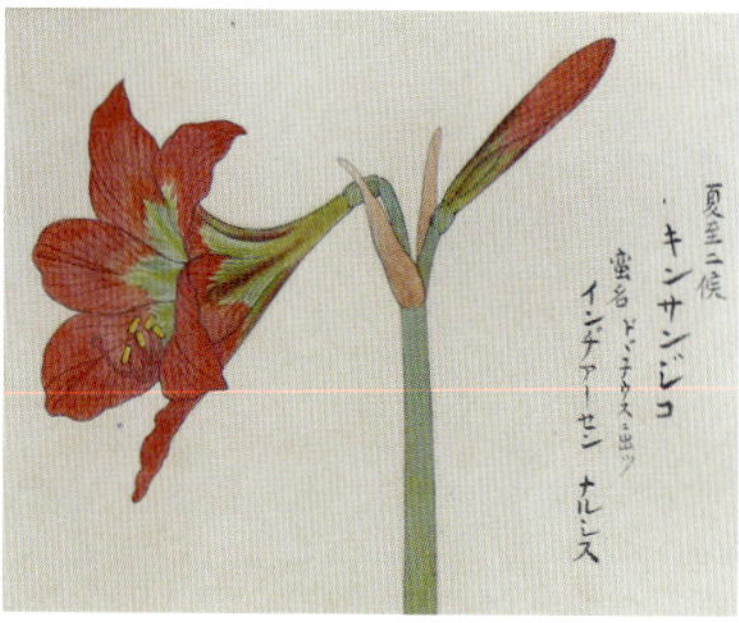


昨日から夏至二候。天保年間渡来のキンサンジコは天保十五（一八四四）年、読書室物産会に初めて登場。本図は章夫が嘉永四（一八五一）年の夏至二候に写生したらしい。ドドネウス草木誌により蘭名を書き加えた。

## 6月29日

## 洋種桜《ようしゅざくら》の実

山本章夫写

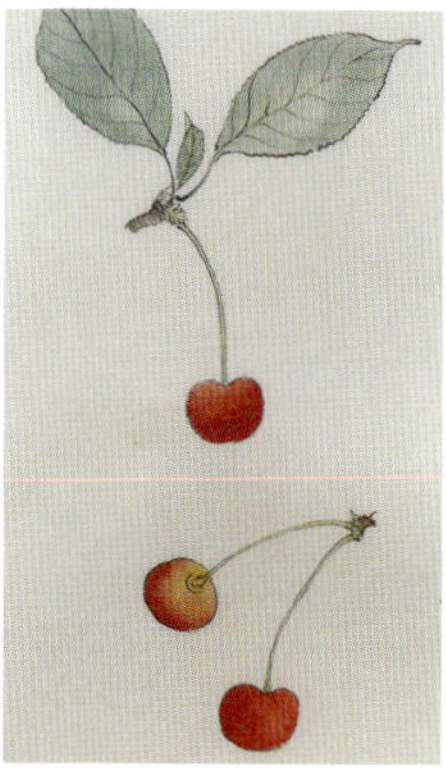

明治十八（一八八五）年六月、衆芳園の洋種桜が二十粒あまり結実するや、章夫は写生すると同時に、実を久邇宮朝彦《くにのみやあさひこ》親王へ献上した。明治十三年から久邇宮家の家庭教師として、書画と経書を教えていたのである。

## 6月30日

## 八音帖《はちいんじょう》

橋本経亮《つねあきら》和歌

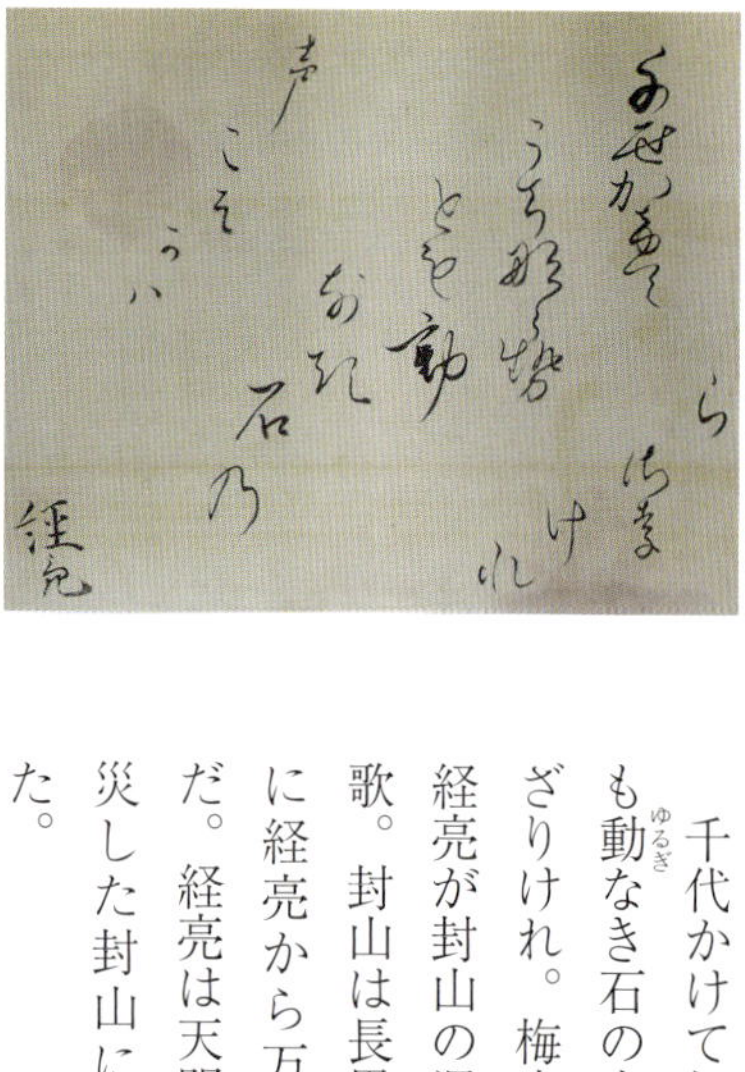

千代かけて打ち鳴らせども動《ゆるぎ》なき石の声こそ変はらざりけれ。梅宮大社の禰宜《ねぎ》経亮が封山の還暦を祝った歌。封山は長男伯賢とともに経亮から万葉集を学んだ。経亮は天明の大火で被災した封山に木材を贈った。

## 7月1日

## 識名園六珍《しきめいえんろくちん》　犀尾《さいび》

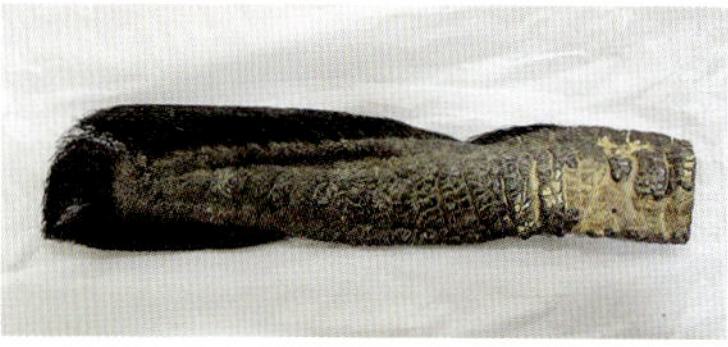

十八世紀末から犀ブームが始まった。薩摩藩主島津重豪《しげひで》は所蔵した喜望峰産犀の蹄《ひづめ》や尾を将軍侍医桂川甫周《ほしゅう》に描かせた。洋風画家石川大浪《たいろう》は犀の模写図に皮の拓本を付けた。犀皮は読書室物産会に五回も出品された。

## 7月2日

### 犀尾図
### 円山応瑞《おうずい》写

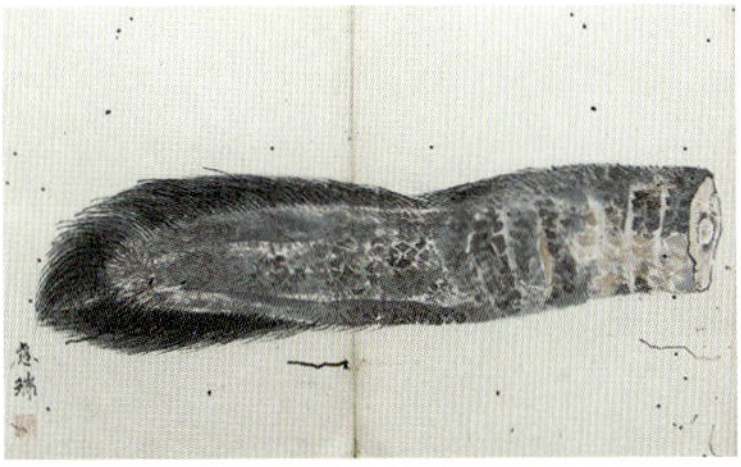

識名園六珍詩画帖の一図。寛政十（一七九八）年に百々俊道所蔵の犀尾（長さ二九センチ）を精密に写生したもの。応瑞は円山応挙の長男。享和元（一八〇一）年、山本封山の還暦を祝う八音帖には雅楽の笏拍子《しゃくびょうし》を描いた。

## 7月3日

### 犀尾図
### 原在正《ざいせい》写

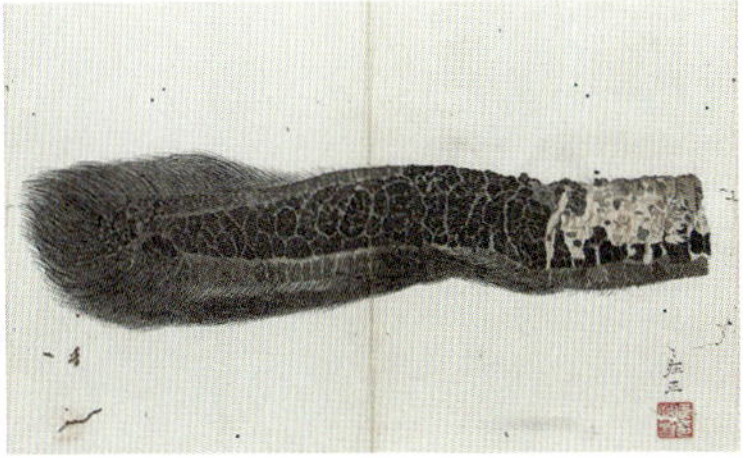

識名園六珍詩画帖の一図。円山応瑞《おうずい》が写生した百々俊道所蔵の同じ犀尾の反対側を、在正が写生した。七月一日の本欄に写真を掲げた実物の反対側と見事に一致する。在正は識名園六珍の石燕《せきえん》を描いた原在明の兄。

## 7月4日

### 犀尾を詠ず
### 松本愚山《ぐざん》詩

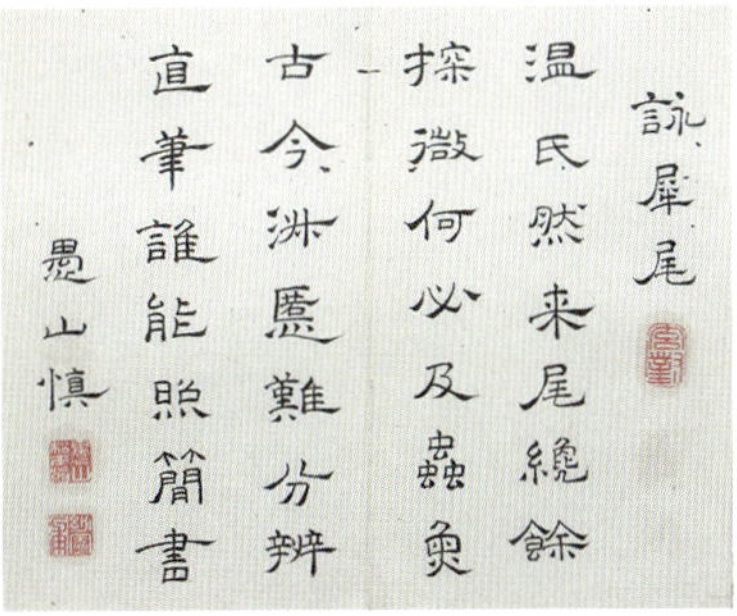


素性をたずねようにも尻尾だけ、何も蟲魚《ちゅうぎょ》まで探すに及ばぬ、昔も今も謎多く見分けがつかぬ、誰が真の姿を描き写せよう。識名園六珍詩画帖にこの詩を寄せた愚山は皆川淇園の門人。年下の山本亡羊を畏友と呼んだ。

## 7月5日

### 筑後の大奇魚

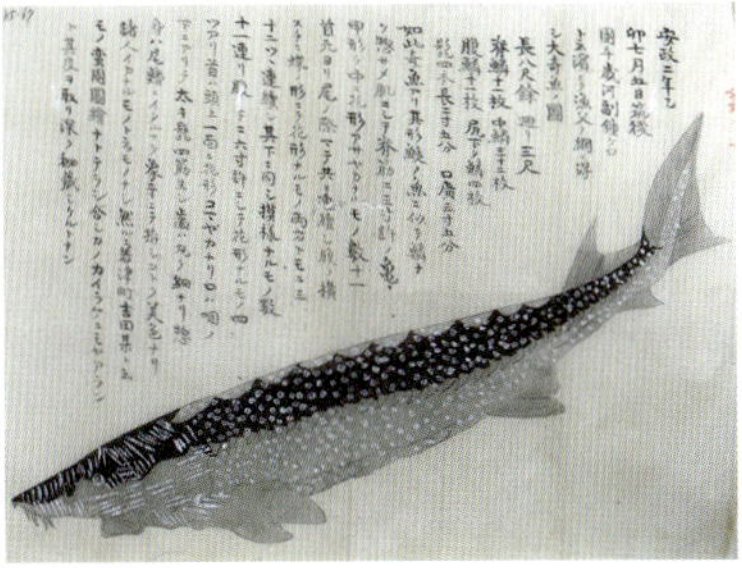

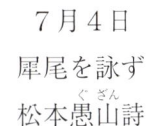

安政二（一八五五）年七月五日、筑後の千歳川（筑後川）沿いの鐘ケ江という浜で網にかかった。長さ八尺余、回り三尺。体中に「花形アザヤカナルモノ」が連続。若津町の吉田某が皮を剥《は》いで秘蔵したという。

## 7月6日

## 大奇魚の鱗《うろこ》数

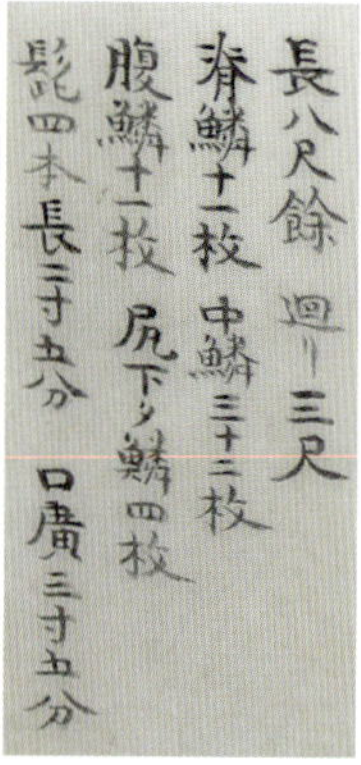


鱗まで正確に描いた図により、専門家は中国沿岸に生息するカラチョウザメと鑑定。最初に奇魚の鱗を数えた人物は未詳。筆者は本年三月末福岡県大川市若津へ赴き、皮を秘蔵した吉田某の子孫を探したが徒労だった。

## 7月7日

## バンウコン

## 渓愚山本章夫写

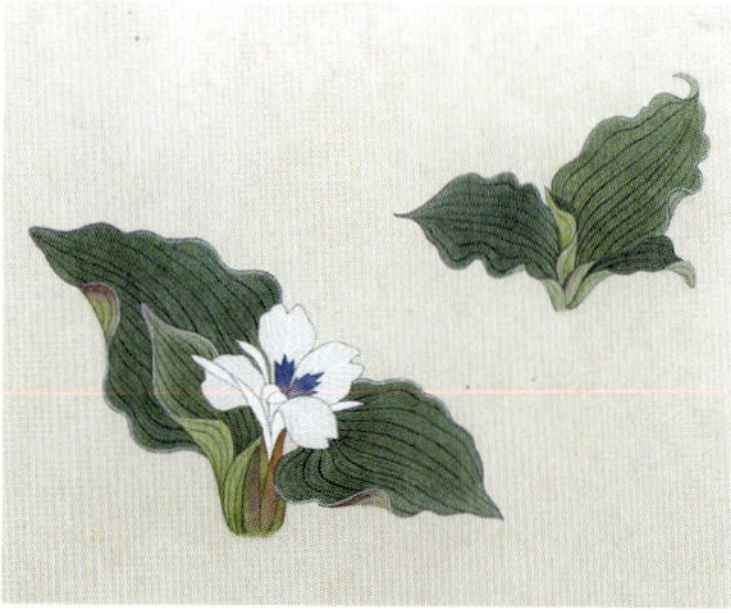

嘉永三（一八五〇）年七月、摂州池田（大阪府）木部村の庄屋下村宗七郎宅で開花。木部村は植木生産の全国的中心地であり外国産植物の中継地でもあった。下村は天保八（一八三七）年以来、読書室物産会の常連。

## 7月8日

## 亡羊夫人肖像

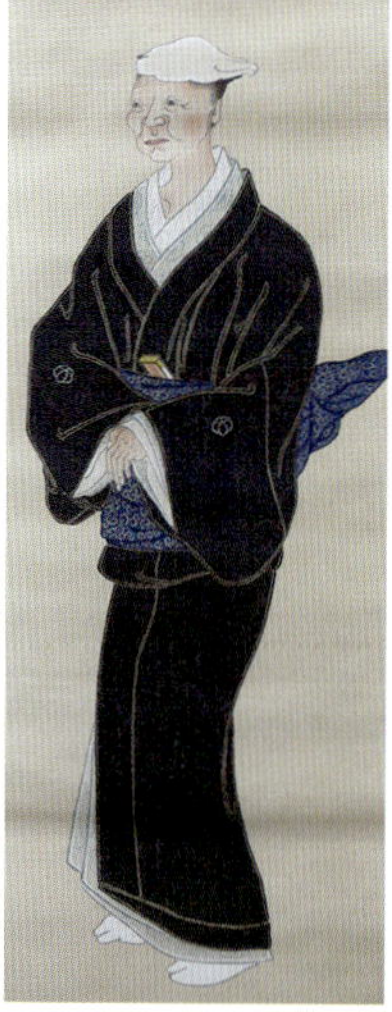

亡羊夫人玲《れい》は亡羊より十歳若く、天明八（一七八八）年十二月青木如水《じょすい》の次女に生まれた。嘉永五（一八五二）年二月臨終の時、夫の終わりを見るのが妻の職なのに果たせないと嘆いた。肖像は没後、章夫が描いたもの。

## 7月9日

## 亡羊夫人　肖像賛

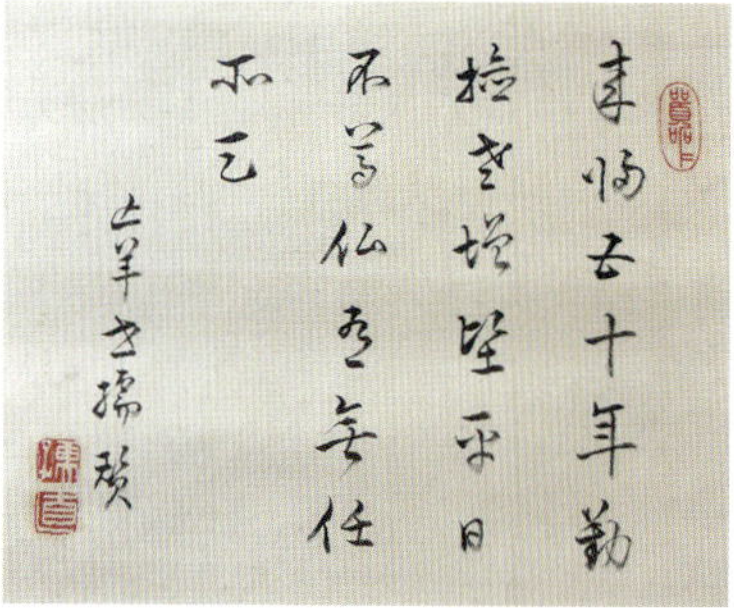

亡羊夫人玲は観世音菩薩を信じた姉と違い少しも仏を奉ぜず、十五歳で儒教の家に嫁いだとき良縁と思ったという。亡羊の賛にいわく、嫁に来て五十年、老いてますます勤倹、平生仏を尊ばず、全てを天道に任せた。

## 7月10日

## 姫鑑《ひめかがみ》

## 亡羊夫人筆写本

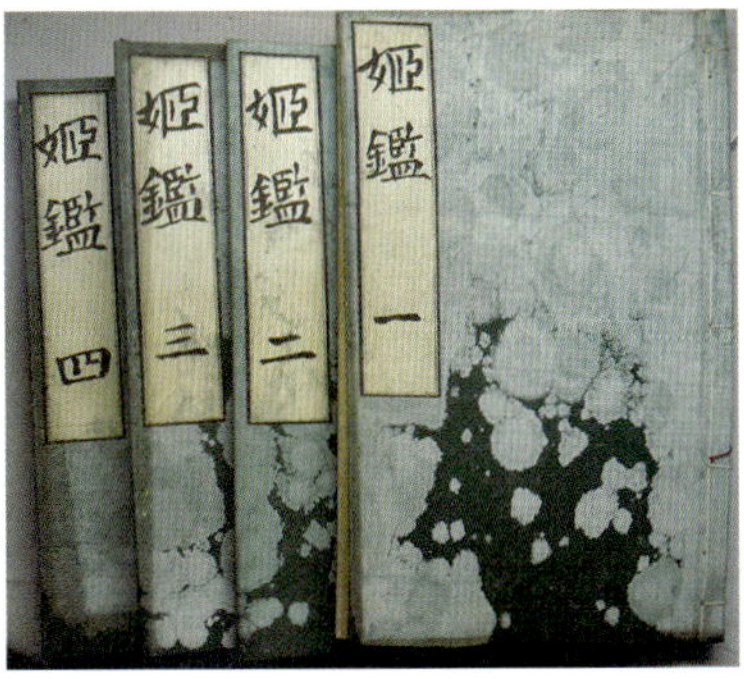


比売鑑《ひめかがみ》（姫鑑）は儒者中村惕斎《てきさい》が正徳二（一七一二）年に著した婦道教訓書。章夫は母玲の筆写本四冊を未完ながら子孫に伝えようと装丁したが、元は七冊揃い。玲は幼少から父青木如水の手本で習い、達筆であった。

## 7月11日

## 読書室蔵書目録

## 筆者名入《めいいり》

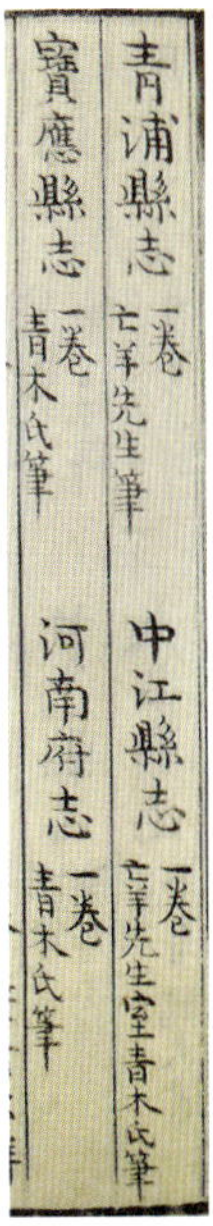
青浦縣志 一巻 亡羊先生筆
中江縣志 一巻 亡羊先生室青木氏筆
寶應縣志 一巻 青木氏筆
河南府志 一巻 青木氏筆

亡羊は蔵書充実のため五子に書写を督励したが、妻玲も父封山の礼儀類典を補写し、松岡恕庵《じょあん》の怡顔斎《いがんさい》日抄、小野蘭山の衆芳軒《しゅうほうけん》日抄、河南府志《かなんふし》などの中国地誌類を写した。女中園部時《とき》の書写した魯西亜《ろしあ》漂流始末もある。

## 7月12日

## 四季俳画巻　幻住庵図

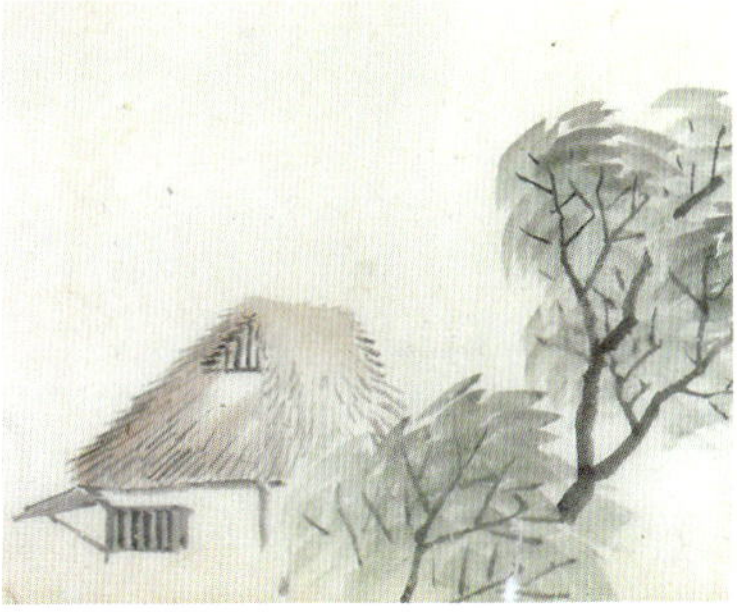

この画巻末尾に月渓筆并《ならびに》写とある。友人の封山に贈ったものか。正月から年の暮れまで、芭蕉、其角、蘭雪ら八人の名句三十二句と自らの俳画十七図を配する。先づ頼む椎《しい》の樹もあり夏木立。芭蕉「幻住庵記」の句。

**休載追録3**

### 封山友人の画家たち

封山の還暦を祝い八音帖に金石糸竹匏土革木《きんせきしちくほうどかくぼく》を描いた友人の画家は、呉春松村月渓（鐘）、岸岱（琴）、田中訥言（土鈴）の三名に、岸岱の父雅楽助岸駒《うたのすけがんく》（墨竹）、世継《よつぎ》希仙（磬《けい》）、河村文鳳（瓢箪）、村上松堂（でんでん太鼓）、円山応瑞（笏拍子《しゃくびょうし》）の五名。ひとり希仙だけが中国古代の楽器にこだわり、他は日本の風土に従った。

## 7月14日

## 四季俳画巻　夕涼み

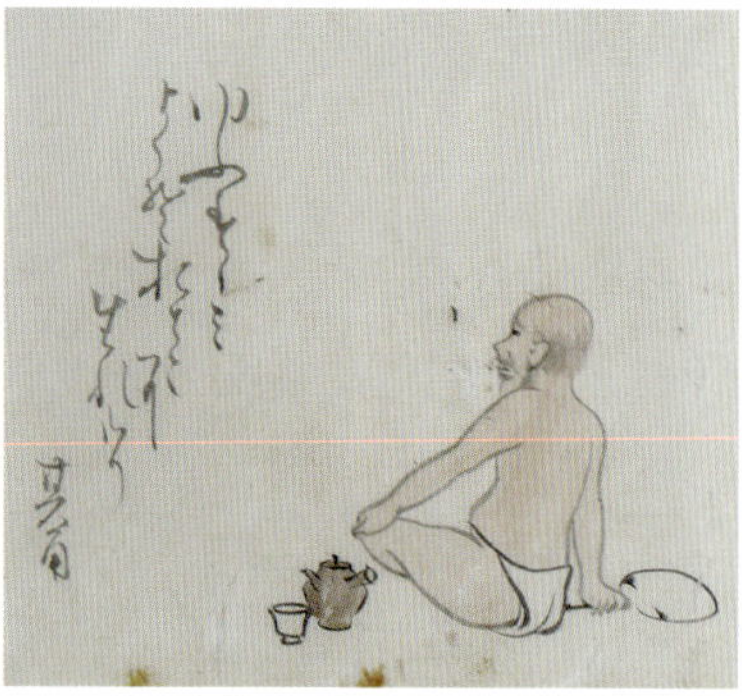

月渓筆并《ならびに》写。松村月渓は蕪村の弟子だが、選ばれた俳人は宗鑑、貞徳、宗因、芭蕉、蘭雪、其角《きかく》、鬼貫《おにつら》、秋色女《しゅうしきじょ》の八人。夕涼みよくぞ男に生まれけり。謹厳実直、方正を好んだ封山は其角のこの句に渋面しただろうか。

## 7月15日

## 読書室祠《し》堂祭器図　中元

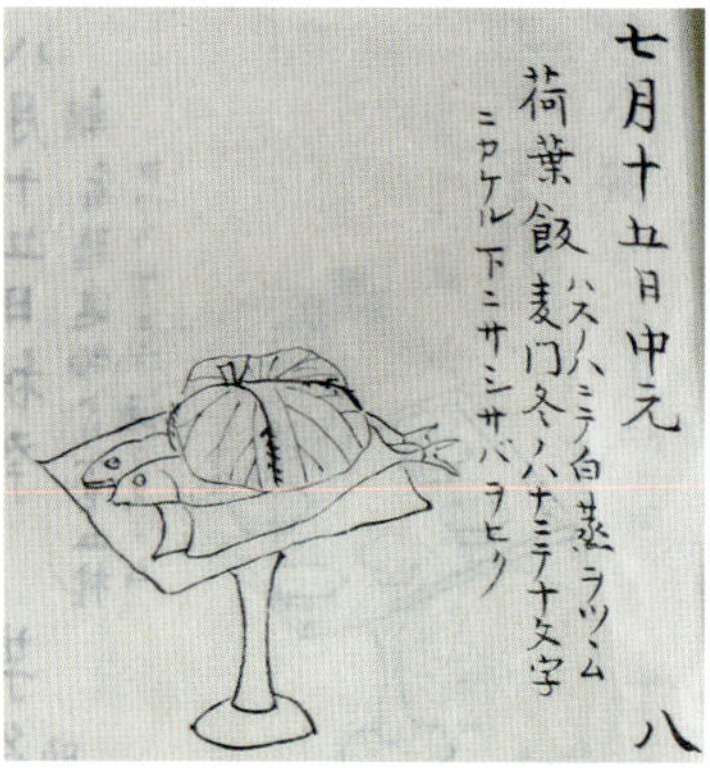


読書室には儒教式祠堂があり、毎月朔《さく》日、十五日、五節句、豆名月、冬至、父母兄弟子供の祥《しょう》月ごとに供物が定められていた。中元には蓮《はす》の葉で白蒸《しらむし》を包み、ジャノヒゲの花で十文字に掛け、下に刺し鯖《さば》を敷いた。

## 7月16日

## 鱧魚《れいぎょ》図　水野皓山《こうざん》筆

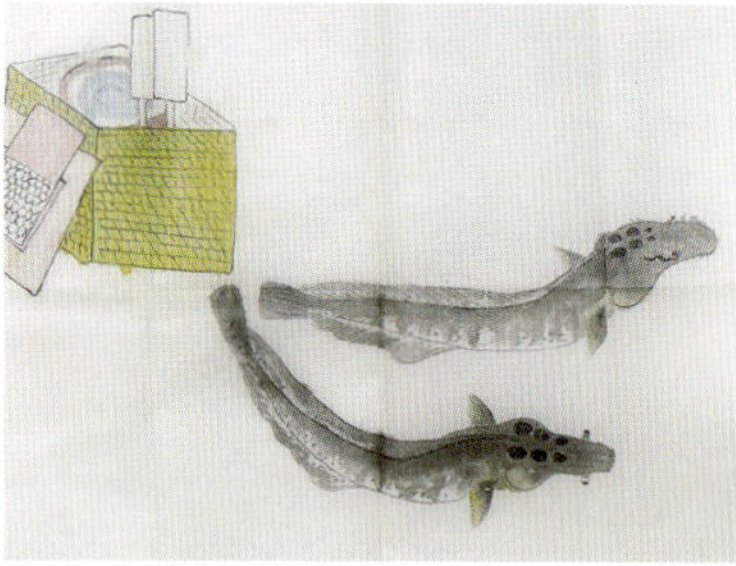

今日は前祭宵山。ハモは漢字で鱧。しかし鱧魚はハモにあらず。本図はタイワンドジョウ（雷魚）の仲間。水野源之進（号皓山）は京都の本草家。山本亡羊晩年の友人で小野蘭山の門人。しばしば物産会を主催した。

## 7月17日

## 四季俳画巻　嵐山図

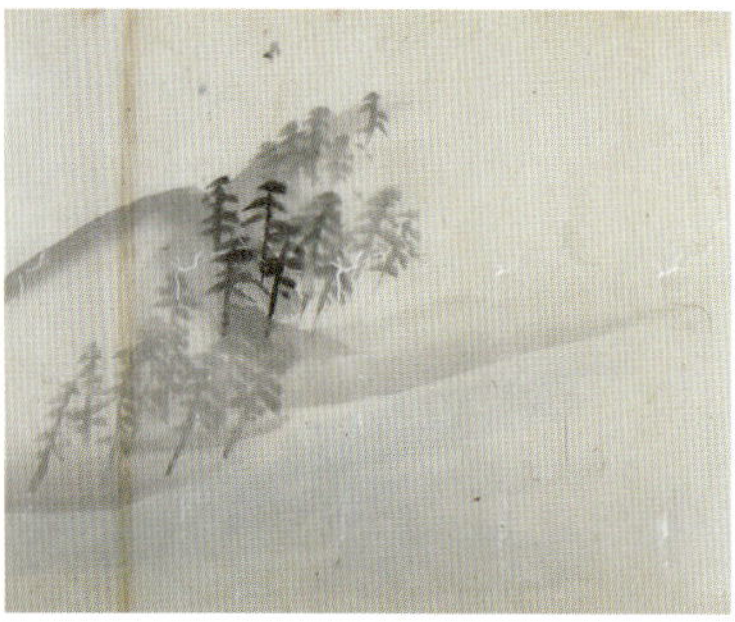

月渓筆并画。六月や峰に雲置く嵐山。芭蕉のこの句は今がふさわしい。四条派の始祖呉春《ごしゅん》（松村月渓）は文化八（一八一一）年七月十七日、六十歳で没した。読書室は別に呉春嵐山図を所蔵したが今に伝わらない。

## 7月18日

## 亡羊母　琉《る》巳《い》の日記

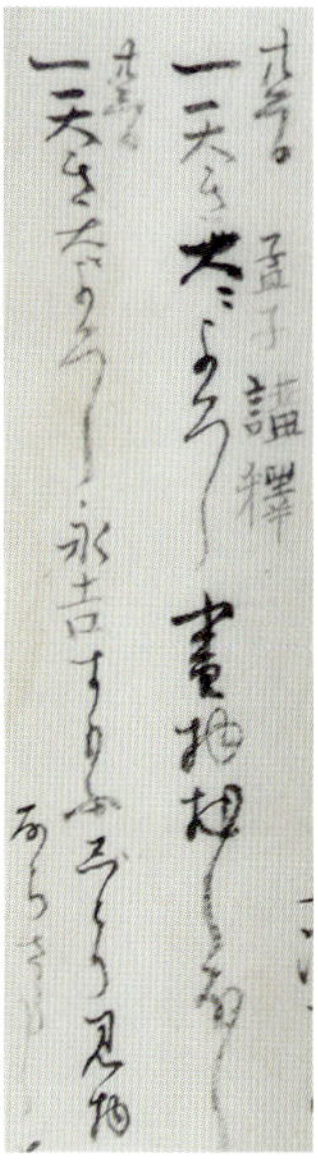

六月十七日永吉（亡羊）の誕生日を祝う。二十二日孟子講釈、書物虫干し。二十三日と二十七日相撲好きの永吉は二条河原へ大相撲見物。琉巳は華美を好まず、料理裁縫は絶妙。四書五経を諳《そら》んじ、子や孫を勉励した。

## 7月19日

## 祠堂薦式《しどうせんしき》　亡羊筆

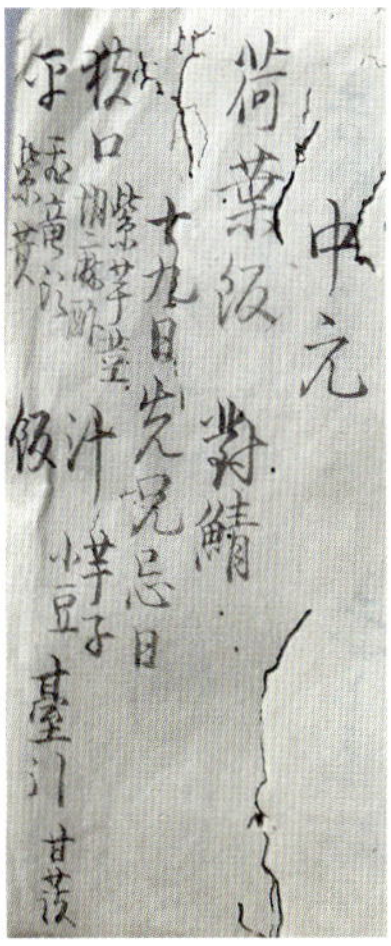

薦は供物。七月十九日は亡羊の兄伯賢の命日。祠堂には猪《ちょ》口《く》に紫芋茎《ずいき》の胡麻酢《ごまず》あえ、汁に芋子と小豆、平《ひら》に飛竜頭《ひりょうず》と紫萁《ぜんまい》、台引《だいびき》に甘藷《かんしょ》が供えられた。封山に嘱望された伯賢は剣術の寒稽古《かんげいこ》がたたり二十三歳で病死した。

## 7月20日

## 祠堂薦式　先姉忌日

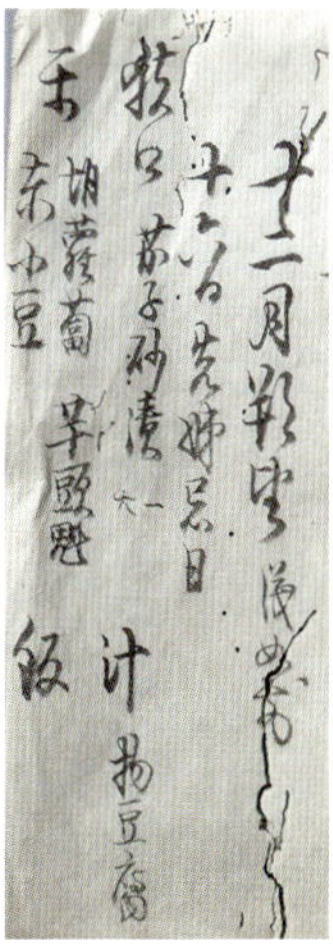

亡羊には豊《とよ》という姉がいた。九才ニシテ先テ《さきだっ》死ス、スコブル和歌ヲヨクスという。手沢《しゅたく》の徒然草も伝わる。命日の十二月十六日、猪口《ちょく》に茄子砂漬、汁に揚豆腐、平《ひら》に胡蘿蔔《こらふ》、芋頭魁《いもがしら》、赤小豆、ご飯が供えられた。

## 7月21日

## 立山産ホテイラン

## 渓愚模写

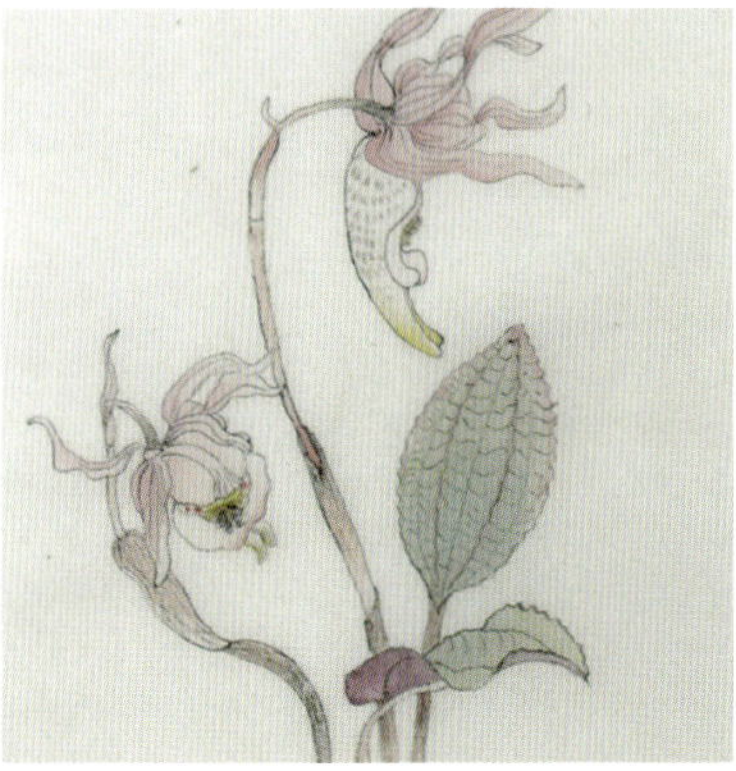

富山藩主前田利保の昨今《さっこん》録《ろく》から山本章夫が模写。利保は江戸で本草研究の赭鞭《しゃべん》会を主宰。家臣をしばしば派遣して亡羊に指導を求め、嘉永元（一八四八）年自著本草通串《ほんぞうつうかん》の刊行が始まるや、三冊を読書室に下賜《かし》した。

## 7月22日

## 立山採薬品　カモメラン

## 渓愚写

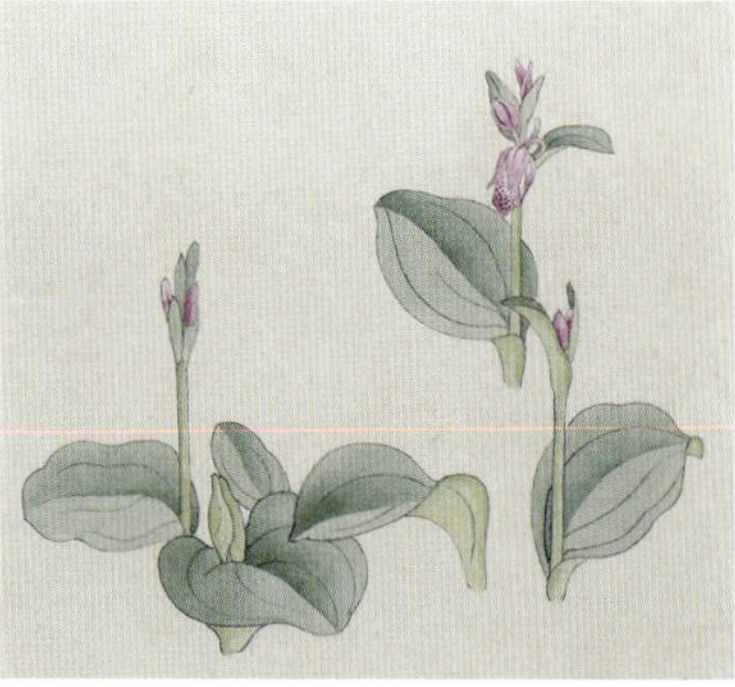

嘉永四（一八五一）年二十四歳の山本章夫（渓愚）は越中遊歴中、七月二十二日から五日間、友人高峰元稑《げんろく》と立山登山を挙行。強風雷雨のなか一ノ越《いちのこし》から山頂へ。雲霧で視界は四、五間。数回体を飛ばされそうになる。

## 7月23日

## 立山採薬品　チングルマ

## 渓愚写

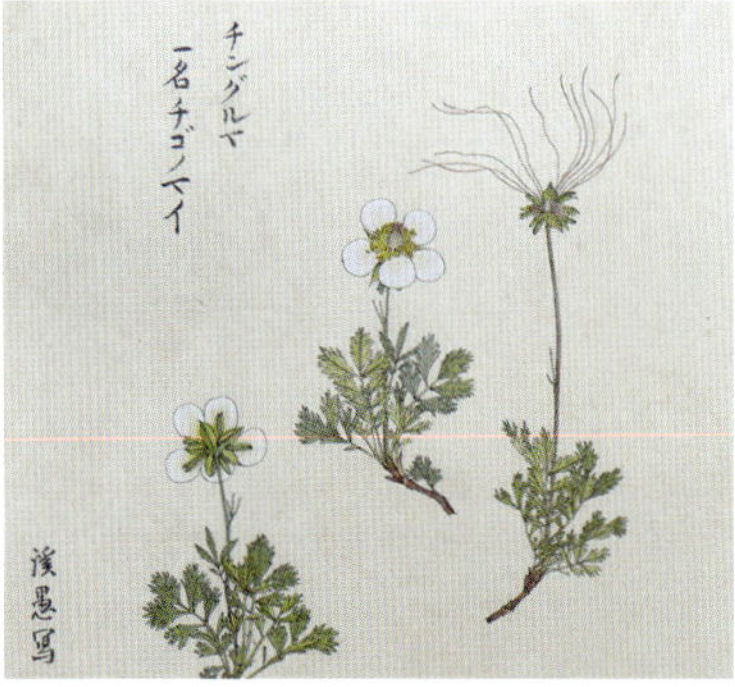


立山登山で章夫は四十種の植物を採集し、うち二十種を写生。山頂付近でライチョウの番《つがい》も観察できた。悪天候のため山頂から別山、剱《つるぎ》岳、白山、浅間山、槍ケ岳、富士山が眺望できなかったことを終身のうらみとした。

## 7月24日

## 雷鳥図

## 渓山写

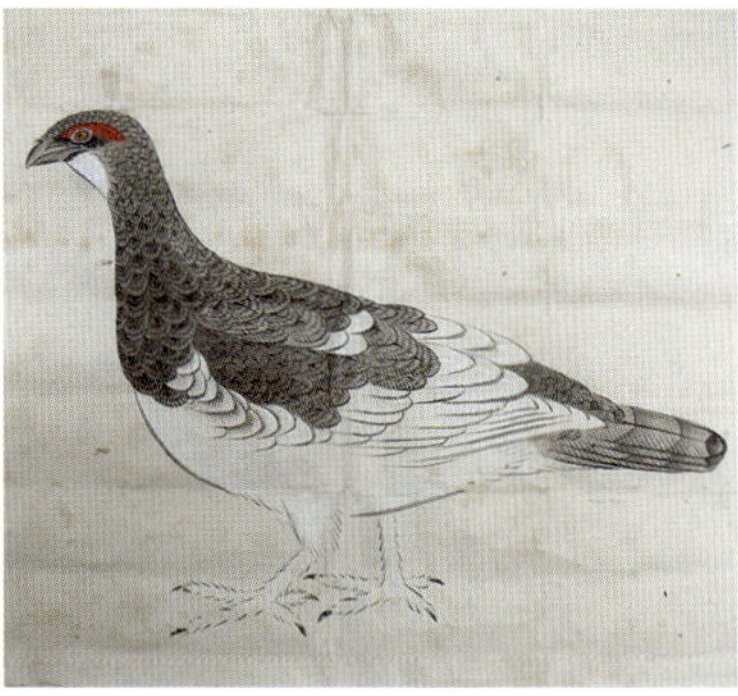

入越日記（漢文）にいわく、漸《ようや》ク山頂ニ近シ、二異鳥ノ岩上ヲ対歩スルアリ、形鳩ニ似テ大、毛色弁ズベカラズ、タダ両翼ニ白毛アルヲ認ムルノミ。イワユル鶆《らい》鳥ナリ。章夫（渓山）は立山の雷鳥の毛も入手した。

## 7月25日

## 二条河原大相撲番付集

## 一冊

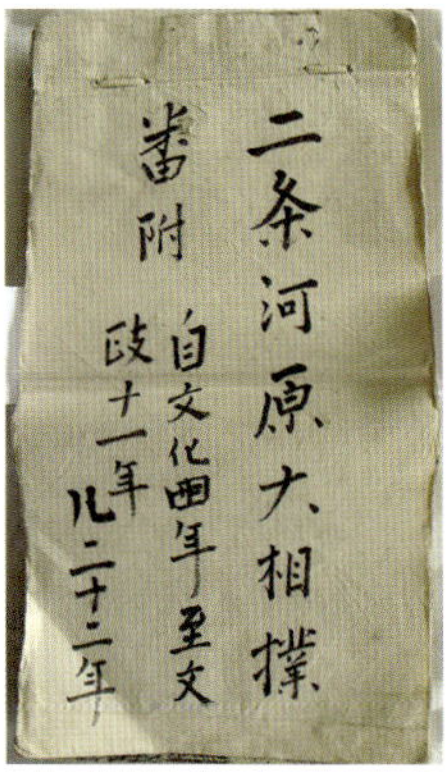


相撲好きの亡羊が文化四（一八〇七）年から文政十一（一八二八）年まで二十二年間、二条河原大相撲の番付を集めたもの。興行は多く七月、八月。亡羊は京都に限らず江戸、大坂などの勝負付けも多数収集した。

## 7月26日
## 二条河原大相撲番付

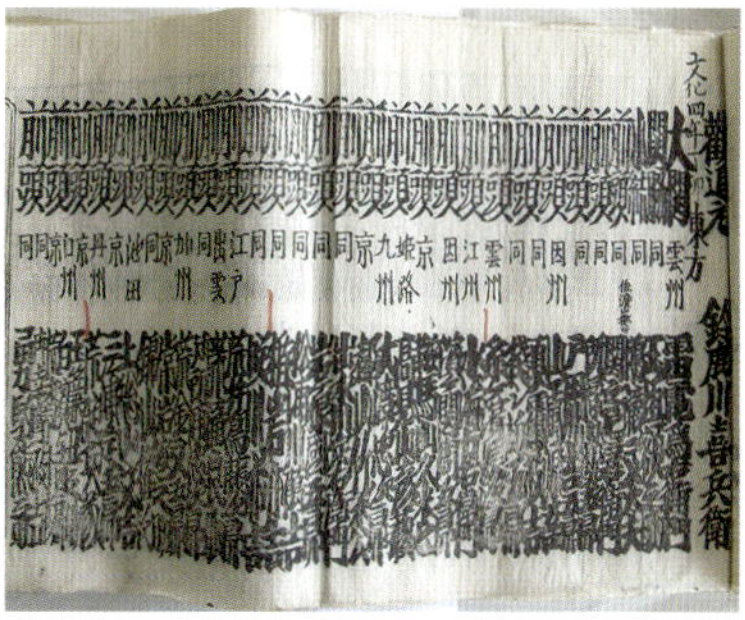

文化四（一八〇七）年の番付。亡羊は演劇は心を惑わすといって家族に劇場へ入ることを禁じた。相撲は禁じるどころか、詩文の仲間と瀬田の唐橋で相撲の真似《まね》事をしたり、相撲談議のため力士を招いたりした。

## 7月27日
## 麻黄《まおう》結実図
## 渓愚写

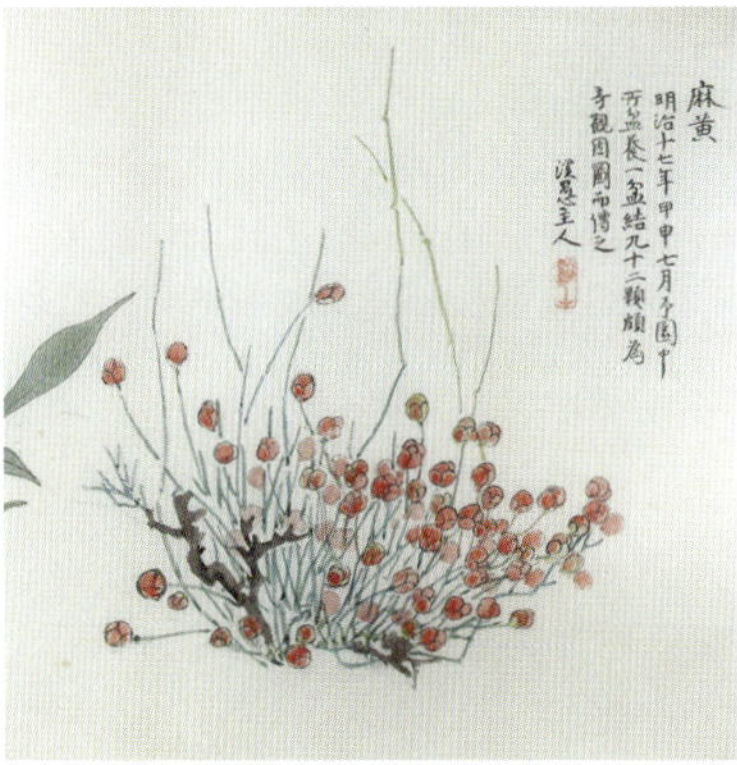

明治十七（一八八四）年七月、読書室の衆芳園《しゅうほうえん》で盆栽の麻黄が一斉に九十二個の実をつけ、なかなかの奇観。章夫（渓愚）はさっそく写生。麻黄は漢方生薬。章夫は四年前から漢方復興運動の幹部として奔走していた。

## 7月28日
## 亡羊遺愛の琵琶

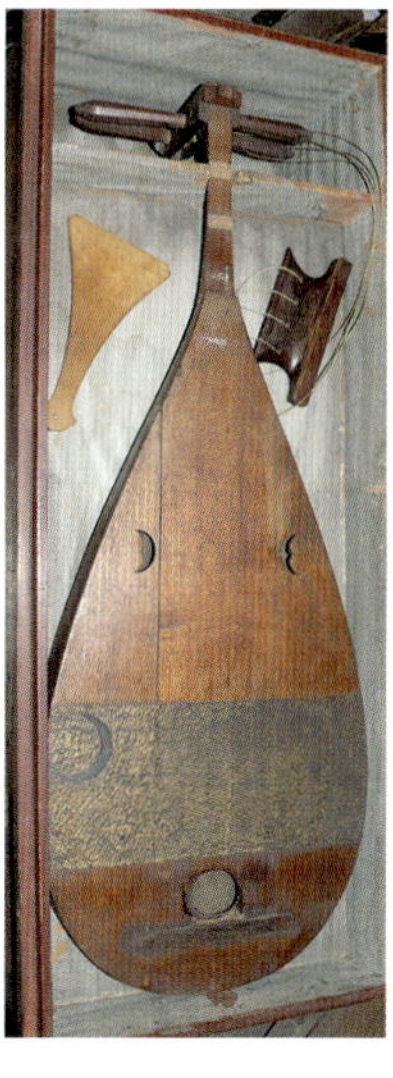

亡羊は壮年になって平曲を星野検校《けんぎょう》から習った。弾くのは夜人々が寝静まり、月明かりが軒を照らす頃に限るといって練習を始めたが、音吐朗々どころか鐘のようだったので亡羊は発狂したと隣人が騒いだという。

## 7月29日
## 亡羊の琵琶の銘時鳥《ほととぎす》

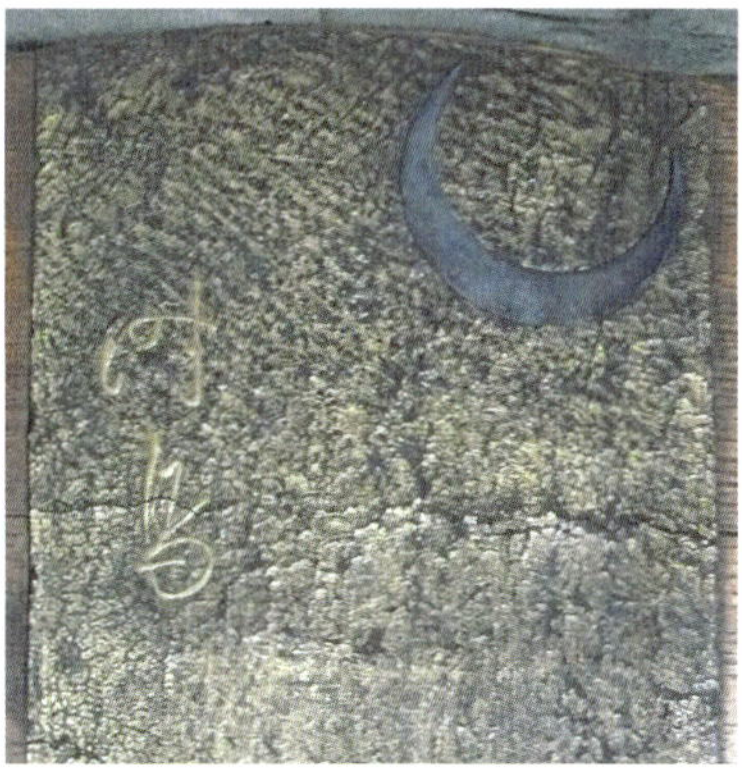

亡羊は平家物語全十二巻三十三冊を自ら手写し所蔵した。晩年には折々夜間に山本検校から躓《つまづ》いた箇《か》所を習った。母琉《る》巳《い》は臨終の日、能登殿最期を読ませて聴き、仏教は片言半句もこれに及ばぬと言ったという。

7月30日

荒歳流民救恤図《こうさいりゅうみんきゅうじゅつず》

鴻堂《こうどう》旧蔵

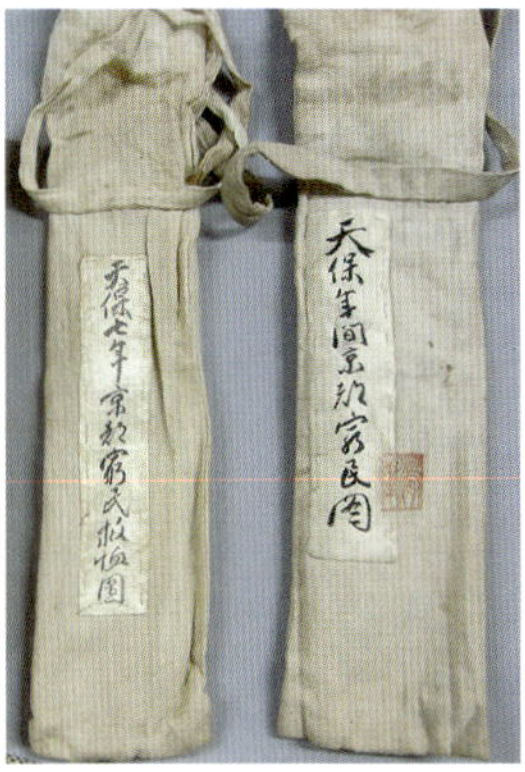


明治三十二（一八九九）年に渡辺崋山《かざん》筆として複製された図巻の原本。恤はめぐむ意。二重の布袋には、外袋に「天保年間京都窮民図」、内袋に「天保七年京都窮民救恤図」とある。鴻堂は山本榕室の長男復一の号。

7月31日

荒歳流民救恤図

略記

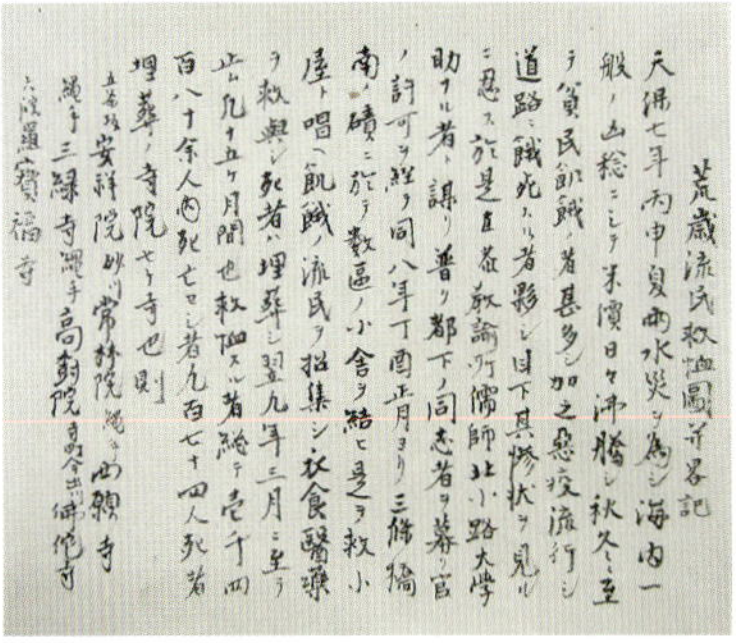

荒歳流民救恤図并略記
天保七年丙申夏雨水災ヲ為シ海内一般ノ山谿ニシテ米價日々沸騰シ秋冬ニ至テ貧民飢餓ノ者甚多シ加之悪疫流行シ道路ニ餓死スル者影シ目下其惨状ヲ見ルニ忍ス旅是直茶教諭所儒師北小路大学助ナル者ト謀リ普リ都下ノ同志者ヲ募リ官ノ許可ヲ経テ同八年丁酉正月ヨリ三條橋南ノ墳ニ於テ数區ノ小舎ヲ結ヒ是ヲ救小屋ト唱ヘ飢餓ノ流民ヲ招集シ衣食醫薬ヲ救與シ死者ハ埋葬シ翌九年三月ニ至テ止凡十五ケ月間也救恤スル者総テ壱千四百八十余人内死亡シ者九百七十四人死者埋葬ノ寺院七ケ寺也則
五条坂安祥院　砂川常林院　縄手西観寺
縄手三縁寺　縄手高樹院　京町今出川佛陀寺
六波羅寶福寺

鳩居堂主人熊谷直恭《なおやす》筆。天保七（一八三六）年夏の長雨で凶作。飢餓、悪疫流行、餓死を見るに忍びず。同志を募り天保八（一八三七）年正月から翌年三月までに千四百八十余人を救援、うち九百七十四人を埋葬した。

8月1日

救恤図略記

改竄《かいざん》

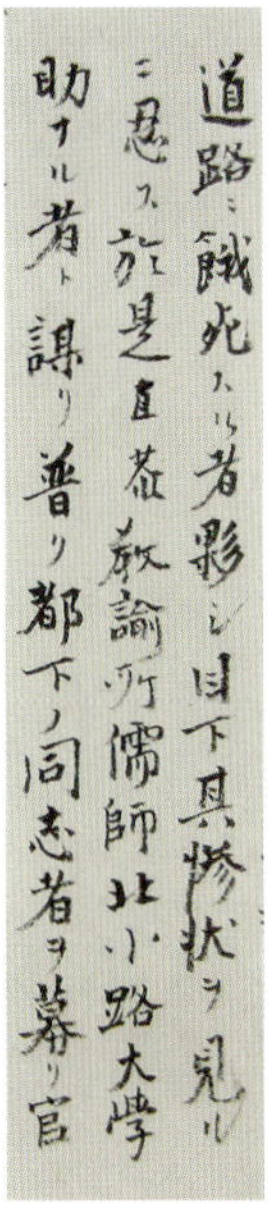

道路ニ餓死スル者影シ目下其惨状ヲ見ル
ニ忍ス旅是直茶教諭所儒師北小路大学
助ナル者ト謀リ普リ都下ノ同志者ヲ募リ官

明治時代の複製は略記本文の「直恭」を「定静《さだやす》」に、署名を「田原《たはら》　渡邊登源定静并記《わたなべのぼりみなもとのさだやすならびにき》」に改竄した底本により、田原藩蘭学者・画家の渡辺崋山の偉業と讃《たた》えた。明日から改竄前の原本により事業の真相に迫ろう。

8月2日

救小屋《すくいごや》の外観

その一

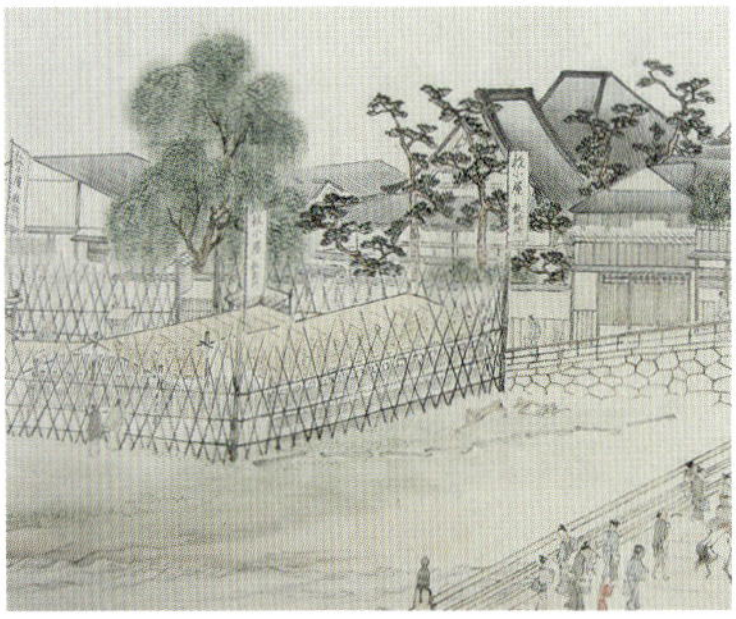

発案は京都東町奉行組与《くみよ》力《りき》平塚瓢斎《ひょうさい》。三条橋の普請監督中に惨状を目撃。普請跡の空いた材木小屋を改造して粥《かゆ》と薬を与えようと、鳩居堂熊谷直恭に相談。教諭所儒者北小路三郎を願主に救小屋を橋南に設置した。

## 8月3日
## 救小屋の外観
## その二

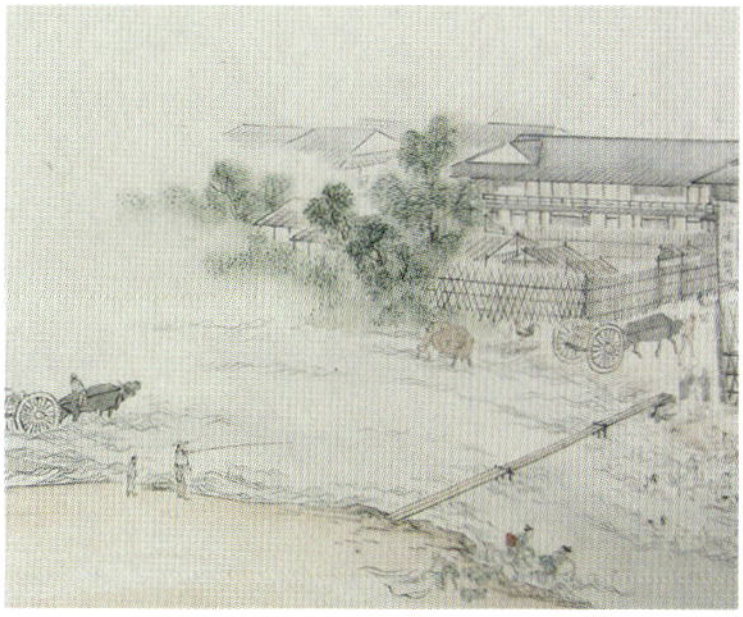

川下を牛が大八車で米を運ぶ。熊谷直恭が資金を募り、米、薬を購入。有志が塩、味噌《みそ》、薪《まき》を提供。水量から天保八（一八三七）年夏の洪水後か。板橋の手前で女房二人が洗濯、子供が干し物。水中には鴨の群れ。

## 8月4日
## 救小屋入り口
## その一

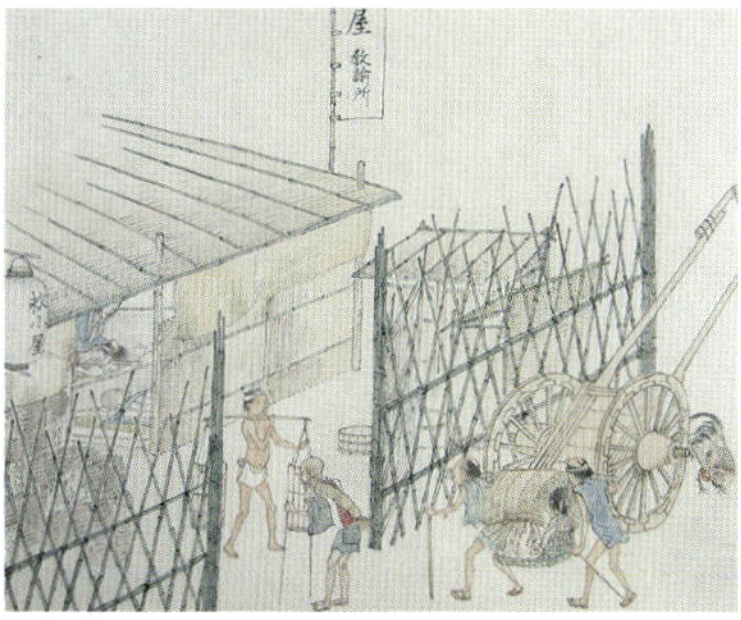

救小屋は天保七（一八三六）年師走二十日すぎから十日余りかけ正月に完成。二月十九日、大坂で与力大塩平八郎が幕府の無策を糾弾して蜂起。京都ではこの年、市中の倒れ者千四五百人を収容、二、三百人が全快。

## 8月5日
## 医師の奮闘

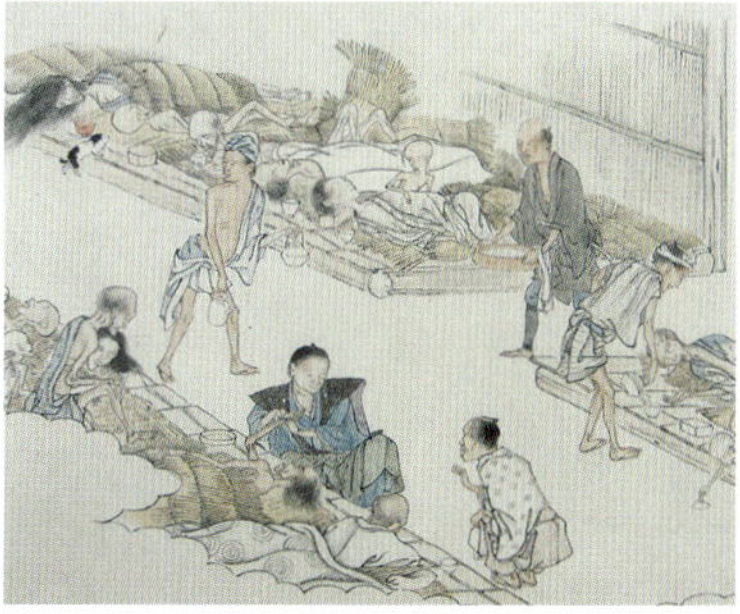

日に三度煎じ薬を飲ませ、夜は医師が付き添った。平塚瓢斎は当初、粥薬《しゅくやく》を与へなば、よしや死すとも泥中《でいちゅう》にのたれたるに増《ま》さらんか、と事業を提起したが、総括にいわく、数百人のうち十人を助《たすく》れども九十人は斃《たお》る。

## 8月6日
## 救小屋入り口
## その二

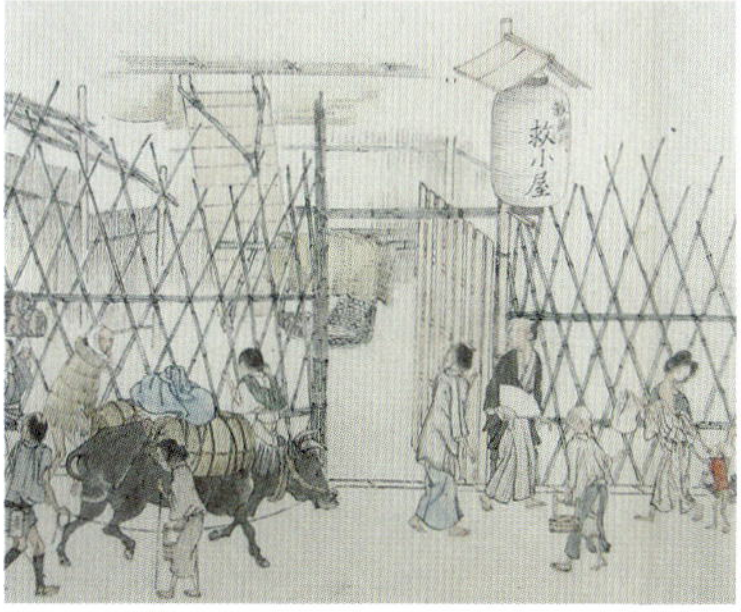


奥には飢人《きにん》を運び込んだ駕籠《かご》。高張提灯《ちょうちん》の下はにぎやか。中を見返す町人の主従。竹矢来に座り込む裸の老人。痩せた子に袖をひかれる母親。柴を担ぐ女。こもかぶり。米俵を背に川を渡ってきた牛。手桶《おけ》姿の窮民。

## 8月7日
### 一日米二合五勺《しゃく》

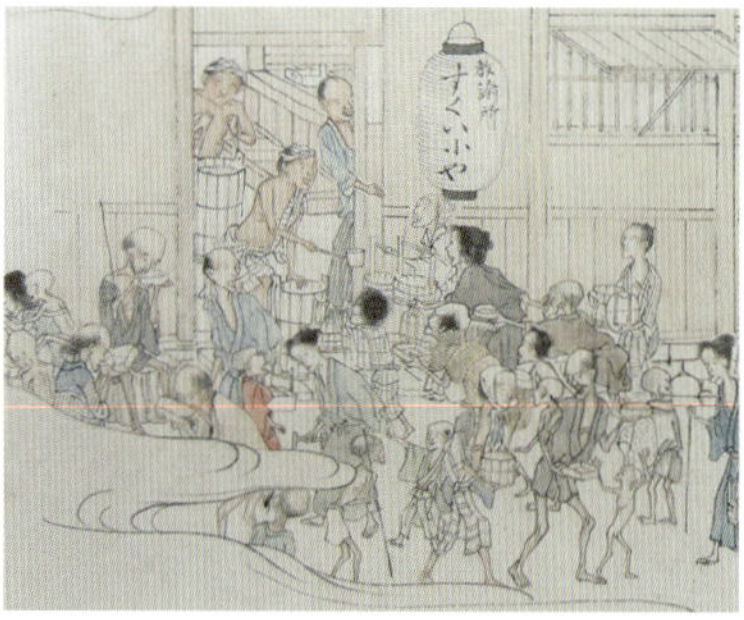

窮民一人に粥として与えられた分量。図は施粥所《しじゅくしょ》前の人だかり。まだ歩行できる老若男女だ。白粥に朝は梅干し、昼は味噌汁、夕食には赤味噌が添えられたというが、図では手にした椀《わん》や桝《ます》、手桶《おけ》にその様子はない。

## 8月8日
### 救小屋《すくいごや》の見回り

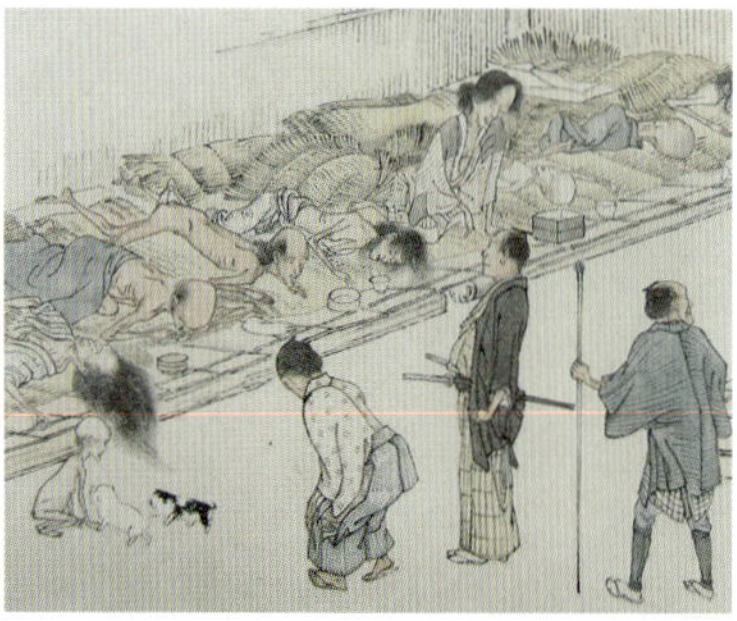

従者二人とともに巡視中の役人は、救恤《きゅうじゅつ》事業を企画した京都東町奉行組与力《くみよりき》平塚瓢斎だろう。飢人《きにん》の目も当てられぬ様子、幼児《おさなご》が死んだ母親の乳房を含む姿などを絵師の小沢華岳《かがく》に写させ絵巻物に仕立てたという。

## 8月9日
### 粥《かゆ》の竈炊《かまどた》き

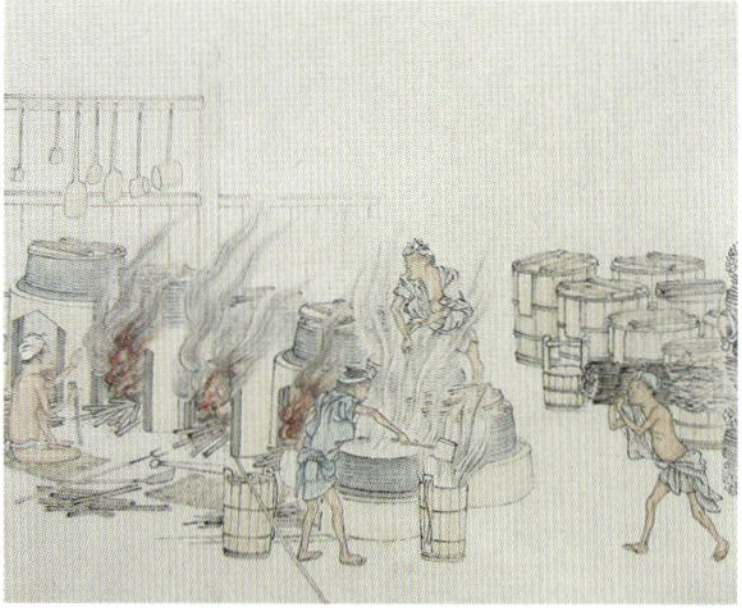

竈は京都弁でへっつい。大型の五つべっついが設けられ、なか三つの焚《た》き口から炎が上がる。男五人がかりの大仕事。後ろに並ぶ大桶は水らしい。天保九（一八三八）年三月まで十五カ月続いた。事業の規模が分かる。

## 8月10日
### 僧侶の枕経《まくらぎょう》

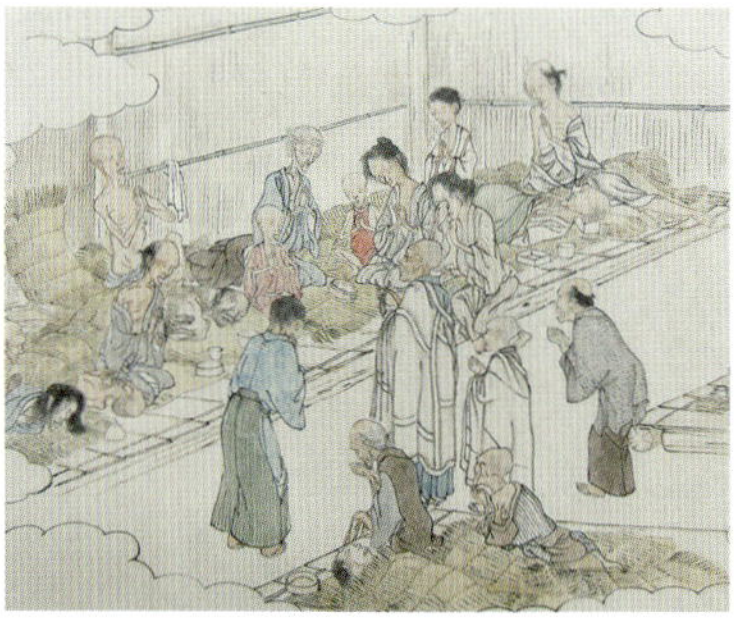

熊谷直恭によれば死亡者総計九百七十四名を五条坂安祥院、砂川常林院、縄手の西願院、三縁寺、高樹院、寺町今出川の仏陀寺、六波羅宝福寺の計七カ寺に埋葬。瓢斎が埋葬先に挙げるのは宝福寺の無縁墓地のみ。

## 8月11日
## 砂糖樽《さとうだる》の棺桶《おけ》

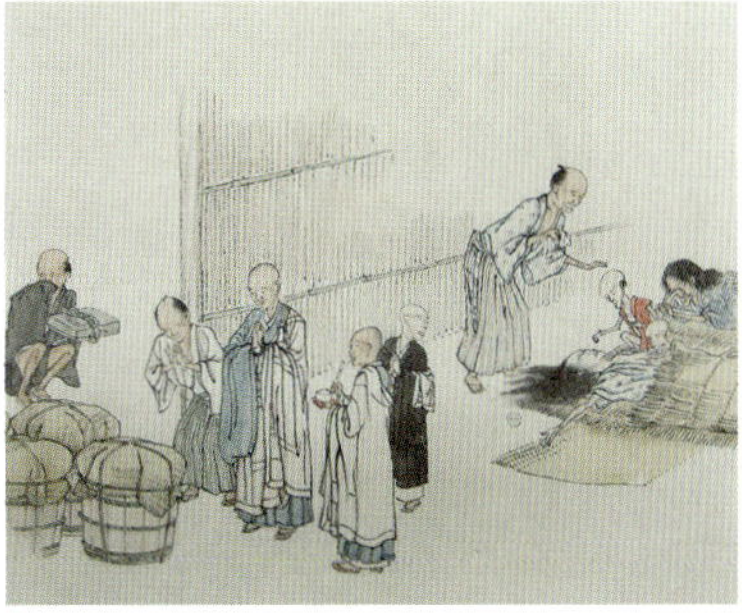

亡骸《なきがら》は砂糖屋に命じて空き樽《たる》を多数買い上げ、それに納めた。瓢斎も熊谷直恭も救小屋は畢竟《ひっきょう》生きた人のために無縁墓地を造り死者に所を得させるまで、と申し合わせたが、日が経《た》つにつれ無縁墓地も満杯となった。

## 8月12日
## 天保飢饉《ききん》時の鳩居堂

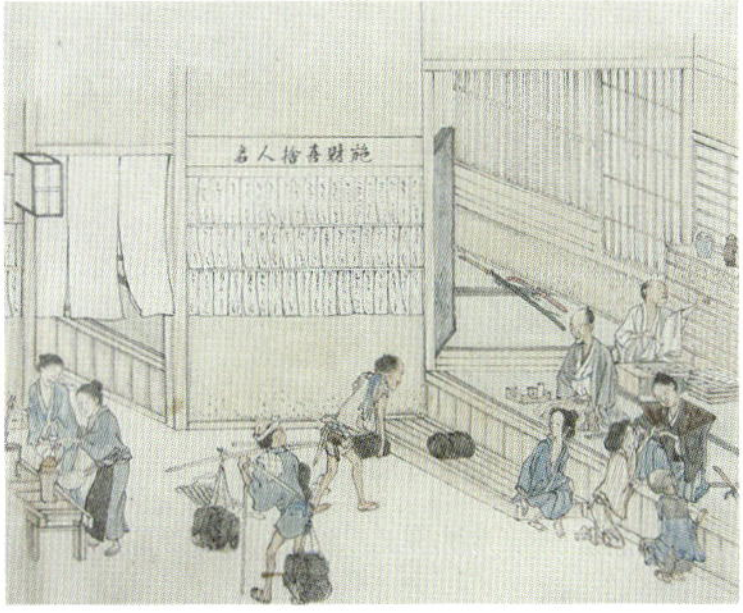

店先では女二人が煎薬《せんやく》作りに忙しく、主人熊谷直恭の前には男二人が薬草を運び込む。窮民三人を診察する医師。奥には薬箪笥《くすりだんす》を引き出す手代。正面の壁には施財喜捨人名票《しざいきしゃじんめいひょう》がびっしり。直恭は号を蓮心《れんしん》といった。

## 8月13日
## 熊谷蓮心直恭《れんしんなおやす》の奇特

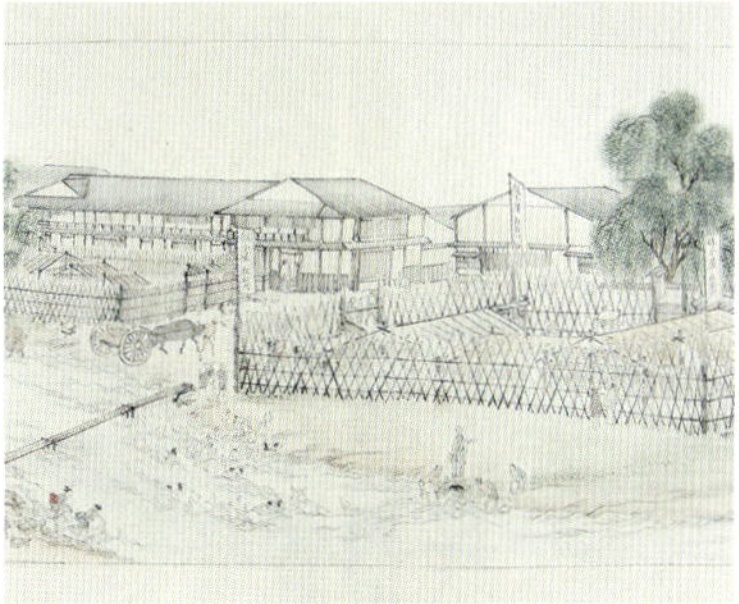

天保八（一八三七）年夏、鴨川が洪水に見舞われ病人の立ち退きが問題となった。瓢斎いわく、このとき蓮心老人少しもたじろがず、日々通勤して飢者《きしゃ》を背負い川を渡り、奇特にも臥《ふ》した病人へ口移しに薬を飲ませた。

## 8月14日
## 諸国風説書《ふうせつがき》
## 一袋

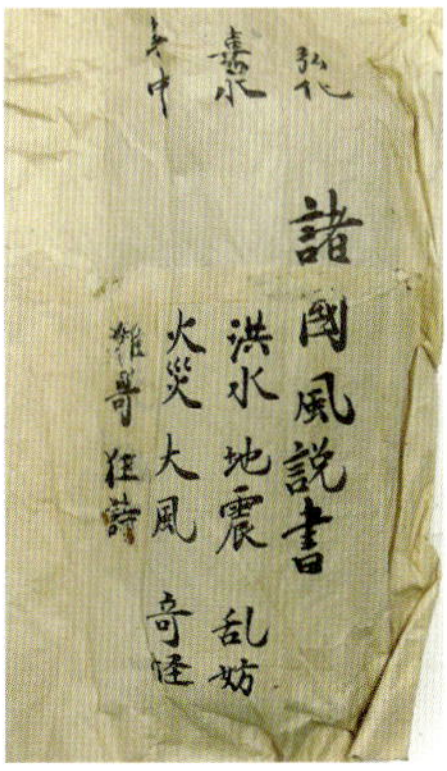


弘化嘉永年中（一八四四〜一八五四）に諸国で起きた洪水、地震、一揆、火災、大風、奇怪などの記録を山本榕室が収集。平塚瓢斎と熊谷蓮心が絵師小沢華岳《かがく》に描かせた天保年間の荒歳流民救恤図《こうさいりゅうみんきゅうじゅつず》も榕室の旧蔵らしい。

## 8月15日
### 賛天堂《さんてんどう》記《き》
### 徳川斉昭《なりあき》撰《せん》

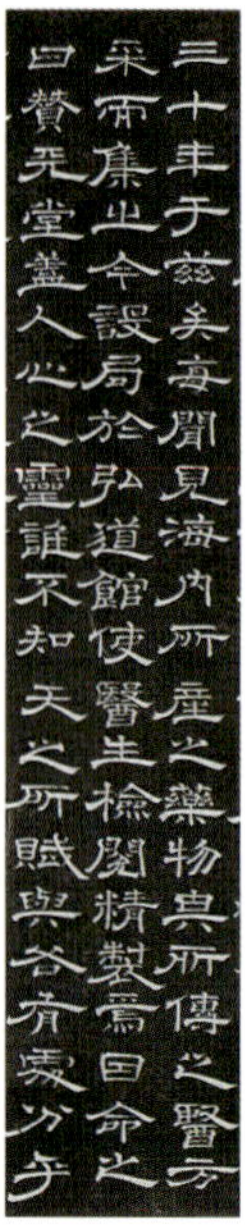
三十年于茲矣毎聞見海内所産之藥物與所傳之醫方
采而集之今設局於弘道館使醫生檢閲精製焉因命之
曰賛天堂蓋人心之靈誰不知天之所賦與各有處分乎

天保十四（一八四三）年八月十五日、水戸藩主徳川斉昭は医学館賛天堂に扁《へん》額を掲げ医薬国産化と在来医方採集の方針を示した。亡羊榕室父子は同藩京留守居役を通じて人参・巴《は》豆《ず》など薬用植物の培養を指導していた。

## 8月16日
### 鵜《う》飼《かい》吉《きち》左《ざ》衛《え》門《もん》書状
### 亡羊宛

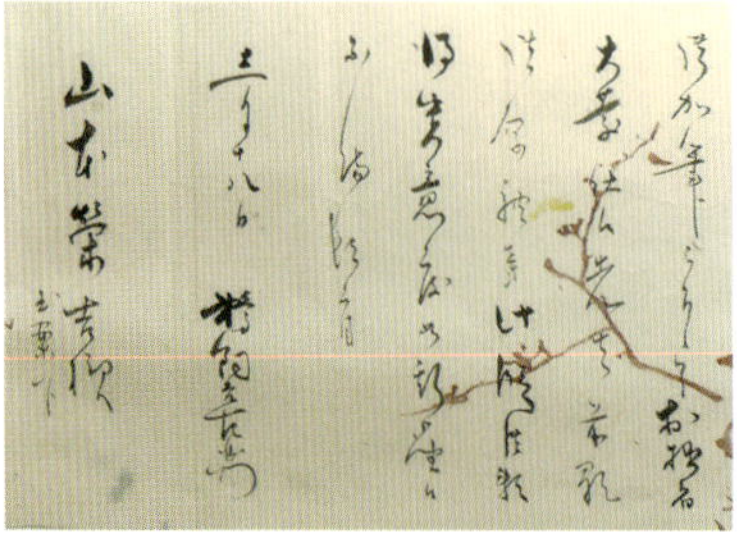

鵜飼は水戸藩京都留守居役。次男喜三郎《きさぶろう》の在塾中の上達に感謝、先年ご提供の吉野人参の種と栽培法に中納言殿（斉昭）は喜ばれた、同封した藩医の人参考を是非添削して欲しい。鵜飼は安政の大獄で拷問の末刑死。

**休載追録4**

### 亡羊門人
### 田中河内介《かわちのすけ》

亡羊の勤王思想は父親譲りだった。父封山が水戸藩編纂の大日本史と礼儀類典のほぼ全巻を筆写する姿を見ていた。亡羊十八歳から三十二歳まで十四年間である。亡羊最古参の門人、但馬香住《かすみ》の医師小森正造は子供四人も入門させた。次男堅二郎は寺田屋の変の首謀者とされた田中河内介。共に惨殺されたその子左馬介《さまのすけ》も亡羊門人。

## 8月18日
### トクサマオウ結実図
### 渓愚写

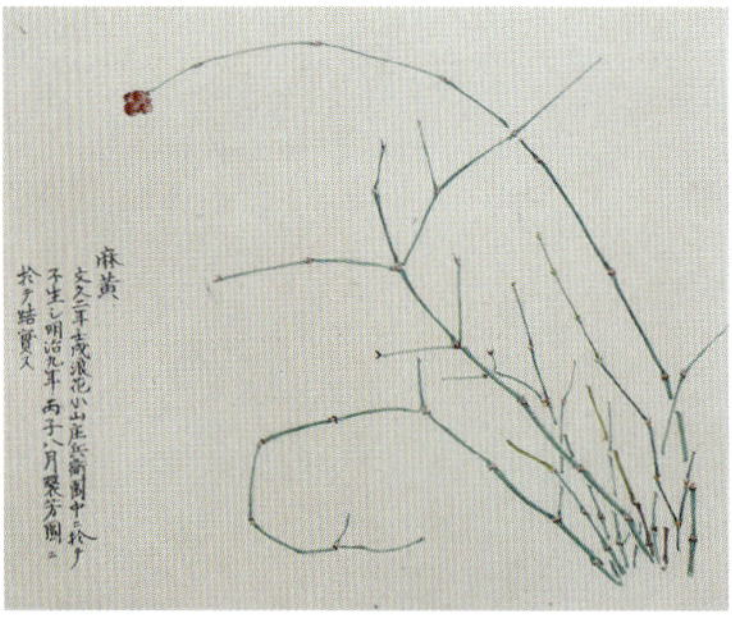

文久二（一八六二）年に大坂の小山庄兵衛の薬園で発芽、明治九（一八七六）年八月に読書室の衆芳園《しゅうほうえん》で結実した。小山は大坂の亡羊門人岩永文禎《ぶんてい》が主宰する物産会のメンバー。元治元（一八六四）年に盆栽麻黄《まおう》を出品。

8月19日

周《す》防《おう》大内《おおうち》畑《ばた》図

章夫画

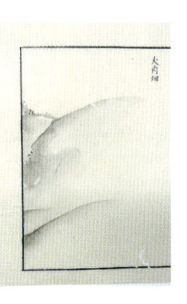

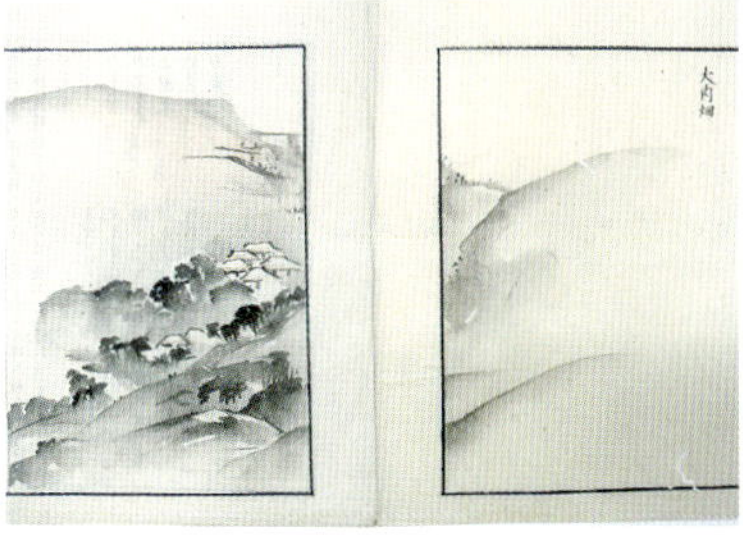

文久二(一八六二)年八月、章夫は小郡陶市《おごおりすえいち》の松永周甫《しゅうすけ》宅に滞在、閏《うるう》八月二十四日小郡東北二里半の大内畑で採薬。松永は嘉永三(一八五〇)年に国学者野々口隆正の紹介で亡羊に入門した周防吉敷郡名田島《なたじま》の医師。

8月20日

周防竹島図　章夫画

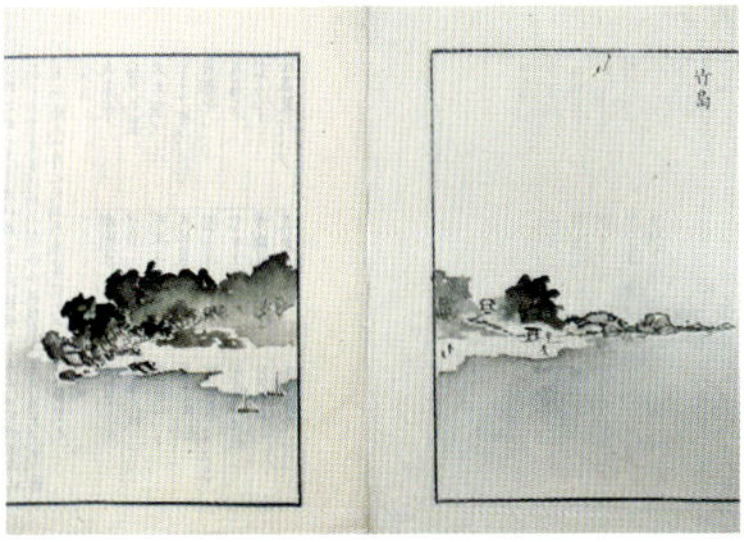

文久二(一八六二)年閏《うるう》八月二十八日、章夫は小郡南二里半の秋穂浦《あいおうら》からさらに一里先の海中に浮かぶ竹島で採薬。一旦帰京後、この年十一月から翌年六月まで、松永周甫の開拓した南《みなみ》原《はら》薬園の経営監督に当たった。

8月21日

ゴマクサ図

今井貞吉《さだきち》写

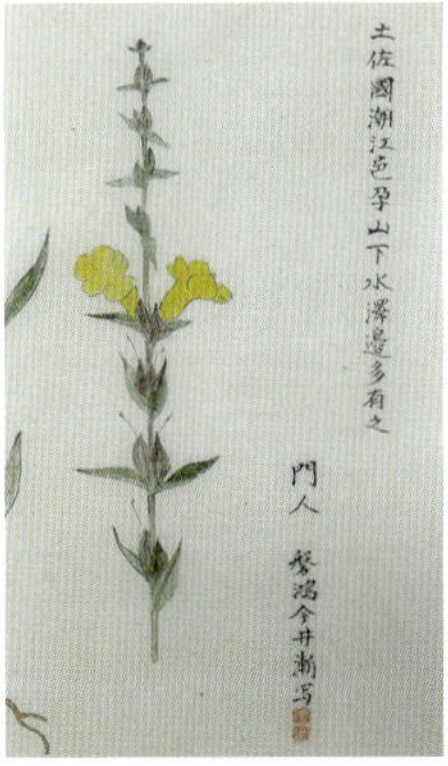


高知の読書室門人今井貞吉が故郷潮江《うしおえ》村孕山《はらみやま》下の湿地に多く生えていると書き添えて、章夫のもとへ写生図を送ってきた。湿地は今や跡形もなく住宅地。章夫曰《いわ》く、ゴマナト呼ブモノナリ、周防国南原ニモ自生アリ。

8月22日

ムラサキミミカキグサ図

今井貞吉写

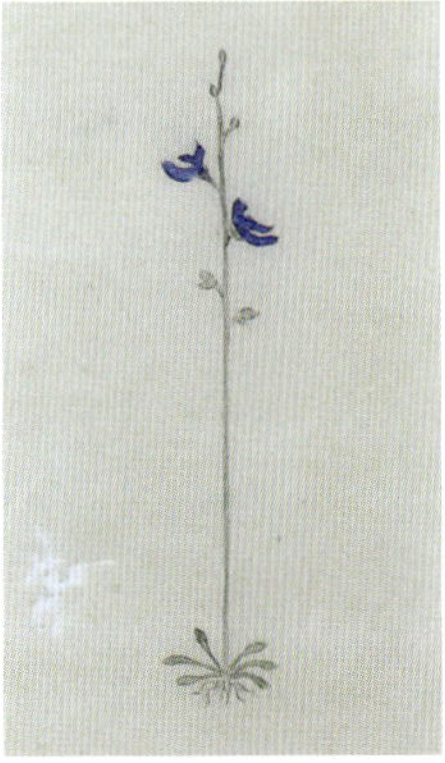

今では全国的に準絶滅危惧種。高知潮江村孕山下の湿地に自生するものを写生。図を受け取った章夫は、碧花《へきか》ノモノハ花ガタミ一名《いちめい》ヒナノカンザシト称スルモノナリ、京師《けいし》近辺ニテハ菩薩池《みぞろがいけ》ニ産ス、と書き添えている。

## 8月23日

## サギソウ図　渓山《けいざん》写

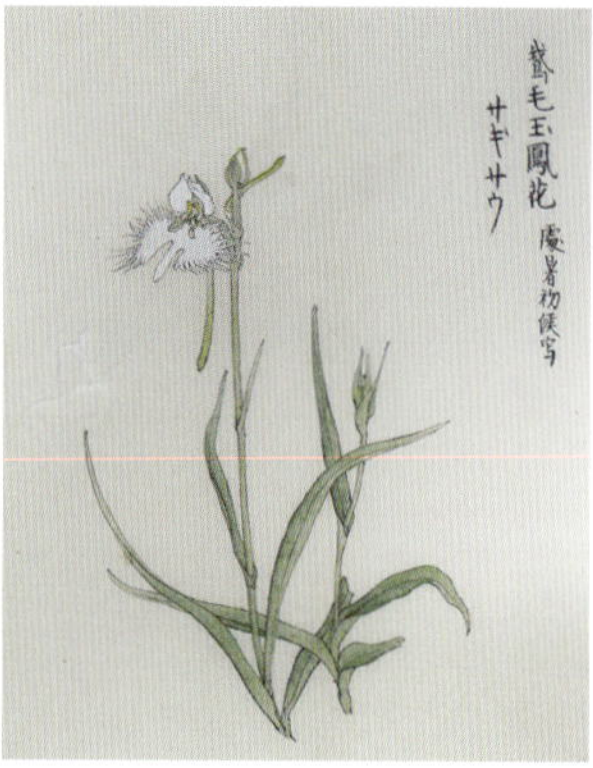


今日は処暑初候一日。図は章夫(号渓山)が処暑初候に写生した。漢名の鷺毛玉《がもうぎょく》鳳花《ほうか》は、父亡羊が文政十一(一八二八)年五月の読書室物産会にサギソウの盆栽を出品した際、宋の益部《えきぶ》方物《ほうぶつ》略記《りゃくき》によって当てたもの。

## 8月24日

## 今井貞吉封書　山本章夫宛

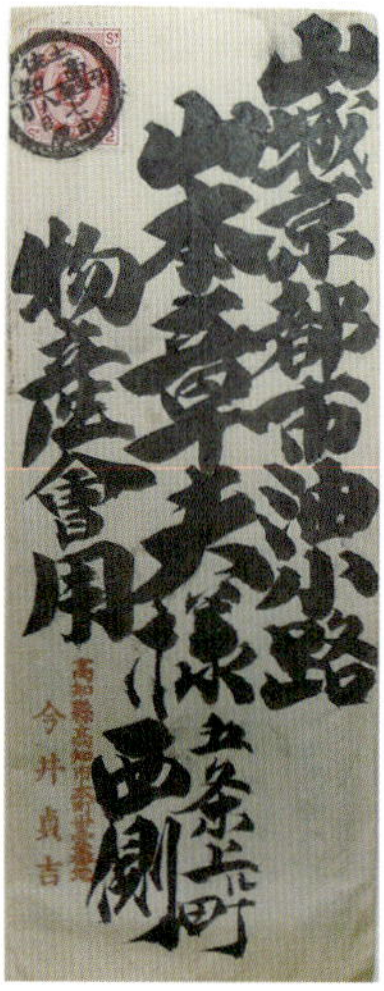


明治二十五(一八九二)年八月六日付け。荔枝《れいし》と相思子《そうしし》(トウアズキ)の写真各一枚、荔枝の押し葉一枚、紫水晶の砂を同封し解説文に斧正《ふせい》を乞う。「物産会用」の墨書はこの八月章夫らが創立した京都本草会をさす。

## 8月25日

## 京都本草会会則

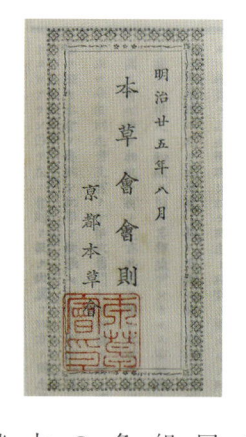

明治廿五年八月

本草會會則

京都本草

明治二十五(一八九二)年八月刊。前年、山本章夫は同志十九名と共に本草会を組織し、九月十六日から六条博覧館で活動を開始。この会則はそれまでの会約を大幅に改訂し、亡羊の遺志継承、本草学再興を宣言する。

## 8月26日

## トウアズキ写真
## 風山軒《ふうざんけん》今井製

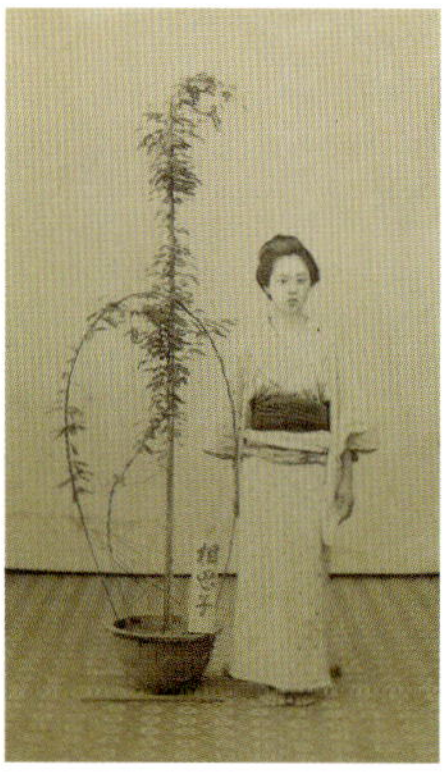


今井貞吉(号風山軒)は本草家・古銭家・写真家を兼ねた新知識人。植物学者牧野富太郎も青年期に私淑した。写真は明治二十五(一八九二)年八月六日付けで今井が章夫に贈った。六月十一日すぎに発芽したという。

## 8月27日

## 茘枝《れいし》写真

## 風山軒今井製

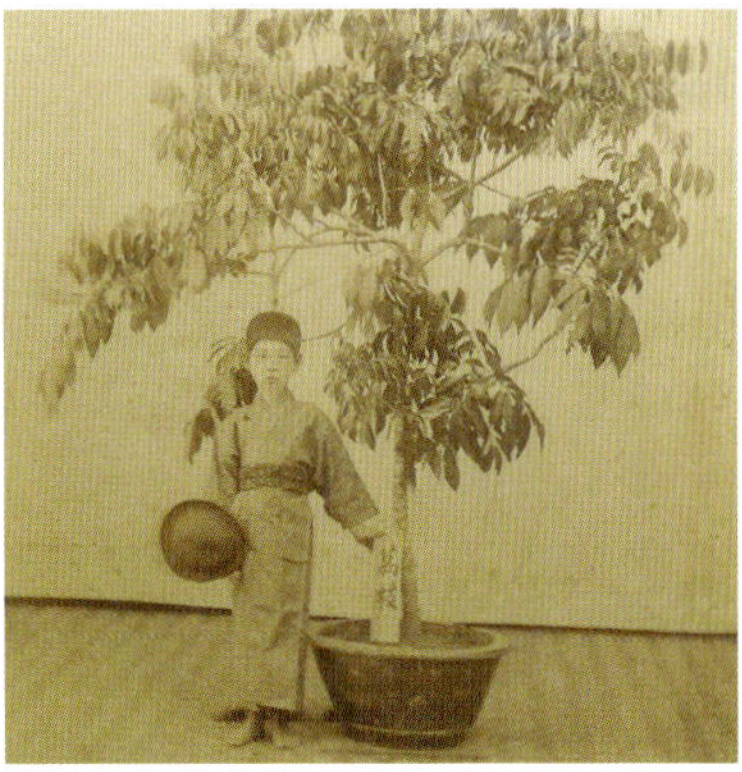

明治二十五(一八九二)年八月六日付けで今井貞吉が章夫に贈った写真。風山軒の号は用箋の版心にも古銭書の版元名にも使用した。茘枝の実は楊貴妃の好物。同封の解説文にいわく、盆《ぼん》養此《ようこ》二十二年未《いま》ダ花実《かじつ》アラズ。

## 8月28日

## 琵琶湖の不知火《しらぬい》

## 中川希雲《きうん》筆

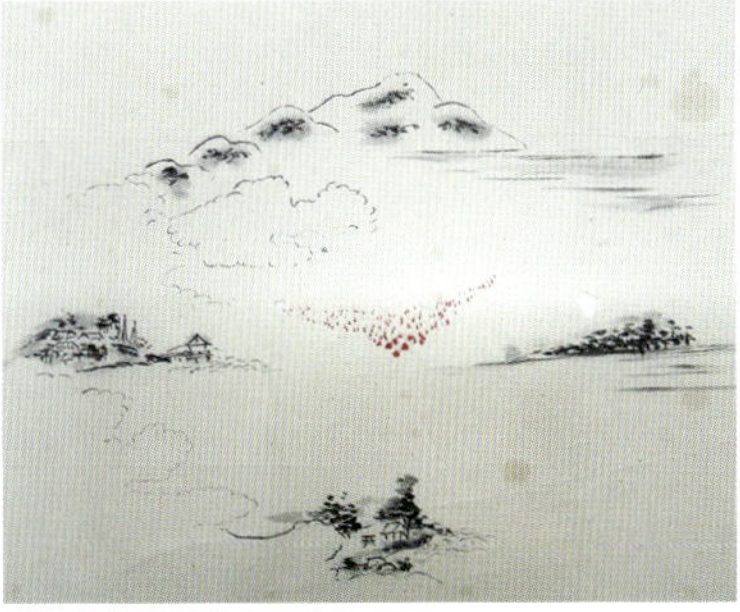

瀬田東橋詰の瀧屋の主人希雲は奇物収集家。嘉永元年七月晦日《みそか》(一八四八年八月二十八日)戌《いぬ》の刻(午後八時頃)、山田浦と堅田浦の間の湖上に提灯行列のような不知火が出現するや、亡羊に図入りで詳しく報告した。

## 8月29日

## 僧桃水《とうすい》の和歌

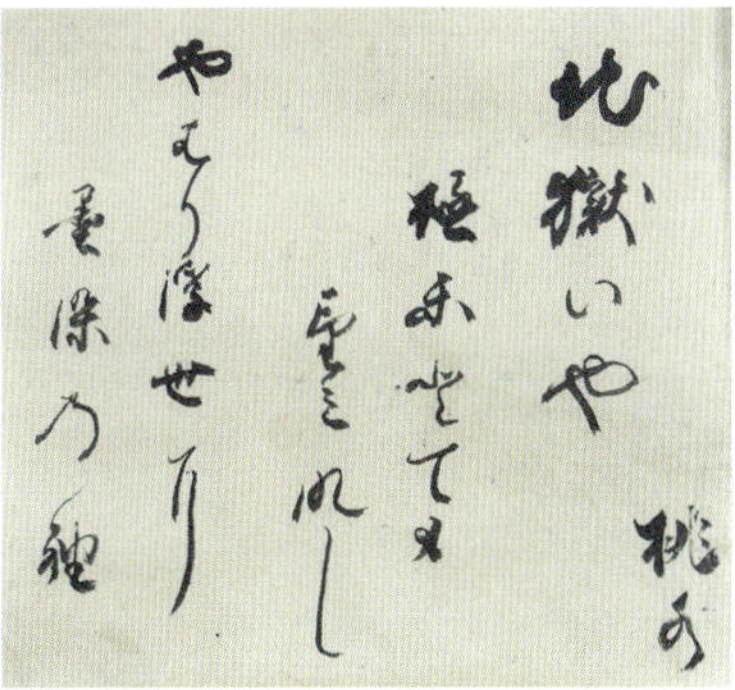

今日は旧暦七月十六日。地獄の釜が開くという。封山の友人伴蒿蹊《こうけい》の名著近世畸《き》人伝にも登場する桃水は、名利を憎み乞食《こじき》の群れに身を投じ諸国を遍歴した。「地獄いや極楽とても望みなしやはり浮き世に墨染の袖」。

## 8月30日

## 今井貞吉肖像写真

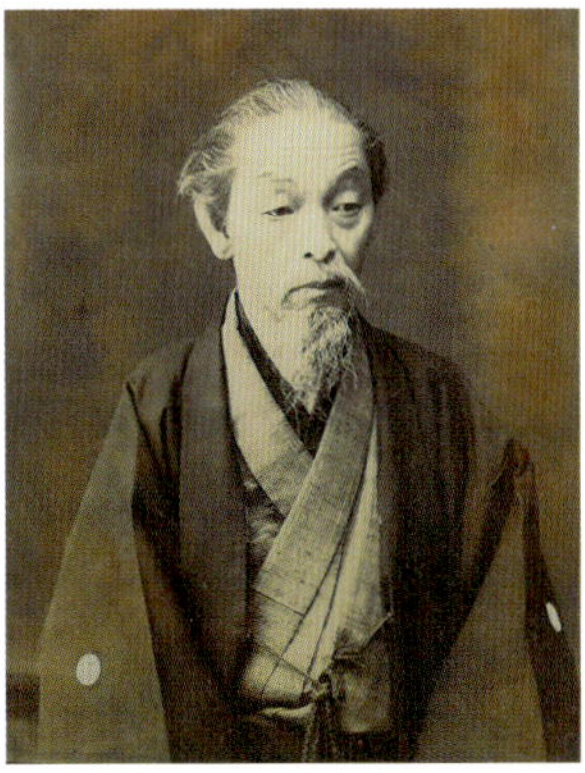

今井には「古泉大全」の大著があり、本草家よりも古銭家として名高い。読書室物産会には和漢の古銭古物が頻繁に出品され、今も実物が伝わる。幼少から始めた今井の古銭研究は在塾中に大いに進んだことだろう。

## 8月31日

## 屈佚草《くついつそう》図説

## 木版多色刷

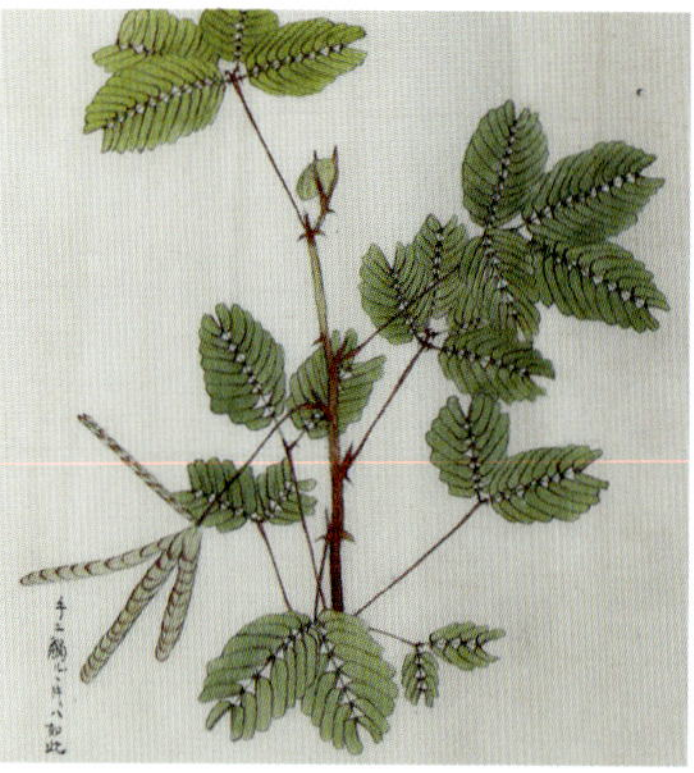

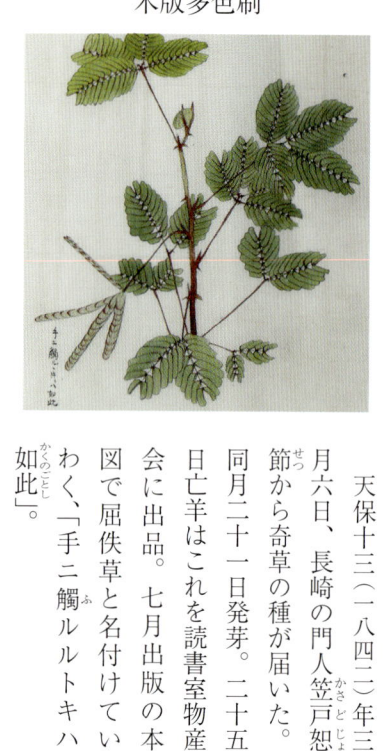

天保十三（一八四二）年三月六日、長崎の門人笠戸恕《かさどじょ》節《せつ》から奇草の種が届いた。同月二十一日発芽。二十五日亡羊はこれを読書室物産会に出品。七月出版の本図で屈佚草と名付けていわく、「手ニ觸《ふ》ルルトキハ如此《かくのごとし》」。

## 9月1日

## コロイヂイ　ルールメーニート

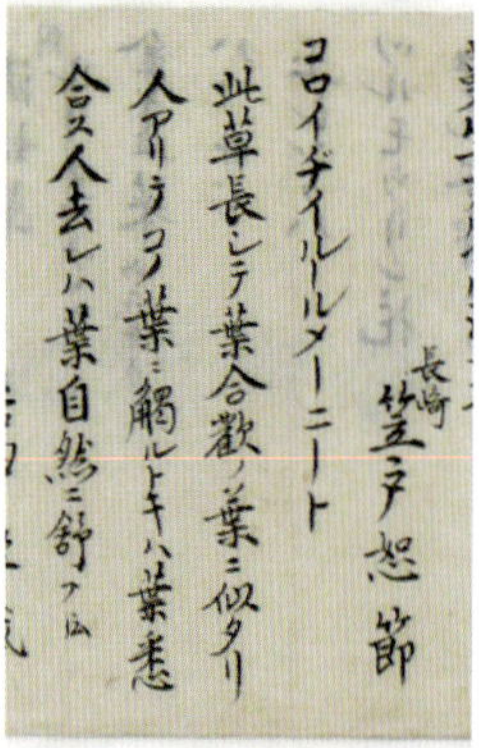

長崎　笠戸恕節
コロイヂイルールメーニート
此草長シテ葉合歓ノ葉ニ似タリ
人アリテコノ葉ニ觸ルトキハ葉悉
合ス人去レハ葉自然ニ舒フ仏

天保十三（一八四二）年三月二十五日の読書室物産会には、この蘭名のもとに発芽したオジギソウが出品された。ワタシヲユスラナイデ草の意。目録にいわく、「長ジテ葉合歓《ねむ》ノ葉ニ似タリ、葉ニ觸《ふる》ルトキハ葉悉《ことごとく》合ス」。

## 9月2日

## 屈佚草図説

## 亡羊賛并《ならびに》序

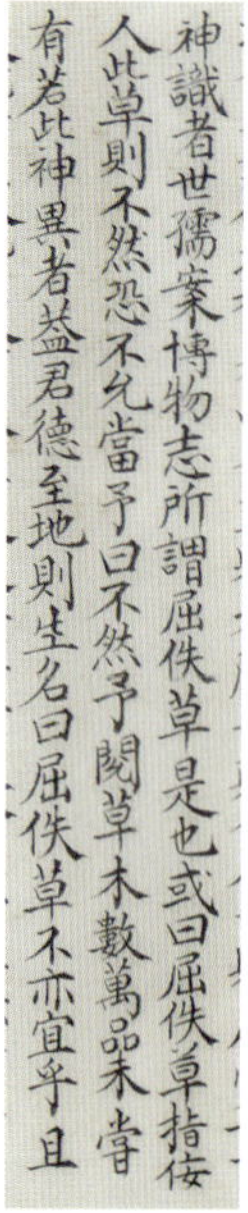

神識者世孺案博物志所謂屈佚草是也或曰屈佚草指佞
人此草則不然恐不允當予曰不然予閲草木數萬品未嘗
有若此神異者益君德至地則生名曰屈佚草不亦宜乎且

オジギソウは渡来当初、蘭名で呼ばれていた。亡羊は博物志により初めて屈佚草の漢名を当て一躍有名となった。この瑞草《ずいそう》は古代の聖人堯帝《ぎょうてい》の庭に生じ、佞人《ねいじん》が現れると屈してその人を指すので指佞草《しねいそう》とも呼ばれた。

## 9月3日

## 屈佚草詩文稿

## 一冊

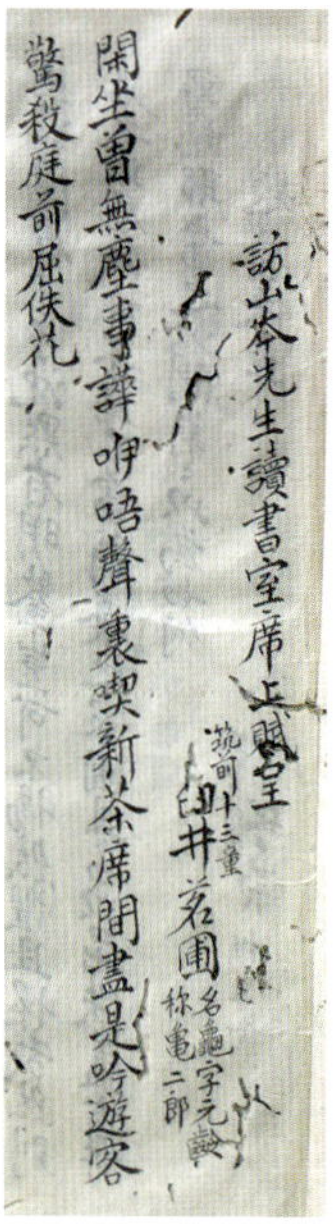

訪山本先生讀書室席上賦呈
筑前 十三童 臼井若圃 名亀字元徴 称亀二郎
閑坐曾無塵事譁咿唔聲裏契新茶席間盡是吟遊客
鶯敎庭前屈佚花

天保十三（一八四二）年夏、読書室の奇草屈佚草（オジギソウ）を詠じた詩文集。亡羊と五子、京都のみならず各地の門人知己、計二十五人が競作した。写真は読書室を訪れた福岡の神童臼井亀二郎十三歳の席上賦《ふ》。

## 9月4日

## 屈佚草《くついつそう》花《か》賛

## 亡羊筆

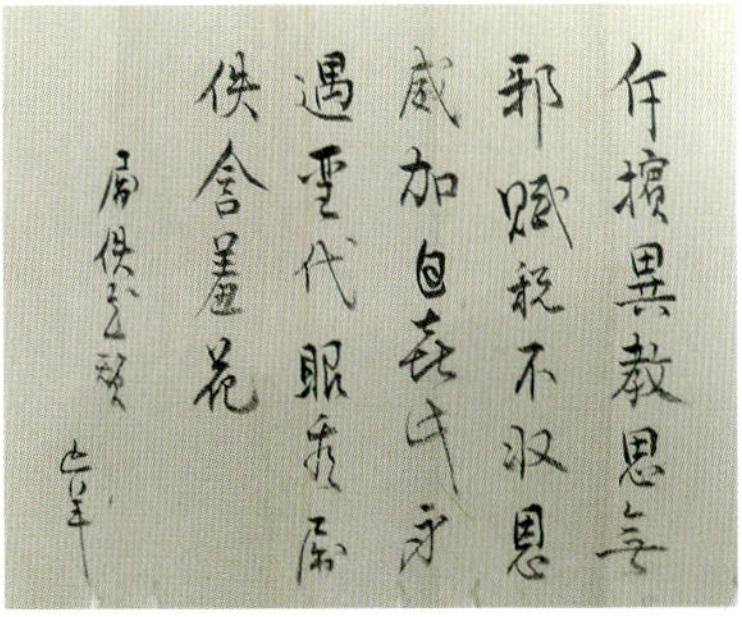

読書室の屈佚草に紅糸を束ねたような花が咲いた。塾は当時、発展期を迎えていた。賛にいわく、異教を斥《しりぞ》けて思いに邪《よこしま》なし、徴税なき恩恵さらに厚し、この身の聖代に遇《あ》うを喜び、眼は仁政に咲く花を求める。

## 9月5日

## 瑞稲《ずいとう》図説

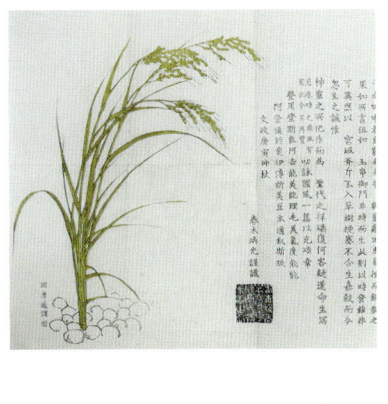

文政十三（一八三〇）年中秋、伊勢外宮の御饌殿《みけでん》旧地の東北角の柱の根元から糯《もち》米《ごめ》の穂が四本見つかった。小野蘭山の門人で外宮権禰《ごんね》宜《ぎ》の春木煥光《てるみつ》はこれを神霊の業《わざ》、聖代の祥瑞《しょうずい》として図説を刊行し、読書室に贈った。

## 9月6日

## 英国王子の贈り物

## 山本章夫写

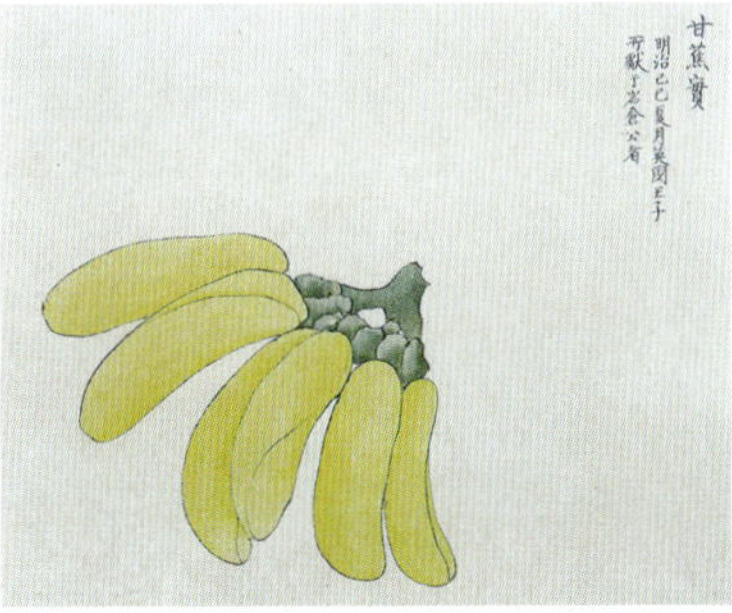

明治二（一八六九）年夏、英国王子エディンバラ公が外国皇族として初めて来日した際、岩倉具視に贈った甘蕉《かんしょう》（バナナ）の実。八月一日（陽暦九月六日）岩倉具視ら重臣は浜離宮の迎賓館延遼館に一行を見舞った。

## 9月7日

## 白頭翁《はくとうおう》鳥図に題す

## 源寵《みなもとのさかえ》

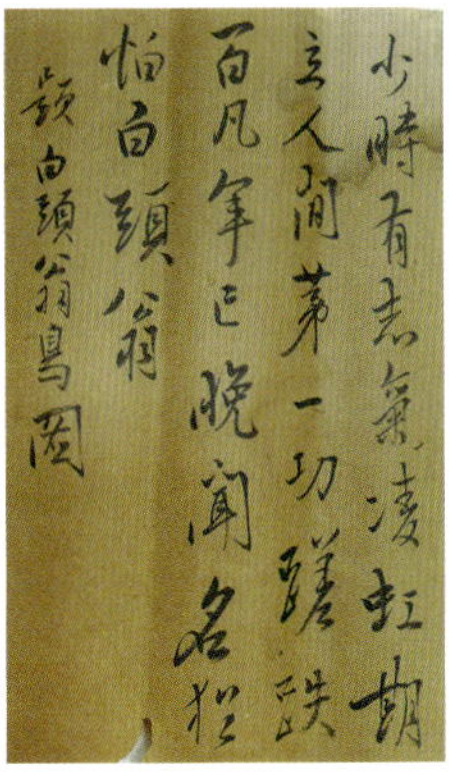

少年の時、志気は虹をしのぎ世間第一の功をめざすも、蹉跌《さてつ》百般すでに晩年。自分の評判を聞くのは白頭翁（ヒヨドリ）の声のように怖い。作者は山本封山の友人。天保飢饉時に救小屋《すくいごや》を建てた儒者北小路三郎その人。

## 9月8日

## 町触《まちぶれ》の写し

## 榕室小録

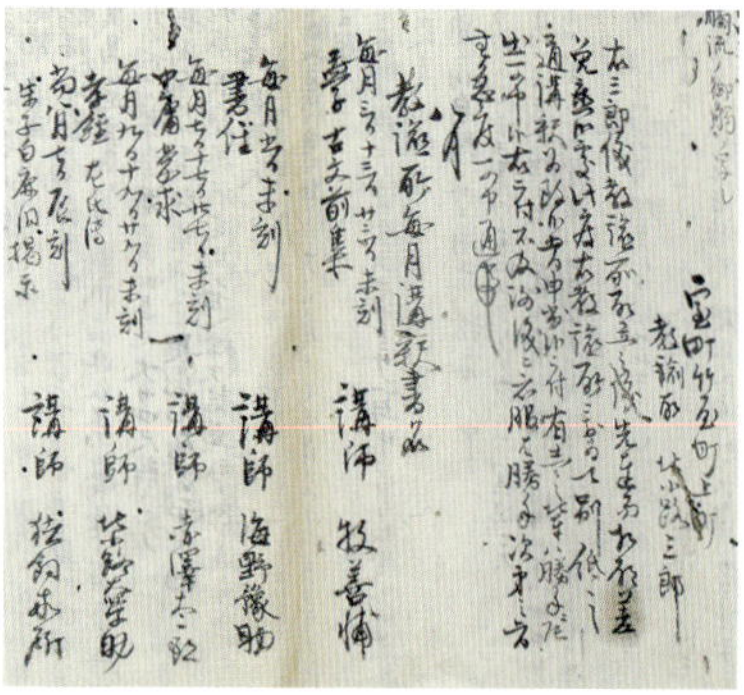

庶民に儒学と心学を教える教諭所は皆川淇園門下の儒者北小路三郎が天保四（一八三三）年六月に設立。八月、榕室は受講を呼びかける奉行所の町触を備忘録に写した。荒歳流民救恤図《こうさいりゅうみんきゅうじゅつず》は北小路から入手したらしい。

## 9月9日

## トウアズキ図

## 相思子《そうしし》図説

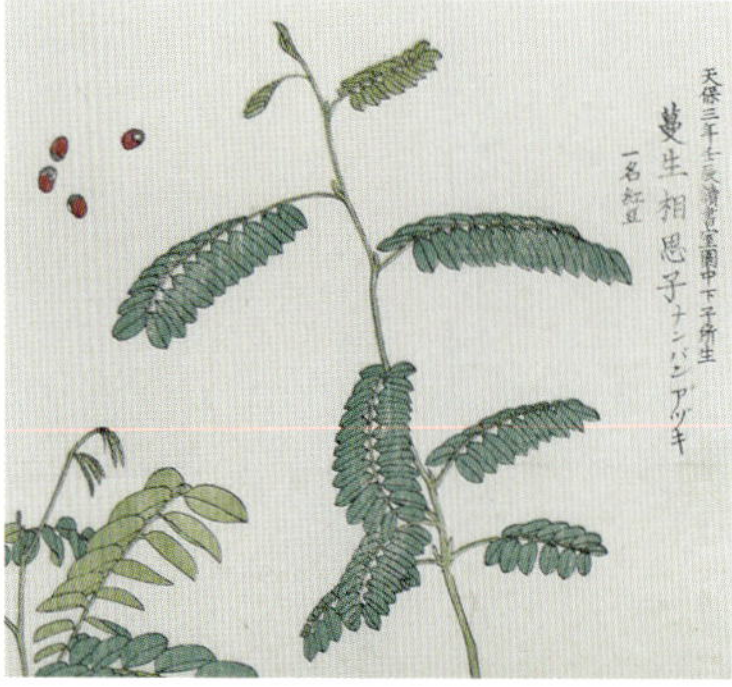


天保三（一八三二）年、読書室の薬園で種から育ったトウアズキ（相思子）の図。渓山写。この図説では「蔓《まん》生《せい》相思子　ナンバンアヅキ」と呼ぶ。漢名相思子は先立った夫を哭《こく》して妻が樹下で死んだ故事によるという。

## 9月10日

## 相思子図説

## 木版多色刷

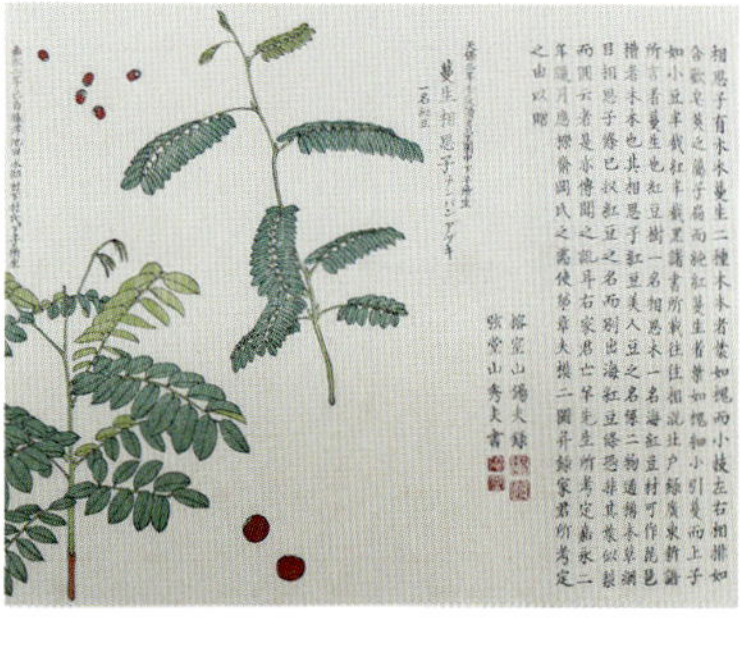

嘉永二（一八四九）年十二月、榕室は漢名相思子に蔓生と木本の二種あることを考定した父亡羊の説を津の門人岡安定と川喜多政明の求めに応じてまとめ、両者が梓行《しこう》した。図は渓山（章夫）写、書は弦堂（秀夫）。

## 9月11日

## ナンバンアカアズキ図

## その一

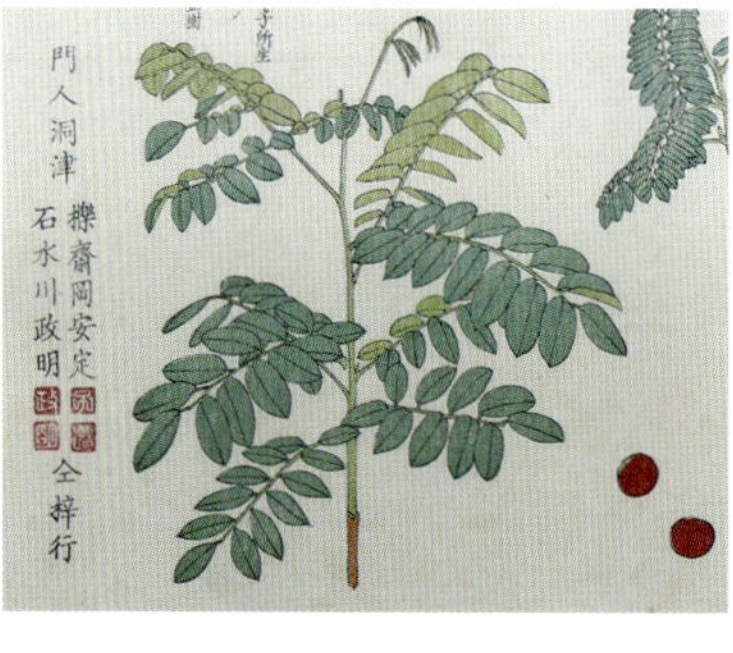


渓山（章夫）写。相思子図説の第二図「木本相思子　タウジンマメ」。続いて、紅豆《こうとう》、相思木《そうしぼく》、紅豆樹《こうとうじゅ》、美《び》人豆《じんとう》の別名を列挙する。嘉永二（一八四九）年摂州池田（大阪府）木部村の下村氏が種をまき生じたもの。

## 9月12日
## ナンバンアカアズキ図
## その二

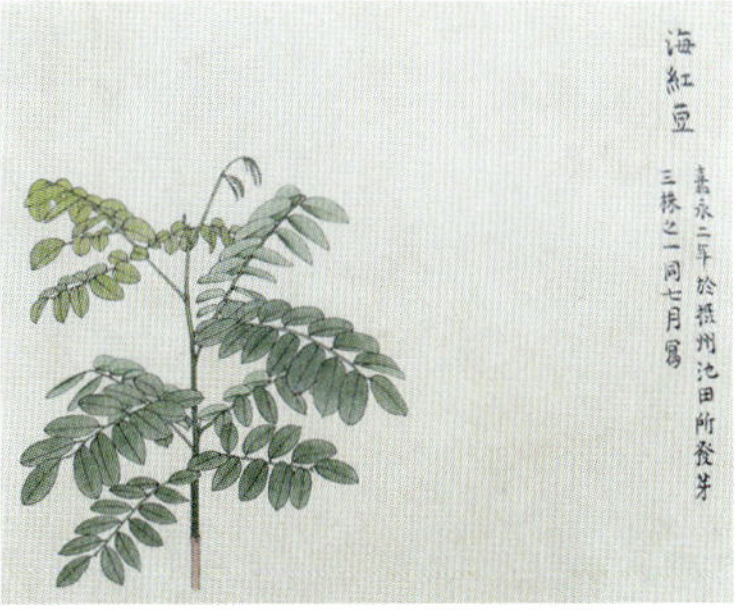


「海紅豆《かいこうず》」と題す。渓愚(章夫)が伊勢相可《おうか》の門人西村広休へ送った本草写生図千三百九十枚のひとつ。嘉永二(一八四九)年摂州池田(大阪府)木部村の下村氏宅で発芽した三株のひとつを七月に写生したもの。

## 9月13日
## トウアズキ図
## 渓愚写

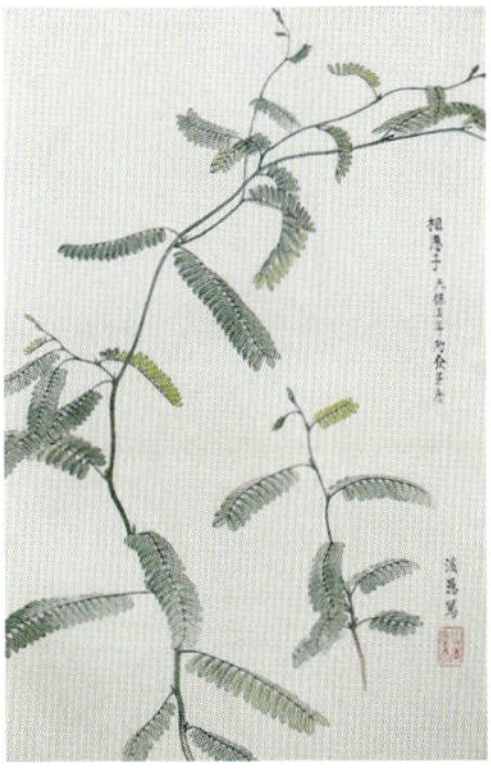


「相思子」と題す。天保三(一八三二)年読書室薬園で育つ。小図は相思子図説第一図(九月九日の本欄参照)に酷似。この図も含め西村広休に送られた本草写生図は明治期に売却され、昭和初めに読書室が一括購入。

### 休載追録5
### 伊勢商人
### 西村広休《ひろよし》

伊勢相可大和屋の主人西村三郎右衛門広休は天保元(一八三〇)年三月、十五歳で入門。文化五(一八〇八)年から慶応三年(一八六七)まで計五十一回開催された読書室物産会に、天保三年から計三十一回出品。榕室から受け取った本草質問への回答書簡は少なくとも九百四十一通。榕室没後は、最晩年まで章夫の指導を受けた。

## 9月15日
## トウアズキ図
## 田中日華《にっか》写

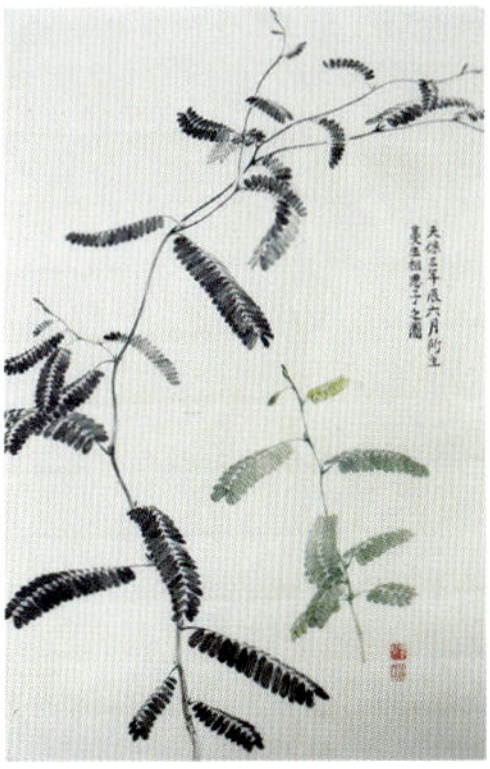

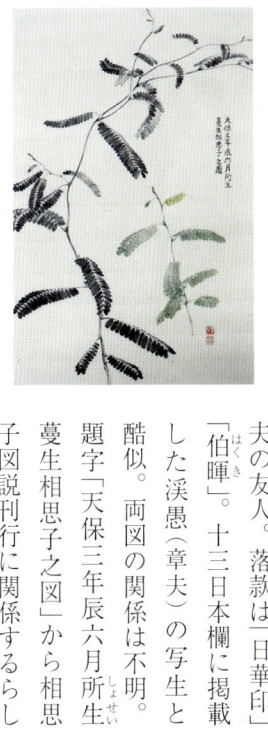

田中は四条派の画家で章夫の友人。落款は「日華印」「伯暉《はくき》」。十三日本欄に掲載した渓愚(章夫)の写生と酷似。両図の関係は不明。題字「天保三年辰六月所生《しょせい》蔓生相思子之図」から相思子図説刊行に関係するらしい。

## 9月16日

## リュウキュウオオコウモリ図

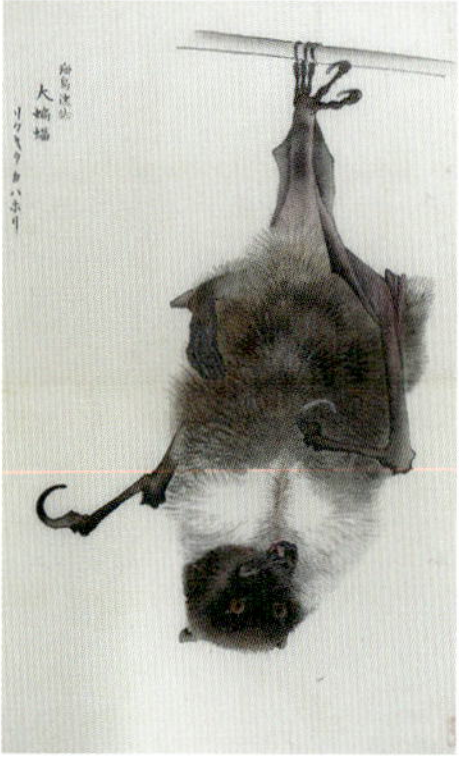

安政六（一八五九）年九月「渓山真写」とあり、標本の写生らしい。前年三月章夫（渓山）は三十二歳で分家。五条東中筋平屋町の新居、海紅亭《かいこうてい》に移り、この年から家塾を開いた。屋号の由来は海紅（ミカイドウ）か。

## 9月17日

## 五岳真形図《しんぎょうず》

## 蒹葭堂印施《けんかどういんせ》

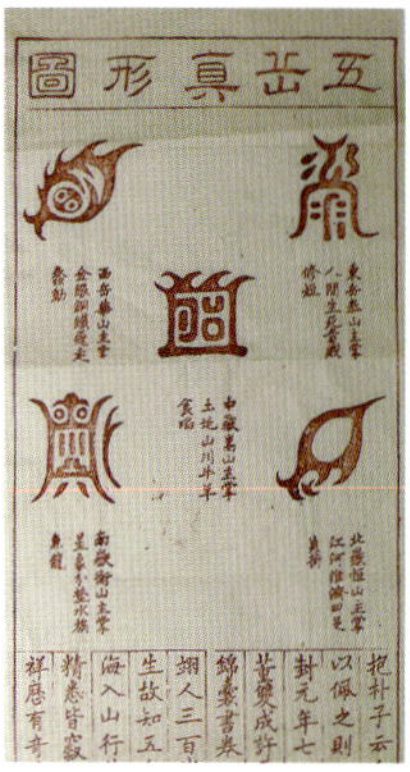


中国の五岳を象《かたど》った道教の護符。道士が入山時に身につけたという。日本では十八世紀末頃に神道家の間で流行。本品は大坂の文人・博物学者木村蒹葭堂が発行したもの。封山の長男伯賢の遺品中から見つかった。

## 9月18日

## 木村蒹葭堂書簡

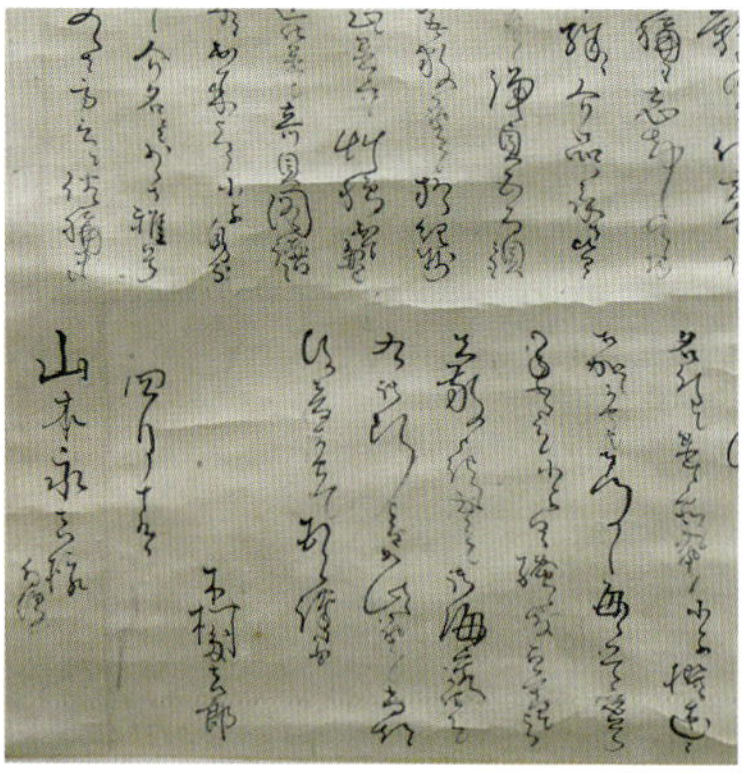

山本永吉（亡羊）宛て、享和元（一八〇一）年四月十九日付。奇貝図譜を撰《せん》したので間違いを正して欲しい、京は貝の収蔵家も多いので出かけたい。蒹葭堂は漢名・雅名・俗称・方言を求めて文通を重ねたようだ。

## 9月19日

## 労山石《ろうざんせき》

## 蒹葭堂遺愛品

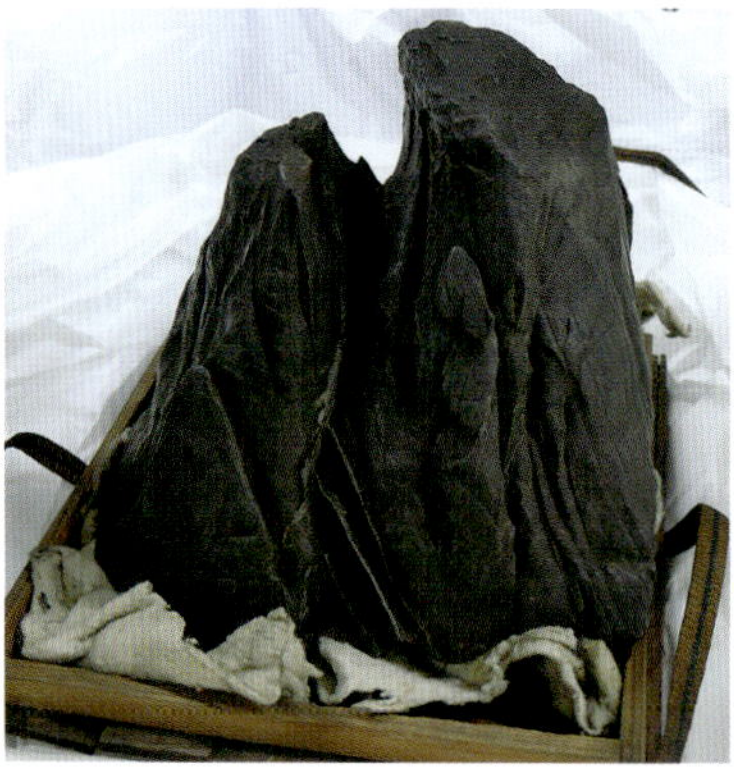

紀州古屋谷《ふるやだに》産の盆石。山東省青島にある道教の名山、労山にちなんだ命名。蒹葭堂盆石志《ぼんせきし》に「峯二ツ谷一ツ、瀧流れて山あると見るべし」とある例にふさわしい。文人趣味の盆石として貴重だ。亡羊の孫山本復一旧蔵。

## 9月20日

## 小野蘭山書

## 蒹葭堂旧蔵

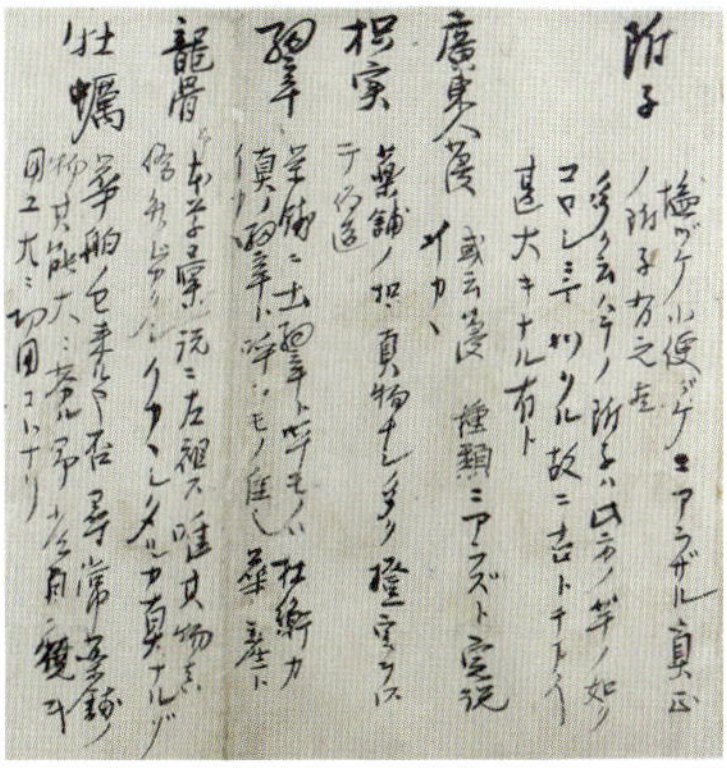

附子《ぶし》、広東人参、枳実《きじつ》、細辛《さいしん》、龍骨、牡蠣《かき》など薬品二十六種を掲げ、要点を教示している。蘭山が門人の木村蒹葭堂に与えたものだろう。蒹葭堂は天明四（一七八四）年に上級弟子として蘭山に誓盟状を差し出した。

## 9月21日

## 蘭山肖像

## 鶴沢探春筆

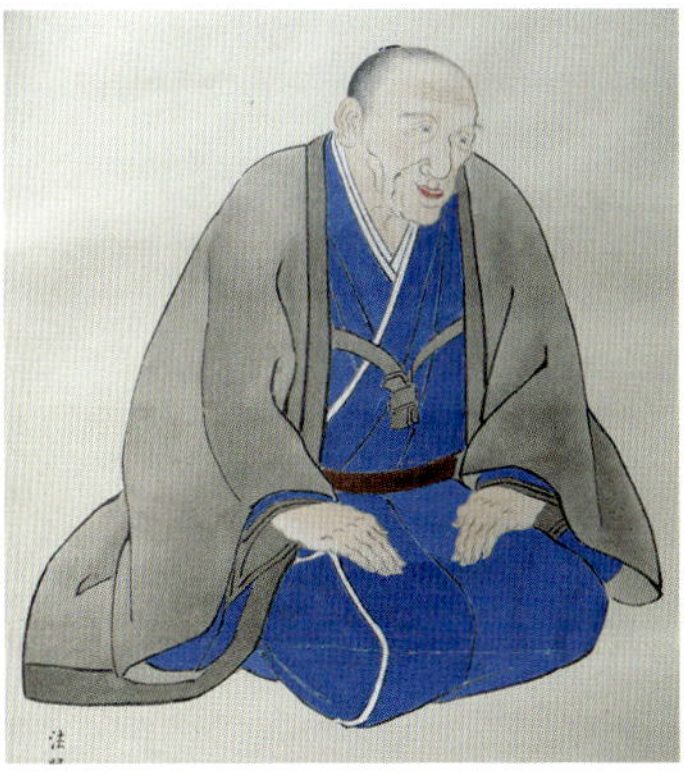

文化五（一八〇八）年の作らしい。探春は京都の絵師鶴沢家の第五代。この年、亡羊の師蘭山は江戸に出て十年目。三月二十一日に新居で八十歳を祝った。京都では六月二日、亡羊が第一回の読書室物産会を開催した。

## 9月22日

## 稲松《とうしょう》の業を紹《つ》ぐ

## 亡羊賛

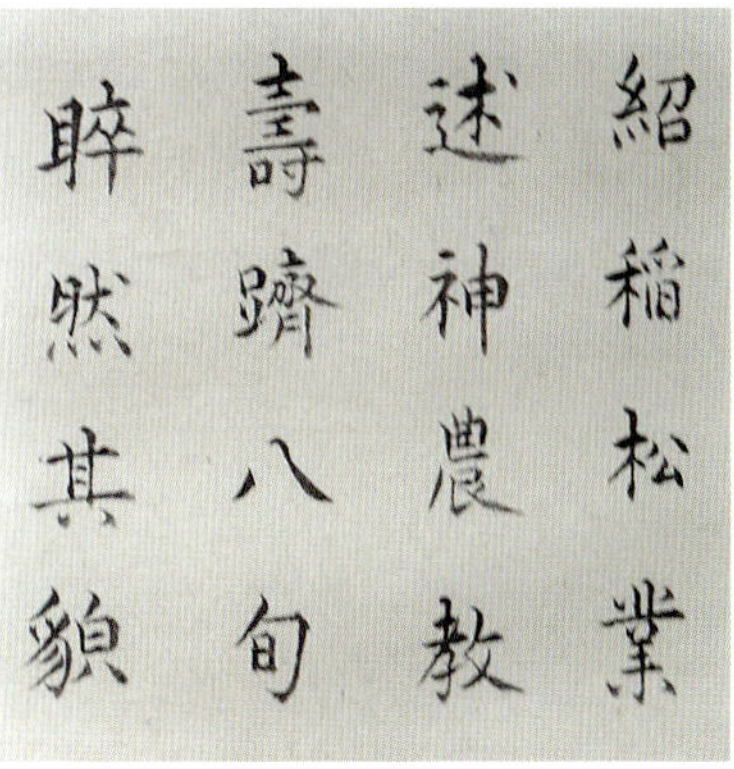


山本亡羊が師小野蘭山の肖像画（鶴沢探春筆）に書き添えた四言詩。先生は稲若水、松岡恕庵両先生の遺業を継いで、神農《しんのう》の教え、本草学を講述されてきた。長寿八十歳に達せられたのに、お貌《かお》のなんとつやつやしい。

## 9月23日

## 稲若水《とうじゃくすい》書簡

## 恕庵《じょあん》宛

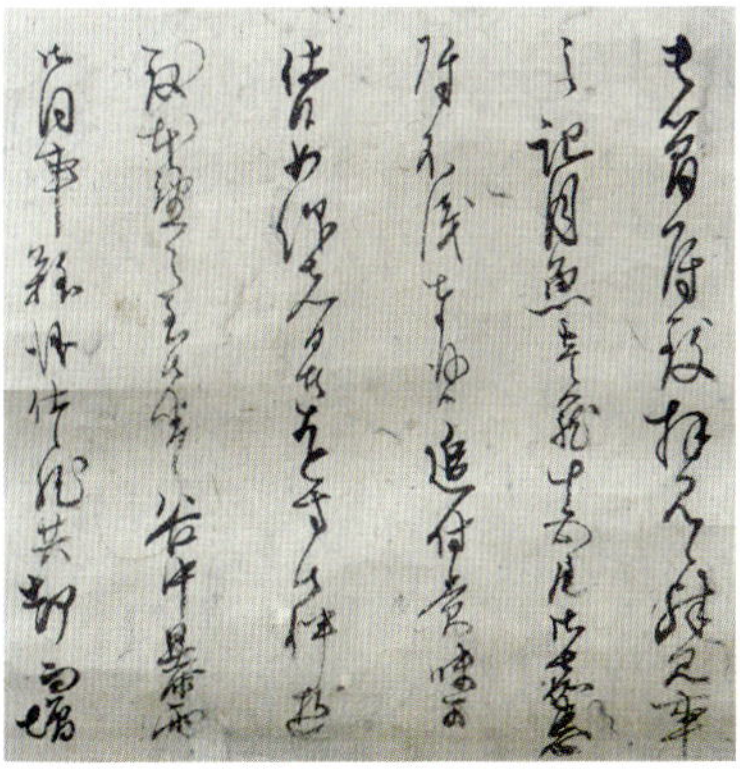

松岡恕庵は師若水とともに山野によく採集観察に出かけた。見事な記月魚（アユ）一籠十五尾を有り難う、追っ付け賞味します。先日は山行きにお伴《とも》できて本望でした。谷間で暴雨にあったのも却《かえ》って逸興でした。

## ９月24日

## 李東璧《りとうへき》肖像

## 楊汀《ようてい》製

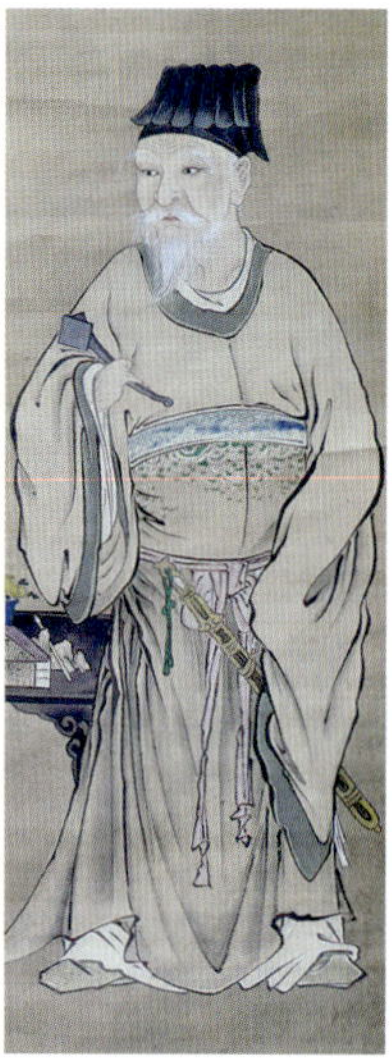

宅間楊汀画、松岡恕庵《じょあん》題。東璧は本草綱目（一五九六年頃刊）の著者李時珍の字《あざな》。箱蓋《はこぶた》裏の墨書「仙寿院珍蔵」の上に「伊《い》良《ら》子《こ》見道斎」の貼り紙があり、恕庵と同世代の漢蘭折衷外科医、伊良子道牛《どうぎゅう》旧蔵と分かる。

## ９月25日

## 李東璧肖像賛

## 恕庵筆

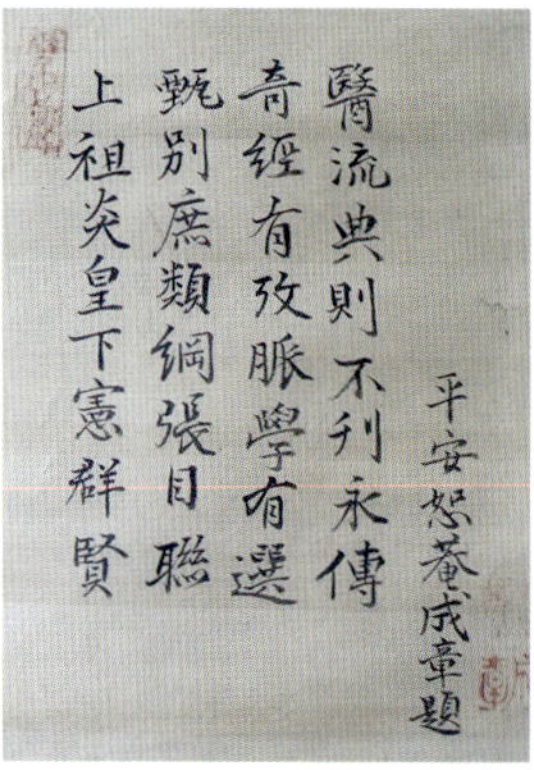


医の典籍法典は刊行されずに永く伝えられてきた。先生はその集大成たる本草綱目を編纂し、奇経《きけい》八脈考、瀕湖《ひんこ》脈学を著され、庶物を類別し綱《こう》を張り目《もく》を聯《つら》ね、医薬の祖、炎帝神農《しんのう》氏を崇敬して群賢に憲《のり》を下された。

## ９月26日

## 七十叟《そう》蘭山書

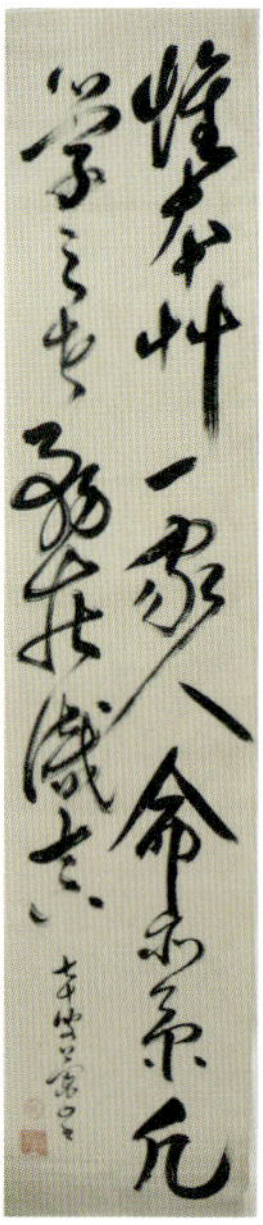

寛政十（一七九八）年三月古希の賀宴で小野蘭山が亡羊に与えたらしい。それ本草たる一家の学は人命の係《かか》わるところ、凡《およ》そこれを学ぶ者の務めは真を識《し》るにあり。宋の通志昆虫草《そう》木《もく》略という書物の序文にある文言。

## ９月27日

## 望月詠草《もちづきえいそう》　豊《とよ》女筆

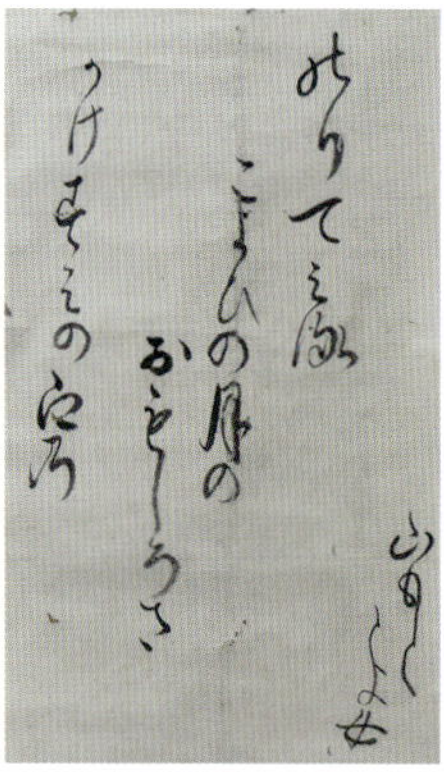

乗りて見る今宵《こよい》の月のおもしろさ影住之江の船にさすなり。安永七年（一七七八）中秋の名月を山本封山の長女豊、九歳が詠じた。豊は六月十六日亡羊誕生。豊は十二月十六日病没。読書室の女性は教養豊かに育てられた。

## 9月28日
## 牛尾狸《ぎゅうびり》
## 小野蘭山筆

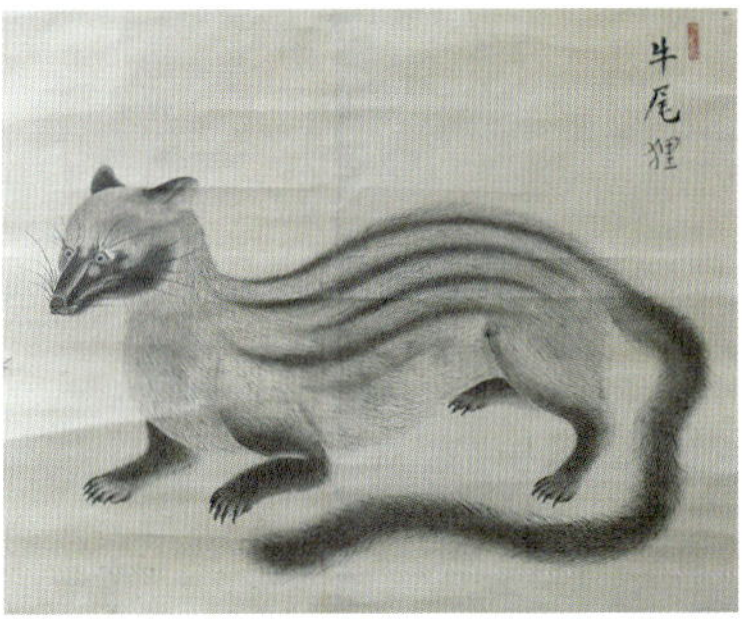


墨画。蘭山は最初の著作「花彙《い》」から写生画の才能を発揮した。美術的にも見事な自筆の彩色花譜も伝わる。「蘭山禽譜《きんぷ》」の原本は失われたようだ。本草綱目に記載の牛尾狸はハクビシンらしい。本図の動物は未詳。

## 9月29日
## 六十自寿詩
## 蘭山筆

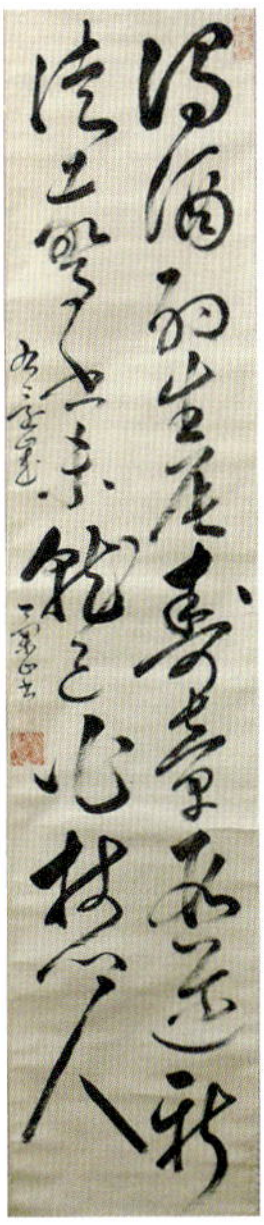

天明八（一七八八）年一月、大火で焼け出され門人も離散。八月二十一日六十歳の誕生日、独り酒を酌《く》む。祝賀の書状があちこちから届く。書物いまだ成らずあきれ果てるばかり。自分で杖《つえ》を作るみじめな田舎者。

## 9月30日
## 人中《じんちゅう》第一愚人《ぐじん》印

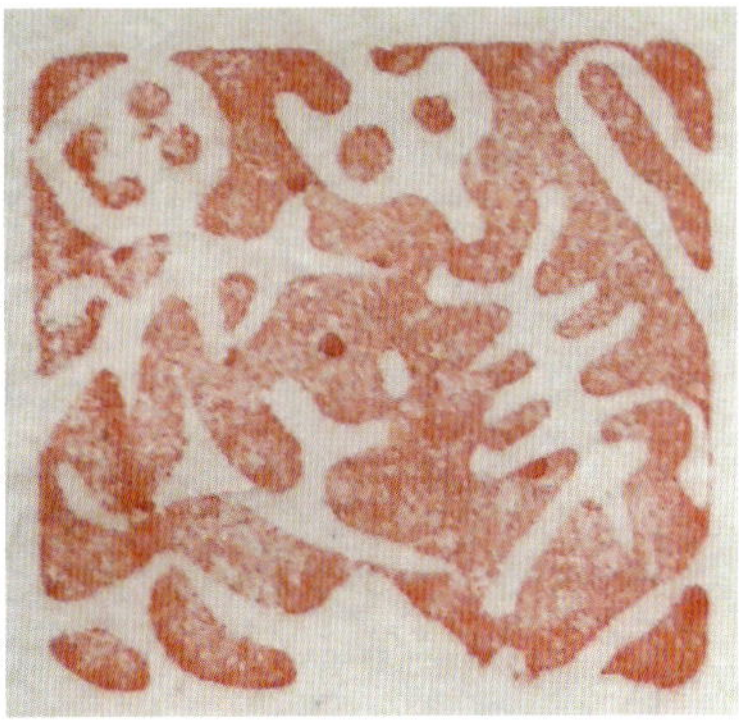

蘭山は写生に秀でただけでなく書も一流。六十自寿詩のような会心の書にのみこの印を用いた。自分はこの世で一番の愚か者。何十年に及ぶ山野跋渉《ばっしょう》、文献博捜も無駄骨に終わる博物学は大馬鹿《ばか》者のやることだ。

## 10月1日
## 弄石《ろうせき》社中名簿

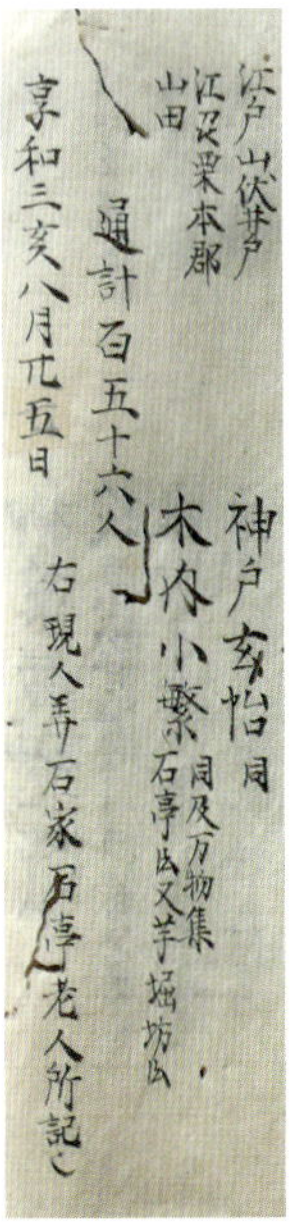


石の長者と謳《うた》われた近江山田の木内石亭《きのうちせきてい》、別号芋掘坊《いもほりぼう》が全国の弄石家（奇石収集家）を組織した弄石社の名簿。享和三（一八〇三）年八月二十五日作成。通計百五十六人の姓名を在住地、号、専門とともに掲げる。

## 10月2日

## 弄石《ろうせき》社中

## 村井椿寿《ちんじゅ》

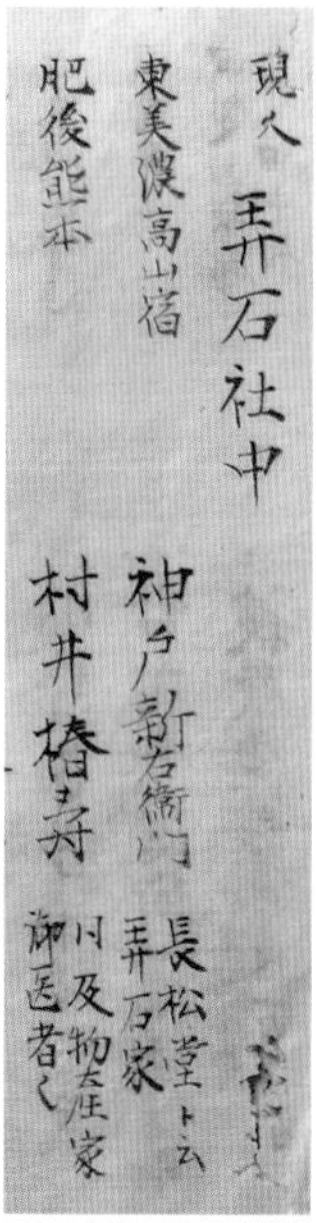


弄石社は安永二（一七七三）年、既に数百人だったという。三十年後の「現人」百五十六名は多様な職業身分からなる。椿寿は熊本藩医、物産家。号琴山《きんざん》。京都の吉益東洞《よしますとうどう》門下。師の命により西国に古医方を広めた。

## 10月3日

## 弄石社中

## 藤塚知明《ともあき》

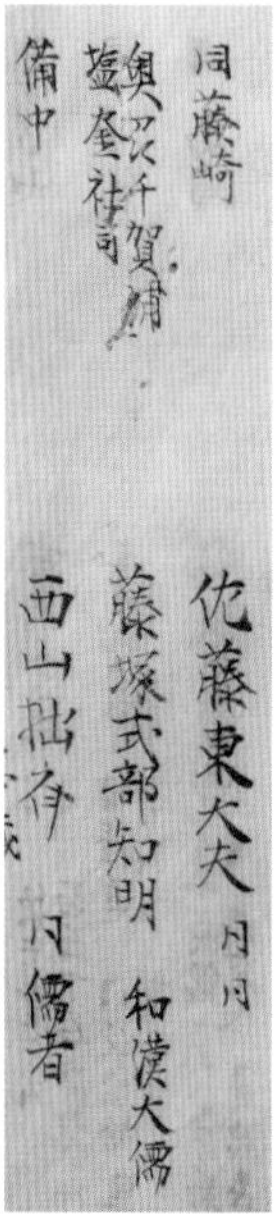


知明は塩釜神社祠官《しかん》。名簿に「和漢の大儒」とあるが神道家。警世家林子平《しへい》のパトロンにして同志。奥州千賀浦《ちがうら》塩釜社前、すなわち塩釜神社裏坂に居住。古今内外の奇物を収めた倉を史記にならい名山蔵《めいざんぞう》と名づけた。

## 10月4日

## 弄石社中

## 古川平次兵衛《へいじひょうえ》

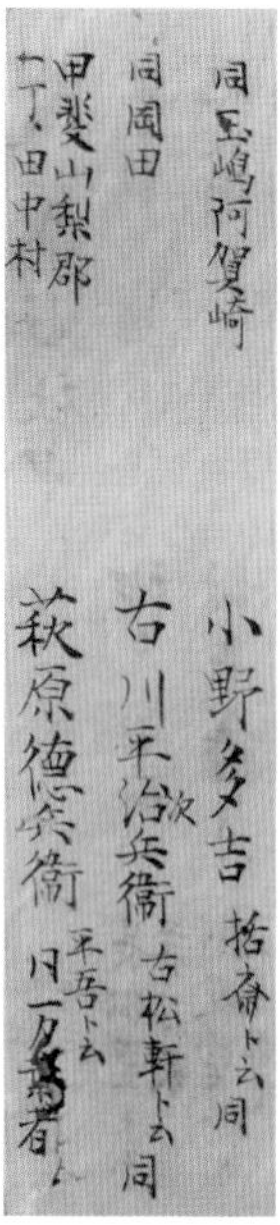


古松軒《こしょうけん》の号で知られる備中岡田藩（岡山県総社市）の地理学者。全国を巡歴。安永四（一七七五）年の西遊雑記《さいゆうざつき》では紫石《むらさきいし》（福山）、布袋石（豊後佐賀関《さがのせき》）、十二年後の東遊雑記では有戸浜《ありと》（青森野辺地《のへじ》）の美石を記す。

## 10月5日

## 弄石社中

## 水谷助六《すけろく》

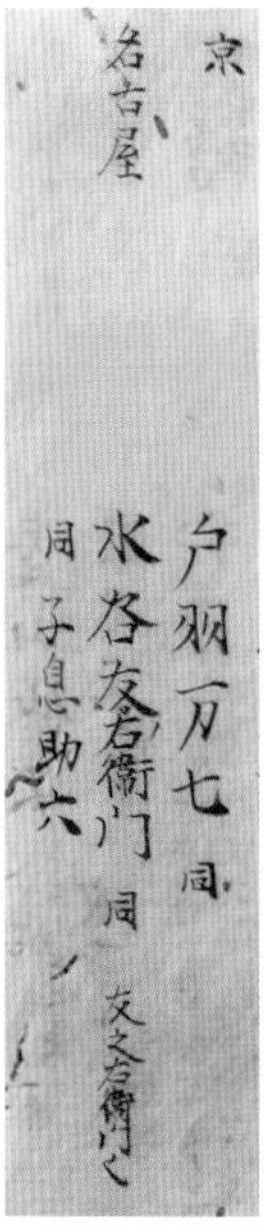


名古屋の本草家。名豊文《とよぶみ》。小野蘭山塾で亡羊と同門。のち文政九（一八二六）年シーボルトに自製の植物標本を見せた頃、亡羊と文通。父、友之右衛門《とものえもん》も本草家。尾張藩士。漢学者・尾張本草学の祖、松平君山《くんざん》の門人。

## 10月6日

弄石社中

近藤重蔵《じゅうぞう》

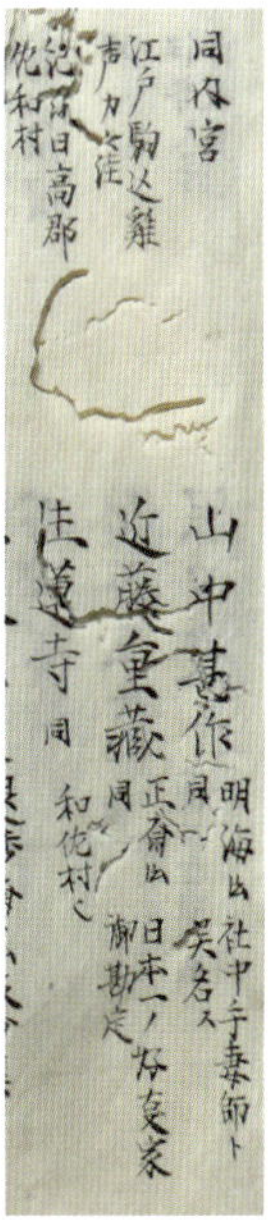


幕臣。北方探検家。号正斎《せいさい》。江戸駒込雞声ケ窪《けいせいがくぼ》に住む。寛政十（一七九八）年から享和二（一八〇二）年まで毎年蝦夷《えぞ》地（北海道）に出張。石亭は「日本一ノ好事家《こうずか》」と評す。近江大溝《おおみぞ》藩幽囚中の著に江州本草がある。

## 10月7日

弄石社中

二木長右衛門《にきちょうえもん》

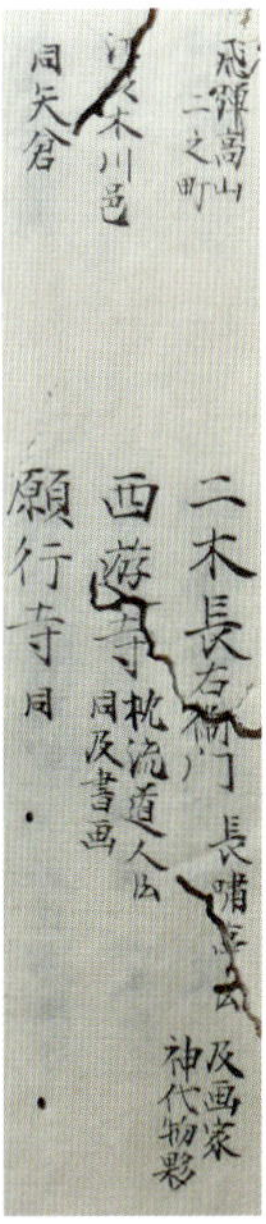


長兵衛とも。飛騨高山の酒造業、加賀屋の主人。号長嘯亭《ちょうしょうてい》。「神代物夥《じんだいものおびただし》」とあるように神代石（石器）を収集。木内石亭盟友。画家でもあり標本のみならず、享和元（一八〇一）年石亭八十歳の肖像画も描いた。

## 10月8日

弄石社中

稲村三伯《いなむらさんぱく》

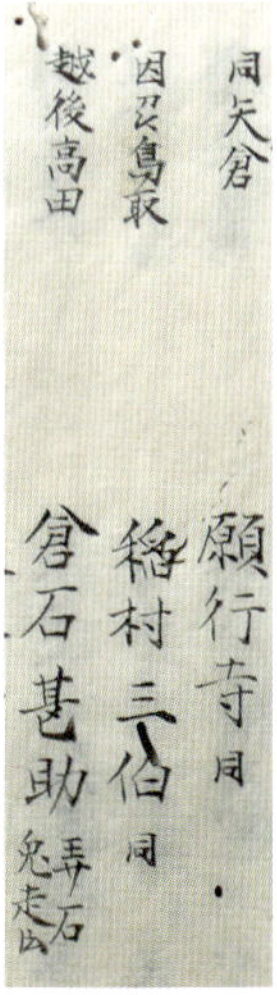


鳥取藩医。寛政四（一七九二）年二月、三十五歳のとき江戸に出て大槻玄沢《げんたく》に入門。四年後に蘭和辞典ハルマ和解《わげ》を完成させ、文化三（一八〇六）年四月京都に来て蘭学塾を開いた。弄石社中だったとは今回、新発見。

## 10月9日

弄石社中

市岡佐蔵

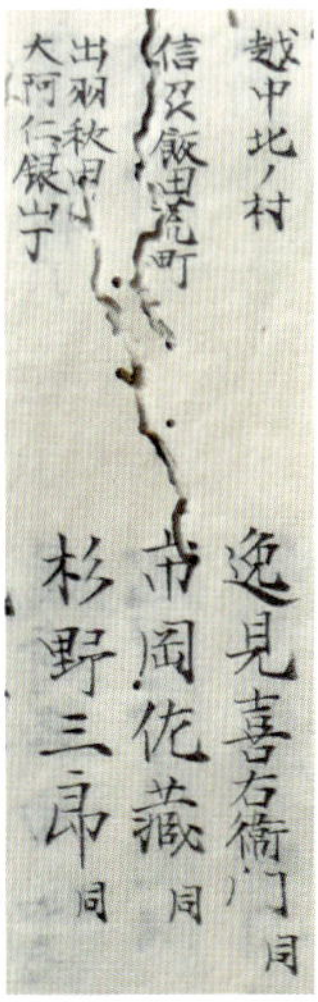


信州飯田荒町役所の重役。本草家。名は智寛《ともひろ》。その詩に曰く、山海の奇を観《み》て天造の工《こう》を知り、神代の器を見て太古の風《ふう》を懐《おも》う。主著に伊奈郡菌部《いなぐんきんぶ》。飛騨の二木長右衛門と交流し、石器を含む各地の鉱物標本を遺《のこ》した。

## 10月10日

## 弄石《ろうせき》社中
## 佐藤平三郎

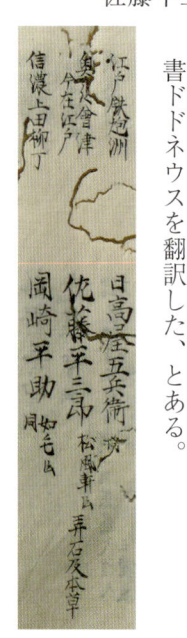

江戸青山生まれ。植木屋出身の本草学者。中陵または松風軒と号し、薩摩、米沢、会津、水戸などの諸藩に招かれ産物調査。中陵漫録に、長崎では通詞《つうじ》吉雄耕牛《よしおこうぎゅう》と一緒に紅毛《おらんだ》本草書ドドネウスを翻訳した、とある。

## 10月11日

## 弄石社中
## 武元登々庵《たけもととうとうあん》

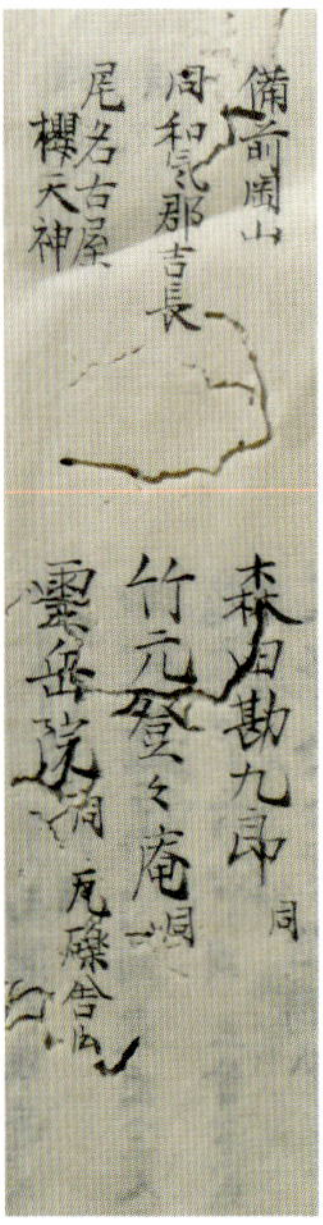

備前和気《わけ》郡吉永の名主の長男。京都で柴野栗山に入門。弟に家督を譲って諸国遍歴。寛政六（一七九四）年から大坂で書道に没頭。文化五（一八〇八）年長崎で蘭学を断念し中国の古詩を研究。晩年を京都で過ごした。

## 10月12日

## 蕙風懐抱《けいふうかいほう》に入《い》る
## 登々庵書

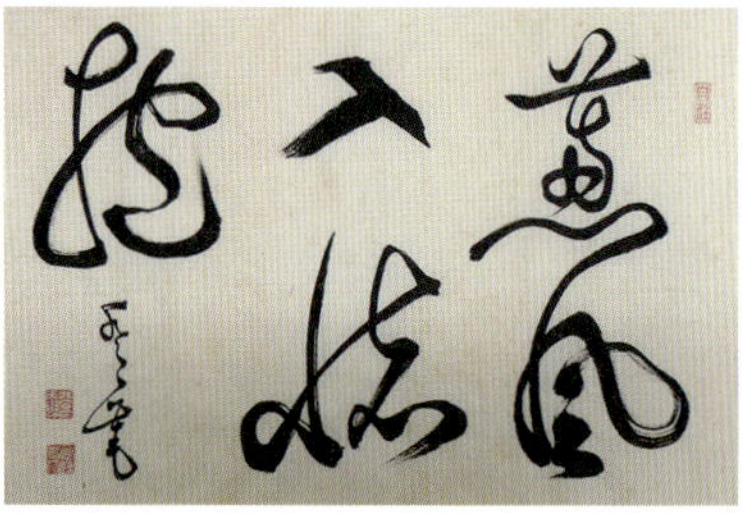

五世紀末南斉《なんせい》の詩人謝朓《しゃちょう》の詩句。香リ高キ風我ガ懐ニ入リ、今宵君ガ琴ノ音ヲ聞ク、と続く。登々庵の古詩、筆道研究を窺《うかが》わせる書。蘭学断念は福岡藩蘭学者安部竜平の恵まれた地位と学力に圧倒されたためらしい。

**休載追録6**

## 砥石《といし》六十九種
## 読書室出品

亡羊は十九歳の時、近江山田の木内石亭宅で、石品およそ一万点を見学した。その後、読書室物産会にしばしば奇石、鉱石、化石類を展示。亡羊の生前最後となった安政五（一八五八）年の物産会には、全国各地の砥石六十九種が読書室から出品された。三河の名倉砥《なぐらと》は、刀ノアゲトギニ用フ、など主な砥石に用途の説明を付した。

## 10月14日

### 万病は一毒に順《したが》う
### 吉益東洞《よしますとうどう》書

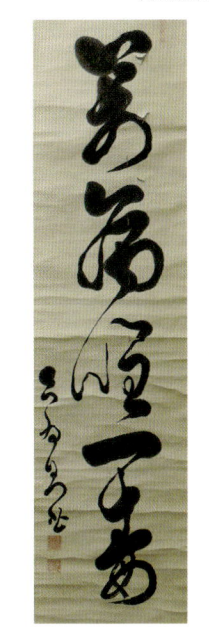

東洞は全ての病気は一種類の毒から生じるという万病一毒説によって伝統的な陰陽五行論を全否定し、後漢の傷寒論《しょうかんろん》を基準とする古医方を唱えた。山本封山は最初東洞に入門したため読書室にこの書が伝わったようだ。

## 10月15日

### 曲直瀬道三《まなせどうさん》書

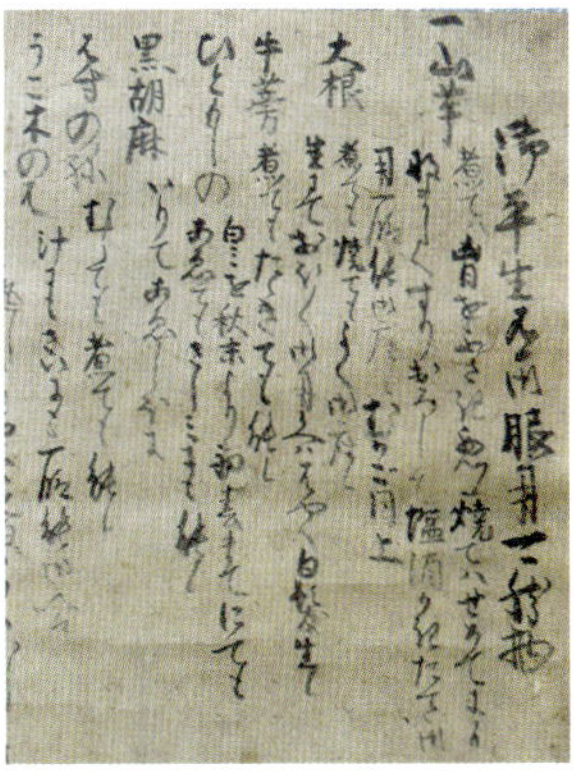

御平生御服用有りて然《しか》るべき物として、山芋、大根、牛蒡《ごぼう》、ひともじ（ネギ）などの調理法を指南。道三は中国の思弁的な医学を整理した医学教育を京都で創始。戦国大名が庇《ひ》護。封山は古医方から道三流にもどった。

## 10月16日

### 水谷助六書簡　亡羊宛

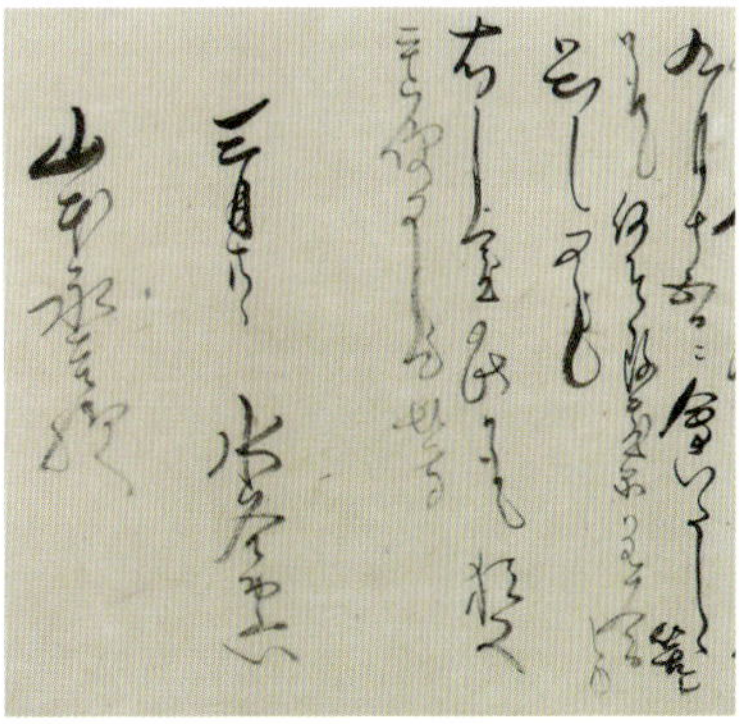

圭介宅で本草会を開いた。九月の会には珍品を出品してほしい。三月十八日付け。文政十（一八二七）年か。同じ蘭山門下で、亡羊は助六より一歳年長の兄弟子。助六は尾張本草学の大家となり門人に伊藤圭介がいた。

## 10月17日

### 蘭人より腊葉《さくよう》

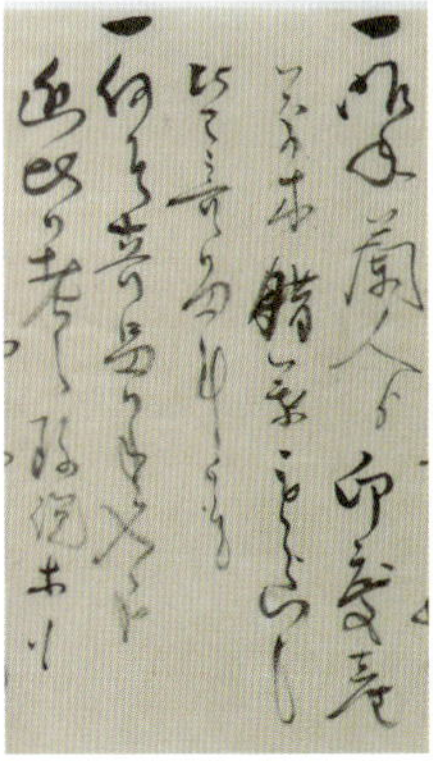

昨日と同じ水谷助六の書簡。昨年蘭人より印度《いんど》（オランダ領東インド）産草木腊葉（植物標本）もらい候。すべて奇品ばかり。奇品ご入手ならば珍説お聞かせ下さい。蘭人とは名古屋の宮《みや》で会ったシーボルトらしい。

## 10月18日

## 薬酒壜《びん》の箱書き

山本復一筆

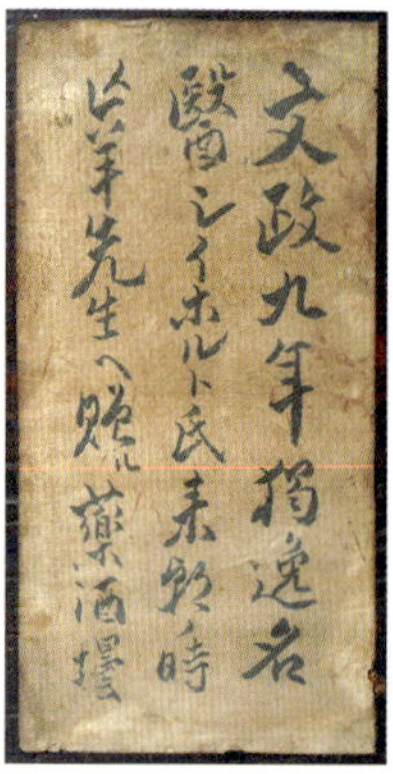


文政九（一八二六）年独逸《どいつ》名医シイホルト氏来朝ノ時亡羊先生へ贈ル薬酒壜。シーボルトは同年二月と四月、江戸への行き帰りに京都で蘭方医の小森桃塢《とうう》、新《しん》宮涼庭《ぐうりょうてい》と会ったが、本草家亡羊との交流記録は伝わらない。

## 10月19日

## シーボルトの贈り物

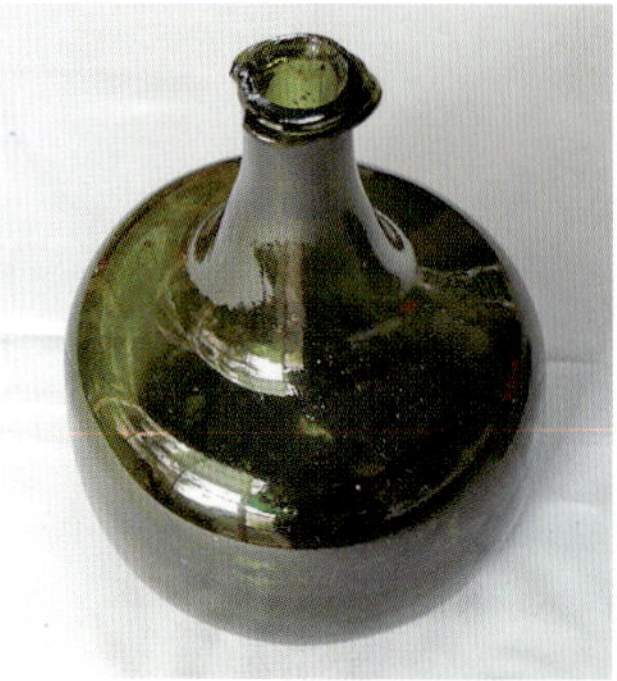

シーボルトは新興のオランダ貿易会社の医官として博物学的資源調査のため来日。名古屋では水谷助六、伊藤圭介、大河内存真《ぞんしん》ら本草家と交流。京都の本草家亡羊との出会いを今に伝える資料は、このガラス壜のみ。

## 10月20日

## フラーイソールトハンコールの種

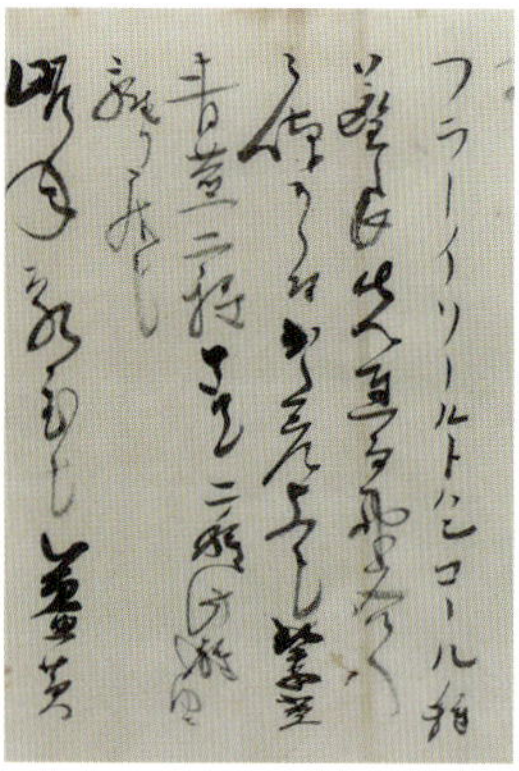

亡羊宛て水谷助六書簡。

八月二十九日付け。文政十一（一八二八）年か。カタカナの蘭名は美しい種類のキャベツの意。ハボタンか。種をご希望と（京都在勤の）神谷（喜左衛門）へ仰せられた由、少々差し上げます。

## 10月21日

## 紅夷人《おらんだ》シイホル所伝

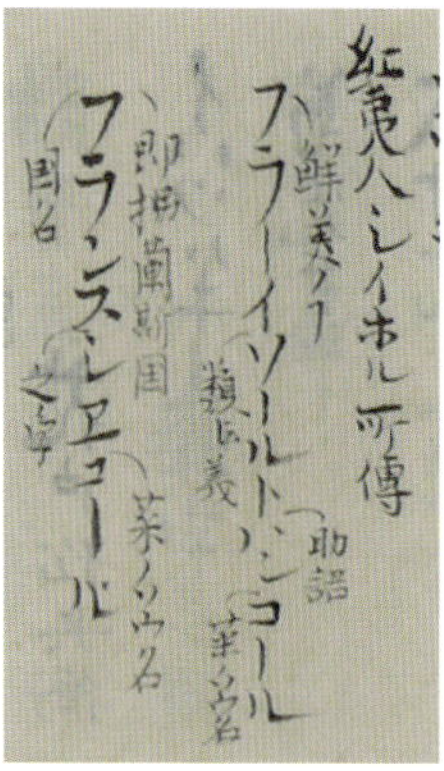

文政十二（一八二九）年五月十日の読書室物産会に亡羊は、小野蘭山の甲駿《こうしゅん》採薬記所載の蕪荑《ぶい》（ニガニレ）、繅絲花《そうしか》（オランダイバラ）についで、シーボルト伝来のキャベツ二種を出品。水谷助六の種から育てたらしい。

## 10月22日
## 読書記　亡羊筆

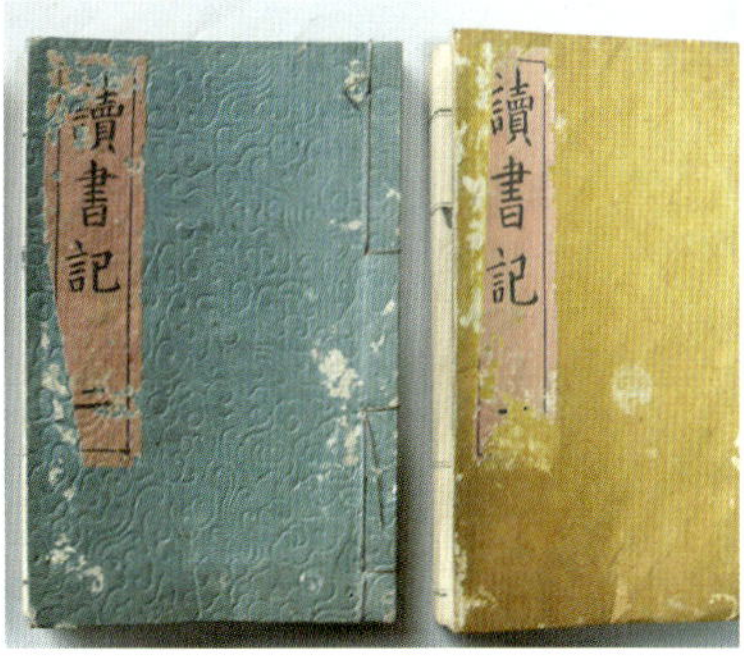

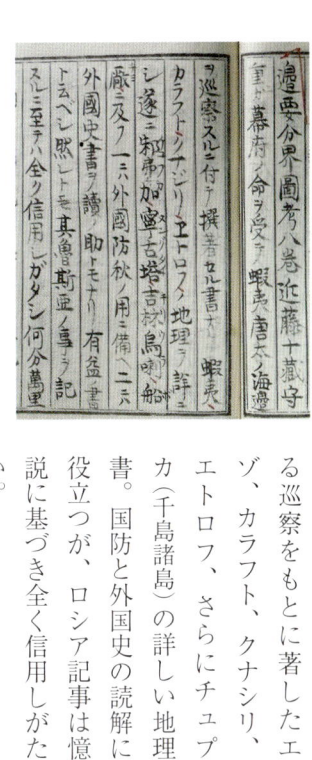


三冊。折々読了ごとに書き留めた書物批評。嘉永六（一八五三）年頃、清書。和書百七十二部を俎上《そじょう》に。主な評語は、学力凡庸、不文拙作、記事陋俗《ろうぞく》、天下の醜書、発明する所なし。学術純粋、議論正大、才学兼備。

## 10月23日
## 亡羊の近藤重蔵《じゅうぞう》評

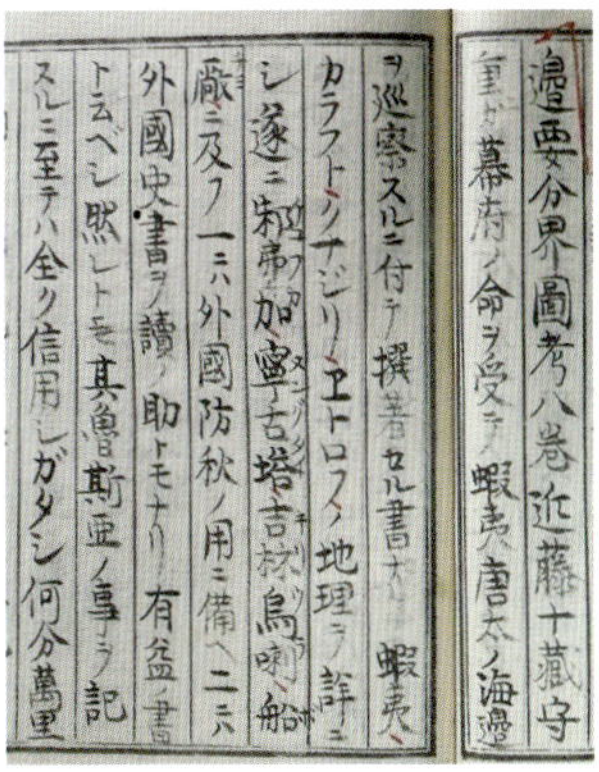

邊要分界圖考八巻　近藤十藏守
重ガ幕府ノ命ヲ受テ蝦夷唐太ノ海邊
ヲ巡察スルニ付テ撰著セル書ナリ　蝦夷ハ
カラフトノチジリノエトロフノ地理ヲ詳ニ
シ遂ニ柬察加寧古塔吉林烏喇船
厰ニ及ブ　一ニハ外國防秋ノ用ニ備ヘ　二ニハ
外國史書ヲ讀ノ助トモナリ　有益ノ書
トスベシ　然レトモ其魯斯亞ノ事ヲ記
スルニ至テハ全ク信用シガタシ　何分萬里

辺要分界図考は幕命による巡察をもとに著したエゾ、カラフト、クナシリ、エトロフ、さらにチュプカ（千島諸島）の詳しい地理書。国防と外国史の読解に役立つが、ロシア記事は憶説に基づき全く信用しがたい。

## 10月24日
## 亡羊の木内《きのうち》石亭評

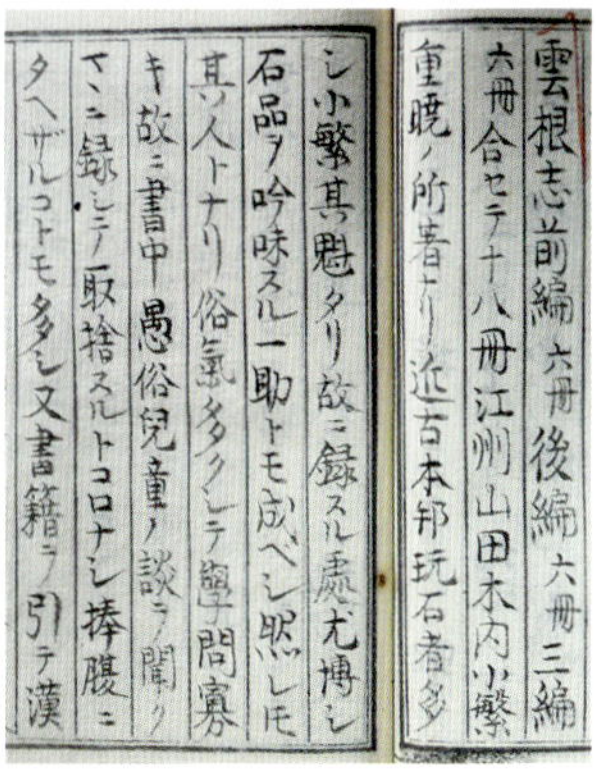

雲根志前編六冊　後編六冊　三編
六冊合セテ十八冊　江州山田木内小繁
重暁ノ所著ナリ　近古本邦玩石者多
シ　小繁其魁タリ　故ニ録スル處尤博シ
石品ヲ吟味スル一助トモ成ベシ　然レモ
其ノ人トナリ俗氣多クシテ學問寡
キ故ニ書中愚俗児童ノ談ヲ聞ク
ママニ録シテ取捨スルトコロナシ　捧腹ニ
タヘザルコトモ多シ　又書籍ヲ引テ漢

その人となり俗気多く学問不足。愚俗児童の談話をそのまま載せている。漢名は的はずれが多い。神代石《じんだいせき》は墓陵の明器（死者のための模造器）であって古代の用器ではない。慎み畏《おそ》れるべし。玩物喪志《がんぶつそうし》とはまさにこのこと。

## 10月25日
## 亡羊の水谷助六評

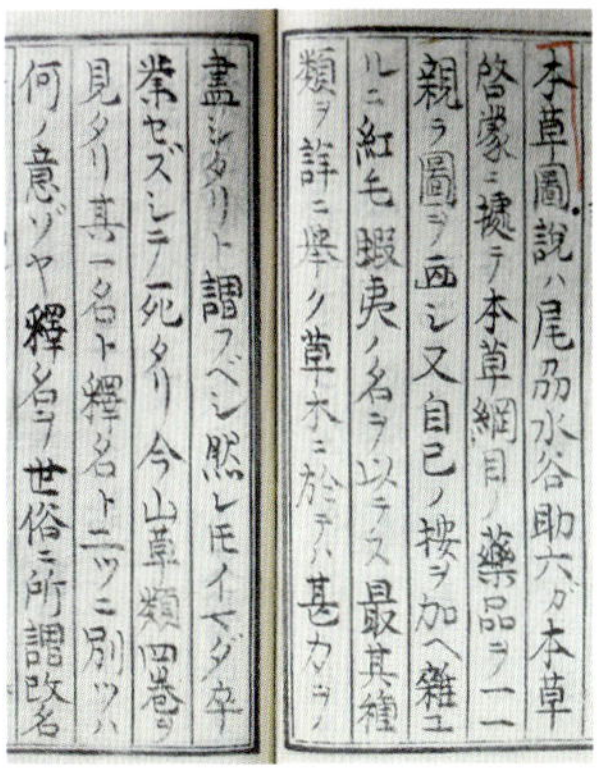

本草圖説ハ尾張水谷助六ガ本草
啓蒙ニ據テ本草綱目ノ藥品ヲ一一
親ラ圖ヲ画シ又自己ノ按ヲ加ヘ雜ユ
ルニ紅毛蝦夷ノ名ヲ以テス　最其種
類ヲ詳ニ擧ク　草木ニ於テハ甚力ヲ
盡シタリト謂ツベシ　然レモイマダ卒
業セズシテ死タリ　今山草類四巻ヲ
見タリ　其一名ト釋名ト二ツニ別ツハ
何ノ意ゾヤ　釋名ヲ世俗ニ所謂改名

完成させずに死んだ本草図説の山草類をみると、蘭山先生の本草啓蒙により各植物を自ら描き解説を付け蘭名やアイヌ語名も交え、大変な力作。しかし一斤いくらと値段を書き付けるは、士君子のすることではない。

## 10月26日

## 亡羊の林子平《しへい》評

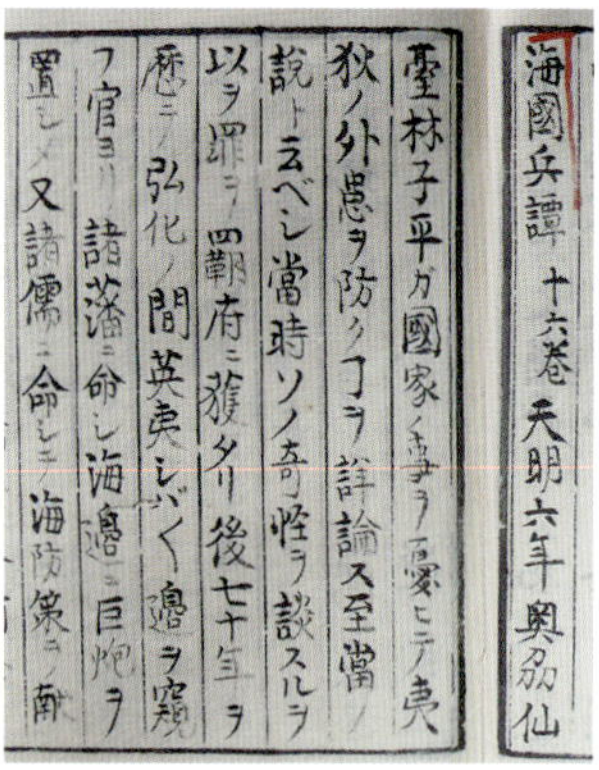
海國兵譚　十六巻　天明六年　奥州仙
臺林子平ガ國家ノ事ヲ憂ヒテ夷
狄ノ外患ヲ防クコヲ詳論ス至當ノ
說ト云ベシ當時ソノ奇怪ヲ談スルヲ
以テ罪ヲ四鄰府ニ獲タリ後七十年ヲ
歷テ弘化ノ間英夷しばしば邊ヲ窺
フ官ヨリ諸藩ニ命シ海邊ニ巨炮ヲ
置シメ又諸儒ニ命シテ海防策ヲ献

天明六（一七八六）年に国家を憂い国防を論じたため、奇怪の談として幕府から罰せられた。しかしアヘン戦争後英国の脅威が迫り、庶士も海防策を求められる時代に。七十年前の洞《どう》見《けん》は古今の卓識。奇人と言うべし。

## 10月27日

## 亡羊の漂荒紀事《ひょうこうきじ》評

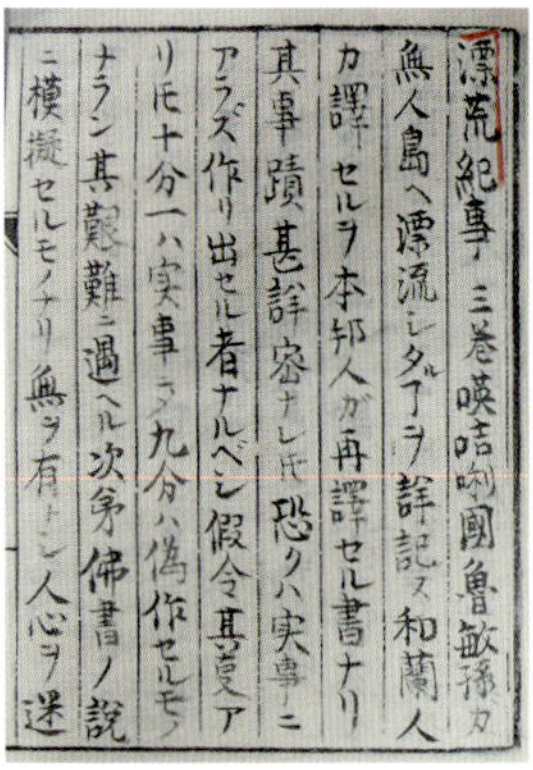
漂荒紀事　三巻　嘆咭唎國魯敏孫ガ
無人島ヘ漂流シタルヿヲ詳記ス和蘭人
カ譯セルヲ本邦人ガ再譯セル書ナリ
其事蹟甚詳密ナレ𪜈恐クハ実事ニ
アラズ作リ出セル者ナルベシ假令其事ア
リ𪜈十分一ハ実事ニテ九分ハ偽作セルモノ
ナラン其艱難ニ過ヘル次第佛書ノ說
ニ模擬セルモノナリ無ヲ有トシ人心ヲ迷

イギリス人ロビンソン・クルーソーの無人島漂流記の蘭訳を本邦人が再訳。十分の一は実事だが九分は偽作。無を有として人心を惑わす。亡羊は友人の膳所藩儒黒田梁洲《りょうしゅう》の息子麴廬《きくろ》が訳者だと分かっていたらしい。

## 10月28日

## 亡羊の世界地理書評

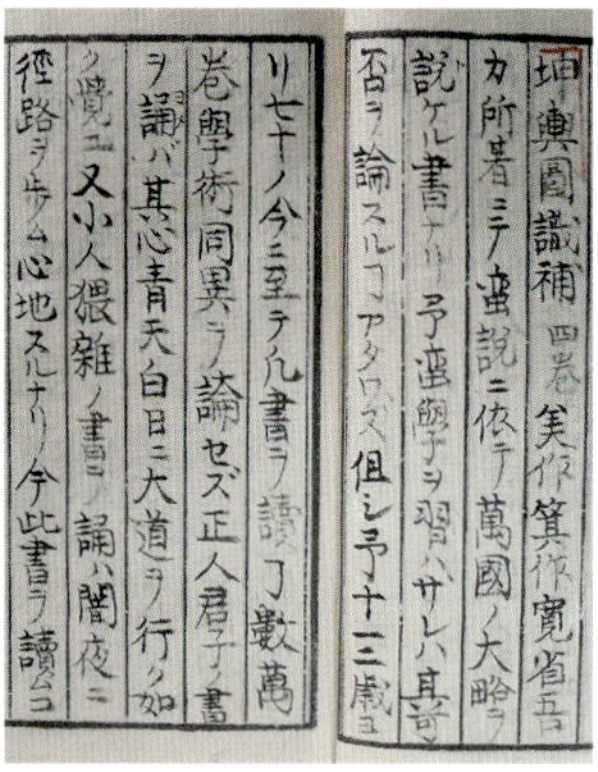
坤輿圖識補　四巻　美作箕作寛省吾
カ所著ニテ西說ニ依テ萬國ノ大略ヲ
說ケル書ナリ予西學ヲ習ハサレハ其當
否ヲ論スルコアタハズ但シ予十三歲ヨ
リ七十ノ今ニ至テ凡書ヲ讀ヿ數萬
巻學術同異ヲ論セズ正人君子ノ書
ヲ讀バ其心青天白日ニ大道ヲ行ク如
ク覺ユ又小人猥雜ノ書ヲ讀ハ闇夜ニ
徑路ヲ歩ム心地スルナリ今此書ヲ讀ムコ

私は正人君子の書を読むたびに心が晴天白日に大道を行くを覚える。蘭学者箕《み》作省吾《つくりしょうご》のこの書を読んでみたところ、昼ともなく夜ともなく心中朦朧《もうろう》として狐狸《こり》に騙された心地がした。初心者はこれを読むべからず。

## 10月29日

## 蘭書ドドネウス草木誌初版

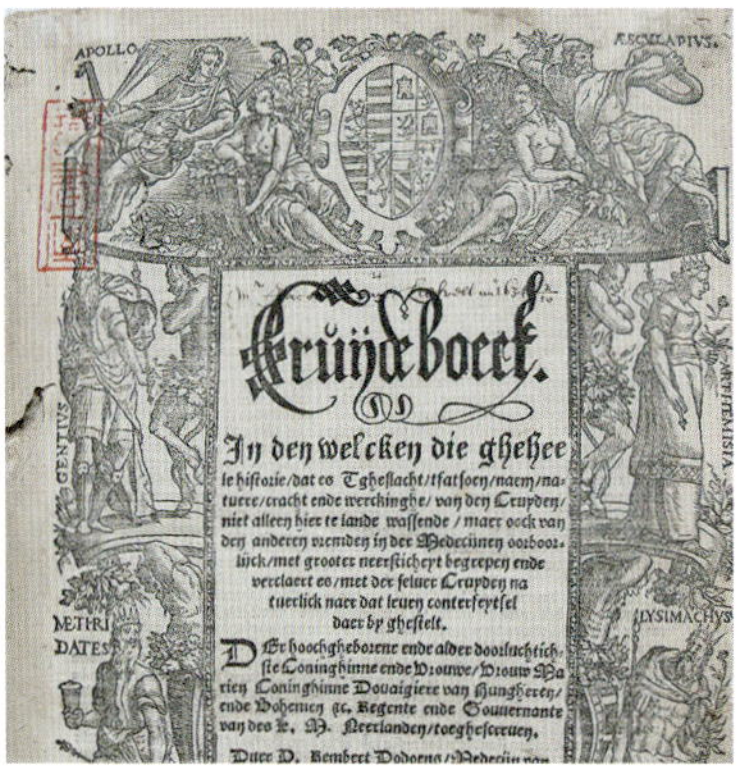

Cruydeboeck.
In den welcken die gheheele historie/dat es Tghslacht/tfatsoen/naem/natuere/cracht ende werckinghe/ van den Cruyden/ niet alleen hier te lande wassende / maer oock van den anderen vremden in der Medecijnen oorboorlijck/met grooter neersticheyt begrepen ende verclaert es/met der seluer Cruyden natuerlick naer dat leuen conterfeytsel daer by ghestelt.
DEr hoochgheborene ende alder doorluchtichste Coninghinne ende Vrouwe/Vrouw Marien Coninghinne Douagiere van Hungheren/ ende Bohemen etc. Regente ende Gouuernante van des K. M. Neerlanden/toeghescreuen.
Duer D. Rembert Dodoens/Medecijn van

十六、七世紀西欧の代表的植物図譜であるドドネウス草木誌の初版（一五五四年）とラテン語版からの蘭訳初版（一六〇八年）が読書室に伝わる。門人で読書室支援者の西村広休《ひろよし》旧蔵。標題紙の書名はクロイデブック。

## 10月30日

### ドドネウス肖像
### 木版

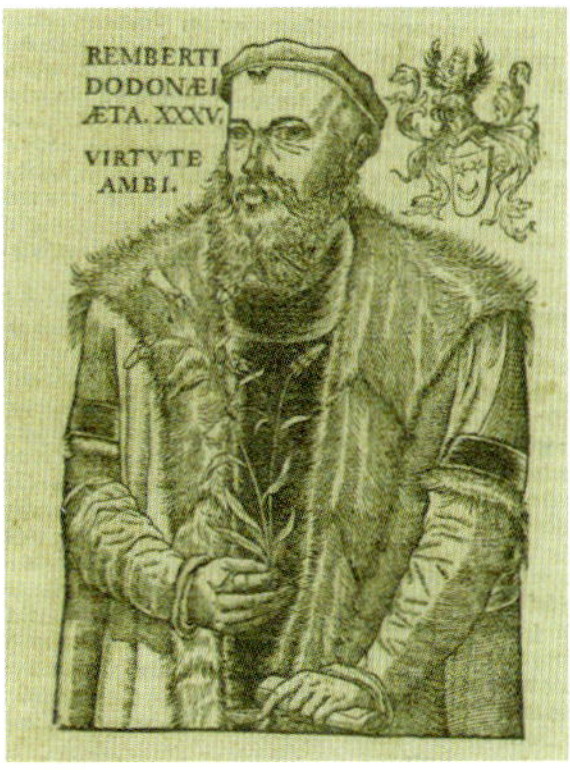


ドドネウスはベルギー、メッヘレン生まれの医師。その草木誌の価値を日本で最初に認めたのは将軍吉宗。本格的読解は通詞吉雄耕牛が始め孫の常三《じょうさん》が継承。挿図に漢名を当てる仕事は小野蘭山が始め亡羊が補訂。

## 10月31日

### 蘭書ドドネウス初版
### 挿図

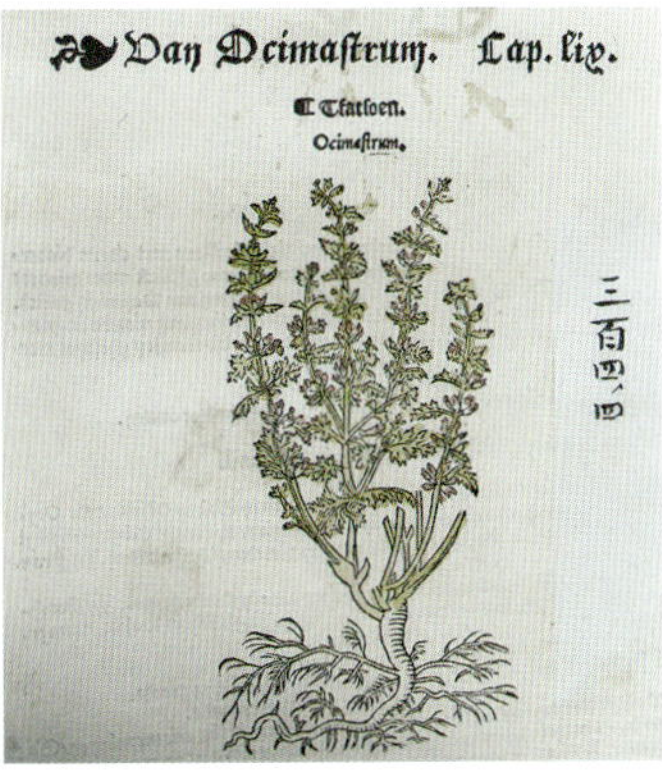


初版（アントワープ、一五五四年）は世界的な希書。大判、本文八百十八ページ。読書室本では植物の木口《こぐち》木版挿図、計七百十五図に、一番から五百三番までの付箋が貼られ、多くに和名がある。誰の手によるか未詳。

## 11月1日

### 亡羊書簡　藤林元丈《げんじょう》宛

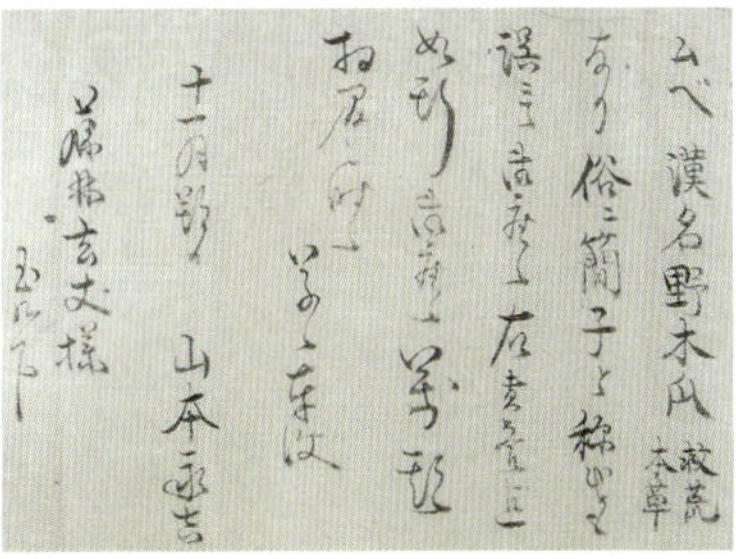


十一月朔日付け。元丈は亡羊門人。洛北鷹峯の幕府薬園を代々管理した藤林家の八代目主人。亡羊は本状で、ムベ（つる性灌木《かんぼく》）の漢名は中国の救荒本草にいう野木瓜《やぼくか》で、俗に蕑子《かんし》と呼ぶのは間違いであると指摘。

## 11月2日

### 江州高島献上ムベ籠図

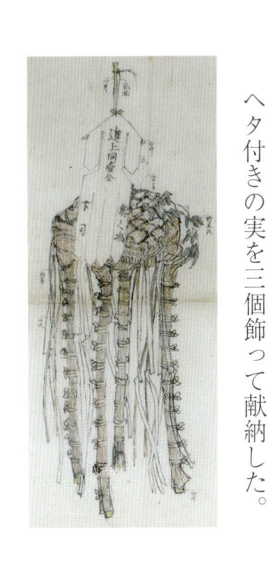

籠の作りを詳しく図解。古来、旧暦十一月一日には高島や奥島（近江八幡市）から、ムベ籠が宮中に献上された。籠の高さ二尺、径九寸。脚の束は十二本、閏年は十三本とし、籠にヘタ付きの実を三個飾って献納した。

## 11月３日

マキエガキ図

渓山写生

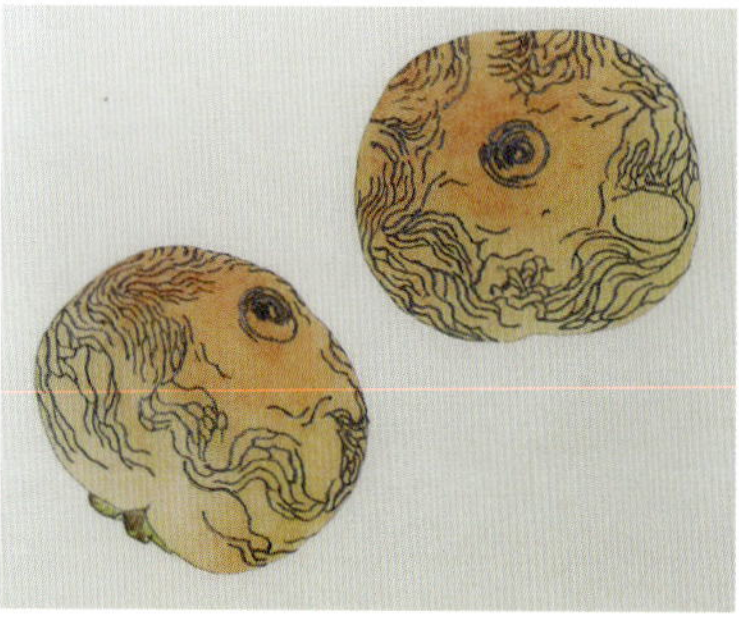

なるほど蒔絵柿《まきえがき》だ。福岡藩主黒田斉清《なりきよ》は蘭学を好み海外事情に明るかったが、本草学を修めた物産家でもあり、シーボルトと交流。亡羊にもしばしば質問状を送った。図は渓山（章夫）が斉清所蔵の原図を模写。

## 11月４日

鴇図并賛《ほうずならびにさん》

章夫筆

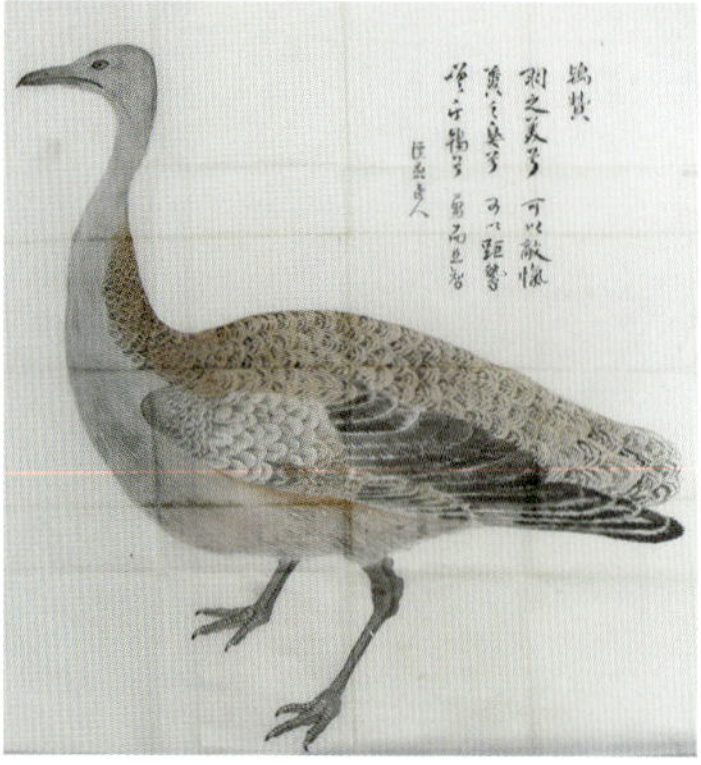

鴇はノガン。詩経の鴇羽《ほうう》は出征した兵士が故郷の父母を養えないのを嘆く詩。詩経に倣った章夫の賛に曰く、羽の美しいこと恨みを買うほど、糞《ふん》の臭いこと猛禽《きん》も寄せ付けない、味は鴇が一番、勇ましく頭もよい。

## 11月５日

「娥眉山下橋《がびさんかきょう》」標木拓本

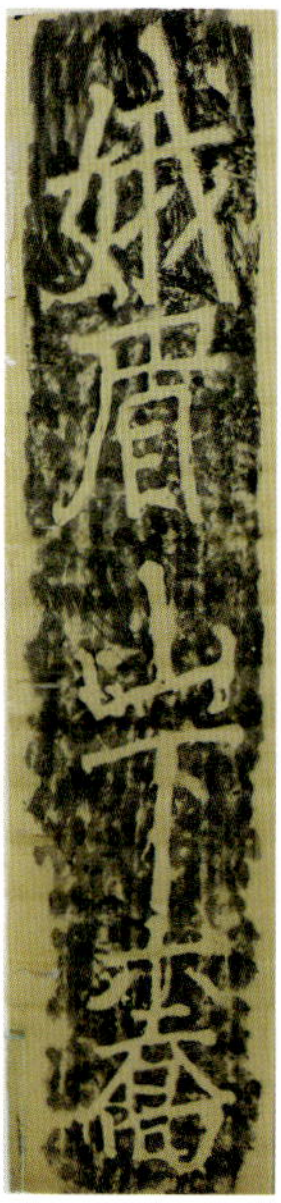


文政八（一八二五）年十月越後の宮川浜（新潟県柏崎市）に一本の標木《ひょうぼく》が漂着。上部は凶暴な貌《かお》の人面が彫られ、下部は「娥眉山下橋」の五文字が薬研彫《やげんぼり》に刻まれていた。拓本は読書室門人若村基三郎《もとさぶろう》がもたらした。

## 11月６日

娥眉橋梁《がびきょうりょう》縮図

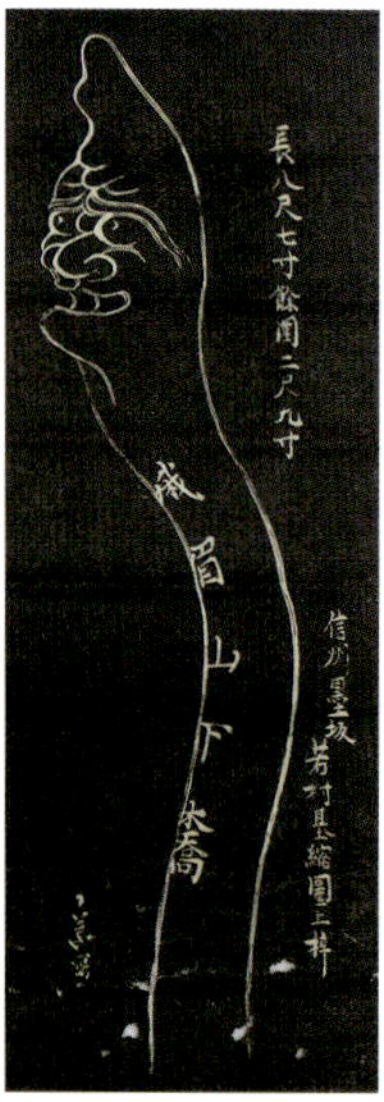


越後に漂着直後から標木は中国峨眉山の橋杭《はしぐい》とされ、詩人良寛も漢詩に詠じた。信州須坂の門人若村基三郎がこの墨刷り縮図を発行したのは文政十二（一八二九）年春。鈴木牧之《ぼくし》「北越雪譜」での紹介より十二年早い。

## 11月7日

### 娥眉橋梁縮図

亡羊賛

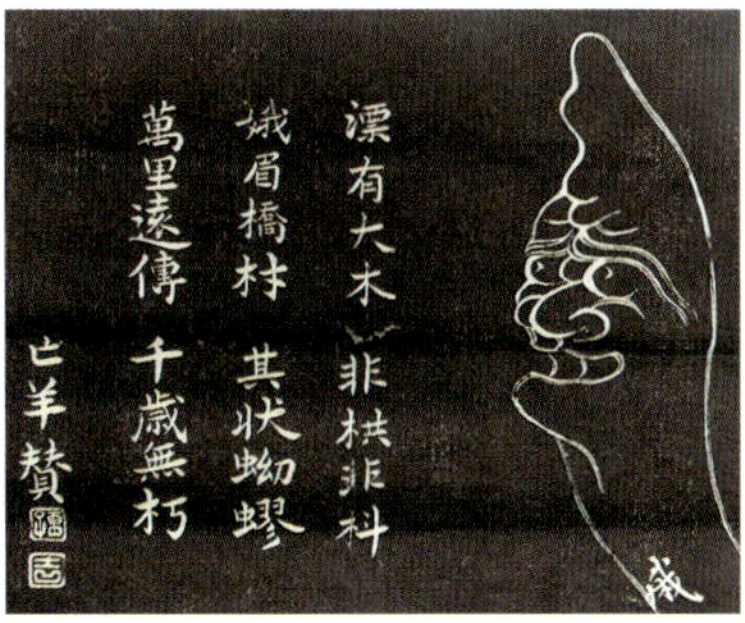

現存の標木は高さ二百六十センチ、娥字部分の周囲七十一センチ。亡羊の賛に曰く、漂着した大木は柱の上の枡形《ますがた》でなく、峨眉山の橋材。形は竜のようにうねりくねる。万里の遠くから伝わり、千年を経ても朽ちることがない。

## 11月8日

### ハリナスビ図

渓愚写

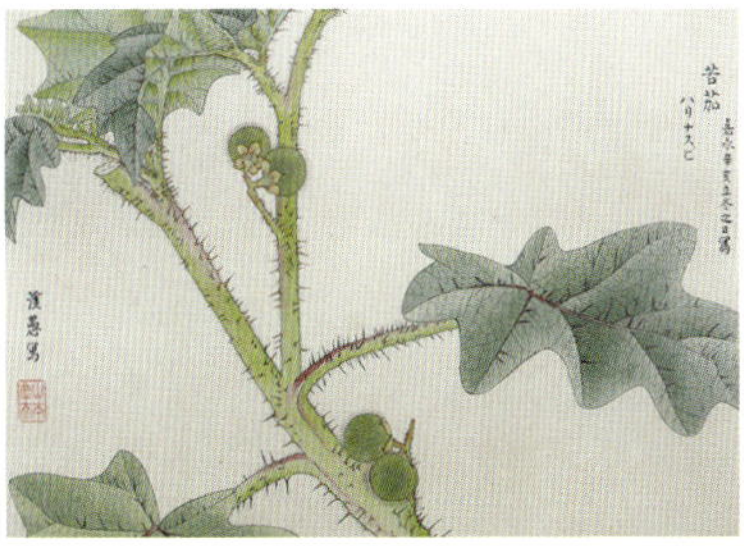

今日は立冬。嘉永四（一八五一）年立冬の日（旧暦十月十五日）に写生。ブラジル原産。二年前にオランダ人が長崎に種子をもたらした。別のハリナスビ図にはナスに似た五弁の花が描かれている。腊葉《さくよう》も二点伝わる。

---

**休載追録7**

### 紅夷耳《おらんだみみ》ガネ

ゲホールホールン

読書室に拓本「峨眉山下橋」をもたらした門人若村基三郎は文政九年入門。同十一年には詩経品物会の幹事となった。物産会にしばしば胡桃《くるみ》など故郷信州の特産を出品。なかには紅毛蝋燭《おらんだろうそく》、紅夷耳ガネ（ゲホールホールン）すなわち蘭製補聴器など、舶来の珍品もあった。天保九年頃物産家として名をなし、楊《よう》梅醒井《ばいさめがい》東に住んだ。

---

## 11月10日

### 蝦夷《えぞ》方言

シュサモ

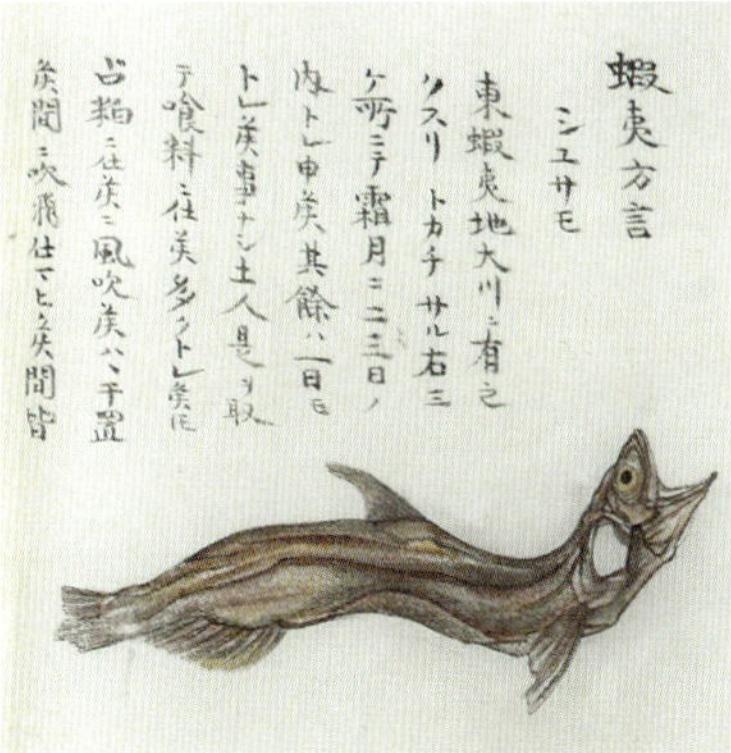

門人松浦武四郎《たけしろう》は安政二（一八五五）年幕府蝦夷地御用となった。武四郎が蝦夷から送ってきたシシャモの干物を章夫が写生。十勝川などで霜月のわずか二、三日だけ、水より多いほど取れる「広大無量ノ魚」という。

11月11日

## 麞皮并臍牙図《しょうひならびにせいが》

識語

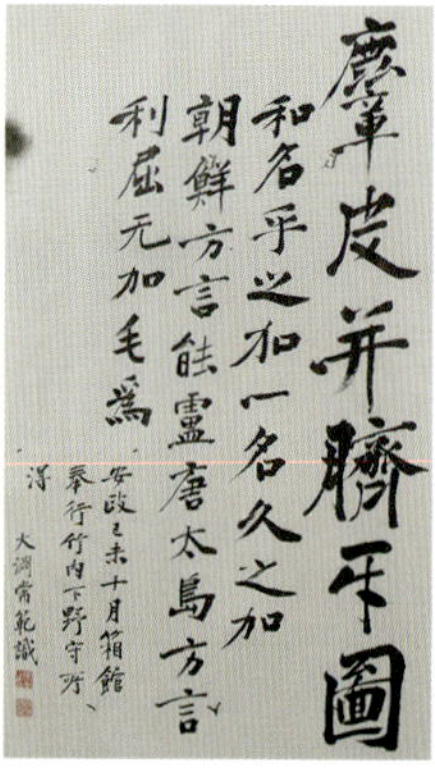


安政六（一八五九）年十月箱館奉行竹内保徳《やすのり》が入手した麞の毛皮、臍《へそ》、牙。麞は和名コシカ、別名クシカ。朝鮮語ノロ。カラフト方言（アイヌ語）リクンカモイ。識語を書いた大淵常範《つねのり》は幕医。父祐玄《ゆうげん》も章夫の知人。

11月12日

## 麞皮并臍牙図

雪斎《せっさい》画

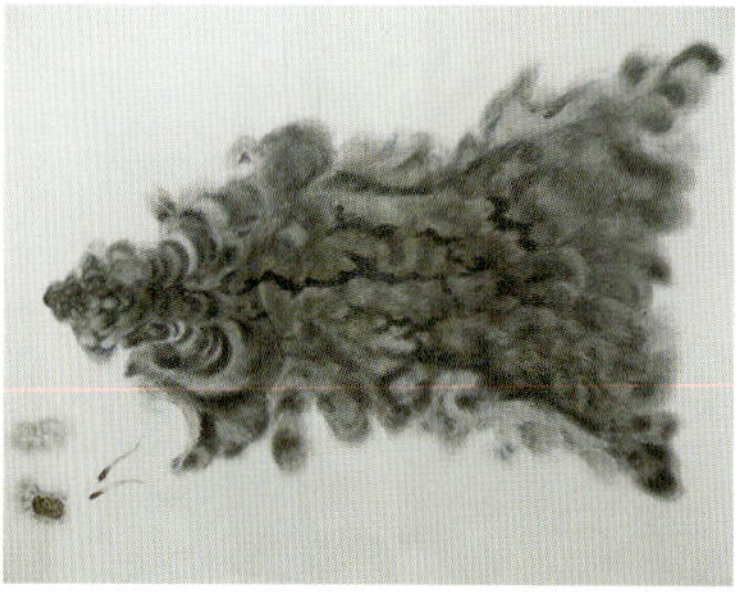

縦一五七センチ、横一七八センチの紙本彩色。大淵常範は箱館に赴任した幕医栗本鋤雲《じょうん》から竹内奉行所蔵の麞皮は麝香鹿《じゃこうじか》の一種ではと知らされ麞麝考《しょうじゃこう》を著した。絵師服部雪斎は箱館から帰任した竹内の蔵品を描いたらしい。

11月13日

## 牡丹《ぼたん》説

曲直瀬養安院《まなせようあんいん》著

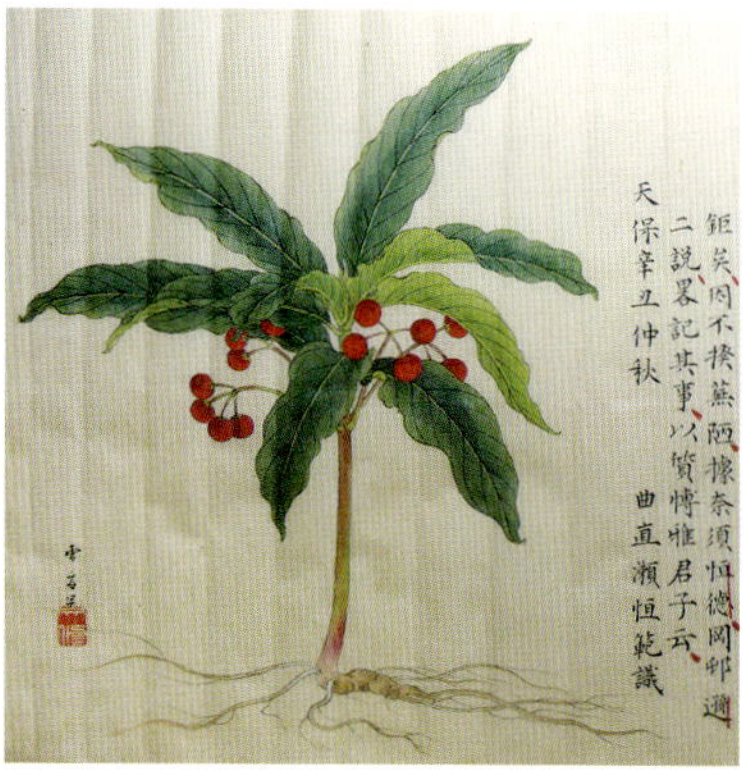


幕医養安院は栗本鋤雲《じょうん》の本草の師。亡羊は養安院と書簡のみの交わり。心は朝廷にあり仕官の話は丁重に断わった。養安院は南宋謝《しゃ》霊運《れいうん》の詩の牡丹は万葉集の山橘《やまたちばな》、藪柑子《やぶこうじ》だという説を紹介。図は藪柑子、服部雪斎画。

11月14日

## セイテウボーム図

雪斎画

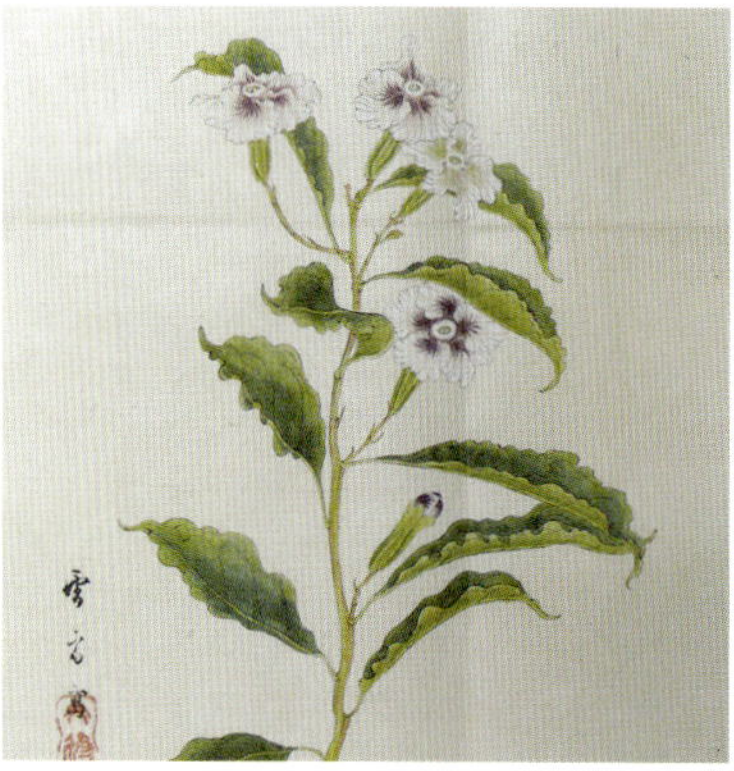

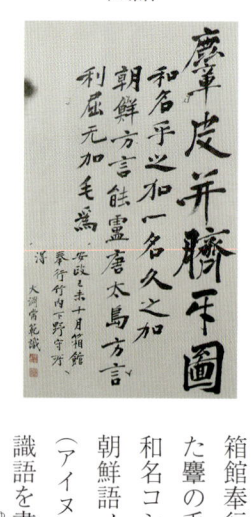

章夫は花屋がセレイテイヤとかセイデイボームと呼ぶこの渡来植物は江戸で蕃《ばん》茉莉《まつり》と云われていると幕医の大淵祐玄《ゆうげん》から教えられた。十二日付け本欄で紹介の麞《しょう》図は祐玄が文久二（一八六二）年の読書室物産会に出品。

11月15日

## マユハケオモト図

## 雪斎画

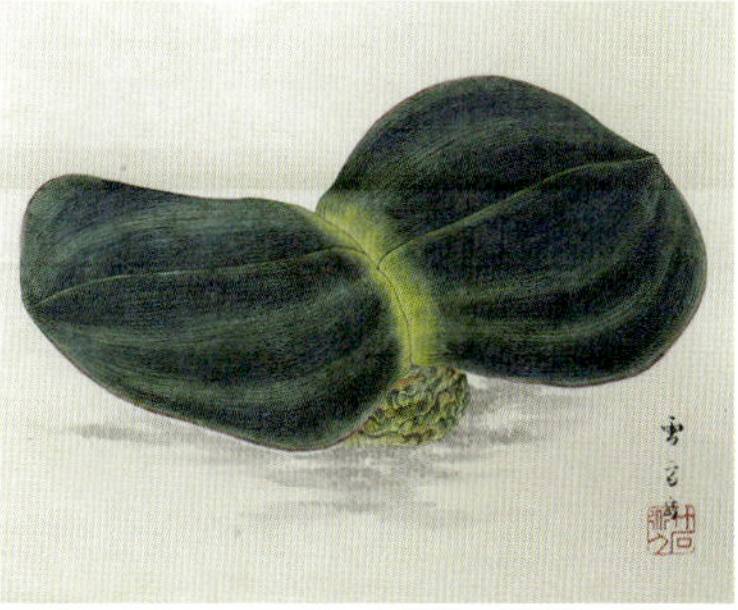

本図と十四日付けの雪斎画、明日掲載予定の異形《いぎょう》仙人掌《さぼてん》図は幕府の万延元（一八六〇）年遣米使節が持ち帰った腊葉《さくよう》百二品とともに、文久二（一八六二）年五月の読書室物産会に江戸の幕医久志本《くしもと》左京が出品した。

11月16日

## 異形仙人掌図《いぎょうさぼてん》

## 雲停《うんてい》画

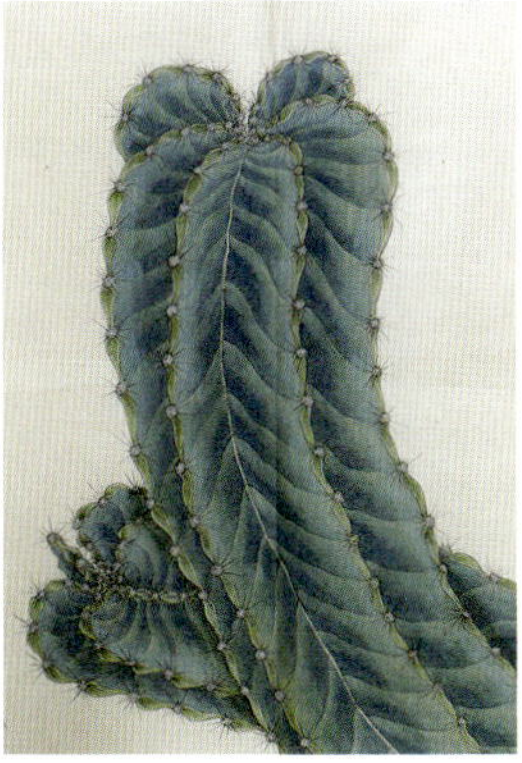

関根雲停と服部雪斎は幕末明治初期を代表する江戸の博物画家。本図と十四、十五日付けの雪斎画、三点とも章夫の本草動植物写生図譜に模写図がある。いずれも江戸（幕医）久志本（左京）氏所贈写生と記すのみ。

11月17日

## 教草《おしえぐさ》

## 白柿并柿油一覧《つるしがきならびにしぶ》

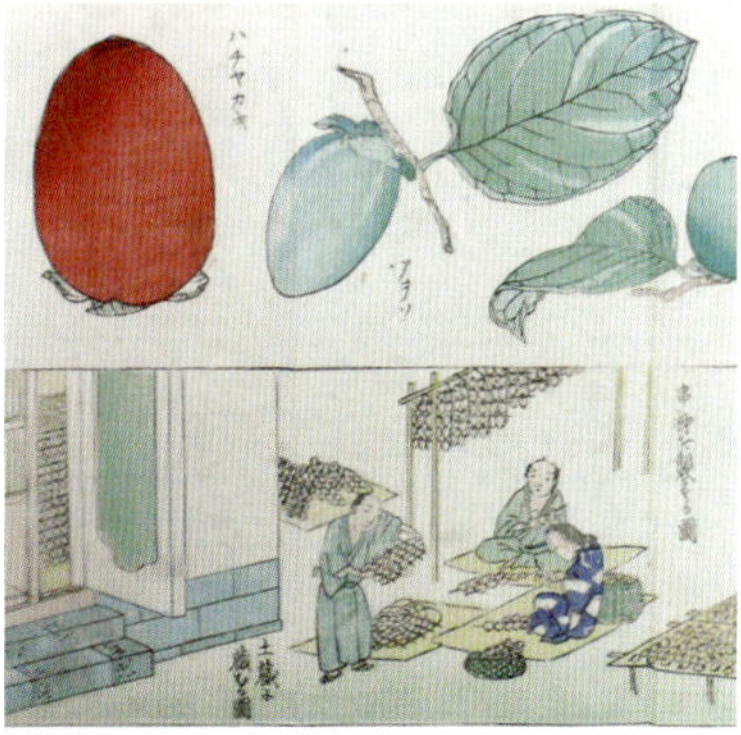


教草は明治六（一八七三）年ウィーン万博を契機に博物局が前年から編纂《さん》配付した産業絵解き一覧図。木版多色刷り全三十四枚。本図は明治六年一月刊。山本章夫撰《せん》、溝口月耕《げっこう》画。執筆者には山本秀夫、正夫もいる。

11月18日

## 教草

## 青花紙《あおばながみ》一覧

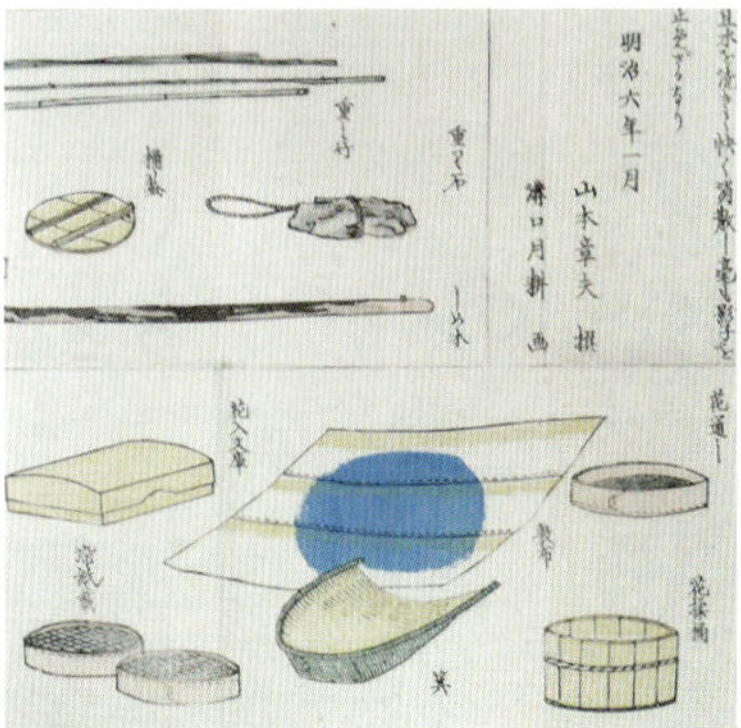


明治六（一八七三）年一月刊。山本章夫撰、溝口月耕画。青花は青色染料の原料となるツユクサ。教草の企画監修はその六年前パリ万博に幕府物産方《ぶっさんがた》として渡仏した田中芳男。図は絵師の服部雪斎、中島仰山《ぎょうざん》らが担当。

## 11月19日
## ドドネウス草木誌
## 一六〇八年版

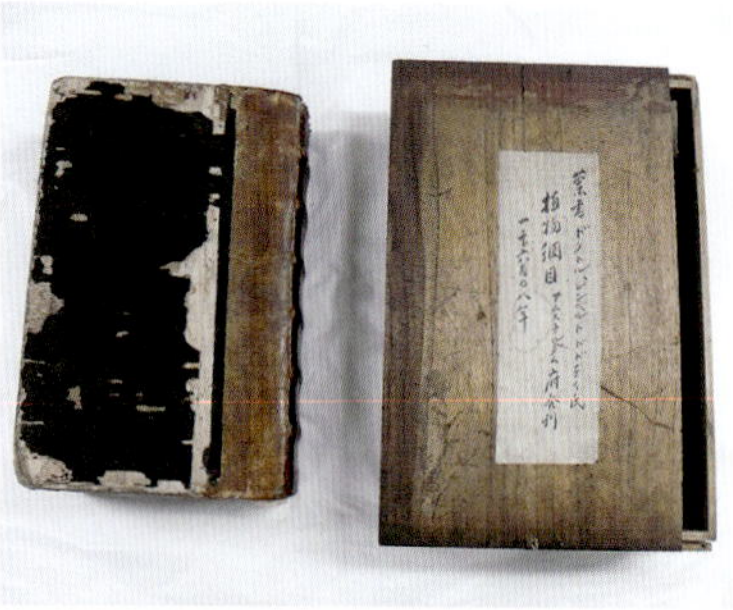

ラテン語版初版（一五八三年、アントワープ）による蘭訳初版。桐箱入り。大判、全千六百六十八ページ。見開き二百八カ所に付箋や書き入れがある。一六〇八年版の古渡り本は現存唯一。西欧でも希少。西村広休旧蔵。

## 11月20日
## 力をつくしてたゆみなく

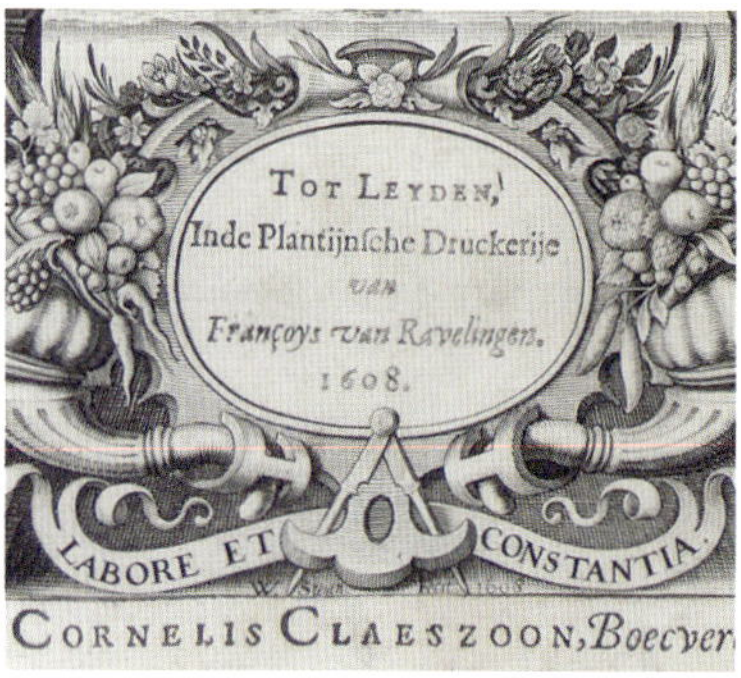


ドドネウス草木誌蘭訳初版標題紙にあるラテン語標語。標語とコンパス印はラテン語版を出したアントワープのプランテイン印刷所と共通。蘭訳初版を編集出版したのはライデン支店長ファン・ラーフェリンゲン。

## 11月21日
## ドドネウス肖像
## 銅版

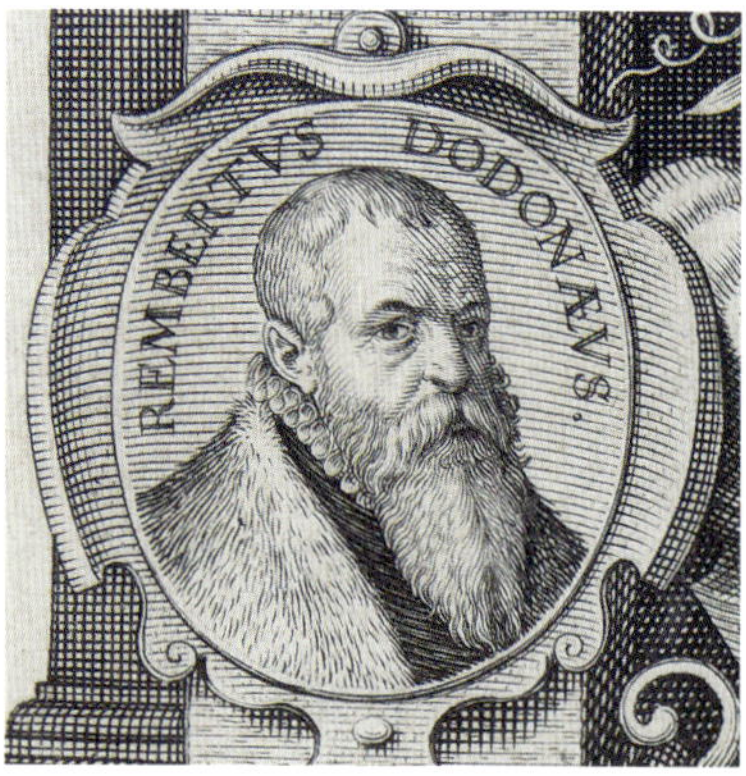


ドドネウスはラテン語。オランダ語ではドドゥンス。フランス語ではドドネー。江戸時代には独々涅《どどね》烏斯《うす》などと表記。ドドネウスの生地はオランダとの本家争いを経て二十世紀初頭にベルギーのメッヘレンに決着。

## 11月22日
## クルシウス肖像
## 銅版

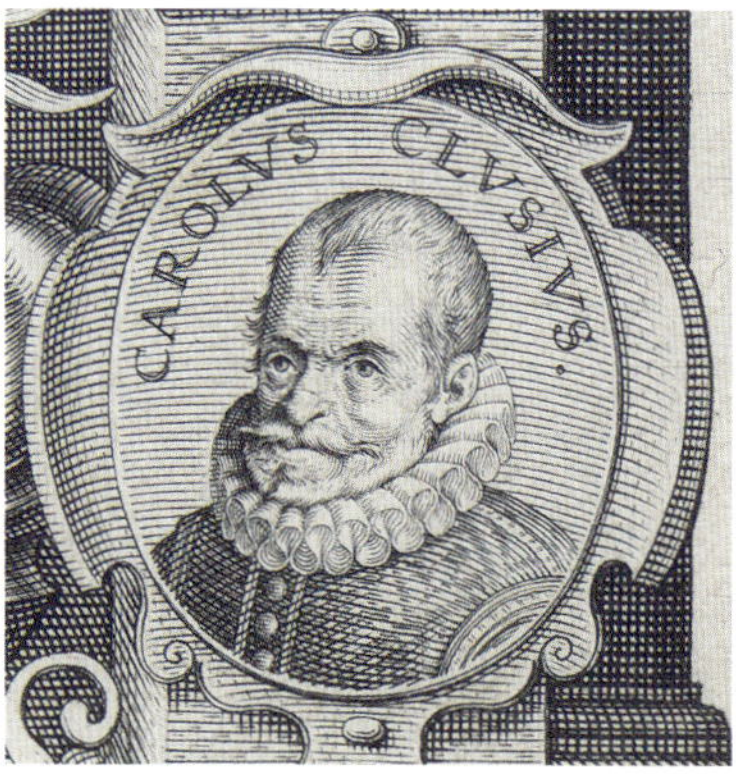


北フランスのアラス生まれ。仏語名はドゥレクリューズ。ドドネウス草木誌初版（一五五四年）を増訂仏訳。ラテン語版初版（一五八三年）とその蘭訳（一六〇八年）の増補にはクルシウスの著作が多用された。

11月23日

ドドネウス草木誌

フタゴヤシ図

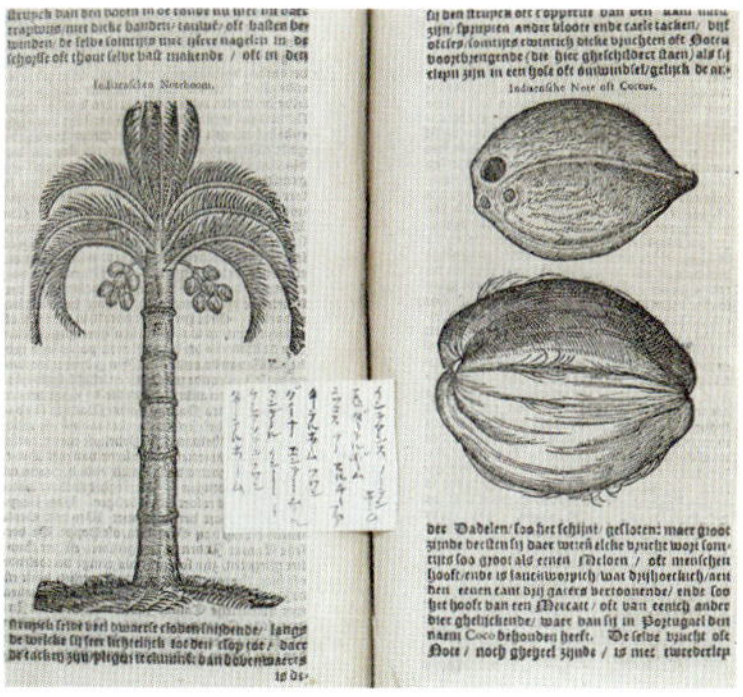

ドドネウス草木誌蘭訳の付録「異国産植物誌」はポルトガルやスペイン植民地の植物に詳しいクルシウスの著作による。鎖国下の蘭学者や本草学者が最も注目した箇所。図はインド洋モルディブ諸島産のフタゴヤシ図。

11月24日

ドドネウス草木誌

サフラン図

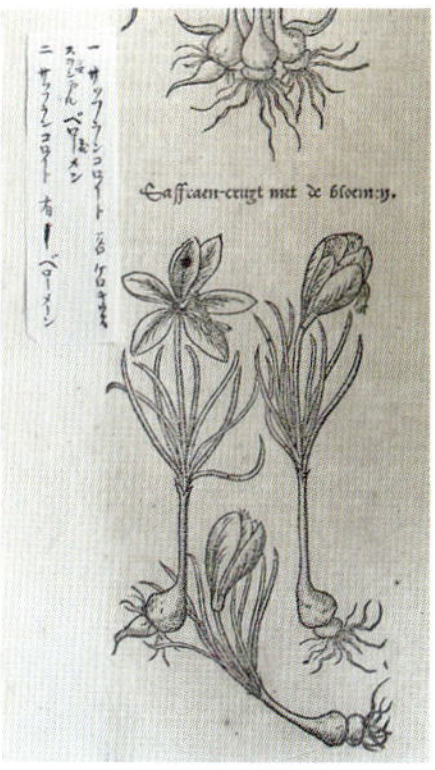

ドドネウス草木誌蘭訳は一六〇八年、一六一八年、一六四四年の各版が舶載された。平賀源内は一六四四年版のサフラン図を模写。小野蘭山が図に漢名を付けたのは一六一八年版。読書室本の書き入れは誰の手か未詳。

11月25日

ワインマン植物図譜

表紙

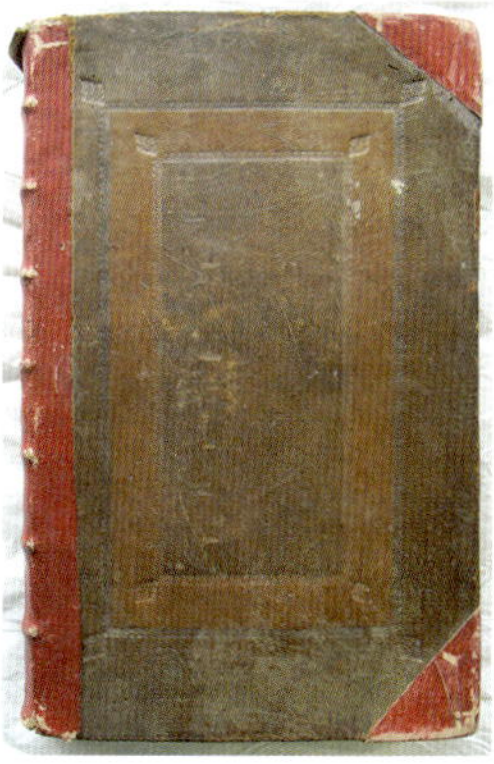

西欧十八世紀前半を代表する植物図譜の著者ワインマンは南独レーゲンスブルク市の主任薬剤官。豪華な銅版手彩色図版はカトリック教会とフッガー家の富で栄えたアウグスブルクの彫版師の高度な技に由来する。

11月26日

ワインマン植物図譜

標題紙

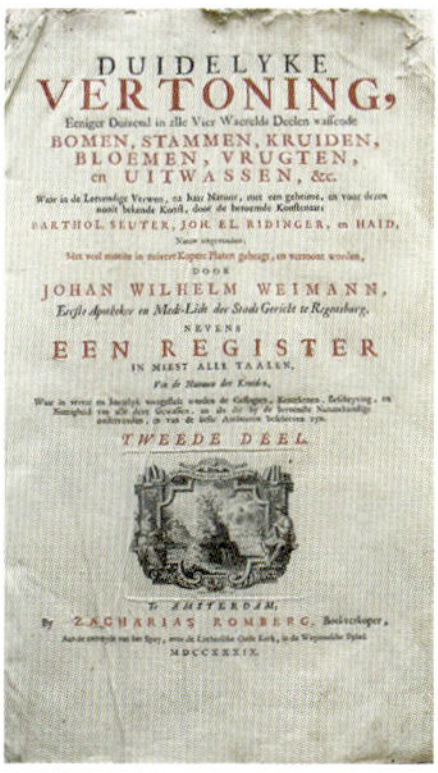


ワインマンは大判、全八冊。うち図巻四冊は銅版手彩色図版千二十五枚を収める。蘭学の勃興した一七七〇年代から幕末まで蘭学趣味の大名や富裕な町人、医師たちが所蔵を競い合った。読書室本は図巻二冊を欠く。

## 11月27日

## ワインマン植物図譜

## カカオ図

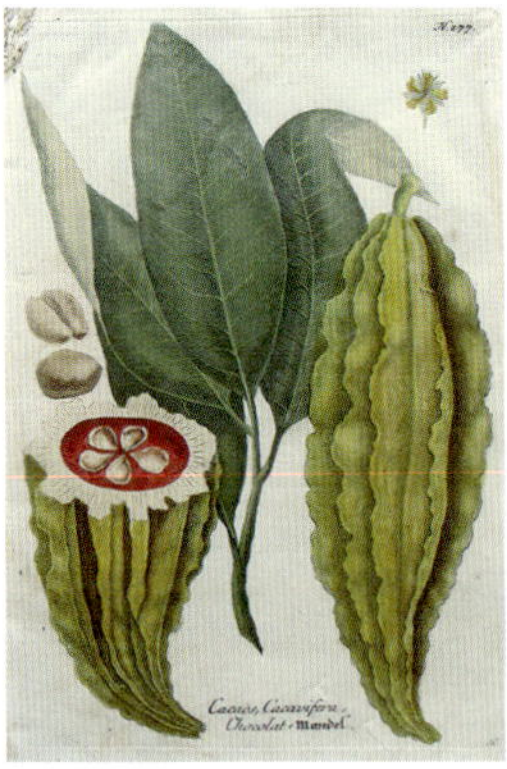

図版は植物各部の比率を無視した構図と陰影の欠如を特徴とする。蘭訳初版は一七三六年から一七四八年にアムステルダムで出版。植物名は図版下部にラテン語名を必ず掲げ、時にフランス語名、ドイツ語名を加える。

## 11月28日

## 物印満図《うぇいんまん》

## 確堂筆

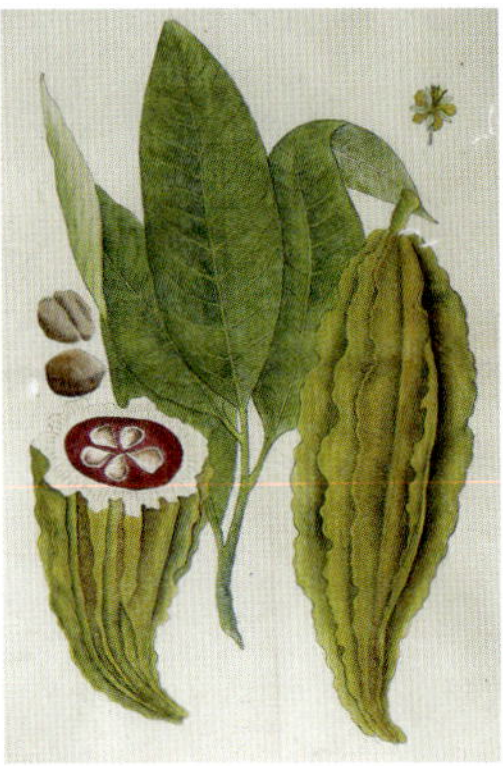

読書室にはワインマン植物図譜の図版を模写した物印満図が確堂（正夫）筆二十枚と渓山（章夫）筆九十枚の二種が伝わる。いずれも植物名は省略して模写せず。模写図は精巧で原本と区別がつかないものもある。

## 11月29日

## カボチャ・ヒョウタン類

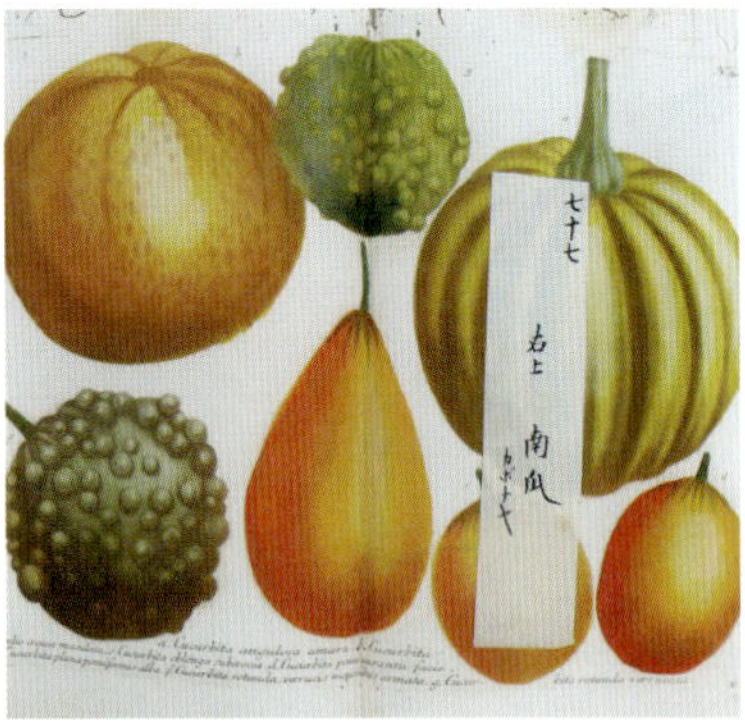


ワインマン植物図譜の図巻第二冊所収、第四百四十六図。キュキュルビタ（カボチャ・ヒョウタン）類十八種を見開き銅版手彩色の図版五枚に描いたうちの五枚目。挿入紙に「七十七　右上　南瓜　カボチヤ」と墨書。

## 11月30日

## 物印満図

## 渓山筆　南瓜《かぼちゃ》

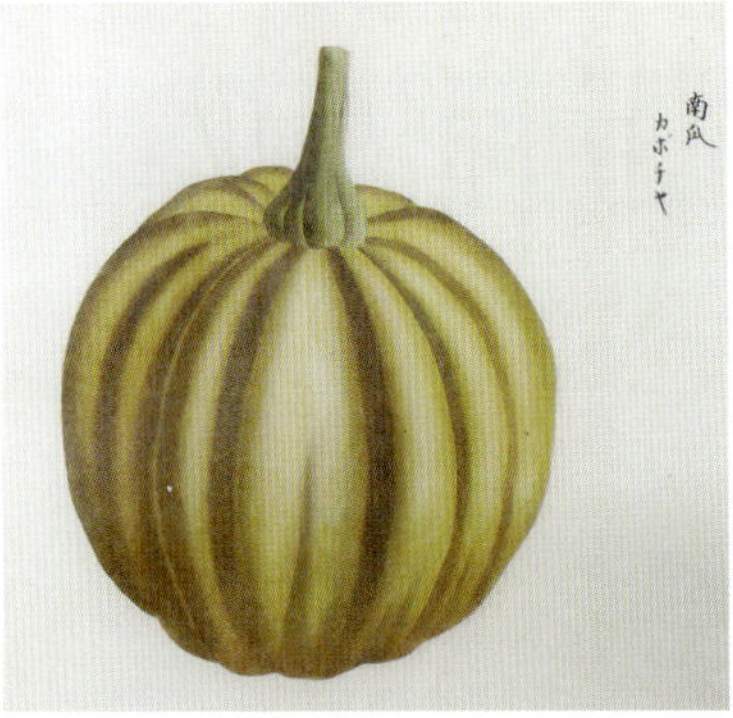


二十九日付けで掲載した蘭訳原書図巻第二冊第四百四十六図の右上部分を模写。渓山（章夫）筆の物印満図九十枚の多くに付けられた漢名または和名は、原書図巻二冊に挿入された付箋九十三枚と密接な関係がある。

## 12月1日

## 娥眉山《がびさん》下橋《かきょう》双鉤《そうこう》

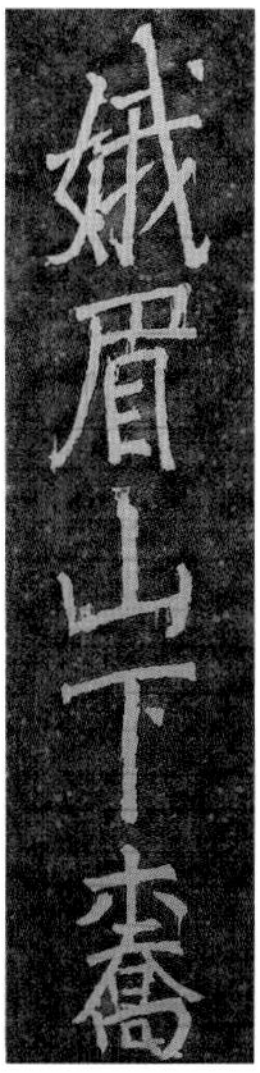

双鉤は文字の輪郭を写し取ったもの。文政十（一八二七）年十二月、越後椎谷《しいや》浜（新潟県柏崎市）田沢村祐光寺の僧勧励《かんれい》は前年十月に漂着した標木から双鉤を作り、題詩を募るため同好の仲間にこの墨刷りを配った。

## 12月2日

## 娥眉山下橋双鉤 添え状

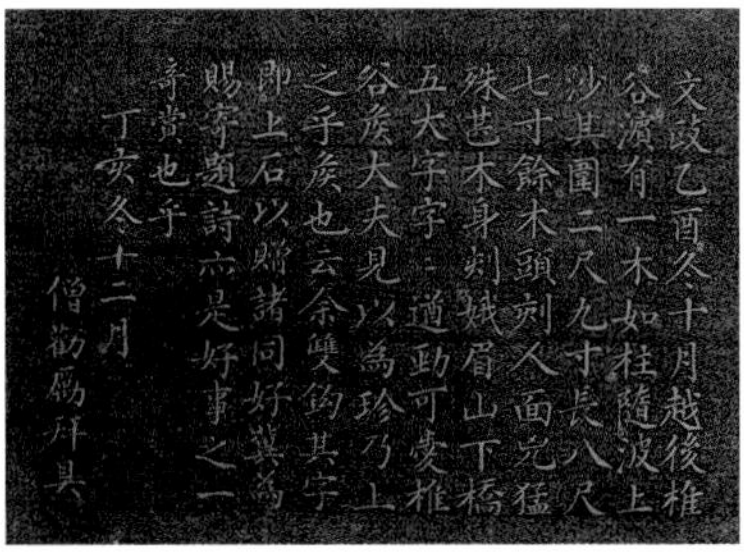

文政乙酉冬十月越後椎谷濱有一木如柱隨波上沙其圍二尺九寸長八尺七寸餘木頭刻人面兇猛殊甚木身刻娥眉山下橋五大字字ミ遒勁可愛椎谷侯大夫見以為珍乃上之于侯也云余雙鉤其字即上石以贈諸同好冀為賜寄題詩亦是好事之一奇賞也乎

丁亥冬十二月

僧勧励拜具

勧励の添え状に曰く、木の周り二尺九寸、長さ八尺七寸余。先端に凶猛な顔、木身の文字遒勁《ゆうけい》。椎谷藩主（堀直哉《なおちか》）はこの娥眉山下橋の柱が気に入り珍蔵したという。現在は朝鮮の木製神像チャンスンとする説が有力。

## 12月3日

## 秘蔵書伝授の誓約書

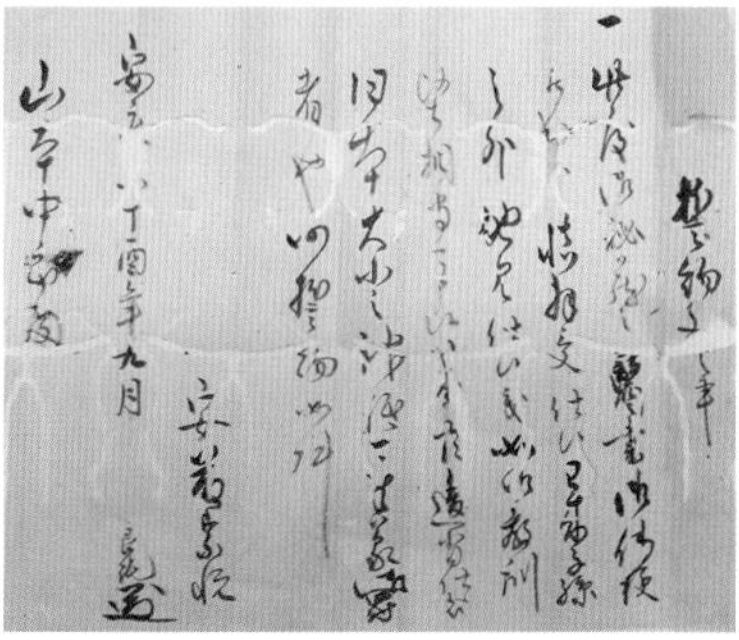

亡羊の父山本封山（中郎《なかろう》）は西本願寺侍読《じどく》時代から自宅で医書を講じた。この誓約文は安永六（一七七七）年九月、門人安藤宗悦が秘蔵医書を伝授され、子孫の外に見せないことを日本大小の神祇《じんぎ》に誓って差し出した。

## 12月4日

## 門人の誓約書 その一

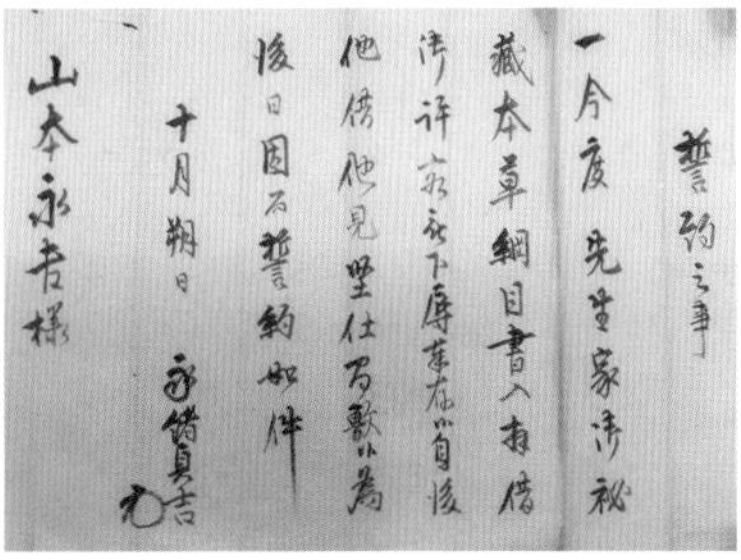

永緒貞吉《さだきち》は文化四（一八〇七）年九月に入門。封山晩年の筆写を補佐。読書室秘蔵の本草綱目書き入れ本を亡羊から拝借した際、他借他見はしないと後日のため誓約した。神祇を持ち出さない書式が定まったらしい。

## 12月５日

## 門人の誓約書

## その二

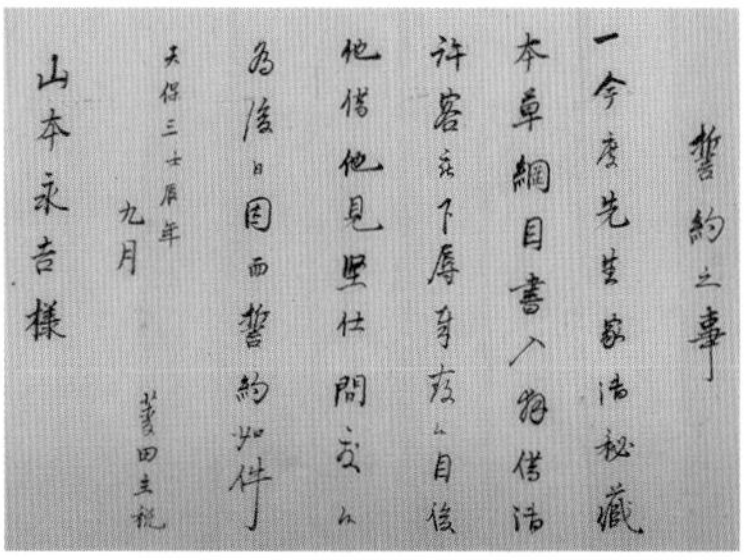

誓約之事

一今度先生家法秘蔵

本草綱目書入物借請

許容被下辱奉存候自後

他借他見堅仕間敷候

為後日因而誓約如件

天保三壬辰年

九月

菱田主税

山本永吉様

文政十一（一八二八）年一月に入門した麩屋町五条北の菱田主税《ちから》は父伊織とともに読書室物産会の常連。天保三（一八三二）年九月、読書室秘蔵の本草綱目書き入れ本を拝借した。誓約書は他の門人と同じ書式である。

## 12月６日

## 入塾一札

## 香具屋《こうぐや》利兵衛

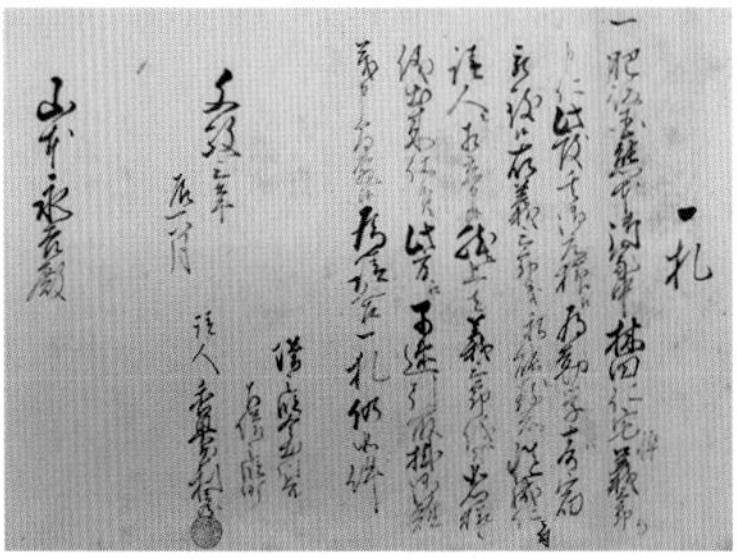

文政三（一八二〇）年六月付け。塔之段今出川上ル下塔之段町の香具屋利兵衛は熊本細川家の林田仁宅悴《じんたくせがれ》義三郎が寄宿生として入塾の際、保証人となり、何が起きてもすぐに引き取る、迷惑は掛けないと一札を入れた。

## 12月７日

## 入塾一札

## 岡屋忠兵衛

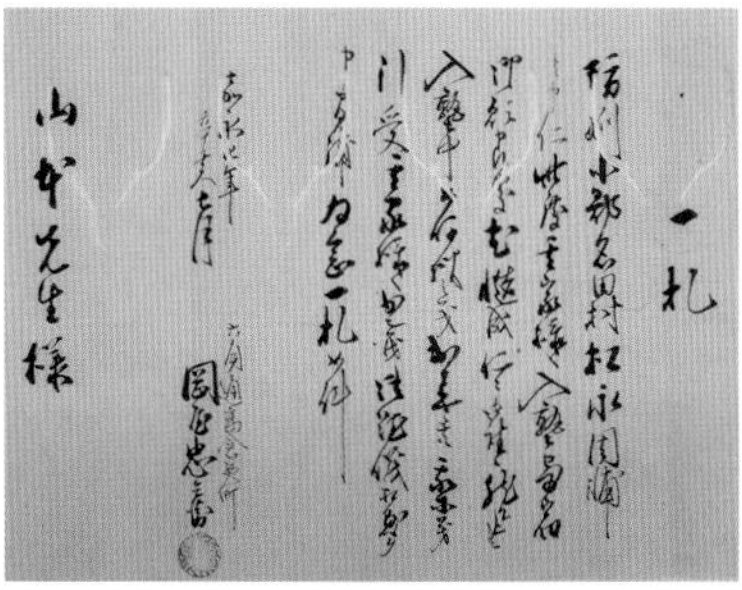

嘉永四（一八五一）年七月付け。防州小郡名《おごおりな》田島《たじま》の松永周輔の入門は門人名簿では前年三月。紹介者は国学者野々口隆正《たかまさ》だった。しかし、六角通高倉西入町の忠兵衛を保証人に得て、やっと入塾寄宿できたようだ。

## 12月８日

## 門人の誓約書

## その三

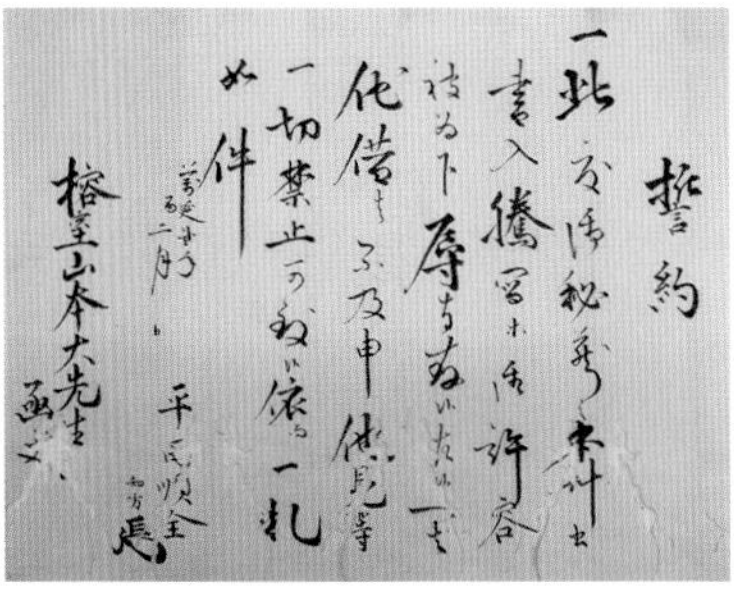

鳥取藩医平田景順《けいじゅん》の子順《じゅん》全《ぜん》は万延元（一八六〇）年十一月八日榕室に入門。翌年二月、亡羊時代と少し書式の異なる誓紙に、他借は申すに及ばず他見等一切禁止を誓約し、秘蔵の本草書書き入れ本の謄写を許された。

## 12月９日

## 門人名簿
## 木村太郎左衛門

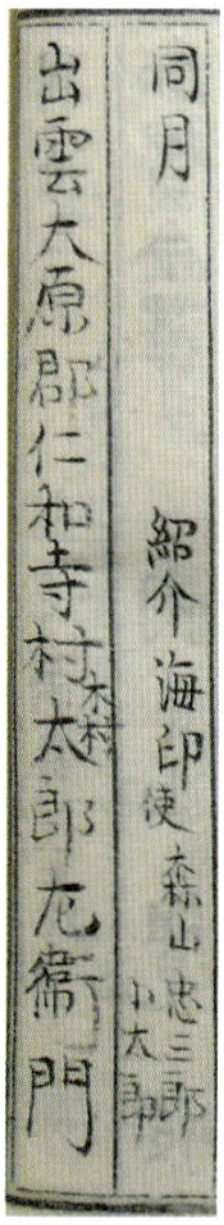
同月　紹介海印　使 森山忠三郎 小太郎
出雲大原郡仁和寺村　木村太郎左衛門

太郎左衛門は出雲大原郡仁和寺村（島根県雲南市大東町）の豪農。文政四（一八二一）年八月、松江藩から派遣され、当時八条大通《だいつう》寺に寓《ぐう》居の雲州人僧侶海印《かいいん》の紹介で入門した。使者森山忠三郎と小太郎を伴っていた。

## 12月10日

## 諸国門人
## 居処控帳《いどころひかえちょう》

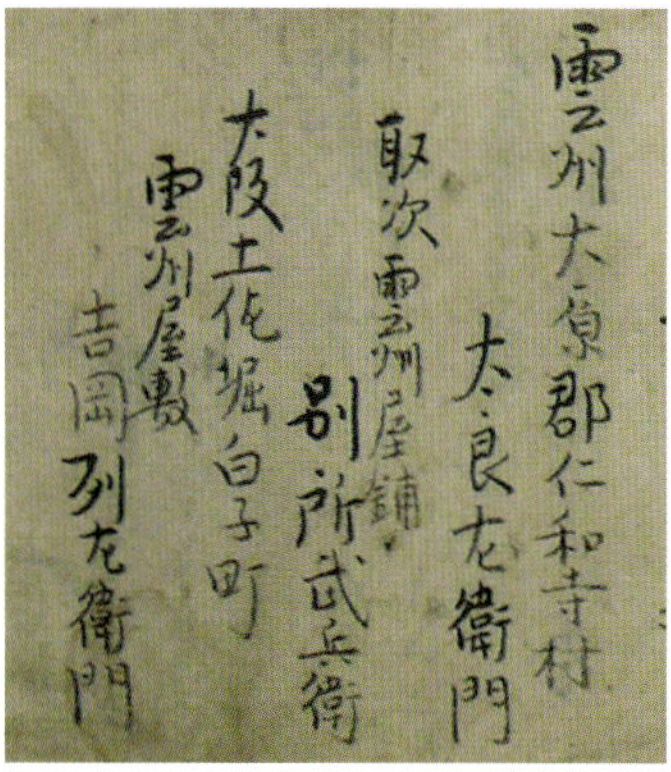
雲州大原郡仁和寺村　太良左衛門
取次 雲州屋舗　別所武兵衛
大坂土佐堀白子町 雲州屋敷　吉岡列左衛門

雲州松江藩が木村太郎左衛門を亡羊のもとに派遣したのは、藩財政立て直しのための御種《おたね》人参栽培が目的だった。実際には使者たちが往復して亡羊から栽培法を学んだ。諸国門人居処控帳に雲州屋敷の記載がみえる。

## 12月11日

## 人参《にんじん》秘伝の誓約書

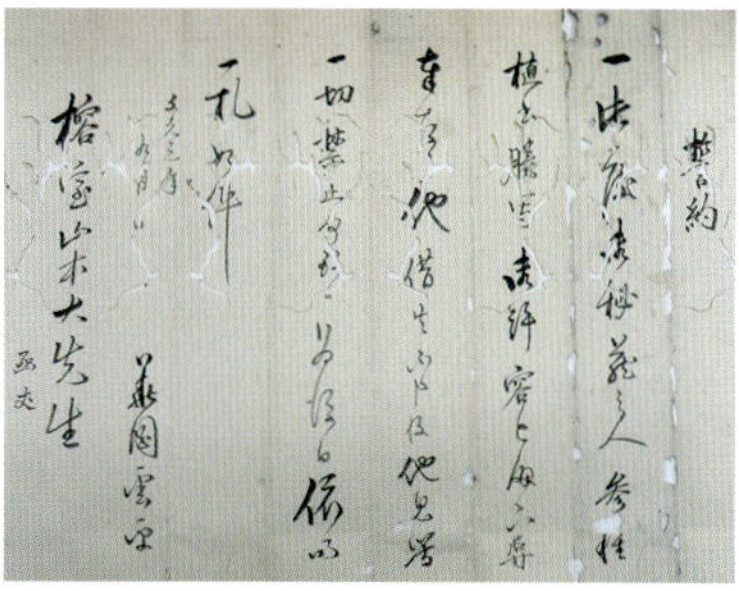

文久元（一八六一）年九月付け。華岡青洲の孫運平《うんぺい》筆。安政六（一八五九）年十一月二十七日の亡羊没後、跡を継いだ榕室は秘蔵人参栽培法の謄写を多方面に許可した。榕室宛て他借他見禁止の誓紙、伝存五枚のうち。

## 12月12日

## 巴豆《はず》考
## 喜任《よしとう》写生　肉筆

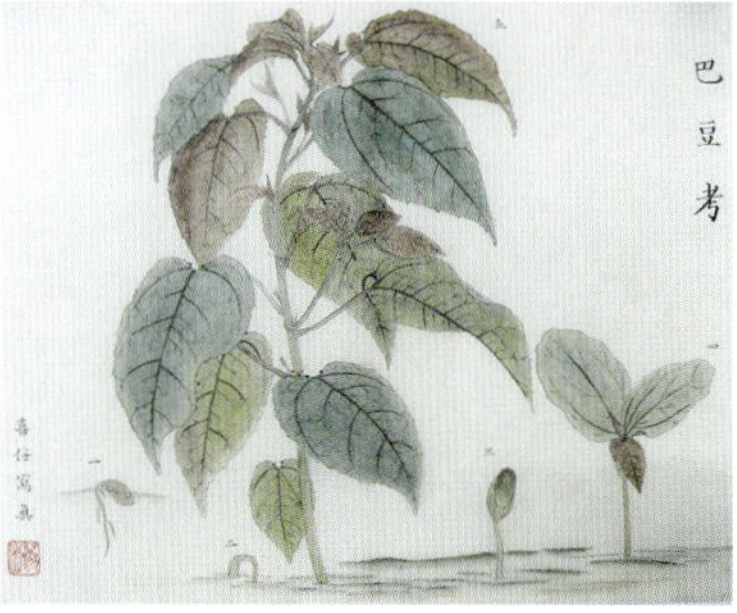


紙本着色。薩摩藩が琉球から入手した中国産の巴豆が文政十（一八二七）年に花実を付けた。阿部喜任は師の曽占春《そうせんしゅん》から実を五房もらい、翌年栽培に成功。自説は書家の関思亮《せきしりょう》に書かせ、図を自ら写生し彩色した。

## 12月13日
## 巴豆考《はず》
### 喜任《よしとう》写生　木版

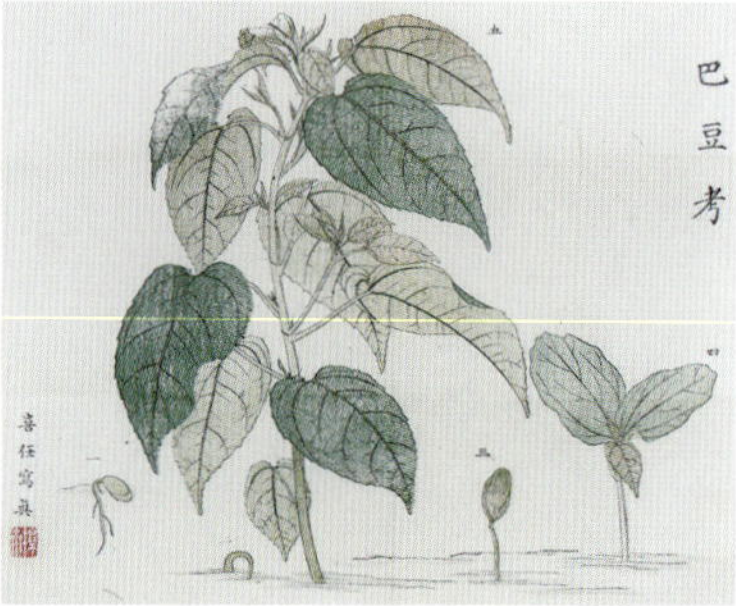


多色一枚刷り。袋付き。文政十二（一八二九）年七月成る。朝倉重安《しげやす》刻。阿部喜任は号巴菽園《はしゅくえん》、櫟斎《れきさい》。文久二（一八六二）年の読書室物産会に自著「隠居放言」を出品。刊本も希少。肉筆本は他に所蔵を知らない。

## 休載追録8
### 江戸下谷和泉橋
### 大御番組《おおばんぐみ》屋敷角

阿倍喜任《よしとう》（一八〇五～七〇）は亡羊が文政十三（一八三〇）年から安政三（一八五六）年頃まで座右に置いた住所録に、「江戸下谷和泉橋大御番組屋敷角　阿部友之進　名喜　号櫟斎」と記載される。亡羊榕室父子と早くから交流があったらしい。晩年は木版多色刷の『絵入英語箋階梯　鳥之部』服部雪斎画（一八六七）を著した。

## 12月15日
## アイカケ図
### 稲升《とうしょう》写生

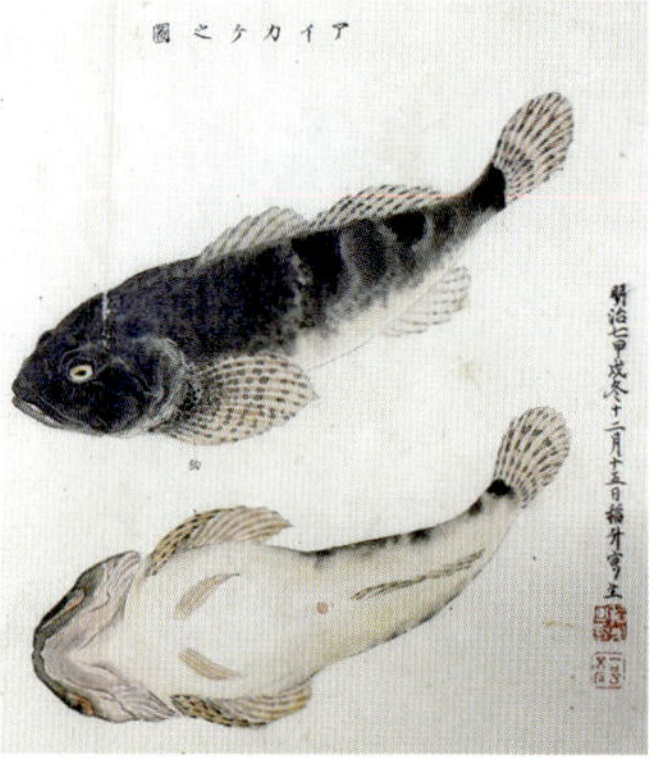


アイカケはアユカケの鳥取方言。明治七（一八七四）年十二月十五日に元鳥取藩絵師小畑《おばた》稲升が描いた。門人平田景順によれば、智頭《ちず》川に多く生息。冬、腹に充満する粟粒のような卵は美味。滋養強壮の魚という。

## 12月16日
## 亡羊の阿部喜任評

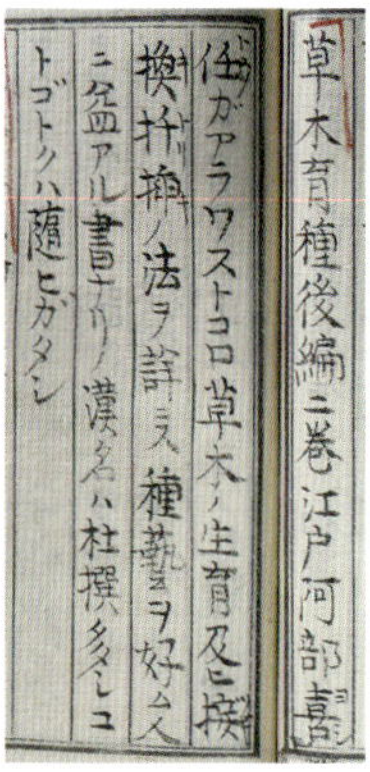
草木育種後編二巻江戸阿部喜
任ガアラワストコロ草木ノ生育及ビ接
換扦插ノ法ヲ詳ニス種藝ヲ好ム人
ニ益アル書ナリ漢名ハ杜撰多シコ
トゴトクハ随ヒガタシ

喜任は本草を曽占春《そうせんしゅん》と岩崎灌園《かんえん》に学んだ。灌園の著作を継いだ「草木育種後編」二巻（一八三七年）を亡羊は「読書記」で、「種芸ヲ好ム人ニ益アル書ナリ。漢名ハ杜撰《ずさん》多シ。コトゴトクハ随《したが》ヒガタシ」と辛口批評。

## 12月17日
## 質問状
## 榕室

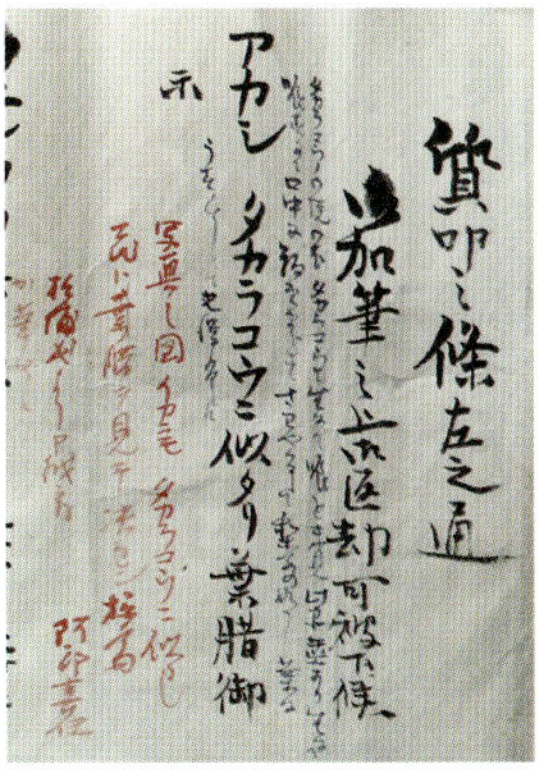

門人松浦武四郎が万延元（一八六〇）年「北蝦夷余誌《きたえぞよし》」「石狩日記」を著すと、榕室は蝦夷の物産について質問状を送り加筆返送を求めた。写真の青字は武四郎、朱字は武四郎から頼まれた櫟斎阿部喜任の書き入れ。

## 12月18日
## 人参図説
## 木版一枚刷

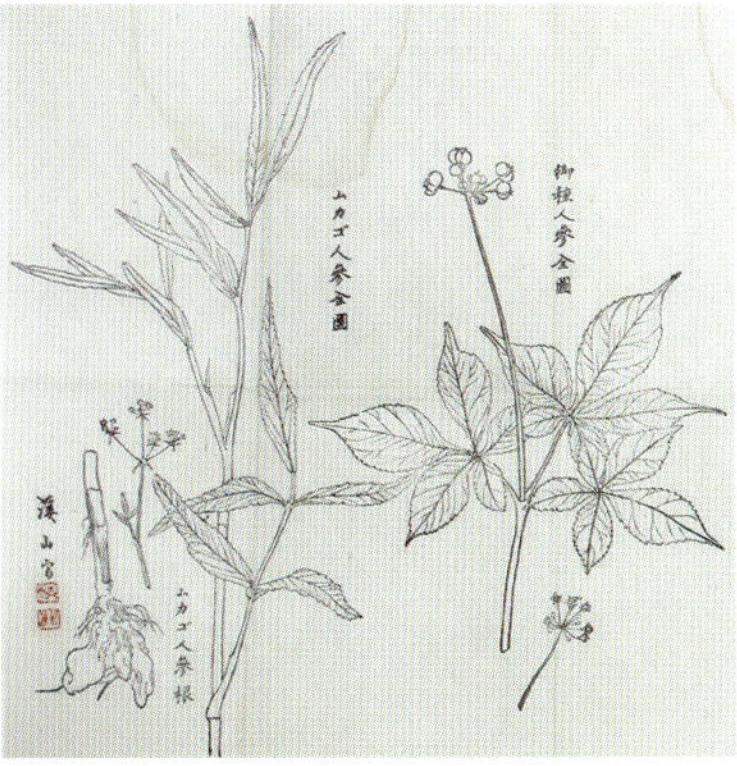

安政五（一八五八）年四月刊。渓山（章夫）画。榕室の文に曰く、享保年間に幕命で日光に移植された朝鮮人参を御種人参という。神功があって貴重。賤劣なムカゴ人参で代用などとてもできないことを世に広めたい。

## 12月19日
## 駝鳥《だちょう》の卵　箱蓋《ぶた》

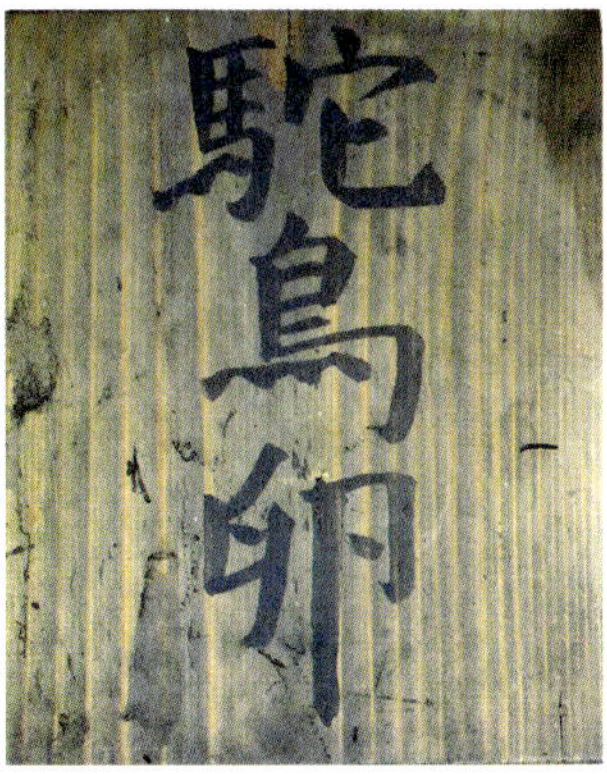


江戸時代、生きた駝鳥の渡来は万治元（一六五八）年オランダ商館長ブーヘリオンが将軍へ献上した駝鳥の子一例のみ。ほかに駝鳥として見世物にされたのはヒクイドリ。鳥の王者にふさわしい卵は大変珍重された。

## 12月20日
## 駝鳥の卵
## 海紅亭蔵

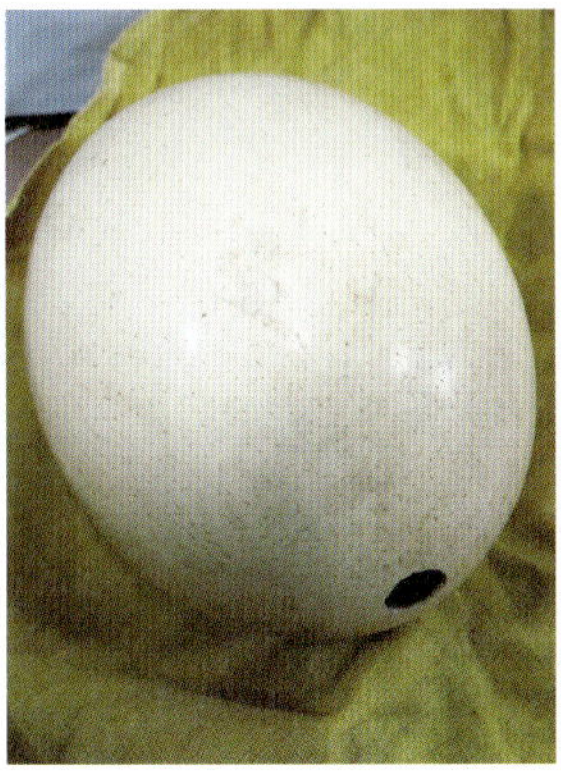

横幅二十五センチ、高さ十三センチ。片端に小穴。乳白色で光沢あり。ヒクイドリの卵は読書室物産会に文政八（一八二五）年以来五回も出品された。最後の慶応三（一八六七）年には海紅亭（章夫）が駝鳥の羽を出品した。

## 12月21日

### 大淵祐玄《おおぶちゆうげん》宛　独遊《どくゆう》書状

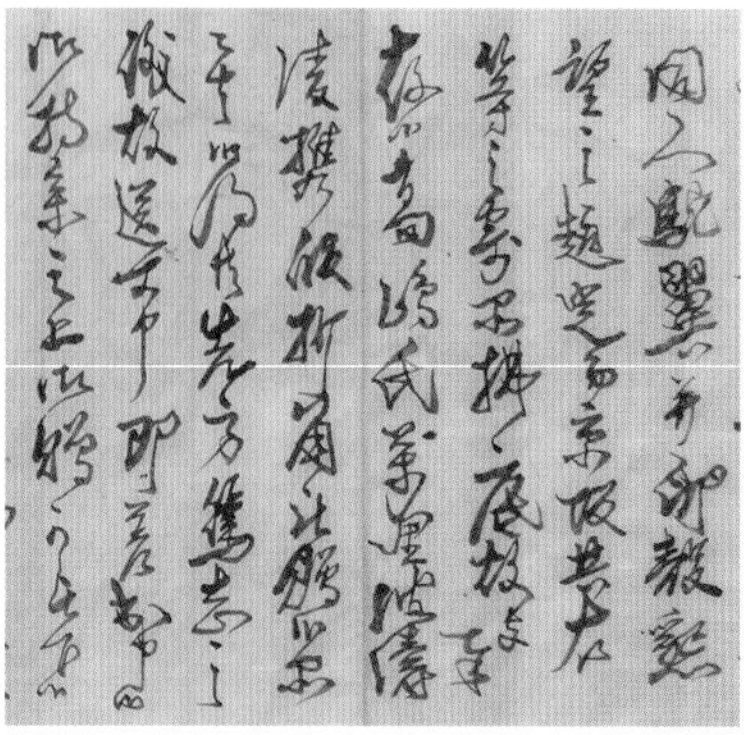

駝鳥の卵の付属文書。幕医祐玄は文久二（一八六二）年の遣欧使節に随行した同僚高島祐啓《ゆうけい》から駝鳥の羽と卵を入手。翌年か、八月上洛中、仲介役の独遊（未詳）が卵は贈呈先へ直接持参された方がよいと勧めてきた。

## 12月22日

### 紅毛人《おらんだじん》舶来駝鳥《だちょう》図

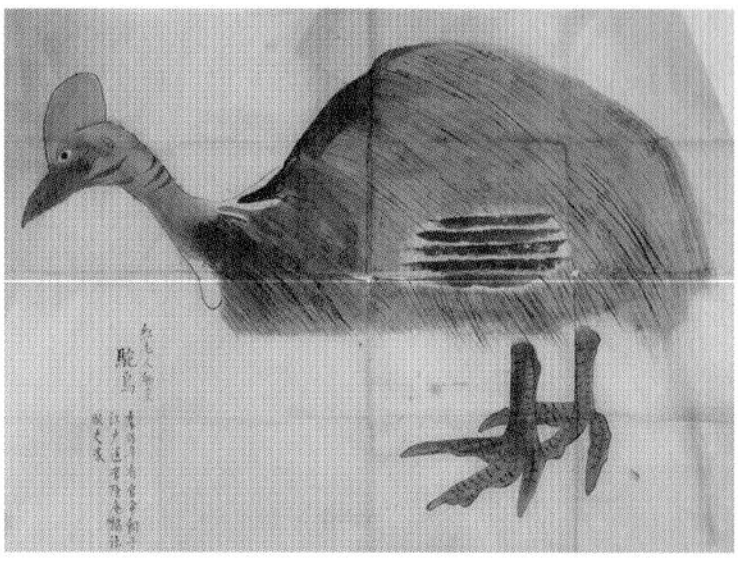

享保年間（一七一六～一七三五年）に渡来したヒクイドリの図。官命により幕医橘隆庵法眼《たちばなりゅうあんほうげん》が自宅で飼育した。蘭学者大槻玄沢が「蘭畹摘芳《らんえんてきほう》」（一七九二年）で駝鳥とヒクイドリを区別するまで両者は混同された。

## 12月23日

### 鳳尾《ほうび》というもの　全図伝写

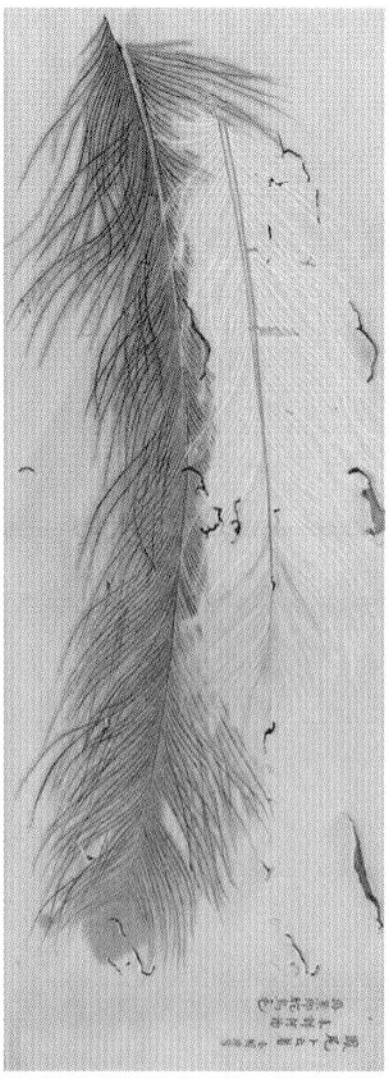

大小二本の図を軸装。大は全長六十四センチ。章夫の書き入れに曰く、全図、伝写本である。鳳尾というものだが詳しくはまだ何物か分からない。再考してみると駝鳥の毛だ。章夫は卵だけでなく実際に駝鳥の毛を二本入手したからだった。

## 12月24日

### 額摩鳥《がくまちょう》図

### 章夫模写

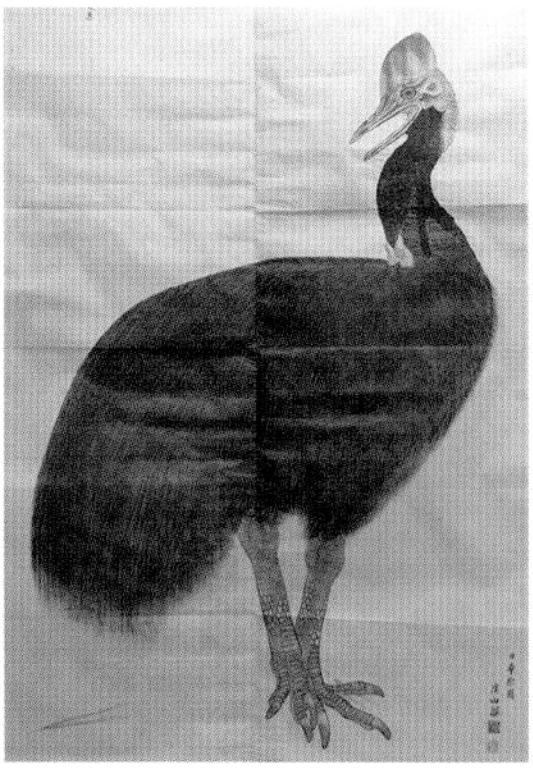

天保九（一八三八）年京都の見世物に出たヒクイドリの図。縦百七十六センチ、横九十九センチ。四条派の田中日華による原画は伝わらないが、貴重。乾隆帝御製額摩鳥題詩（一七七四年）の舶載により額摩鳥の漢名が広まった。

12月25日

## 額摩鳥図　章夫模写

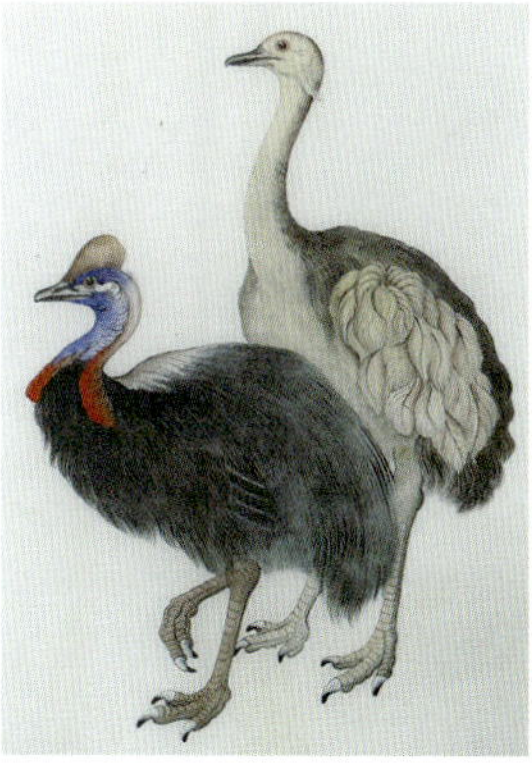

渓山写生鳥類三十枚のうち。渓山（章夫）がおそらく明治期になって洋書（未詳）の彩色石版図を模写したものだろう。漢名の額摩鳥をタイトルに付けているが、手前がヒクイドリ。背後はエミューかレアか、不明。

12月26日

## 駝鳥図　章夫模写

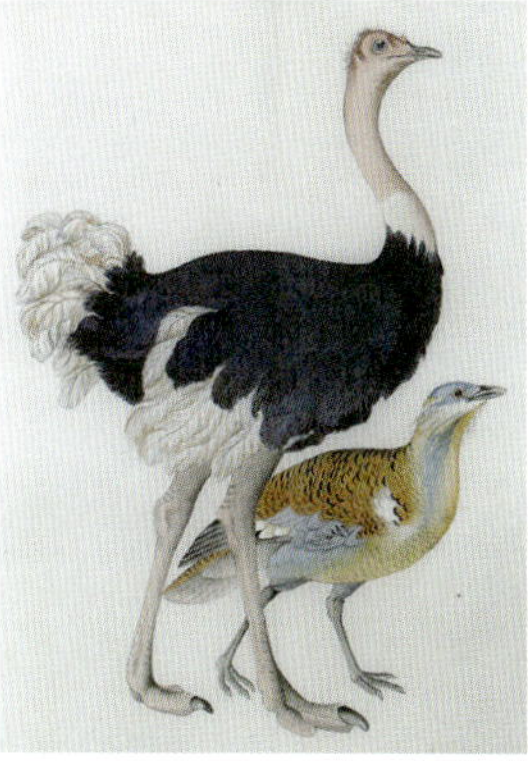

背後はノガン。二十五日付けの額摩鳥図と同じ洋書が典拠だろう。章夫は洋行した幕医高島祐啓からの聞書「高島氏五箇国《ごかこく》見聞録」により、アラビアでは駝鳥が食用に好まれ、卵は寒痛《かんつう》の薬とされることを知っていた。

12月27日

## 高島氏五箇国《ごかこく》見聞録跋《ばつ》

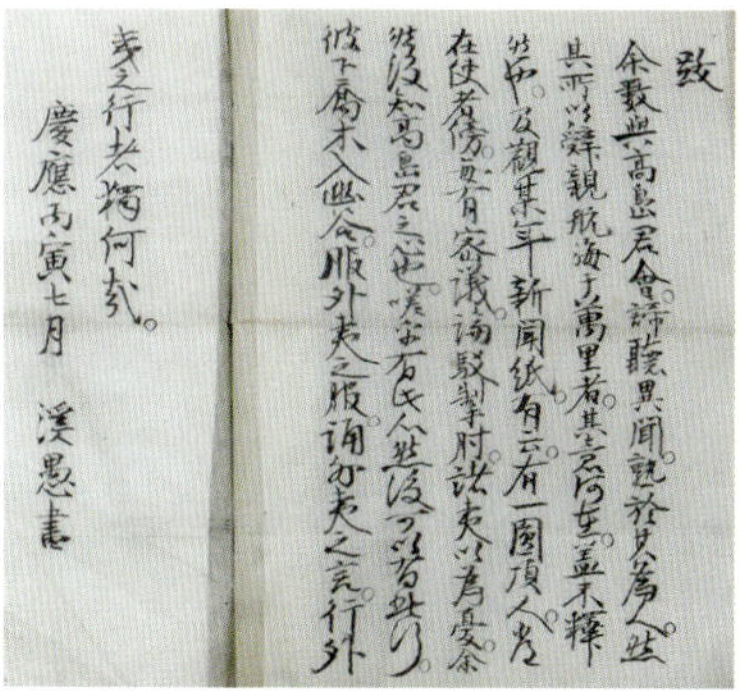


慶応二（一八六六）年七月渓愚（章夫）書。曰く、高島祐啓君にはよく会ったが洋行の所以《ゆえん》を聞きそびれた。ある年の新聞紙で某幕医の防諜密議の弊害を知り、その心が分かった。君は広い世界を知りたかったのだ。

12月28日

## 五国使節従者所携帰種子《けいきするところのしゅし》名《めい》簿《ぼ》

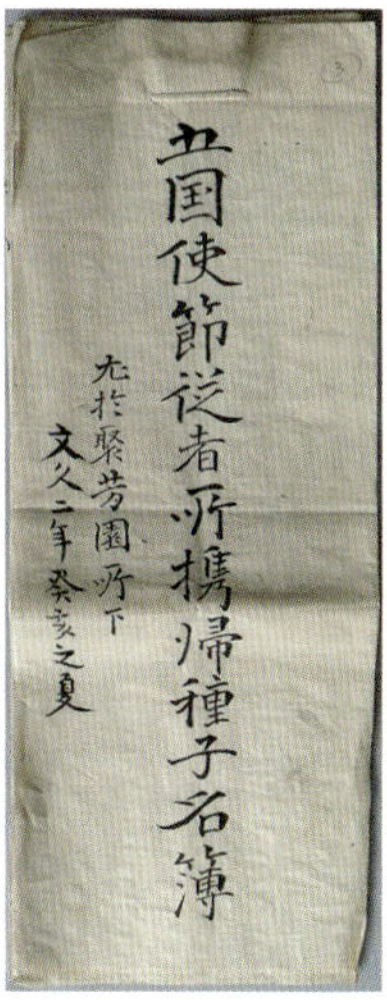

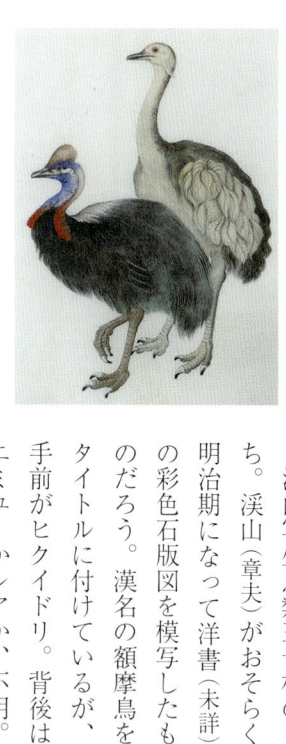

山本榕室は文久二（一八六二）年の遣欧使節に随行した幕医高島祐啓、佐賀藩医川崎道民《どうみん》が持ち帰った種子を入手し衆芳園に蒔《ま》いた。高島から三十八種、川崎から飯沼慾斎《よくさい》を介して六十三種など総計百四十三種に及ぶ。

12月29日

風鳥《ふうちょう》

標本

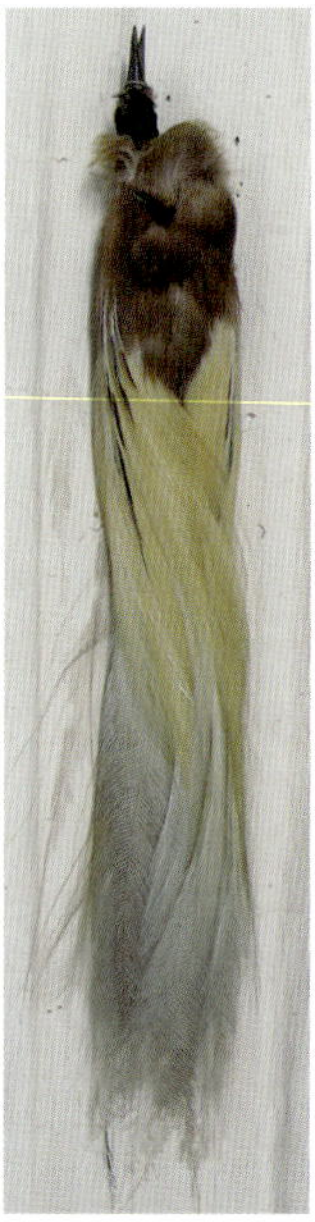

全長五十㌢。ニューギニア原産。極楽鳥、無対鳥《むたいちょう》とも呼ばれ、寛永十二（一六三五）年以来しばしば舶載された。奇品として収集され、十八世紀末には蘭学者の研究対象となったが、古渡りの現存例は他に知らない。

12月30日

風鳥図

渓山筆

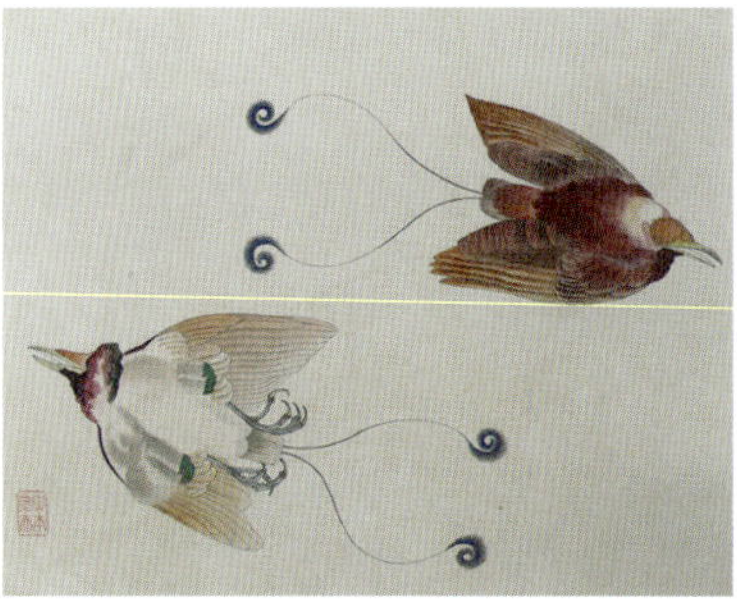

渓山（章夫）が京都大通寺《だいつうじ》の宝物を描いたもの。寺では比翼鳥《ひよくのとり》と呼んだらしい。現存するだろうか。読書室物産会に風鳥が出品されたのは文政九（一八二六）年、天保十（一八三九）年、嘉永三（一八五〇）年の三回。

12月31日

無対鳥《むたいちょう》図

章夫筆

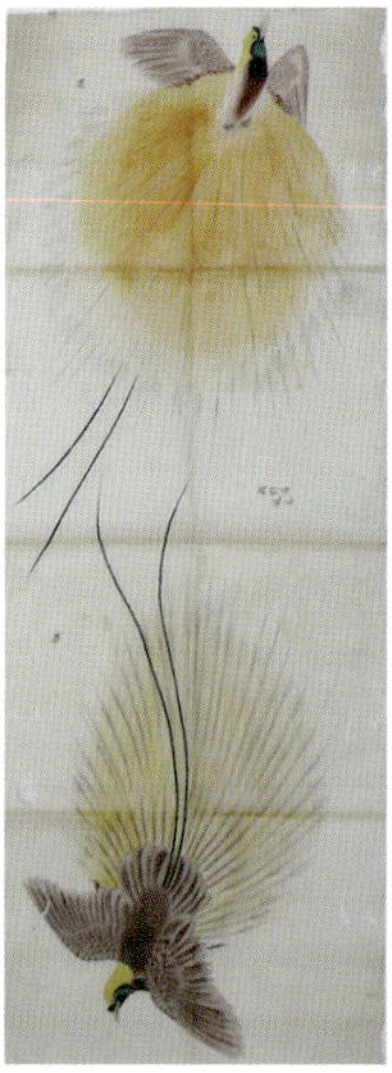

オオフウチョウの雌雄図。縦五十二㌢、横百五十㌢。薩摩藩主島津重豪《しげひで》が描かせた図に酷似。無対鳥の漢名はイエズス会宣教師南懐仁《なんかいじん》（フェルビースト）の地理書坤輿外紀《こんよがいき》による。足無く飲食せず気を服するとの西洋伝説はこの書物が広めた。

1月1日

薬子《くすりこ》図

東東洋《あずまとうよう》画

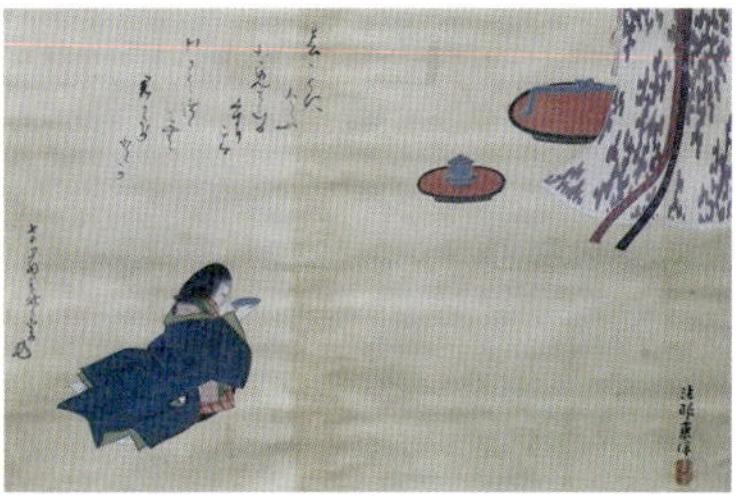

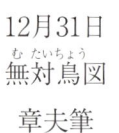

薬子は元日、天皇に進める屠蘇《とそ》を最初に嘗《な》める少女のこと。衣《きぬ》の色は青。古来若返りを願って小児から飲ませた。東洋は封山の友人。賛には書道の師細合半《ほそあいはん》斎《さい》が冷泉為秀《れいぜいためひで》の和歌、春毎に今日なめそむる、を入れる。

休載追録9

## 細合《ほそあい》半斎の手本

亡羊は寛政六(一七九四)年、十七歳の時に大坂の儒者・漢詩人・書家細合半斎(一七二七〜一八〇三)に書を習った。半斎は混沌詩社で活躍した。読書室資料に亡羊使用の半斎楷書手本四十七帖、草書手本二通、亡羊宛て書状十四通が伝わっている。手本を見た章夫は、甚ダ感服スルモノニ非ザルヲ覚ユ、と亡羊伝草稿に記す。

## 1月3日
## 屠蘇《とそ》薬草図　渓山画

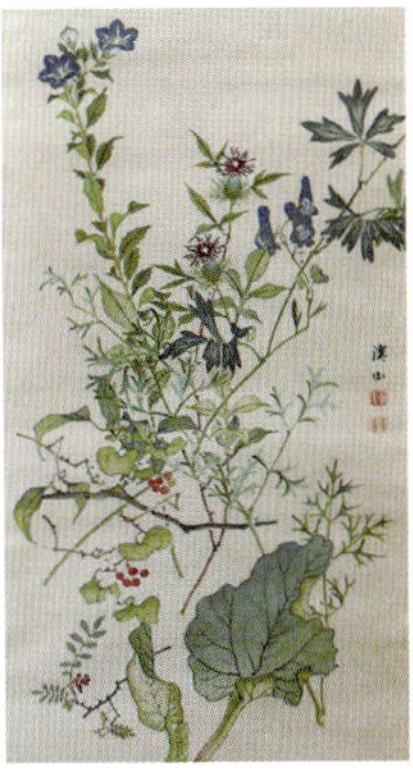

嘉永七(一八五四)年七月の作。屠蘇酒の七味《しちみ》、大《だい》黄《おう》、白朮《びゃくじゅつ》(オケラ)、桔梗《ききょう》、蜀椒《しょくしょう》(サンショウ)、桂心《けいしん》(ニッケイ)、烏頭《うず》(トリカブト)、菝葜《はっかつ》(サルトリイバラ)となる薬草を描く。賛に亡羊が製法と効能を説く。

## 1月4日
## 薬玉《くすだま》の図
## 岸駒《がんく》模写

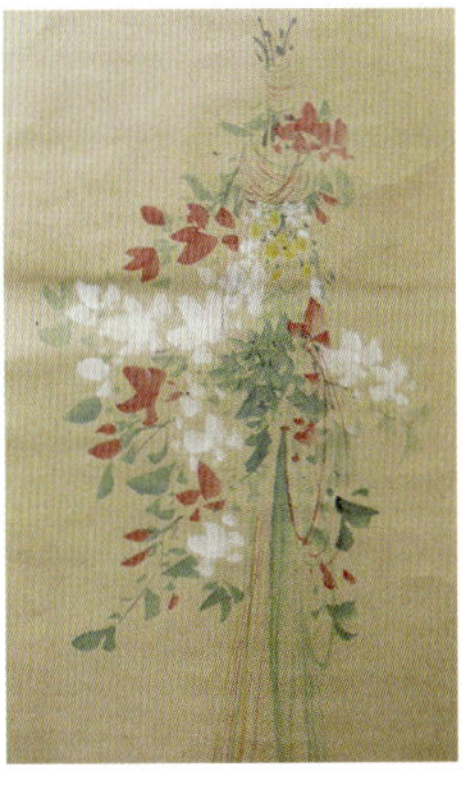

寛政五(一七九三)年正月の試筆。岸駒と封山は同じ北陸人同士、親しく交遊した。薬玉は邪気を払う造花の飾り。端午の節句に掛ける。原図は一橋家初代徳川宗尹《むねただ》が考案し、将軍家絵師住吉内記《ないき》が写生したという。

## 1月5日
## 天下太平
## 儒道興行《こうこう》

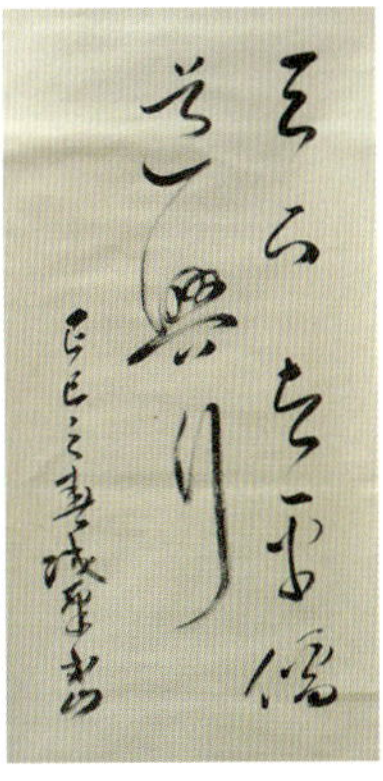

文化六(一八〇九)年元旦、封山試筆。二年前のクナシリ、三年前のカラフト。ロシア軍人による連続襲撃事件の余波は続いていたはずだ。京の儒医封山は天下太平を祝い、儒教興隆を願う気持ちを込めたようだ。

## 1月6日

### 比叡山採薬歌

### 与春斎《よしゅんさい》筆

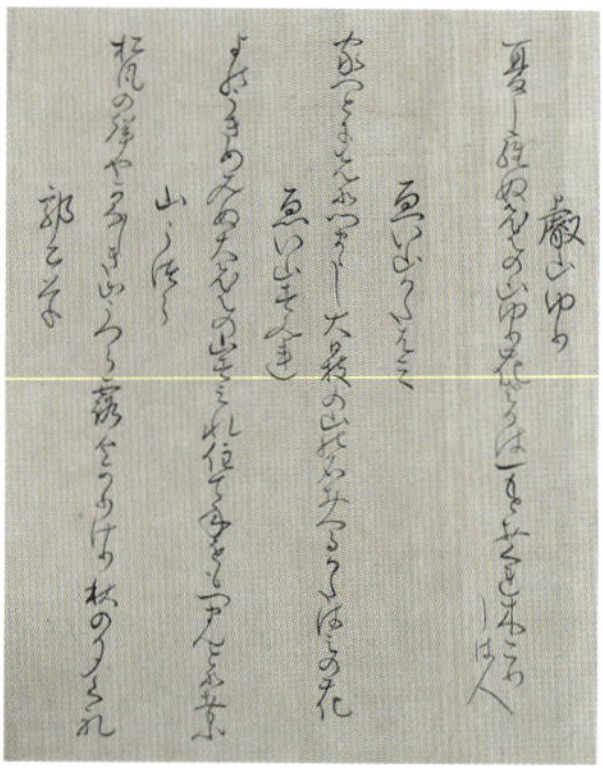

与春斎は公卿・歌人千種《ちぐさ》有功《ありこと》の号。ある日仲間と比叡山へ採集に。往復中亡羊から次々に教えられた和名を忘れまいと一草一木ごとに詠んだ歌が五十首。後日それぞれ友人に歌の天才、本草の天才と嘆息したという。

## 1月7日

### 春の七草

### 章夫筆

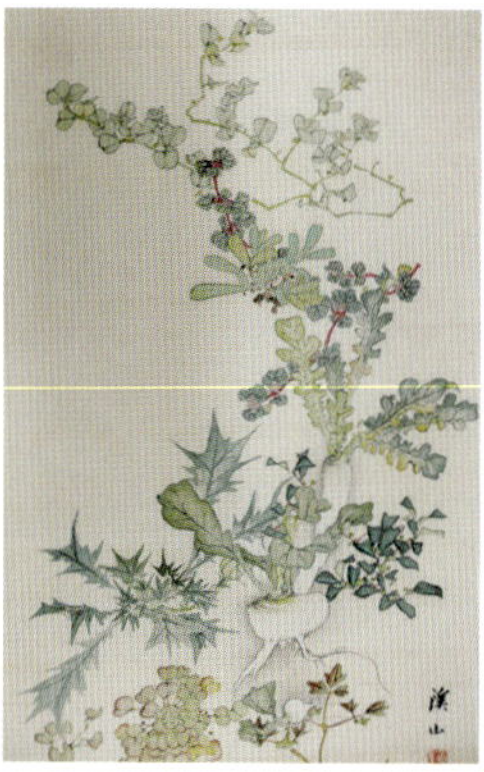

セリ、ナズナ（ペンペングサ）、ハコベ、スズナ（カブ）、スズシロ（ダイコン）、オギョウ（ハハコグサ）、ホトケノザ（タビラコ）を描写。亡羊と五子（榕室、秀夫、章夫、農夫《のうふ》、善夫）、孫の復一が賛を寄せる。

## 1月8日

### 春の七草図賛

### 秀夫筆

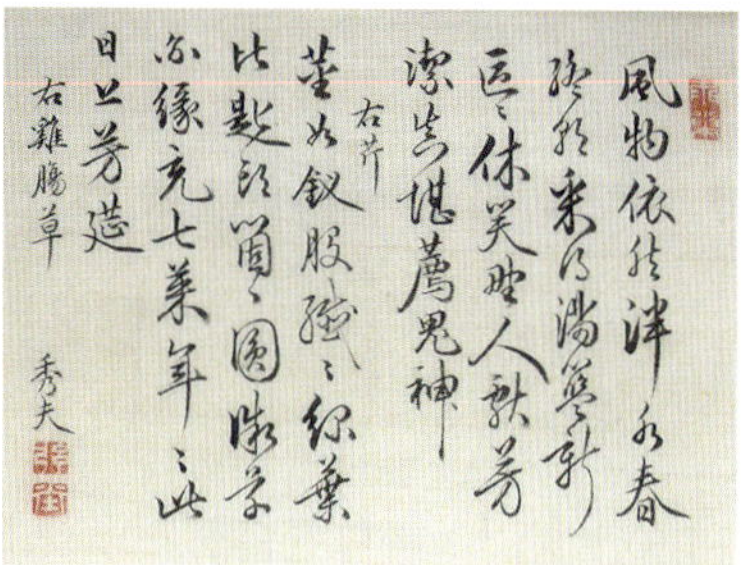

冒頭に書と詩を善くした秀夫が芹《せり》と鶏腸草《けいちょうそう》（ハコベ）の賛を入れた。芹を詠じて曰く、あたり一面萌《も》え立つ川辺、摘みに行きたや青草の瑞々《みずみず》しき、笑うなかれ田舎者の贈り物と、いと芳しく潔《きよ》らかなるを先祖に供えん。

## 1月9日

### 葛洪《かっこう》採薬

### 富岡鉄斎筆

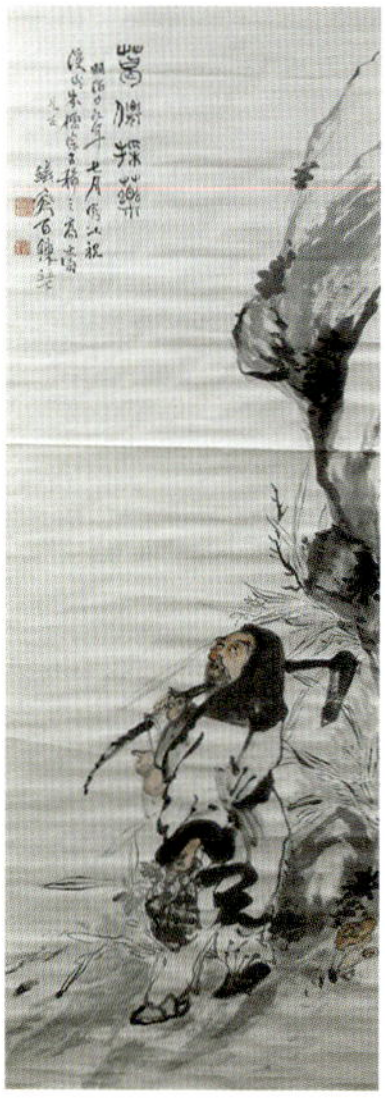

葛洪は四世紀前半、中国の神仙思想家。明治二十九（一八九六）年七月、章夫の古稀《き》を祝って描いた。当時、章夫は美術学校講師で鉄斎の同僚。鉄斎は読書室門人松浦武四郎の友人。明治初年、大和大台山に登山。

## 1月10日

## 白蒺藜《はくしつり》図説

## 木版多色刷

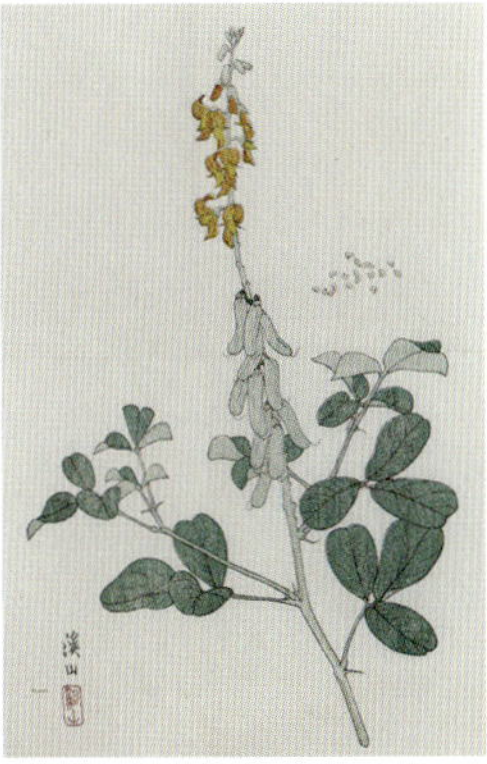

嘉永七（一八五四）年正月、伊勢の亡羊門人、西村広休、川喜多《かわきた》政明《まさあき》、岡安《あん》定《てい》、河邊尚志《ひさし》の四名が刊行。亡羊は嘉永初年舶来したコロッタルラリア（キバナハギ）の生育を観察し、本草綱目の漢名、白蒺藜をあてた。

## 1月11日

## コロッタルラリア図

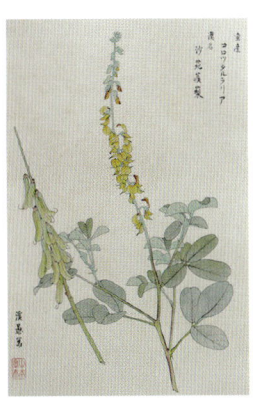

渓愚（章夫）写。十日付けの白蒺藜図の原図。名前は嘉永初年（一八五〇年頃）の渡来時にラテン語名のクロタラリア（キバナハギ）が訛《なま》った。夏に穂の形に開花後、莢《さや》ができ、中の種がガラガラと鳴ったという。

## 1月12日

## 金蟲考《きんちゅうこう》

## 榕室筆

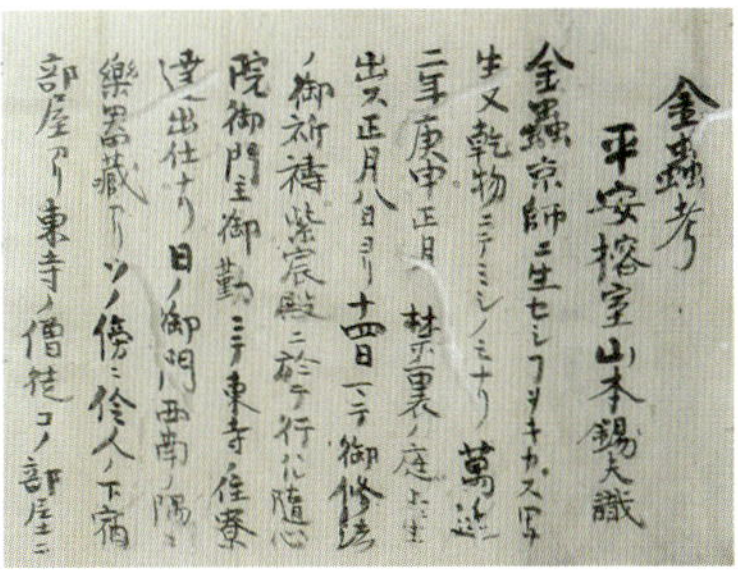

金蟲考
平安榕室山本錫夫識
金蟲京師ニ生セシフキカス
生ス乾物ニテミシノミナリ　萬延
二年庚申正月　禁裏ノ庭ニ生
出ス正月八日ヨリ十四日マテ御修法
ノ御祈祷紫宸殿ニ於テ行ハル随心
院御門主御勤ニテ東寺ノ住寮
違ヒ出仕ナリ日ノ御門ノ西南ノ隅ニ
樂器蔵アリソノ傍ニ伶人ノ下宿
部屋アリ東寺ノ僧徒コノ部屋ニ

文久元（一八六一）年正月十二日夕刻、紫宸殿での御祈祷《きとう》のため御所に宿泊していた東寺の僧侶たちが左近《さこん》の桜から吹き寄せられた枯葉の上に金色に輝く小虫を発見。榕室は頼まれてコガネムシとは別の金蟲と鑑定。

## 1月13日

## 兪曲園《ゆきょくえん》宛

## 章夫筆

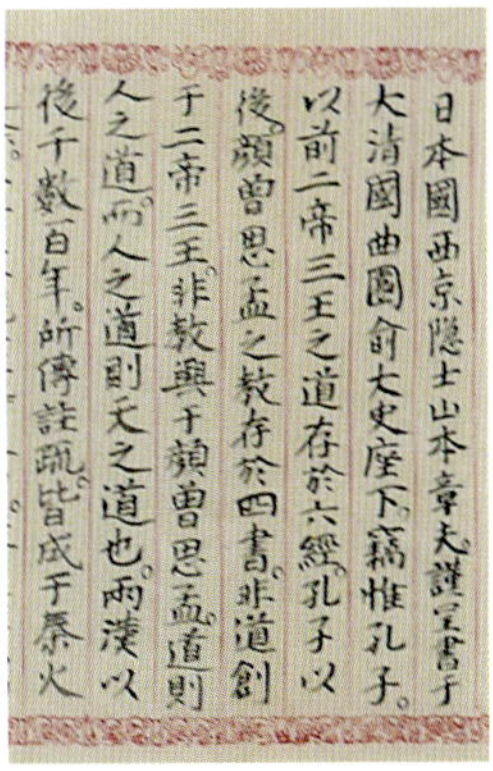

日本國西京隠士山本章夫謹呈書于
大清國曲園兪大史座下。竊惟孔子。
以前二帝三王之道存於六經。孔子以
後。顔曾思孟之教存於四書。非道創
于二帝三王。非教興于顔曾思孟。道則
人之道。而人之道則天之道也。兩漢以
後千數百年。所傳註疏。皆成于秦火

明治三十二（一八九九）年一月十三日付けの書簡下書き。章夫は同月十五日に再度書き直した書簡を添えて、孝経、大学、中庸、三書の自著考訂版を杭州の考証学者兪曲園に献呈。曲園から碩学《せきがく》の士と称《たた》えられた。

1月14日

兪曲園書《ゆきょくえん》

朱拓四枚

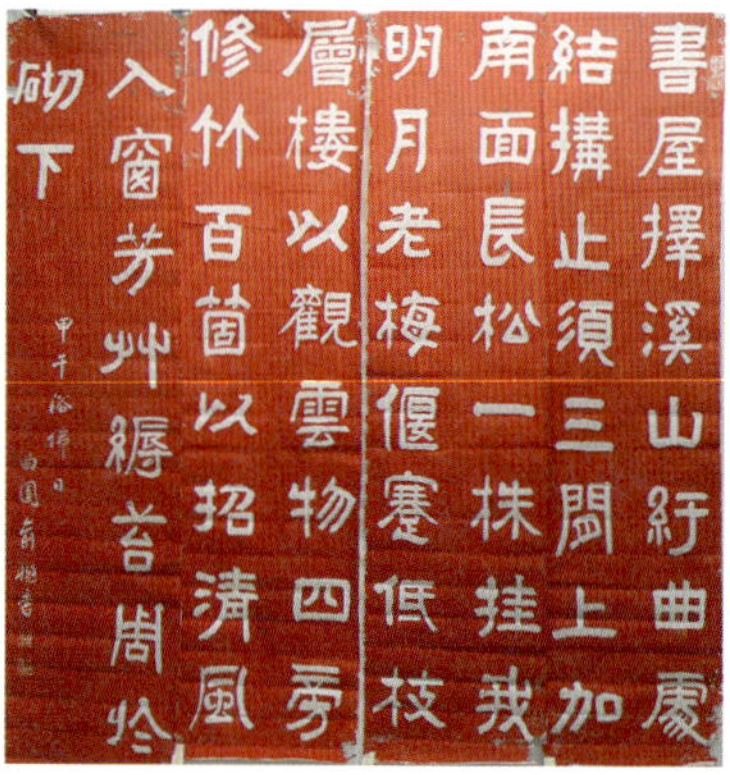


清末の学者兪樾《ゆえつ》は自作の庭園にちなんで曲園と号した。光緒《こうちょ》二十（一八九四）年陰暦四月八日に書したこの文は、明末の文人李日華《りにっか》が、書屋は渓山の曲がりくねった場所を択《えら》ぶ、と書斎の理想を論じた随筆の一節。

1月15日

新聞紙の写し

木活字《もくかつじ》版

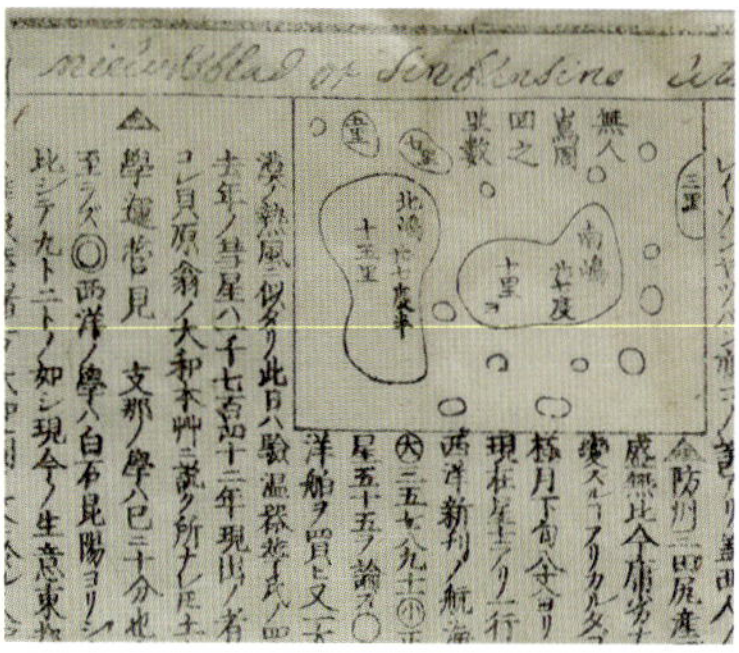

文久二（一八六二）年正月、膳所藩洋学者黒田麹廬《きくろ》が京都で編集刊行した本邦初の新聞紙。麹廬は前年御所で発見された金蟲《きんちゅう》を取り上げて曰く、地元民は貝原益軒の大和本草に説明があるのに、大騒ぎ。可笑《おか》しい。

1月16日

波斯棗《ぺるしあなつめ》図説

木版一枚刷

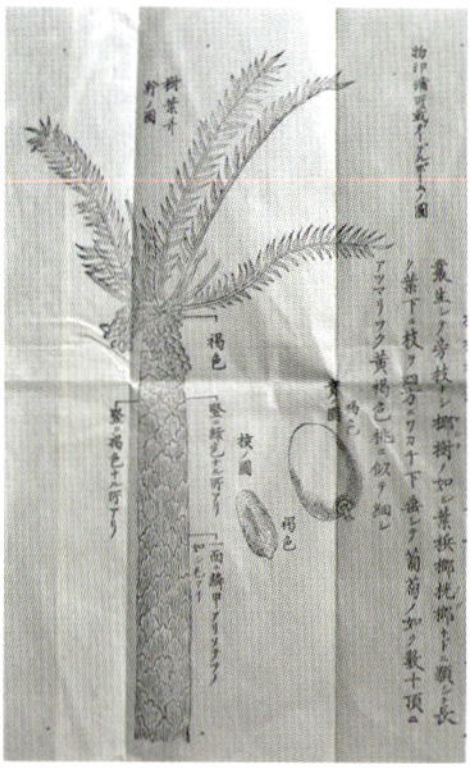

文久三（一八六三）年正月、伊勢津の篠田伊十郎刊。前年長崎に柿漬《かきづけ》また棗《なつめ》漬《づけ》という糖果が舶来。榕室はワインマン植物図譜により波斯棗と名づけ、蘭名ダーデルボーム（ナツメヤシ）の実であることを考証した。

1月17日

風神ゼピュロスの恵み

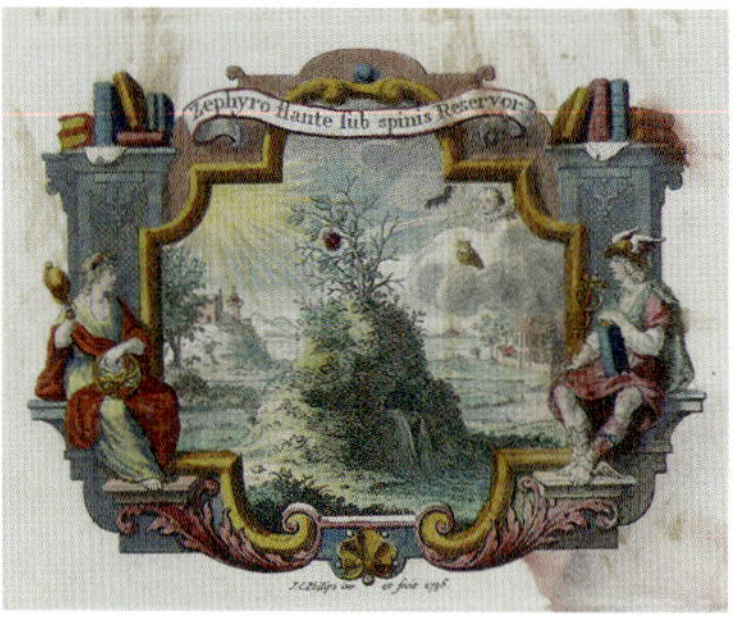


読書室のワインマン植物図譜本文編第一巻は本来の標題紙の代わりに、図版編第一巻の標題紙が付けられている。その銅版手彩色装飾図の帯には巣の雛《ひな》の言葉。逆境のなか私は風を吹くゼピュロスに守られています。

## 1月18日
## 紀州産介品《かいひん》
## 内箱

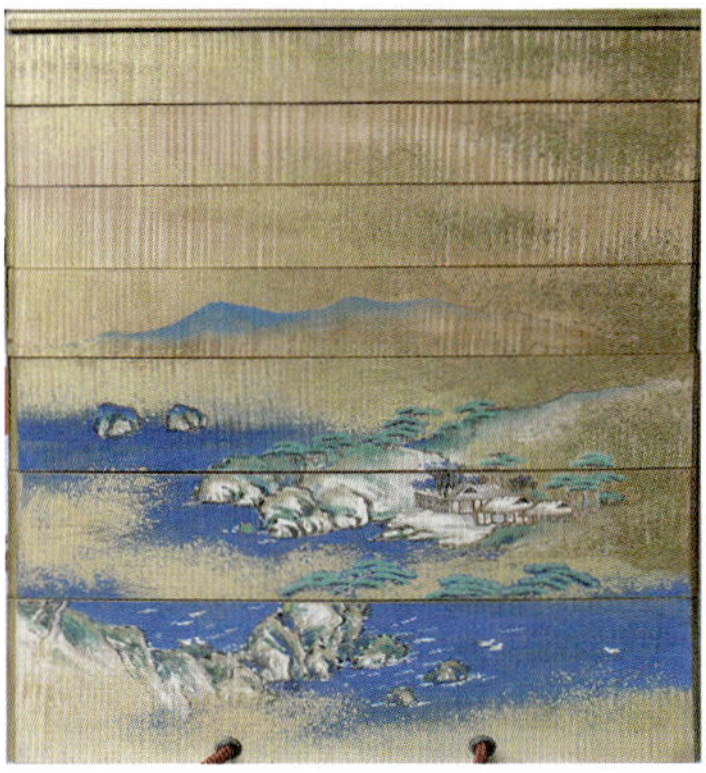

安政元（一八五四）年五月、亡羊が一条忠香《ただか》から下賜された介篋《かいばこ》十二箇《こ》のひとつ。縦四十センチ、横二十六センチの桐箱を七段重ね、蓋《ふた》に菊、四面に海浜を描く。最上段六十三桝《ます》から最下段六桝まで総計百六十九桝に仕切る。

## 1月19日
## 紀州産介品
## 第一段

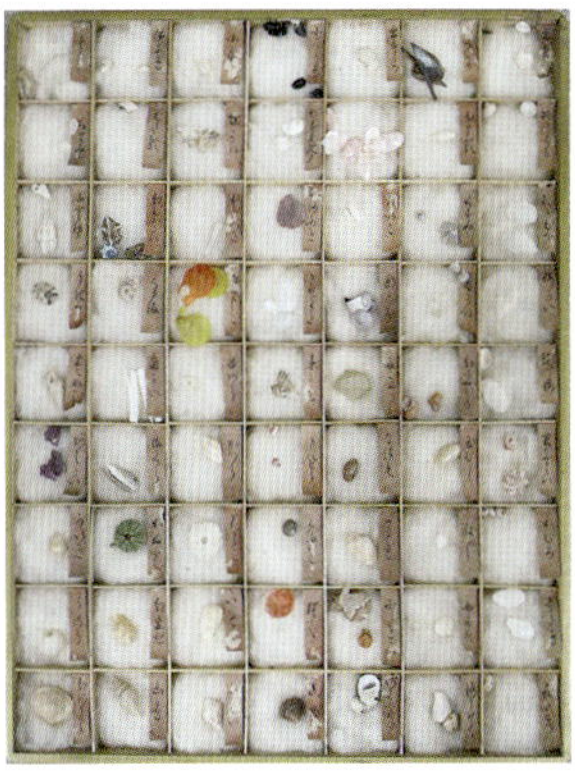

小粒な貝ばかり全六十三品。各桝に品名を墨書した小紙片あり。雅名が多い。たとえば左から三列目は上から、小鷹《こたか》、蝶がい、とくさ、なでしこ、物あら、かつら、花がたみ（ハスノハカシパンの殻の周口部）など。

## 1月20日
## 紀州産介品
## 第二段

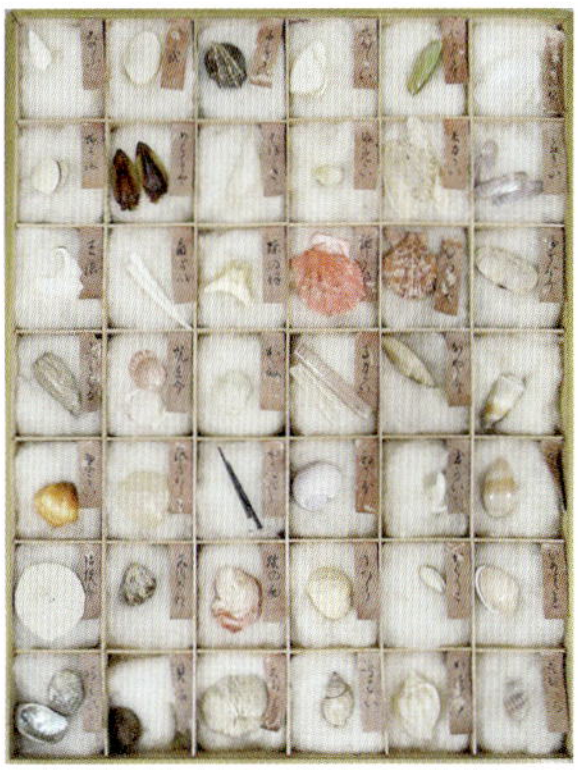

全四十二品。右から第三列の小紙片名は上から、えぼしがい、まめがい、錦がい、馬刀《まて》がい、朝がお、うづら、嶋ばい。同じく第四列は上から、小鳥がい、はぼうき、蝶の羽、かぶ、からはし、猿の面《おも》、しいたけ。

## 1月21日
## 紀州産介品
## 第三段

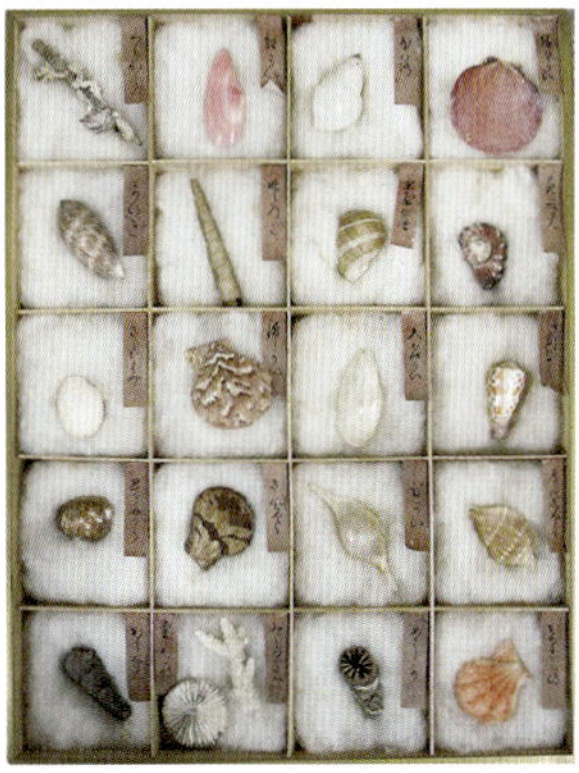

全二十一品。右から第二列の小紙片名は上から、ほろ、茶屋簾《ちゃやすだれ》、大名がい、ひがい、みょうが。同じく第四列は上から、くりから、かいき、さざなみ、星たから、ごうな石（ウミニナの化石。ごうなはヤドカリの古名）。

1月22日

紀州産介品

第四段

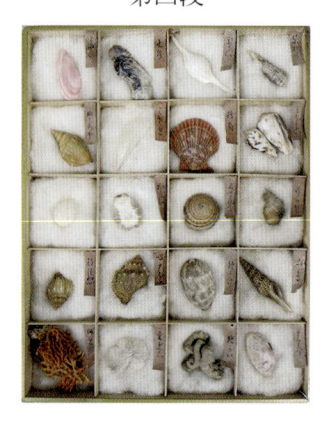

全二十品。右から第一列の小紙片名は、紫竹《しちく》、身なしがい、つづらほら、山鳥、ますほ。同じく第二列は、ひがい、檜扇《ひおうぎ》、くるま介《がい》、鈴かけ、蛇《へび》がい。同じく第三列は、飛龍《ひりゅう》、はぼうき、かに、鳴戸《なると》ほら、うば石。

1月23日

紀州産介品

第五段

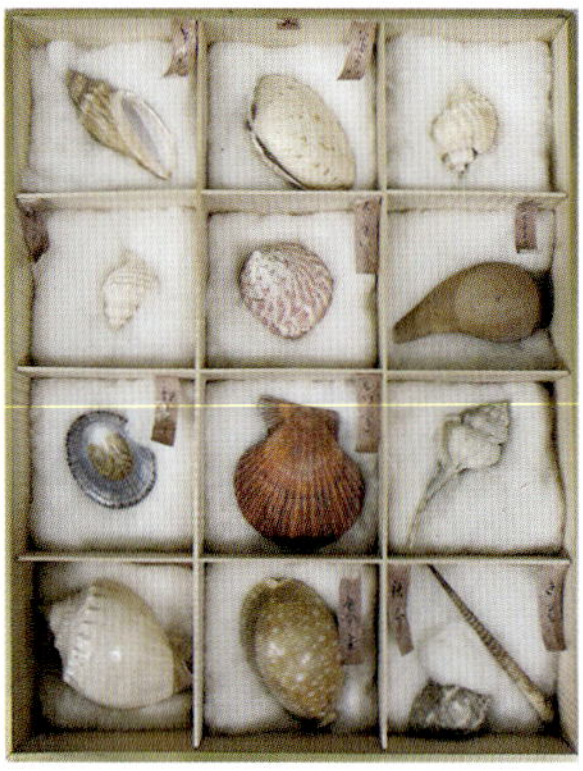

右から第一列は上から、トカシオリイレ、びわがい、サツマツブリ、きり。同じく第二列は簾《すだれ》がい、裳《も》かつぎ、ひおうぎ、べくり宝《だから》。第三列は、ひたちほら、柳の糸、紅小ざら、カンコガイ。

1月24日

紀州産介品

第六段

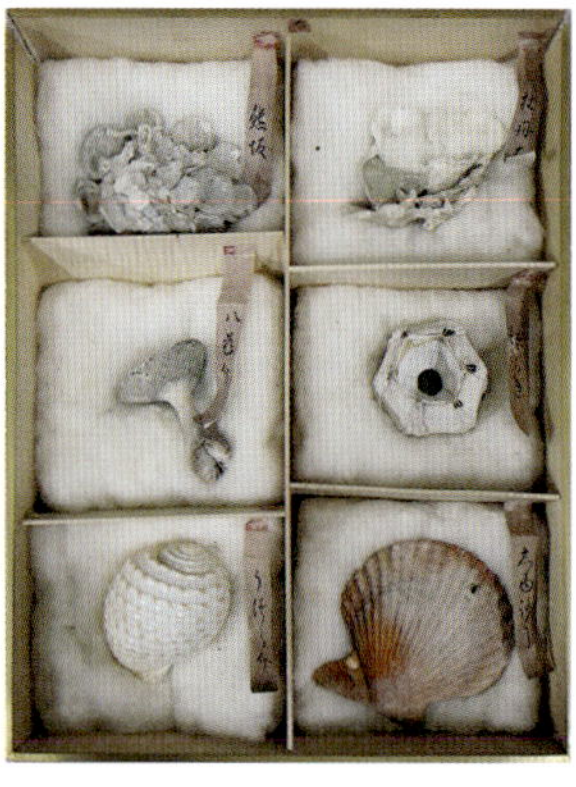

右側は上から、杜《と》丹石《たんせき》、鯨かき、じゅろう。左側は上から、熊坂、八匙介《やさじがい》、うづら介《がい》。左大臣一条忠香の子美子《はるこ》は後に明治天皇の皇后となった。幼時にこれら多くの紀州産介品を父から見せられたかも知れない。

1月25日

紀州産介品

第七段

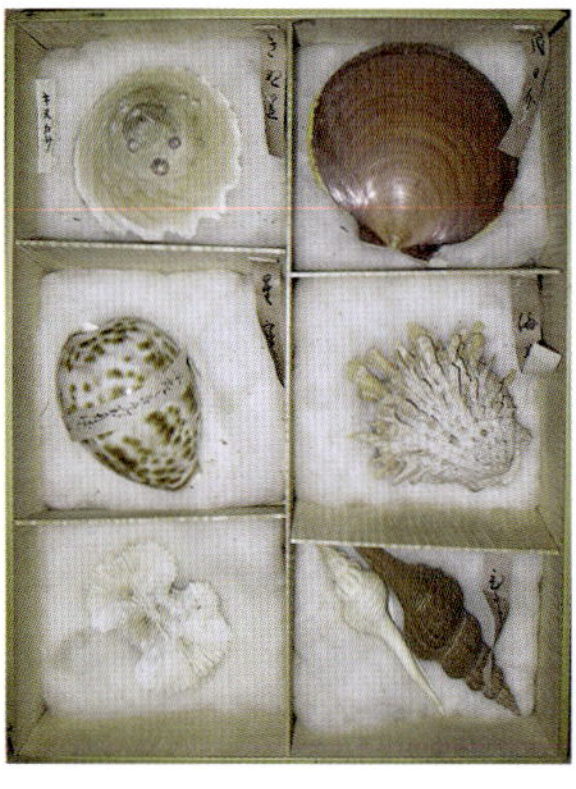

右側は上から、月日介《つきひがい》、海菊《うみぎく》、ひたち帯。左側は上から、きぬ笠《がさ》、星宝《ほしだから》。最後はサンゴの一種。一条忠香が亡羊に下賜した介篋《かいばこ》にはこの七段重ねの他、六段重ね、書物形《しょもつがた》、「南紀浦のにしき」と題する二重箱もあった。

## 1月26日

## 一条忠香《ただか》返却状

## 亡羊宛

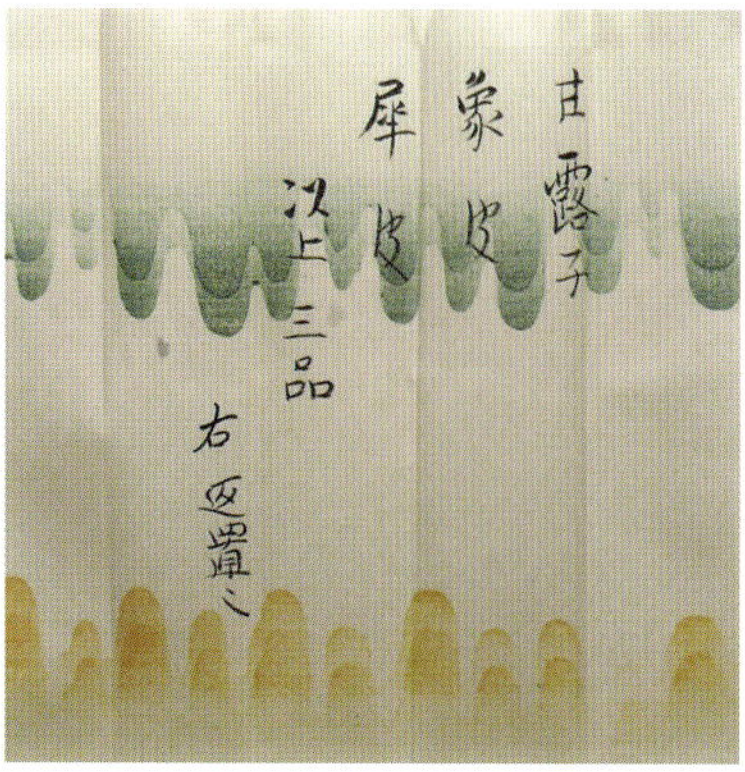

左大臣一条公は本草学に熱心で、家臣を遣わして亡羊に次々と質問状を送り、貴重資料を借り受けた。亡羊はしばしば参殿した。嫡男榕室も参殿を許された。写真は甘露子（チョロギ）、象皮、犀《さい》皮の返却状。

## 1月27日

## 一条忠香書簡

## 亡羊宛

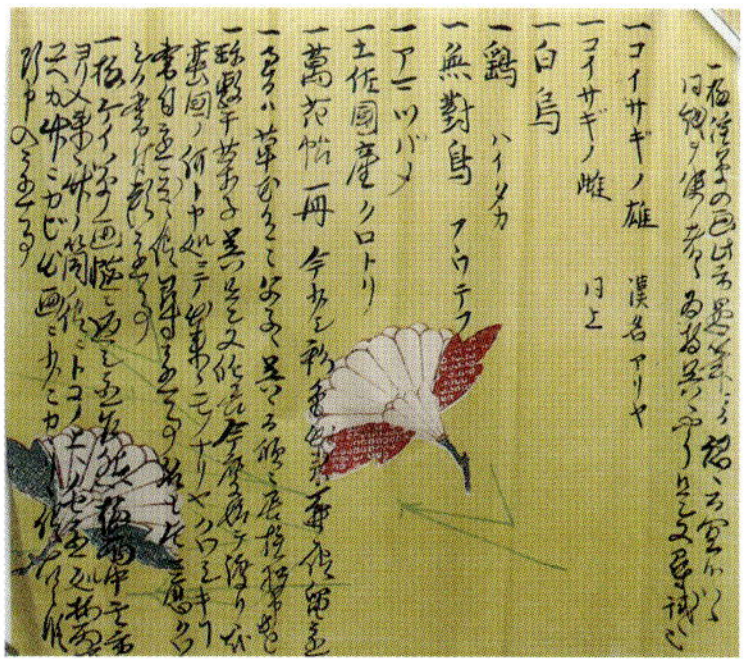

質問と返却猶予願いを兼ねた書簡のひとつ。一条公は亡羊に漢名を尋ねたり、章夫の写生図を長期間借用して模写したり、標本を借りて自ら写生したりして「格物図彙」という本草写生帖を制作。亡羊が序文を寄せた。

## 1月28日

## 万花帖《ばんかじょう》

## 借用願い

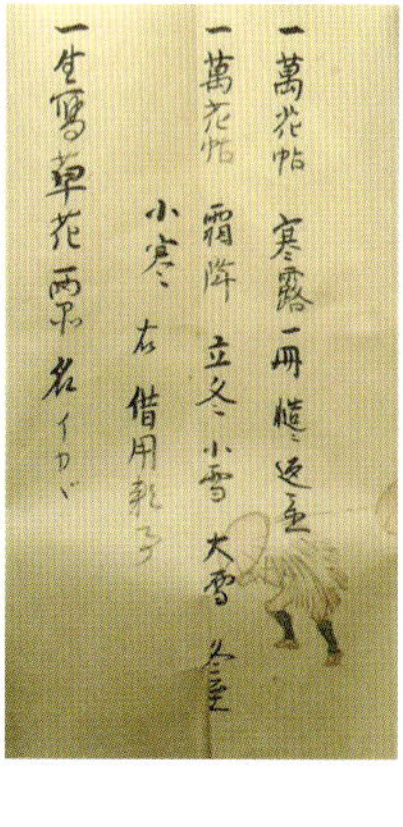

寒露《かんろ》一冊慥《たしか》に返却。霜《そう》降《こう》、立冬、小雪、大雪、冬至、小寒の借用を頼みます。万花帖は二十四節気からなる章夫の写生図譜。一条忠香は次々と借りて模写した。亡羊への謝意を込めて紀州産介品を下賜したのだろう。

## 1月29日

## 一条忠香詠歌

## 軸装

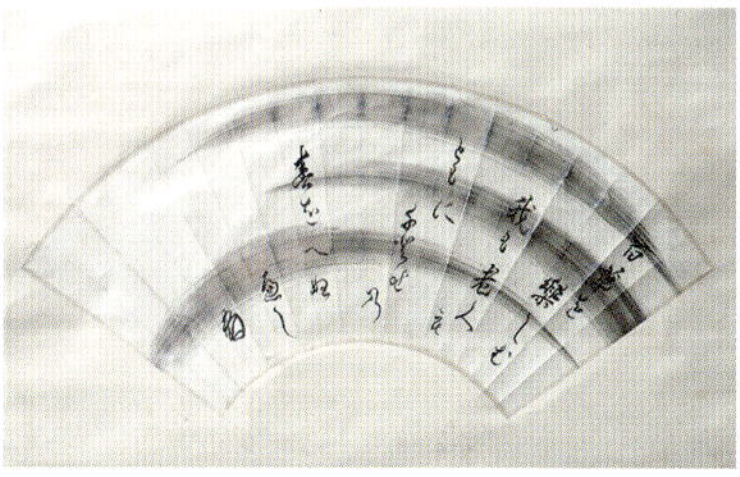

百草《ももくさ》を楽しむ我も老人《おいびと》もともに千歳《ちとせ》の春を経《へ》ぬべし。弘化四（一八四七）年四月十六日、円山で亡羊古稀の賀宴が行われた折り、下賜された和歌。忠香時に四十三歳。本草をともに楽しむ老壮二人、千年の春を生きる。

## 1月30日

## 如在《にょざい》

## 一条忠香額字

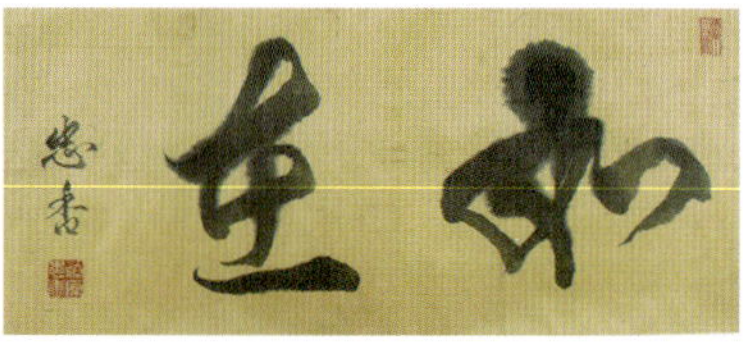

万延元（一八六〇）年亡羊一周年祭の折り、すでに参殿を許されていた榕室が左大臣忠香に如在の書を請うて下賜されたもの。論語に、祭《まつ》ルニハ在《いま》スガ如《ごと》ク、とある孔子の言葉による。祖先を祭る心構えを説く。

## 1月31日

## トクサラン図

## 渓愚写

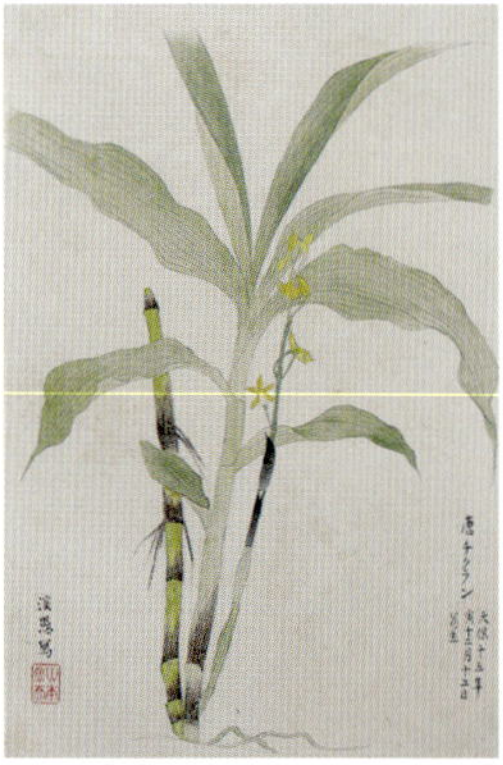

天保十三年十二月十五日（一八四三年一月十五日）写生。渓愚（章夫）は「唐チクラン」と書き入れているが、ユリ科のトウチクランではない。読書室は弘化二（一八四五）年の異国草木会に琉球産を出品している。

## 2月1日

## 読書室四詠

## 村瀬栲亭《こうてい》筆

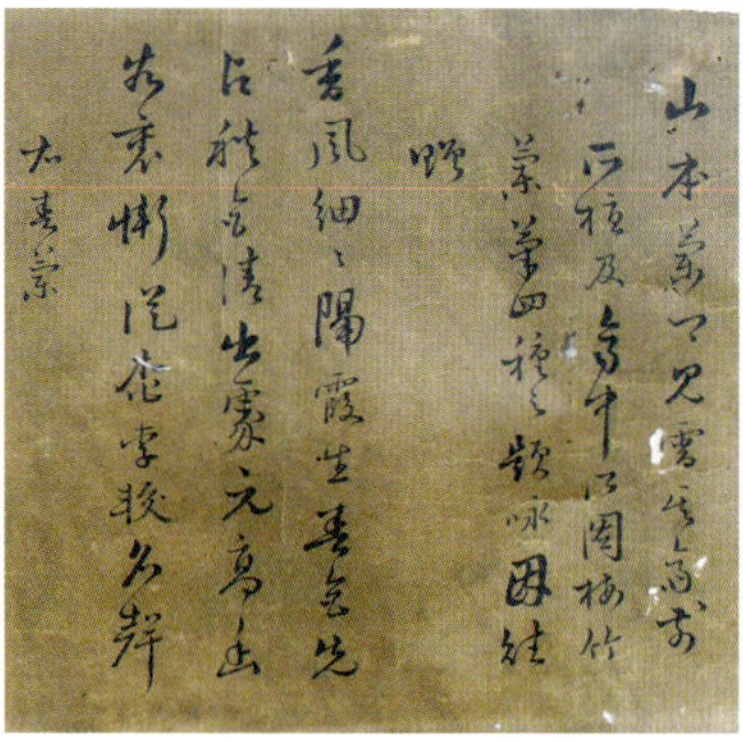

四十五歳で西本願寺侍読を辞めた儒医山本封山には多くの詩友がいた。ある朝、庭の雪に画興を覚え、書斎に戻るや梅竹蘭菊の四君子を描いて、詩友に題詩を求めた。写真は二歳年少の漢学者栲亭が贈った四詠の冒頭。

## 2月2日

## 墨

## 源之熙《みなもとのしき》筆

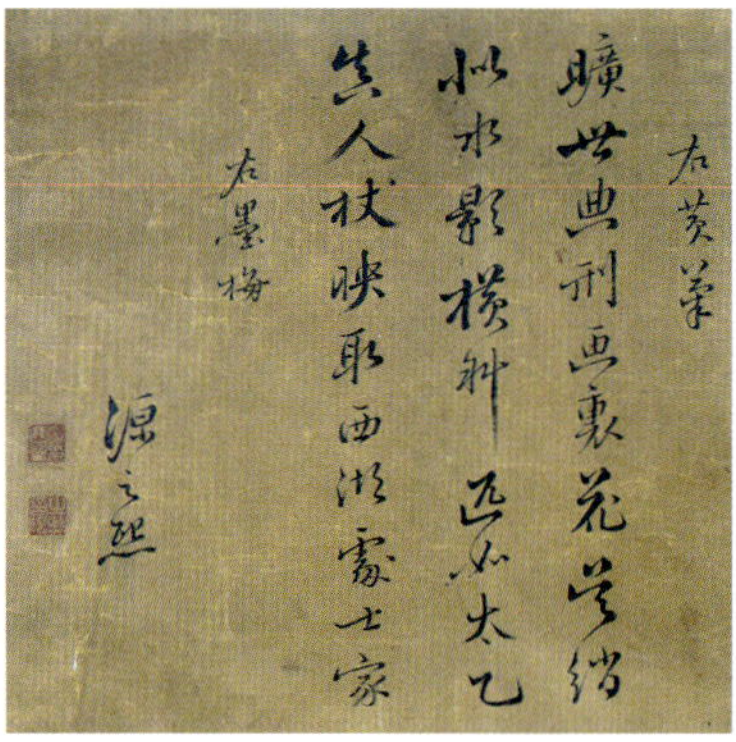

之熙は詩文書画に秀でた漢学者村瀬栲亭の名。封山の描いた墨梅を詠じた。古来絵手本にある梅の花。唐渡りの絹が水に似て横影を映す。ひとり姿は天空の星か仙人の杖。宮仕えを辞め名勝西湖を写し取る楽しみよ。

## 2月3日

### 読書室四詠

### 伴蒿蹊《ばんこうけい》筆

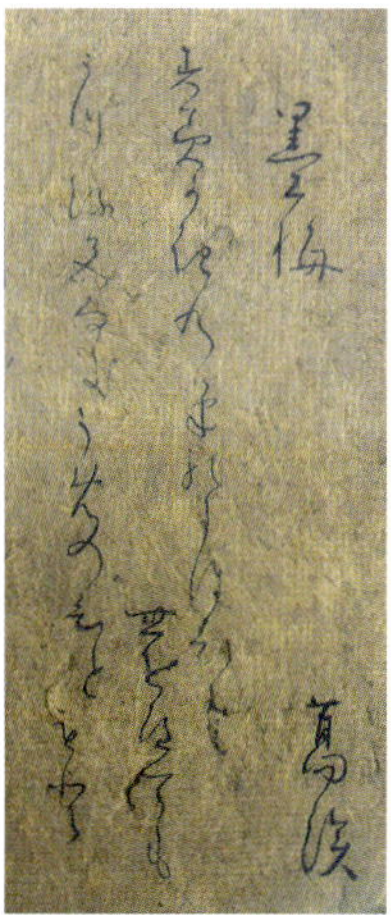

墨書きの花の匂ひは世を経ても移る色なき梅の一本《ひともと》。蒿蹊は和文の名著「近世畸人《きじん》伝」の著者として知られる歌人。有《ゆう》職《そく》故実家橋本経亮《つねあきら》、歌人小沢蘆庵《ろあん》門下の前波黙軒《まえばもくけん》・小川布淑《のぶよし》と共に、封山の最も親しい友人だった。

## 2月4日

### 春蘭

### 伴蒿蹊筆

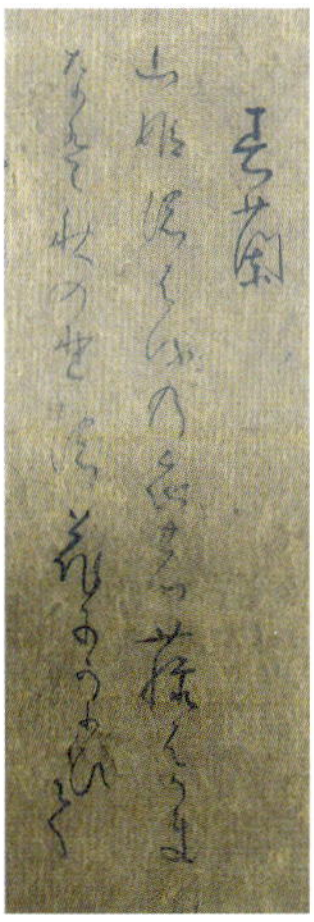

読書室四詠の一首。山姫《やまひめ》の春の衣《ころも》の藤袴《ふじばかま》名は秋の野の花にかよひて。封山に寄せられた四詠の自筆は漢詩十二人分、和歌七人分が読書室旧跡土蔵から散乱状態で見つかった。傷みが激しく、小川布淑の四詠は判読不能。

## 2月5日

### 読書室四詠

### 皆川愿《げん》筆

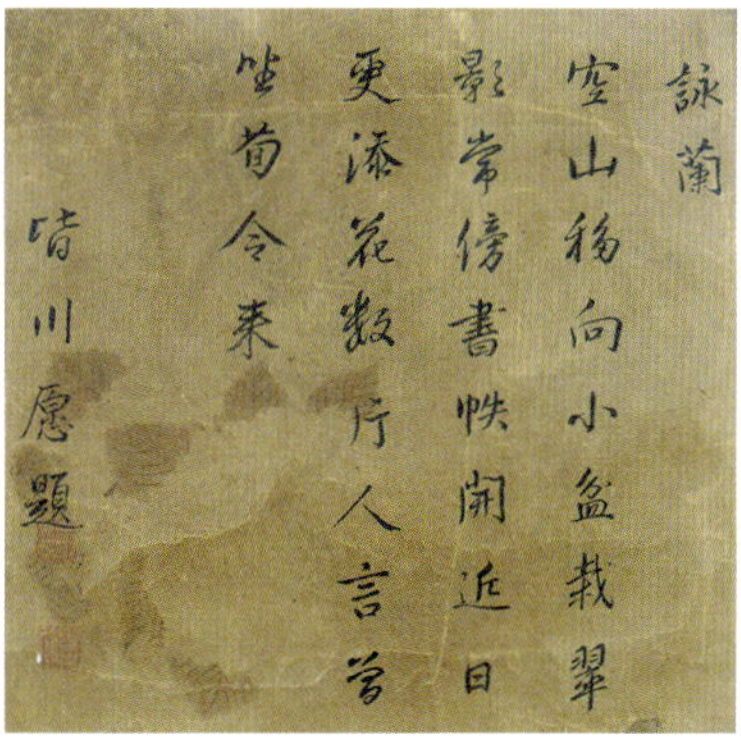
詠蘭
空山移向小盆栽翠
影常傍書帙開近日
更添花数片人言当
坐荀令来
皆川愿題

愿は鴻儒《こうじゅ》と謳《うた》われた皆川淇園の名。蘭を詠じて曰く、枯れ山を去り小盆栽に向かう。平生傍らにその緑をながめ書帙《しょちつ》を開く。近頃さらに花数片が付いた。残り香が三日も続いたと伝説のあるかの荀令《じゅんれい》君の来訪後のよう。

## 2月6日

### 詠梅

### 皆川愿筆

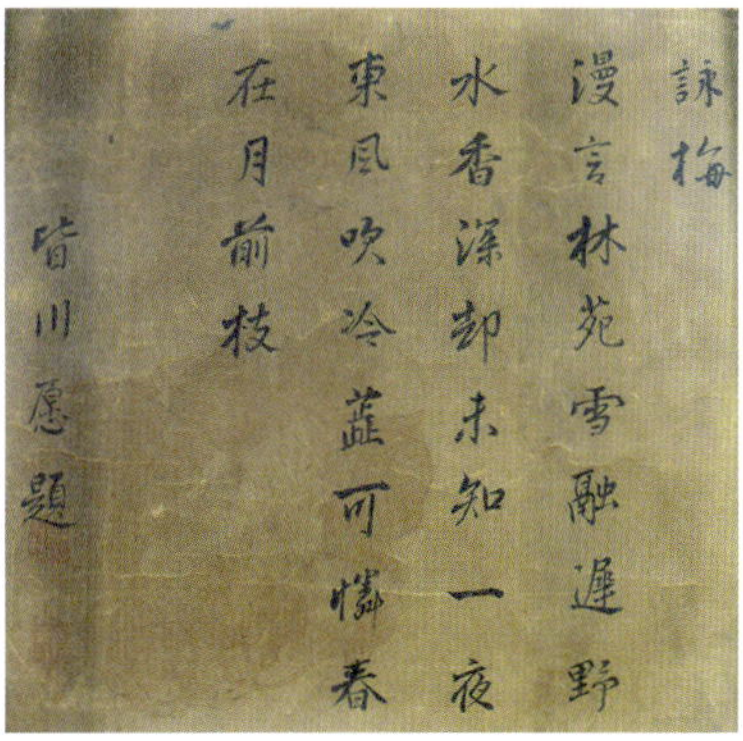
詠梅
漫言林苑雪融遅野
水香深却未知一夜
東風吹冷蕋可憐春
在月前枝
皆川愿題

庭の木々を見ては雪解け遅しとつぶやく。水面《みおも》の香りも深く隠れどこへやら。一夜東風《こち》あり梅の冷蕊《れいずい》に吹く。月前の枝に可憐《かれん》な春が来た。皆川淇園は封山より七歳年長。多作多芸ぶりは封山の学風の対極をなした。

## 2月7日

### 読書室四詠
### 秋成《あきなり》筆

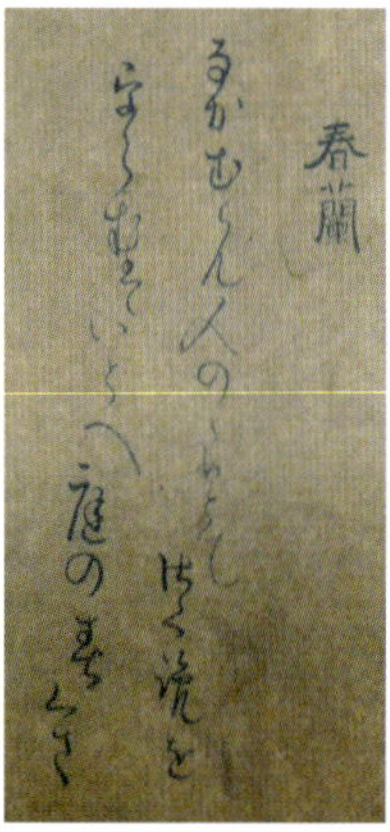

封山が国学者上田秋成と知り合ったのは、若い頃からの親友で万葉集などの古学に通じた梅宮大社禰宜《ねぎ》橋本経亮《つねあきら》を介してらしい。四詠のうち春蘭と題する一首。眺むらん人のためとて咲く蘭を折らむは厭《いと》へ庭の春草。

## 2月8日

### 七五三福寿草写生
### 一冊

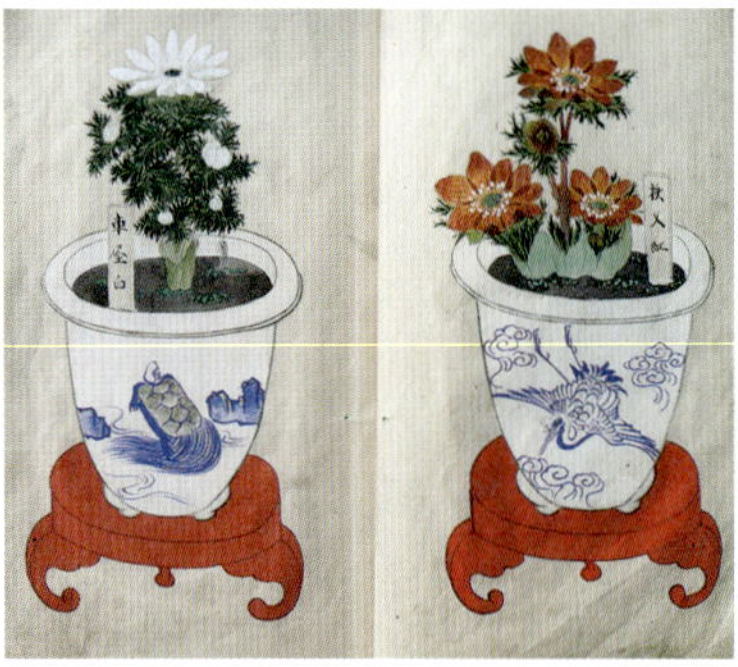

今日は旧暦元旦。福寿草は元日に飾るので、元日草《がんじつそう》ともいう。幕末のこの写生帳では、鶴亀松竹梅などの染付鉢《そめつけばち》十五台に、奇品十五種を配する。鶴に秩父紅《ちちぶべに》、亀に車屋白《くるまやしろ》、大黒天に万福咲《まんぷくざき》、毘沙門天《びしゃもんてん》に魚子咲《ななこざき》など。

## 2月9日

### 七五三福寿草写生
### 万福咲《まんぷくざき》

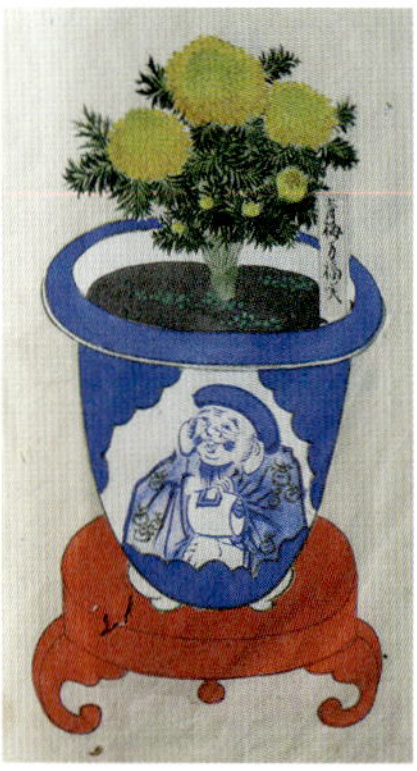

この写生帳は嘉永元（一八四八）年正月、江戸の植木屋内山長太郎が福寿草に七福神の名を付けて作成した彩色図に着想を得たか。鶴亀松竹梅、柿本人麻呂、玉津島、山部赤人を加えて、七五三福寿草写生と題した。

## 2月10日

### 七五三福寿草写生
### 魚子咲《ななこざき》

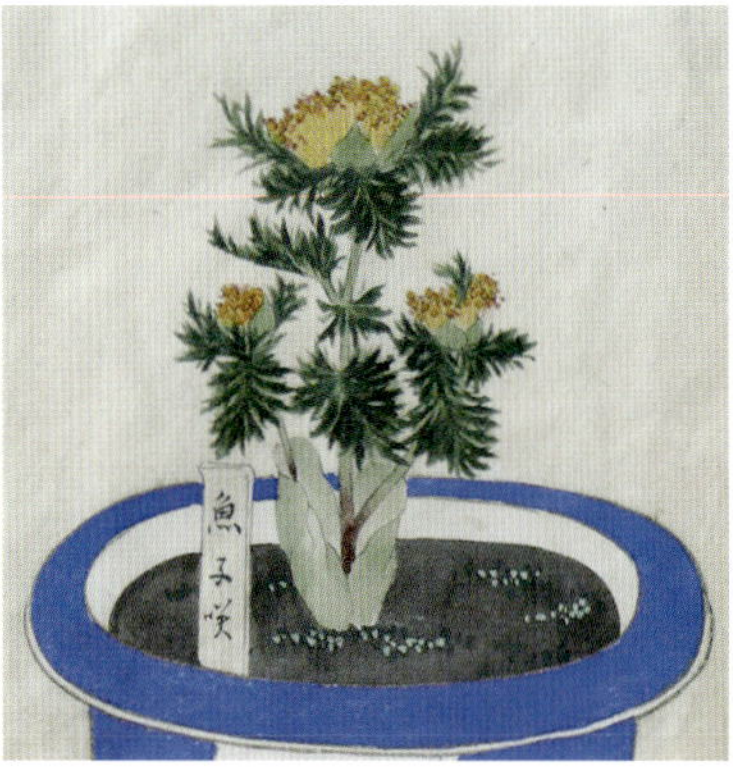

姜《きょう》氏（未詳）述というこの写生帳の序文に曰く、文化年中（一八〇四〜一八一八年）に始まる福寿草流行は追々奇品珍華の夥《おびただ》しく、人に頼んで模写してもらった。厚い重ねを魚子咲というが明珍鍛《みょうちんきたえ》の甲冑《かっちゅう》の小札《こざね》そっくり。

## 2月11日

### 墨梅
### 秋成筆

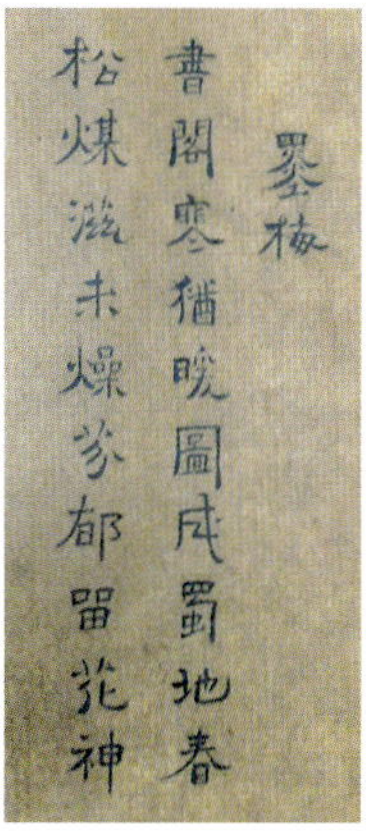

四君子詠草冒頭の五言絶句。後に続く画竹《がちく》、春蘭、黄菊《こうぎく》は和歌。国学者上田秋成の漢詩は珍しい。描く封山を思い詠う。外は寒し書斎の暖、梅の画成《えな》る古都の春、潤沢の墨いまだ乾かず、香り豊かに花神を留む。

## 2月12日

### 春蘭
### 藪内宗堅《やぶのうちそうけん》作

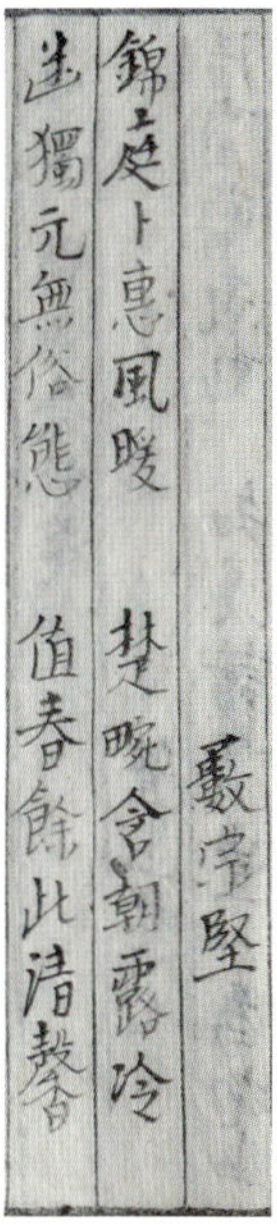

封山に寄せられた四君子の詩集、読書室四詠から。封山は歌友十三人の和歌を長男の伯賢に、詩友十二人の漢詩を次男の亡羊にそれぞれ筆写させた。詩友の一人宗堅は茶人、藪内流六世。竹陰《ちくいん》、比老斎《ひろうさい》などと号した。

## 2月13日

### 藪内比老斎《ひろうさい》書

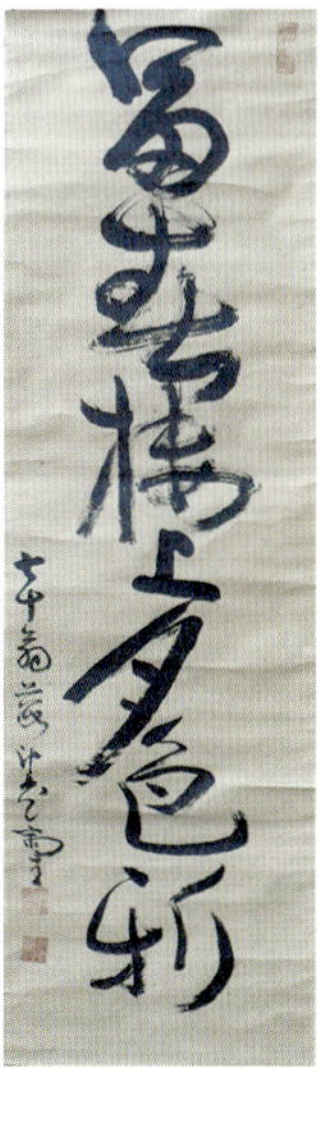


封山の詩友、比老斎は書も能《よ》くした。富春楼上、月色新たなり、七十翁とあり、寛政七（一七九五）年の作。この年、亡羊十八歳。兄伯賢《はくけん》は二十三歳で病没。富春楼は離宮円明園の政務所。乾隆三（一七三八）年建立。

## 2月14日

### 墨梅
### 礪波今道《となみいまみち》筆

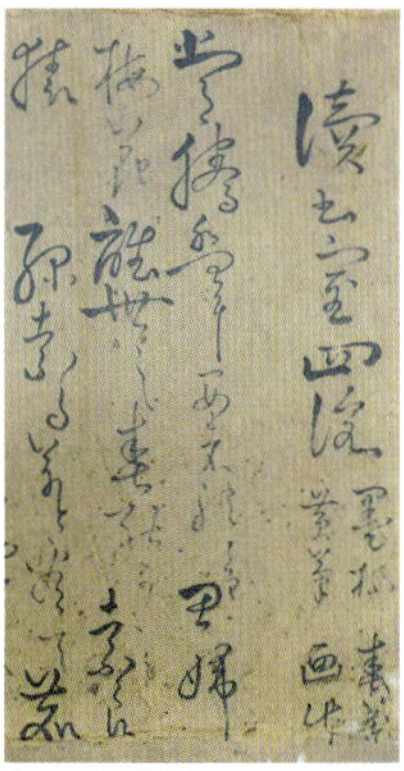

読書室四詠と題する詠草の冒頭。常の春あはれと思ふ梅の花誰世《たがよ》の春の形見ならまし。今道は国学者としての名。末尾に刀奈《とな》ミ能以《のい》末美知《まみち》と記す。封山と同郷の高岡町人、砺波屋伊右衛門。丹楓の号で漆芸でも有名。

休載追録10

## 越中高岡茶木屋《ちゃきや》の次男

封山は越中高岡の町年寄日下庄兵衛（屋号茶木屋）の次男に生まれ、室鳩巣《むろきゅうそう》の門人から儒学、医師内藤彦助から曲直瀬道三《まなせどうさん》流医術を学んだ。京に出て西本願寺法如《ほうにょ》上人の儒医山本貞徳の養子となった。門人には高岡の医家出身が多い。最初の塾生佐渡養益は佐渡家第七代養順となった。読書室と高岡人士との交流は幕末まで続いた。

## 2月16日

### 春蘭
### 礪波《となみ》今道《いまみち》筆

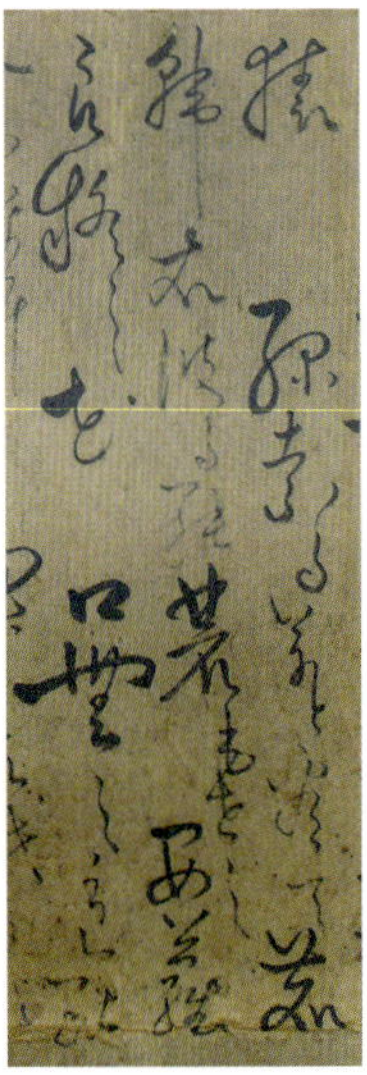

読書室四詠と題する詠草の第二歌。緑なる的《まと》のごとしか韓《から》衣《ごろも》春の野面《のもせ》の蘭《あららぎ》の花。今道は高岡から江戸に出て国学者加藤美樹《うまき》に学び、上田秋成と同門。京都に住み、橋本経亮《つねあきら》を介してその親友、同郷の封山と交遊した。

## 2月17日

### 餘斎翁《よさいおう》秋冬歌

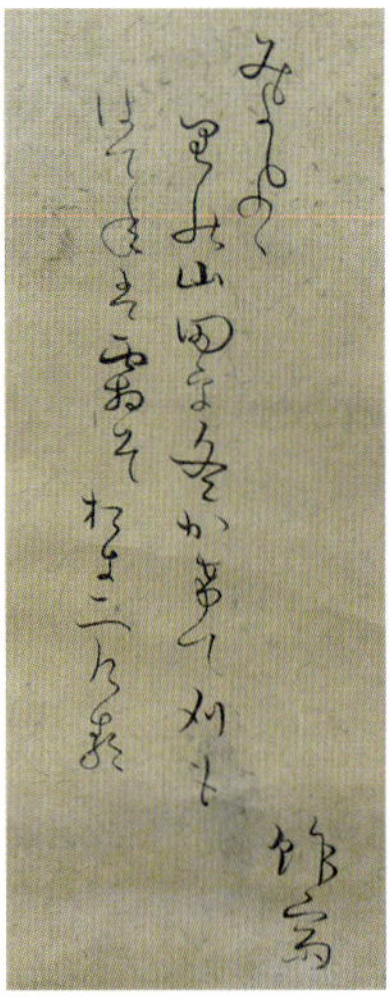

餘斎は国学者上田秋成。み吉野の里の山田に冬かけて刈もはてねば霜ぞおきにける。封山は長男伯賢と共に橋本経亮から万葉集を学んでいた。秋成は経亮から伯賢筆出雲風土記を借り、書き入れをしてしまったという。

## 2月18日

### 読書室四詠和歌
### 伯賢《はくけん》筆

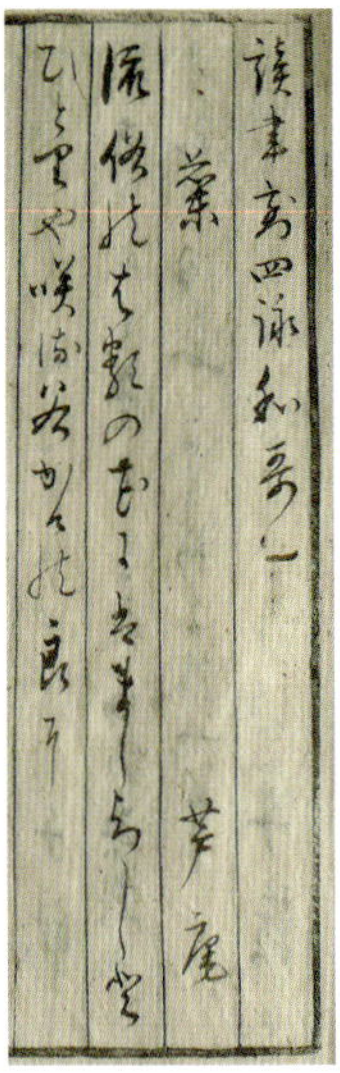

伯賢は封山の愛息。父の親友、歌人の小沢蘆庵《ろあん》に入門し、その高弟となった。父の歌友十三人の四詠から三十六首を選び、和歌の部に筆写。冒頭には師蘆庵の歌。流俗の春の花には混じらじとひとりや咲ける谷陰の蘭。

## 2月19日

## 薬籠銘《やくろうめい》

村瀬栲亭《こうてい》筆

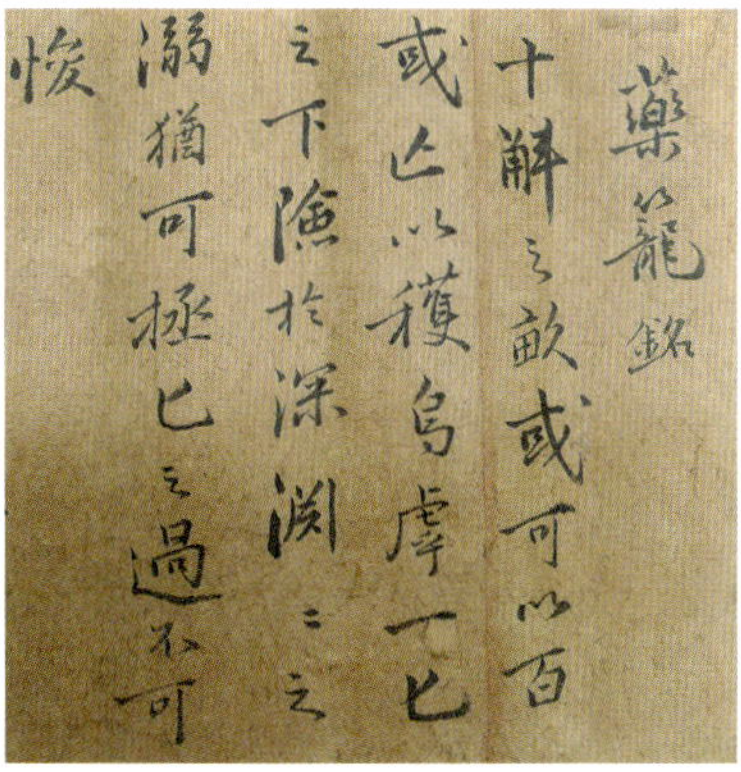

天明三（一七八三）年、直言居士の封山が西本願寺の宮仕えに嫌気がさして医者となった頃だろう。栲亭は親友封山にこの銘言を贈った。深淵《ふかみ》にはまった者は助けられるが、薬を一匙《ひとさじ》間違えれば、取り返しがつかぬ。

## 2月20日

## 竹如意《たけにょい》

村瀬栲亭賛

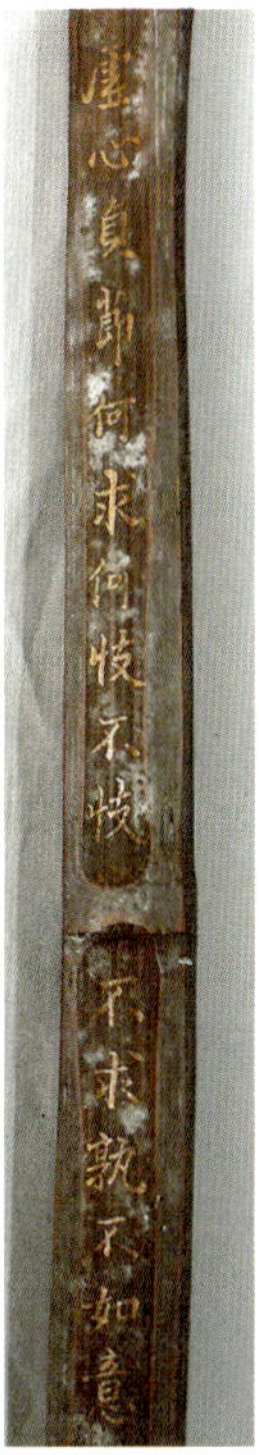

亡羊遺愛品。如意は高僧の持物。長さ六十五センチ。賛に曰く、虚心貞節ナレバ何ヲカ求メ何ヲカ忮《むさぼ》ラン、忮ラズ求メザレバ孰《たれ》カ意ノ如クナラザラン、源之熙《みなもとのしき》拝題。栲亭は父封山の親友。若くして妙法院門跡の侍講となった。

## 2月21日

## 亡羊先生行状一則

松浦武四郎筆

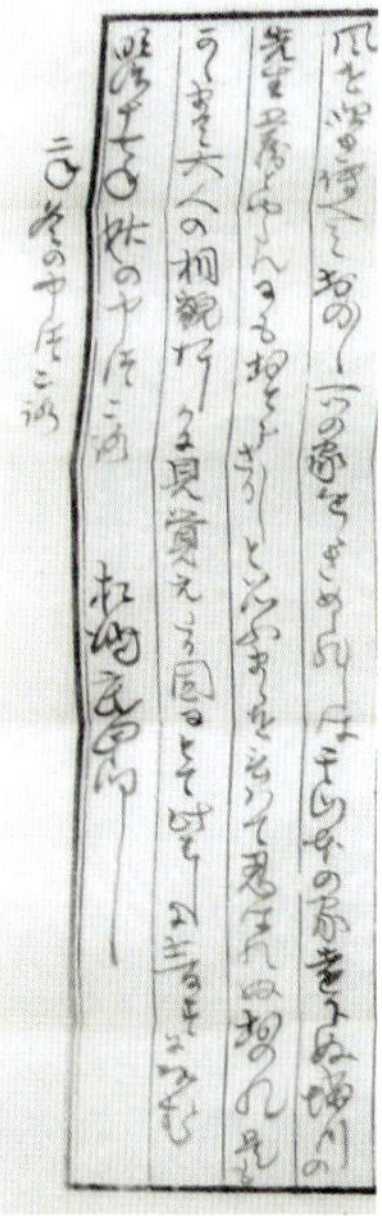

明治十七（一八八四）年秋のこの追想記に曰く、錫秀章正善《れいしゅうしょうせいぜん》の五子が亡羊先生の学風を伝えて各々一家をなしたのは、山本の家から遠からぬ堀川の先生（伊藤仁斎）の五蔵にも劣らない、これを言わずにはおられない。

## 2月22日

## 江馬春齢書状

亡羊宛

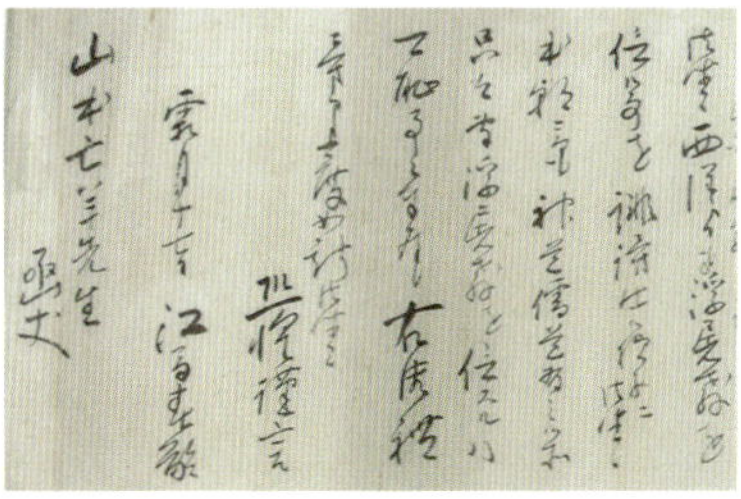

嘉永三（一八五〇）年十一月十七日付け。春齢は大垣藩蘭方医。天保十二（一八四一）年に入門。読書室に蘭学知識をもたらした。徹底した仏教批判者であり本状では中国での仏教流行を指摘した洋書の内容を伝える。

## 2月23日

## 墨竹

## 梟々《じょうじょう》筆

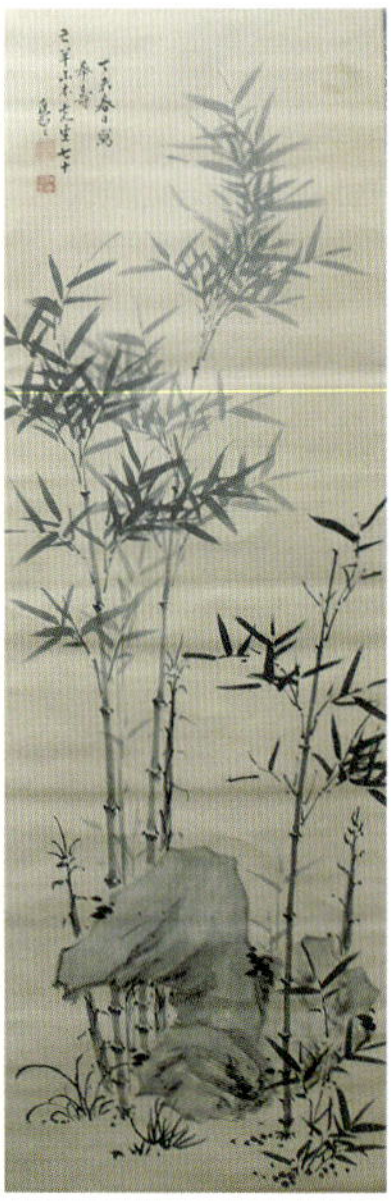

亡羊古稀《き》の祝いに贈られた。梟は大垣の漢詩人・画家江馬細香《さいこう》の名。詩人頼山陽の指導を受け湘夢《しょうむ》と号した。細香女史は亡羊が山陽の為人《ひととなり》を町会所の日手間《ひでま》（日雇い）と呼び疎んじたことを知らなかったようだ。

## 2月24日

## ハインリッヒ・フォン・シーボルト書簡

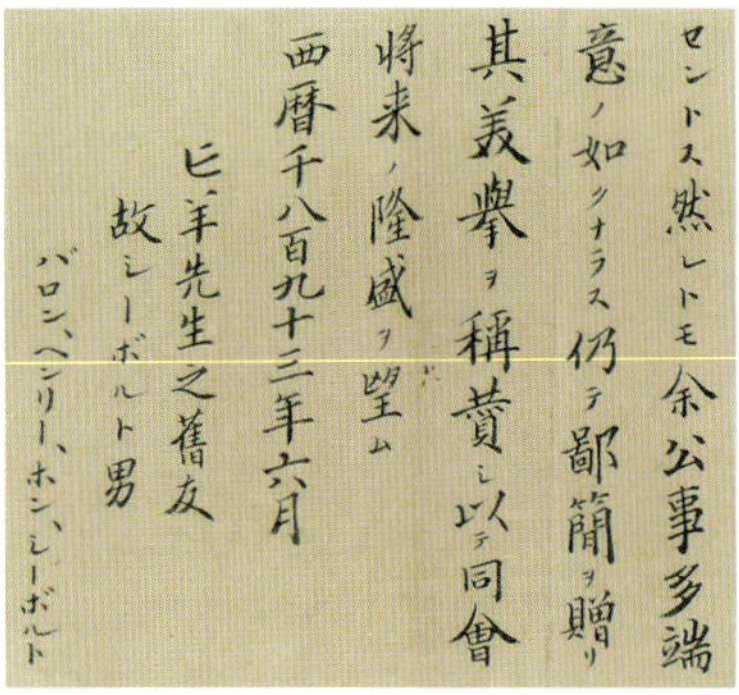

セントス然レトモ余公事多端
意ノ如クナラス仍テ鄙簡ヲ贈リ
其義擧ヲ稱賛シ以テ同會
将来ノ隆盛ヲ望ム
西暦千八百九十三年六月
亡羊先生之舊友
故シーボルト男
バロン、ヘンリー、ホン、シーボルト

明治二十六（一八九三）年七月一日・二日に京都本草会と亡羊四十年祭が兼行されるに際し、オーストリア・ハンガリー帝国領事館官房書記官ハインリッヒが父シーボルトと亡羊の京都での交流を偲《しの》んで寄せた書簡。

## 2月25日

## ハインリッヒ・フォン・シーボルト返書

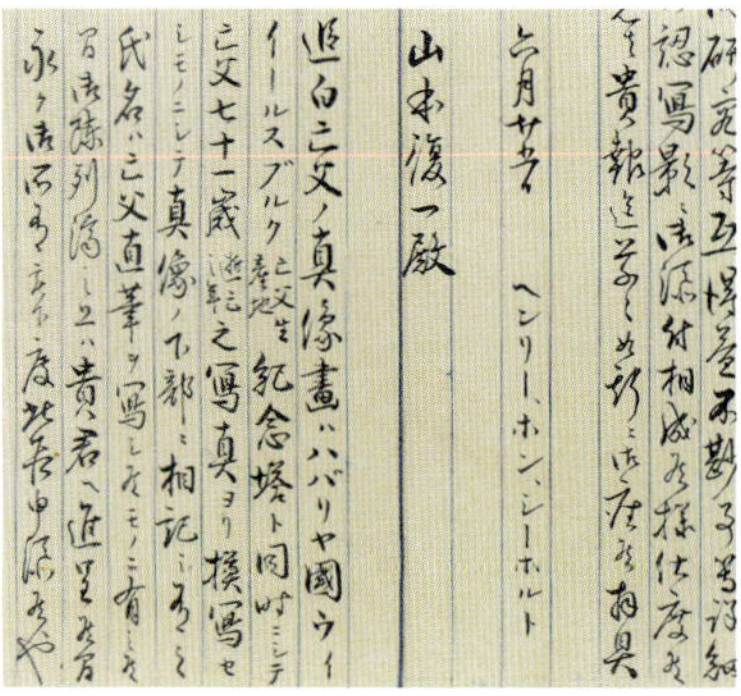

六月廿三日
ヘンリー、ホン、シーボルト
山本復一殿
追白亡父ノ真像畫ハバワリヤ國ウィ
イールスブルク亡父生地紀念塔ト同時ニシテ
亡父七十一歳逝去之写真ヨリ模写セ
シモノニシテ真像ノ下部ニ相記シアル
氏名ハ亡父直筆ヲ写シタモノニ有之

明治二十六（一八九三）年七月の京都本草会・亡羊四十年祭は参観者一千人。この盛会には長年岩倉具視秘書を勤めた復一の尽力があった。復一から出品依頼を受けたハインリッヒは父シーボルトの肖像画を贈呈した。

## 2月26日

## シーボルト肖像画

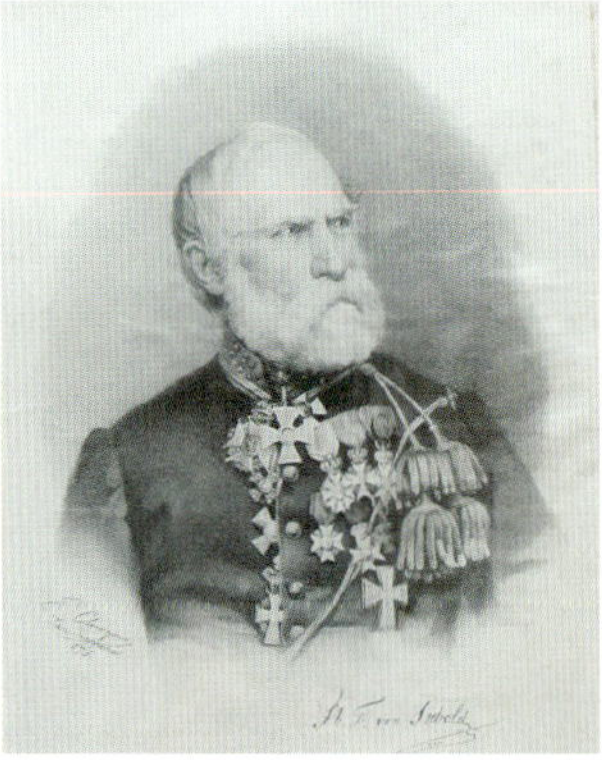

今年はシーボルト没後百五十年。七十一歳で亡くなった年の写真をもとに銅版画家キオソーネが描いた石版画。次男のハインリッヒが京都本草会・亡羊四十年祭のために、出陳の上は進呈します、と復一宛てに送った。

## 2月27日
## 日本研究所　シーボルト展示室

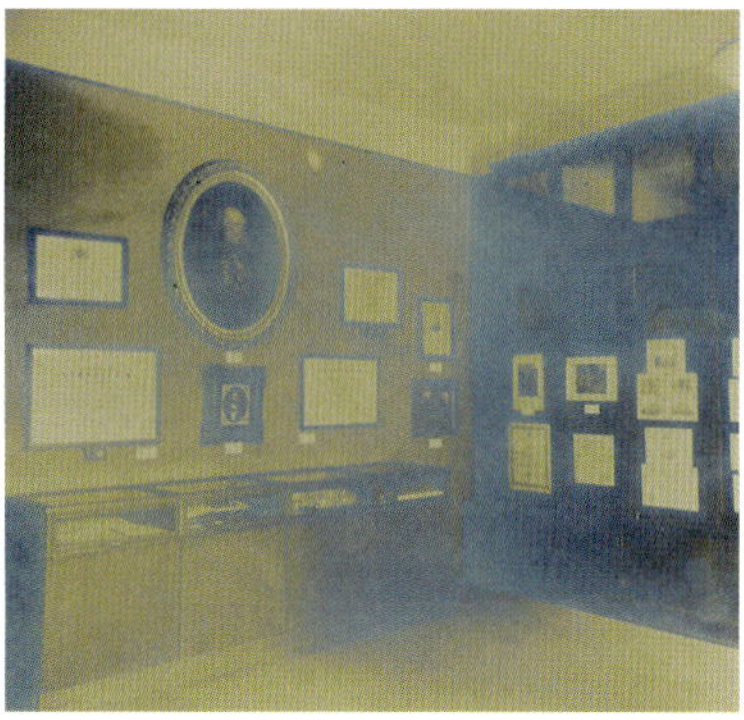

昭和元（一九二六）年に設立されたベルリン日本研究所の所長トラウツはシーボルト資料の収集研究を進め、一九二八年に研究所のあるシャルロッテンブルク宮殿内にシーボルト展示室を設けた。写真は傷みがある。

## 2月28日
## 当主山本規矩三《きくぞう》宛
## 献辞

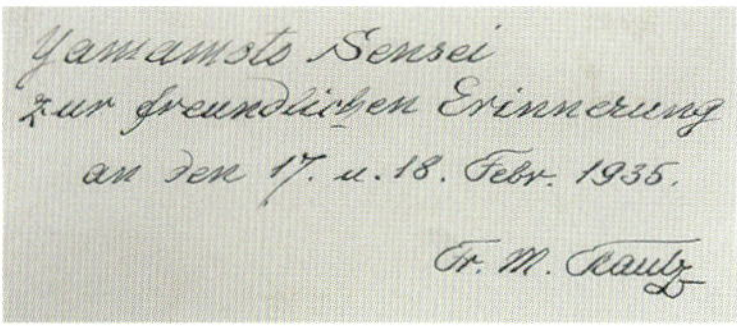


山本先生、一九三五（昭和十）年二月十七日・十八日の交友を記念して、F・M・トラウツ。トラウツは当時京都の独逸《どいつ》文化研究所副所長。昨日本欄掲載のシーボルト展示室写真の裏にドイツ語で書き、亡羊の孫の規矩三に贈った。

## 2月29日
## ベルリン日本研究所図書室

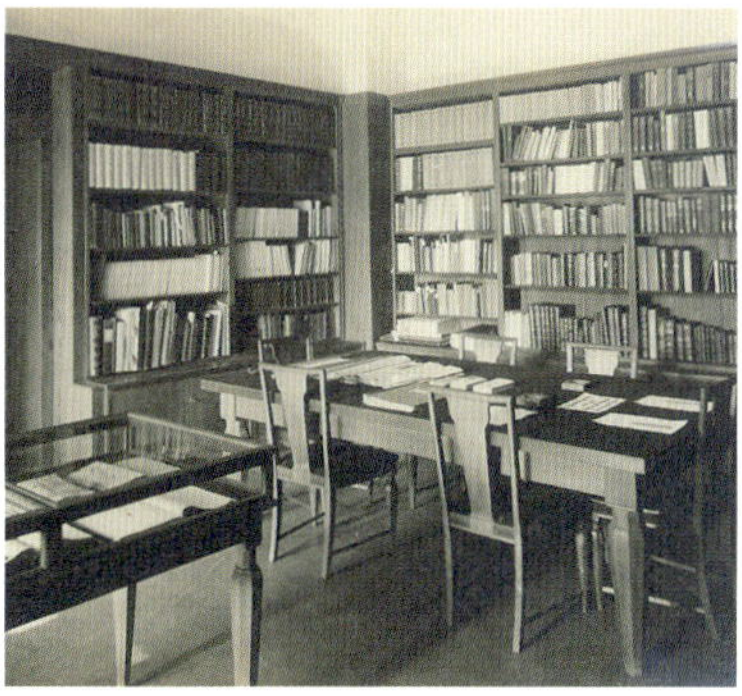

この写真とシーボルト展示室写真をトラウツから贈られた山本規矩三は白鶴美術館初代館長に就任したばかりで読書室資料保存に懸命。トラウツは東一条にあった独逸文化研究所で日本関係古洋書目録編纂中だった。

## 3月1日
## 曲直瀬道三《まなせどうさん》像
## 乗昌《じょうしょう》画

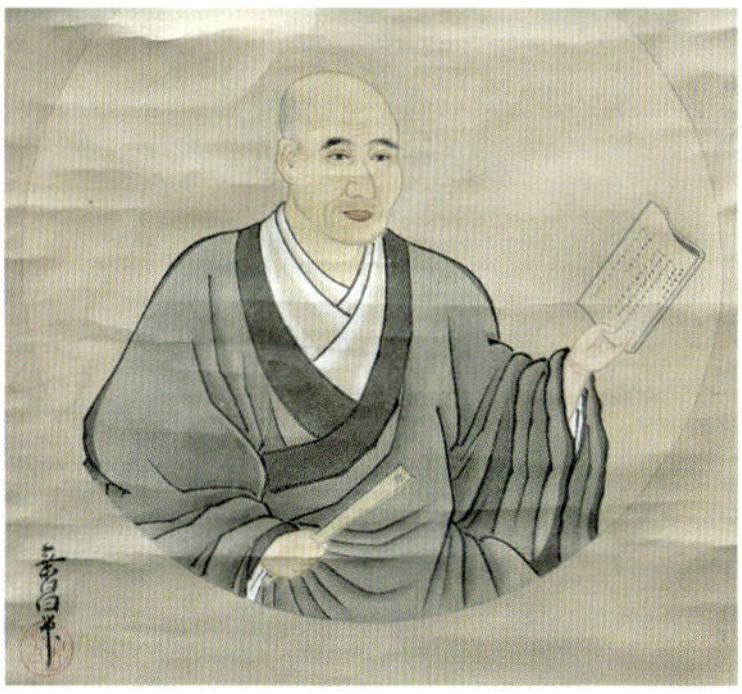

天正十（一五八二）年、七十六歳の肖像。山本章夫遺愛の画幅。乗昌は武田信玄に仕えた絵師。道三は庶民も宮廷も戦国武将も区別なく診療し、系統的な医学教育を確立した。儒医封山も故郷高岡で道三流医術を学んだ。

## 3月2日

### 曲直瀬道三像

### 自賛

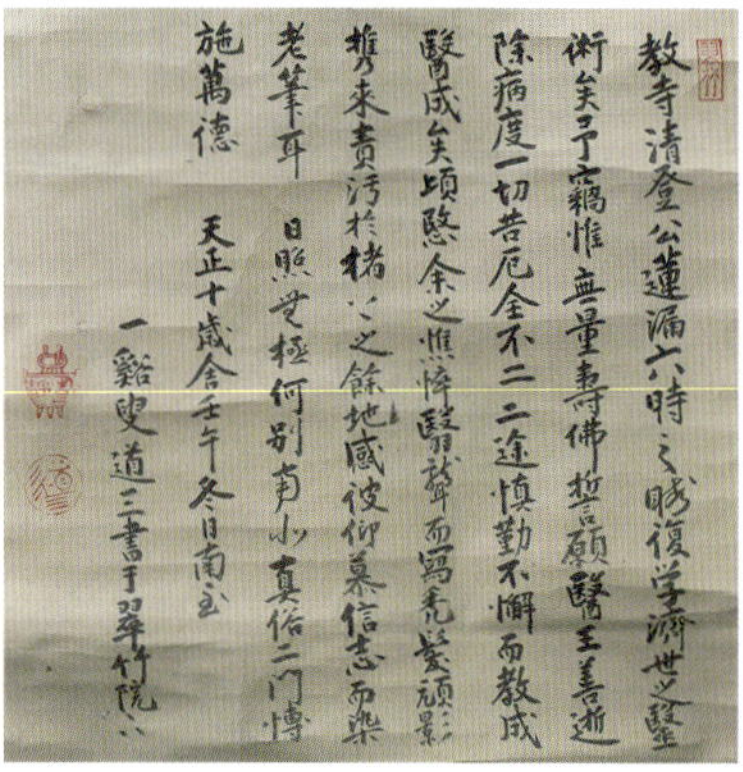


昼は寺で経典を、夜は家で済世の医術を学び、阿弥陀仏と薬師如来に学問成就を誓願する日々。先頃、耳目憔悴《しょうすい》、禿髪皺面《とくはつしゅうめん》の肖像画に賛をせがまれた。日照は分け隔てなく地上に万徳《ばんとく》を施して下さる。有り難いことだ。

## 3月3日

### 伊麻《いま》像

### 友竹《ゆうちく》拝画

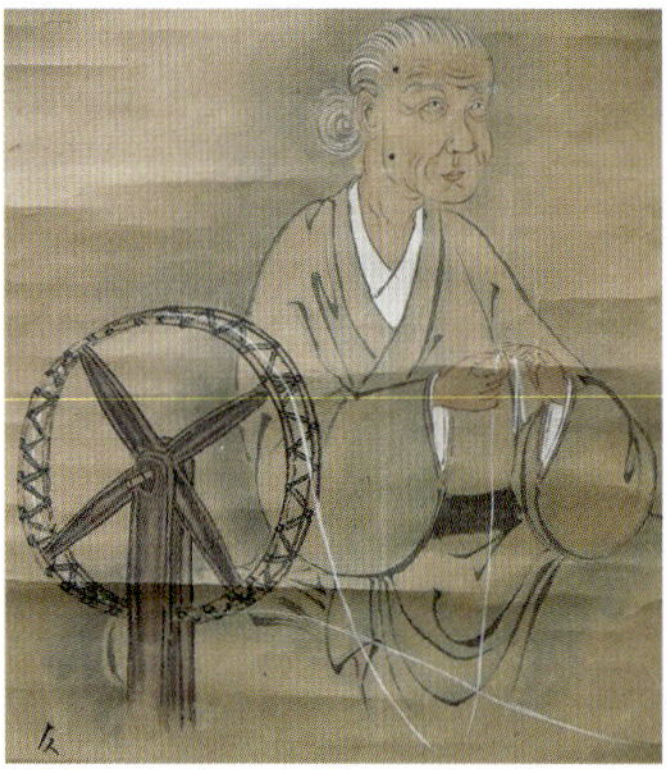

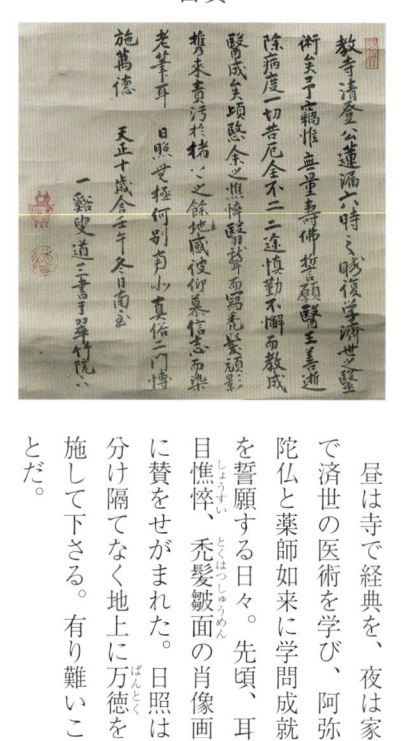

大和竹内《たけのうち》村の孝女。寛文十一（一六七一）年六月、病父に鰻《うなぎ》を食べさせ孝養を尽くした。友竹は芭蕉の書の師、北向雲竹《きたむきうんちく》の門人。封山の友人伴蒿蹊《ばんこうけい》は近世畸人伝《きじんでん》で、この肖像画の雲竹の賛に基づき伊麻を顕彰した。

## 3月4日

### 伊麻像

### 北向雲竹《きたむきうんちく》賛

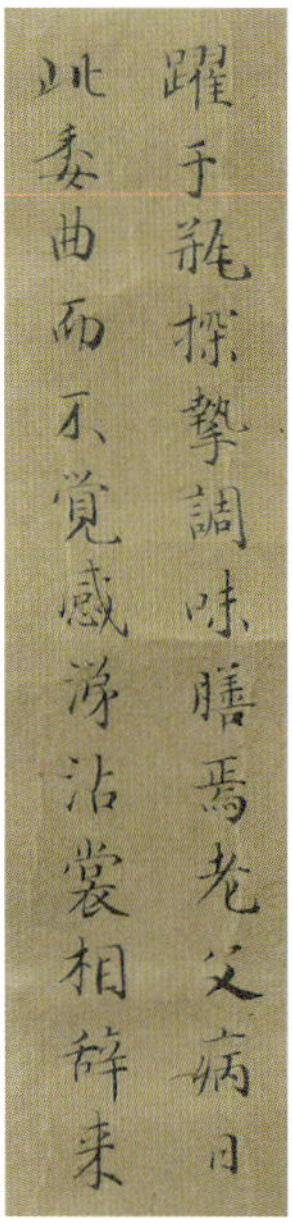


雲竹は俳人芭蕉の書の師。賛に曰く、貞享五（一六八八）年四月芭蕉は伊麻を訪ね、瓶《かめ》の鰻を病父に食べさせたと聞いて感涙したという。自分も孝女を拝みたかったが、門人の海北《かいほう》友竹《ゆうちく》がこの肖像を描いて来てくれた。

## 3月5日

### 畸人伝人名録

### 一枚

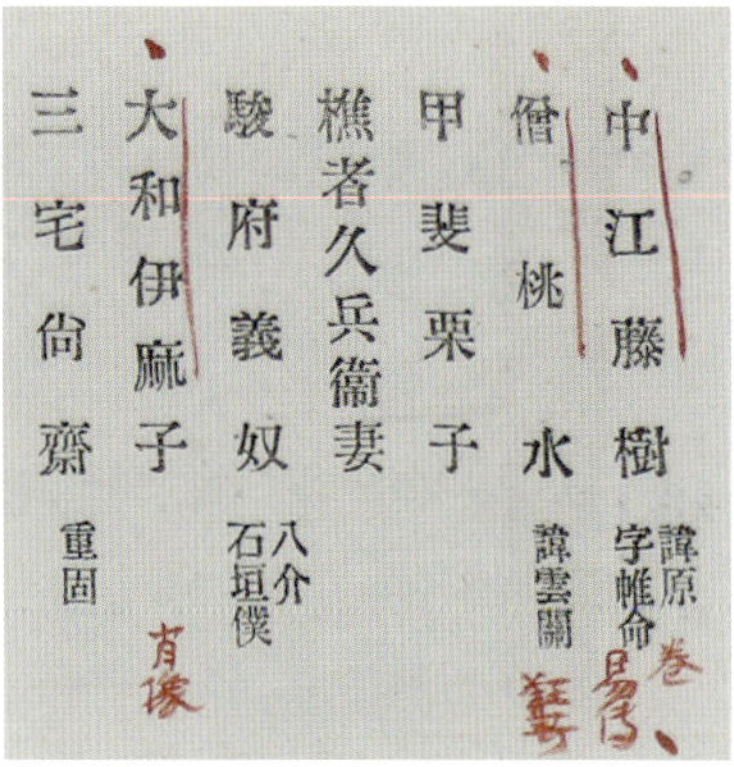

中江藤樹　諱原　字帷命
僧桃水　諱雲關
甲斐栗子
樵者久兵衛妻
駿府義奴　八介　石垣僕
大和伊麻子
三宅尚齋　重固

二百十四名を収録。明治二十九（一八九六）年七月十二日建仁寺方丈で開催の畸人伝遺墨展で配付された。章夫が伊麻像など出品した多数の所蔵品を朱書している。著者伴蒿蹊は伊麻像を封山に見せてもらったらしい。

## 3月6日

歴代易学諸聖

藤樹《とうじゅ》書

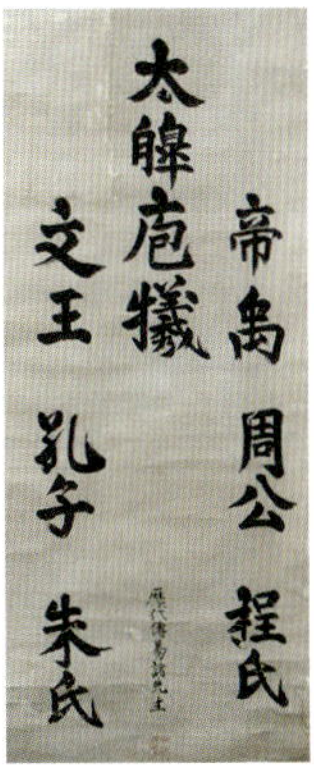


八卦《はっけ》を作ったという大皡《たいこう》庖犧《ほうぎ》氏から朱子に至る易学の系譜。伴蒿蹊は近世畸人伝の巻頭に曰く、儒医中江藤樹は二十七歳のとき故郷の孤独な老母に仕えるため伊予大洲から脱藩。以後二君に見《まみ》えず私塾で孝経を講じた。

## 3月7日

観音図

仏佐吉《ほとけさきち》筆

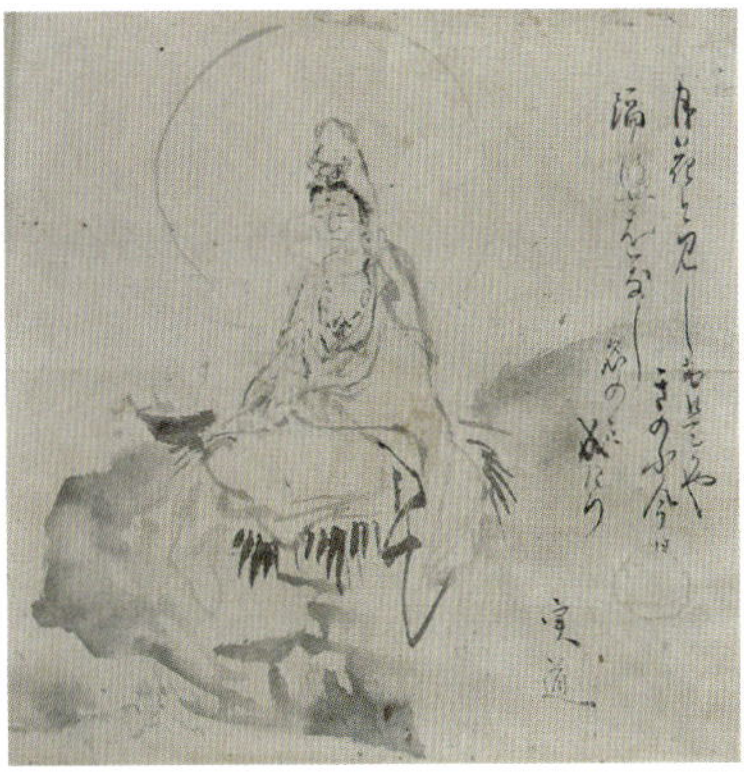

永田佐吉は三熊思考《みくましこう》の続近世畸人伝中の人物。美濃竹ケ鼻の信心深い豪商。孝心厚く貧者を憐《あわ》れみ人に誠心を尽くしたので仏佐吉と呼ばれた。自賛和歌に、月花と見しも是《これ》かや昨日今日偏照《へんしょう》夢をなし名のみなりけり。

## 3月8日

封山印

源惟良篆刻《げんいりょうてんこく》

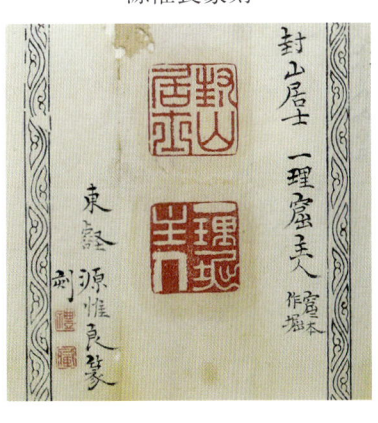

惟良は印聖と謳《うた》われた高《こう》芙蓉《ふよう》の門人。封山は封山居士と一理窟主人の陰陽二印を作ってもらった。自賛に曰く、医を業として医を説かず、書を好んで毫《ごう》も切り刻まず、足を動かして衆庶を拯《すく》い、足を静めて一理を観る。

## 3月9日

本草訳説

蘭山加筆

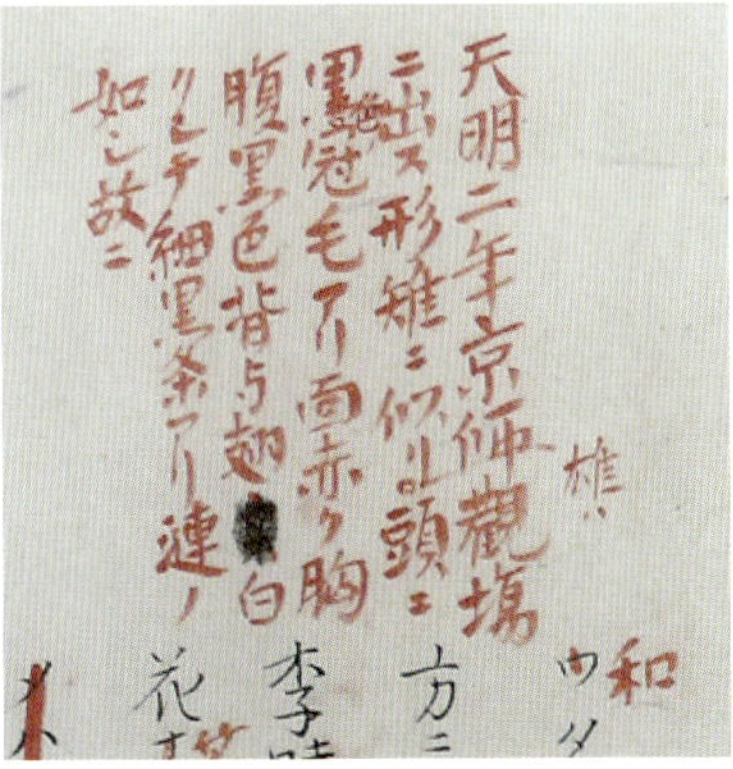


小野蘭山の口授《こうじゅ》を門人岡田麟《りん》が筆録。中国南部産白《はっ》鷴《かん》の項に蘭山曰く、天明二（一七八二）年京師観場《かんじょう》（見世物）ニ出ス。形雉《きじ》ニ似《にた》リ。雄ハ頭ニ冠毛アリ。面《おも》赤ク胸腹黒色。背ト翅《はね》白クシテ細キ黒条アリ。漣《さざなみ》ノ如シ。

## ３月10日

## 檜垣嫗像箱書《ひがきのおうなぞうはこがき》

## 鉄斎

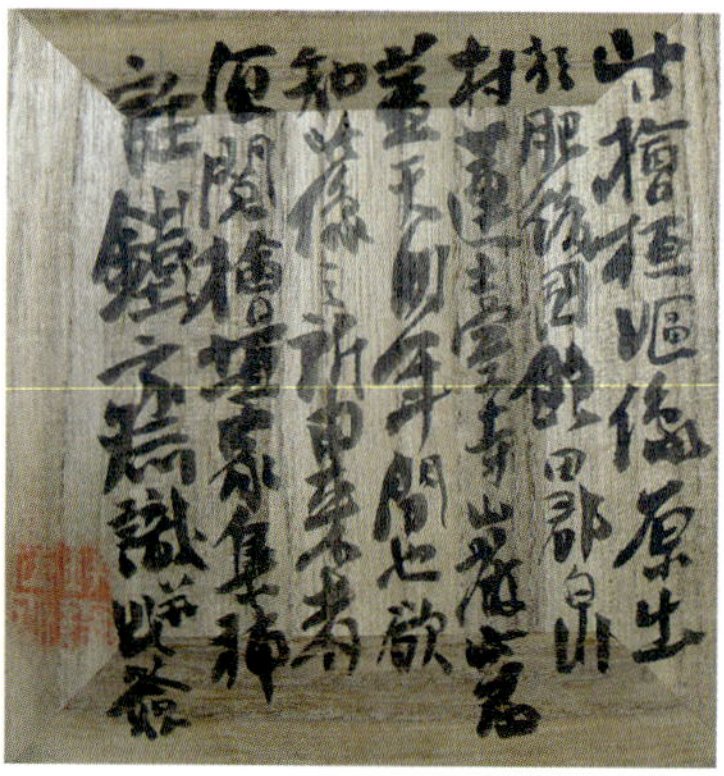

檜垣嫗は平安中期、筑紫にいたという伝説的歌人。肥後の遊女とも。富岡鉄斎曰く、この像は肥後国飽田《あきた》郡白川村蓮台寺の岩窟から天明年間に出たもので、詳しくは熊本の国学者中島広《ひろ》足《たり》の檜垣家集補註を見るべし。

## ３月11日

## 檜垣嫗像

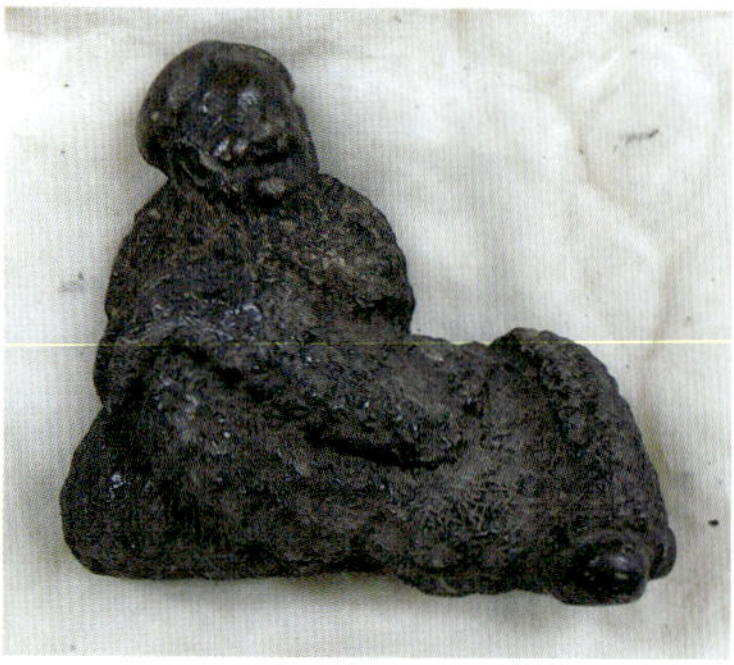

章夫が友人富岡鉄斎から入手した。鉄斎は箱蓋の表に「檜垣塐像《そぞう》」（塑像）と墨書。年ふれば我が黒髪も白河のみづはぐむまで老いにけるかな。付属文書に嫗の歌を載せた後撰集や大和物語の抜き書きと考証がある。

## ３月12日

## 先兄遺墨　一幅

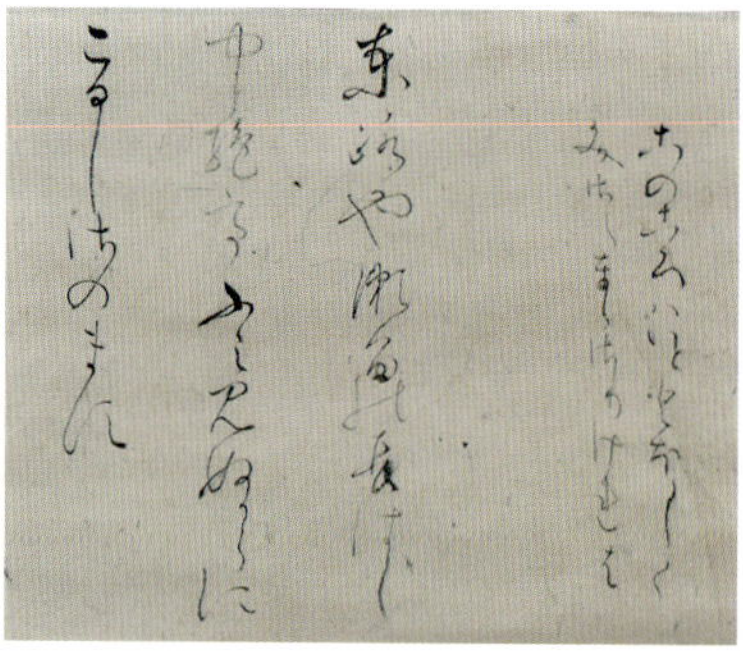

この頃は歌作がとても乏しくお送りできませんでしたので。東路《あずまじ》や瀬田の長橋《ながはし》中絶《なかたえ》てふみ見ぬからに恋しさの増す。亡羊の兄伯賢が師の小沢蘆庵に贈った詠草の第一首。亡羊は兄の膨大な遺作から特に選んで装丁。

## ３月13日

## 蘆庵《ろあん》答歌　一幅

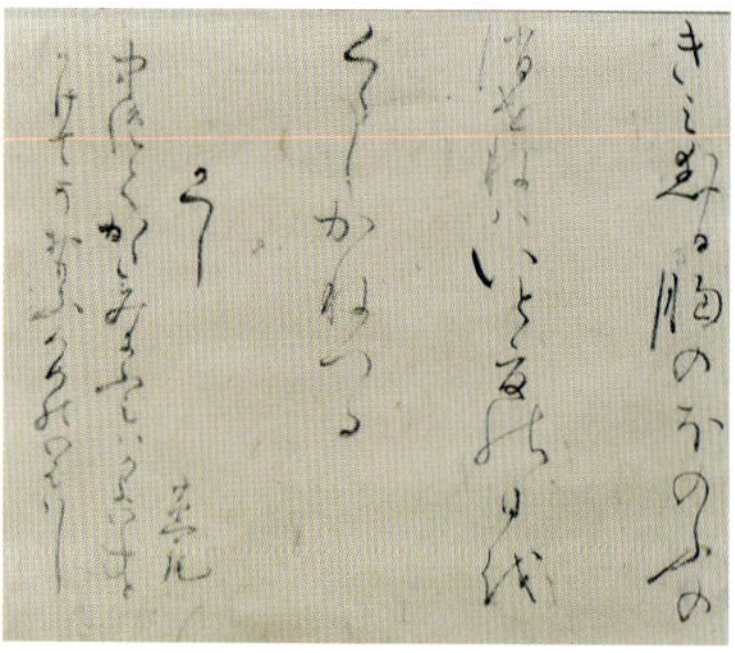

伯賢の第二首は、消えかかる胸の炎の消《きえ》せねばいと夏の日を朽《くた》しかねつる。蘆庵は弟子の恋歌二首に返して、中絶《なかたえ》て互《かたみ》にふみは通はねど懸けてぞ思ふ久米の岩橋。古来、大和久米路《くめじ》の橋は通わぬ恋の橋の代名詞だった。

## 3月14日

### 駱駝《らくだ》を観るの記

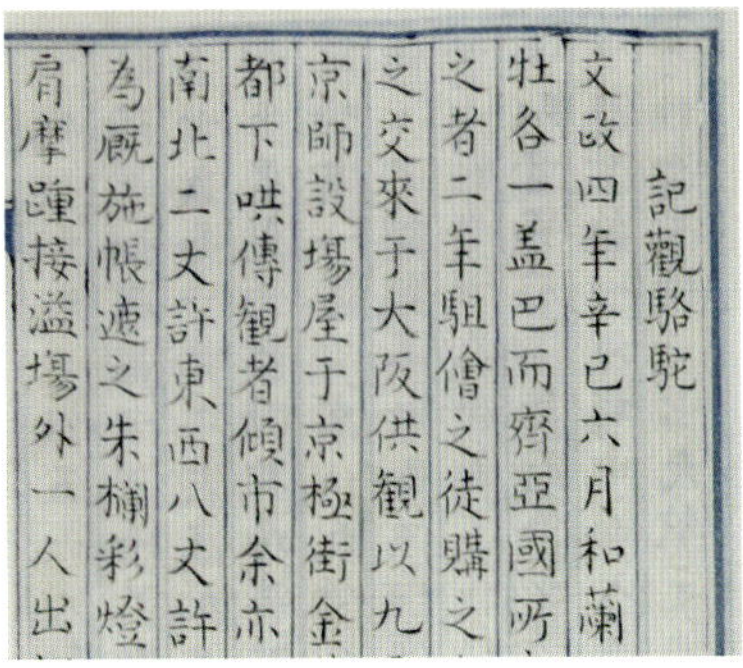

記觀駱駝

文政四年辛巳六月和蘭

牡各一蓋巴而齊亞國所

之者二年駔儈之徒購之

之交來于大阪供觀以九

京師設場屋于京極街金

都下哄傳觀者傾市余亦

南北二丈許東西八丈許

為厩施帳遮之朱欄彩燈

肩摩踵接溢場外一人出

典医福井棣園《ていえん》著。文政六（一八二三）年九月二十三日から雌雄二匹が四条京極金蓮寺の見世物に登場。見物人が市をなし踵《きびす》を接する中、南北六メートル東西二十四メートルの場内を胡服姿の奴《やっこ》五、六人の笛太鼓に合わせて闊歩した。

## 3月15日

### 雪タケ

### 解毒斎《げどくさい》解説

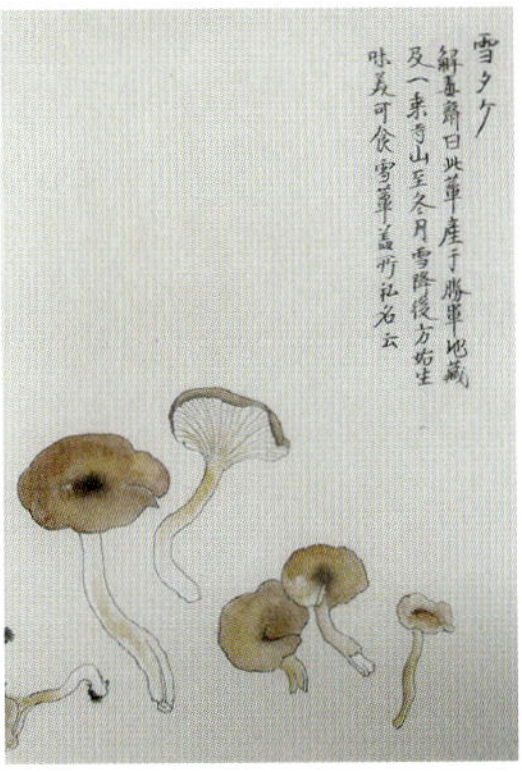


章夫写生。解毒斎は岡本という上賀茂社家の次男。薬草取りを業としていたが草木鳥獣に詳しく、読書室物産会にも出品。解説に曰く、勝軍地蔵と一乗寺山に産し冬の降雪後に生え美味しいので雪タケと私《わたくし》に命名した。

## 3月16日

### 象房《ぞうぼう》趣意書草稿

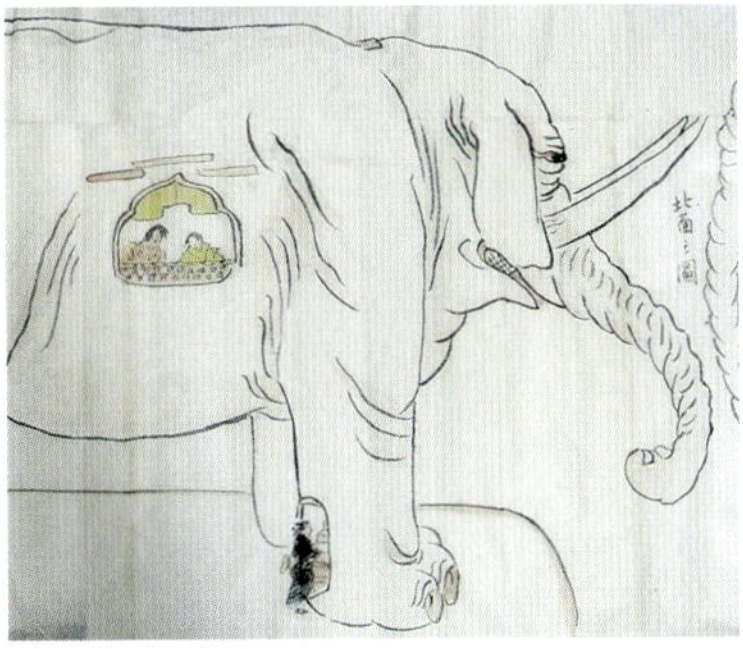

天保十五（一八四四）年五月、竹山外史《ちくざんがいし》（未詳）が老後の楽しみに象の形の茶房を都の傍らに建てようとした図入りの募金趣意書。西向きに鼻から尾まで七間。右前足から階段を三廻《まわ》りして茶室に至る。南北に窓あり。

## 3月17日

### 松毬《まつかさ》図

### 睦之《むつゆき》謹写

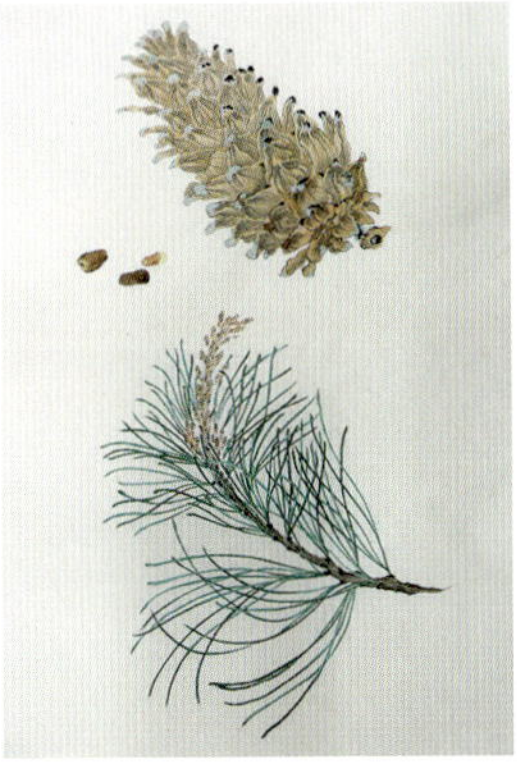

亡羊古稀《こき》の贈品。豊後高田生まれの睦之は蘭山門人賀来有軒《かくゆうけん》の子。飛霞《ひか》と号し絵画に優れ、天保五（一八三四）年五月読書室に入門。兄の佐之《すけゆき》はシーボルトの滞日中、その日本植物研究を最後まで支えた最大の功労者。

## 3月18日

## 亡羊先生七十賀詩

## 慾斎《よくさい》

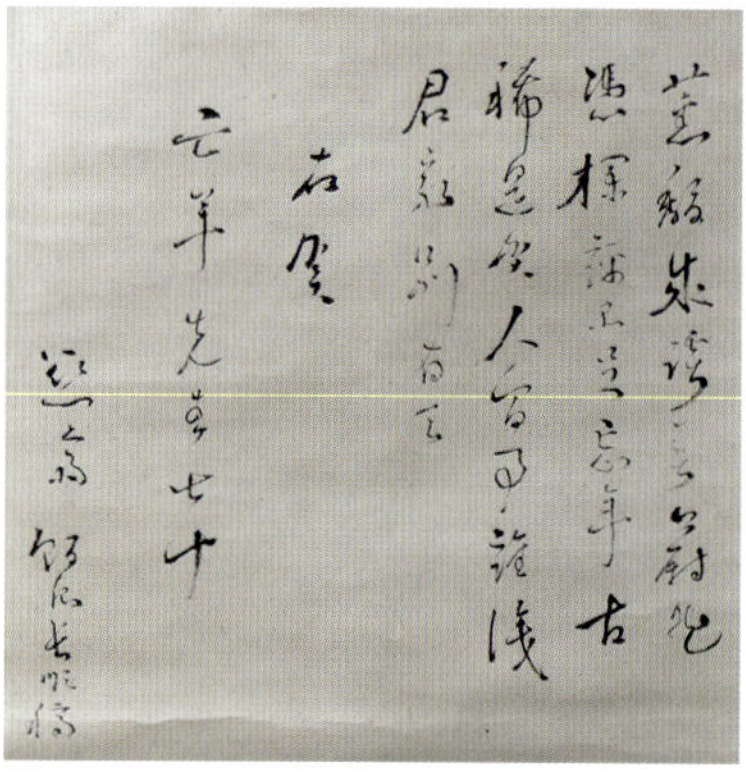

飯沼慾斎は草木図説執筆のため弘化元（一八四四）年から亡羊に和漢名の教えを乞うた。同四年の賀詩に曰く、馥郁《ふくいく》たる花木《かぼく》に自《おのず》から蹊《こみち》が付くように本草家が集いくつろいで品評する。読書室は世俗を離れた別天地だ。

## 3月19日

## 潜龍鯊《せんりゅうさ》縮図

## 渓山写

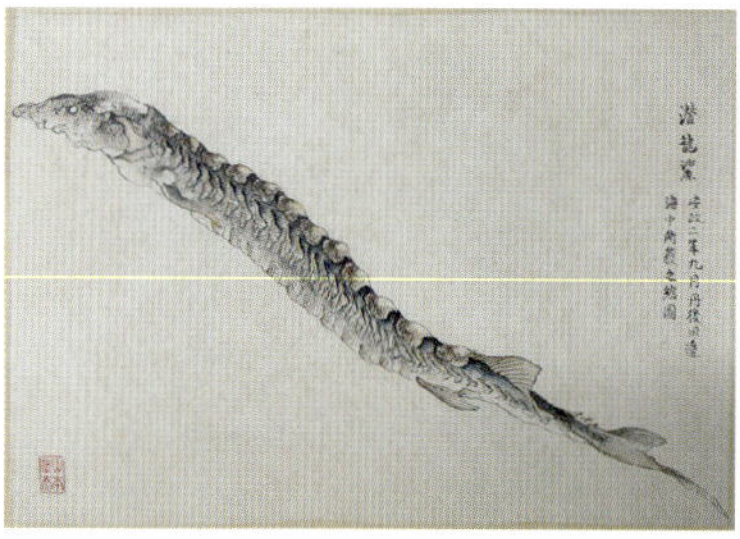

安政二（一八五五）年九月丹後田辺の魚屋木屋藤八から得た朝鮮チョウザメの縮図。藤八の母は元読書室のお手伝い。渓山（章夫）写生に丹後産魚類が多いのは、藤八が魚を時々届けたり前年章夫が田辺に遊んだため。

## 3月20日

## 鮫皮《さめがわ》写生図

## 渓愚写

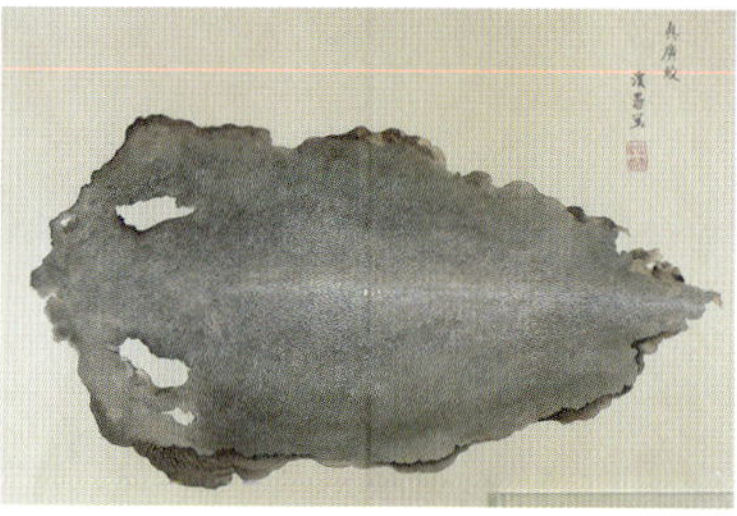

一巻十五図の内。門人真下正太郎の「渓愚山本章夫先生小伝」に曰く、先生畢《ひっ》生《せい》の努力を凝らせる作品の一つにして鮫皮粒状を一々盛り上げ彩色となし、恰《あたか》も其真物に接するが如し。原物の由来、写生時期は未詳。

## 3月21日

## 本草問答集

## 榕室録

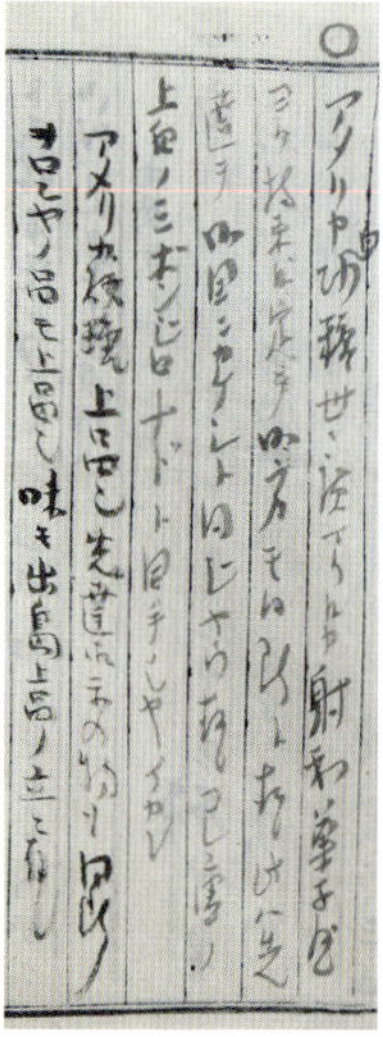

安政五（一八五八）年四月、伊勢相可《おうか》の門人西村広休は隣町射和《いざわ》の菓子屋にアメリカ白砂糖が来た、中国産三盆白《さんぼんじろ》と同じかと榕室に質問。答えて曰く、アメリカ産はロシア産同様上品、味も出島砂糖の上品と変わらない。

## 3月22日
## クラーキア・プルケラ図

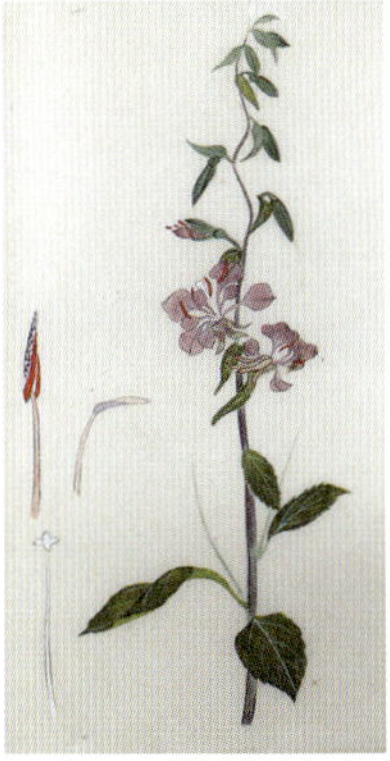

万延元（一八六〇）年の遺米使節将来の園芸植物の一つ。大垣の植物学者飯沼慾斎が顕微鏡も使って写生し、榕室に贈った。この植物の花粉微粒子の観察からブラウン運動が発見され、後にアインシュタインが解明した。

## 3月23日
## 四十七号解説
## 慾斎筆

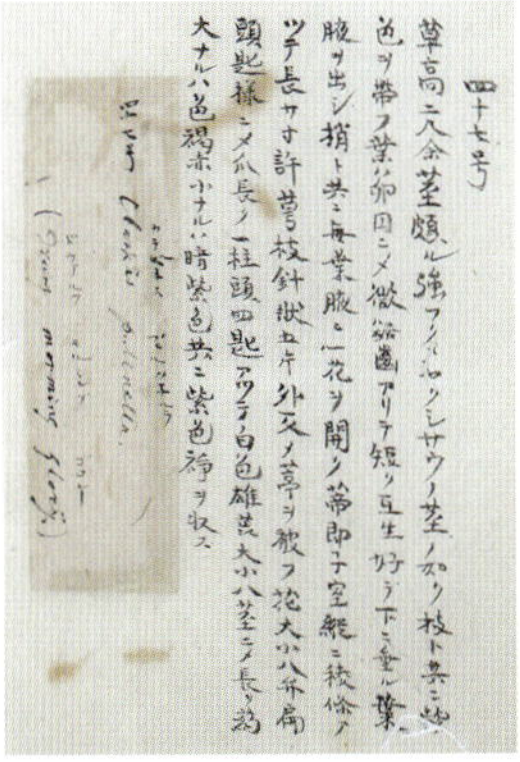

飯沼慾斎が入手した万延元年遣米使節将来の植物種子百三十余品は番号が付けられていた。四十七号は二十二日本欄のクラーキア・プルケラ。雄蕊《ゆうずい》大小八茎ニシテ長ク、葯《やく》大ナルハ色褐《かっ》赤《せき》、小ナルハ暗紫色云々《うんぬん》と詳細。

## 3月24日
## シーボルト解雇

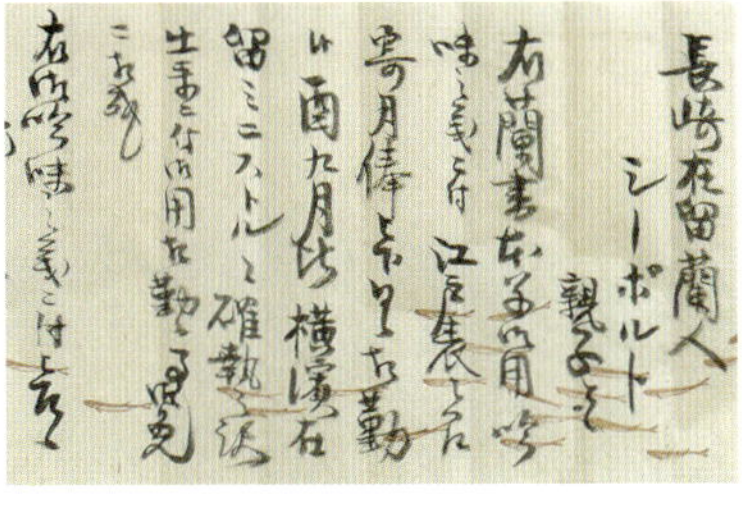

再来日したシーボルトは文久元（一八六一）年五月に幕府の外交顧問兼蘭学教授に就任したが、オランダ総領事の抗議を受けた幕府は同年九月に解雇。榕室はその情報を魚模様の用箋に認《したた》めたが、発送されずに残った。

## 3月25日
## 印籠《いんろう》
## 田中河内介《かわちのすけ》遺品

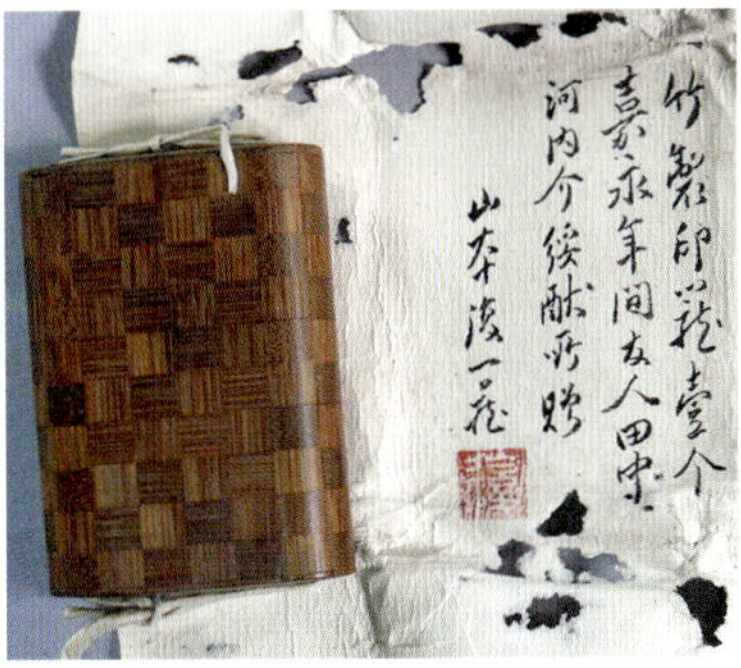

嘉永年間（一八四八～五四年）亡羊の孫復一に贈られた。河内介は亡羊門下の俊英。尊攘派志士となり仲間と挙兵を企てたが文久二（一八六二）年四月二十三日の寺田屋事件で捕縛され、薩摩へ護送中に惨殺された。

## 3月26日

### 蛸釣《たこつり》茶碗
### 信海《しんかい》遺品

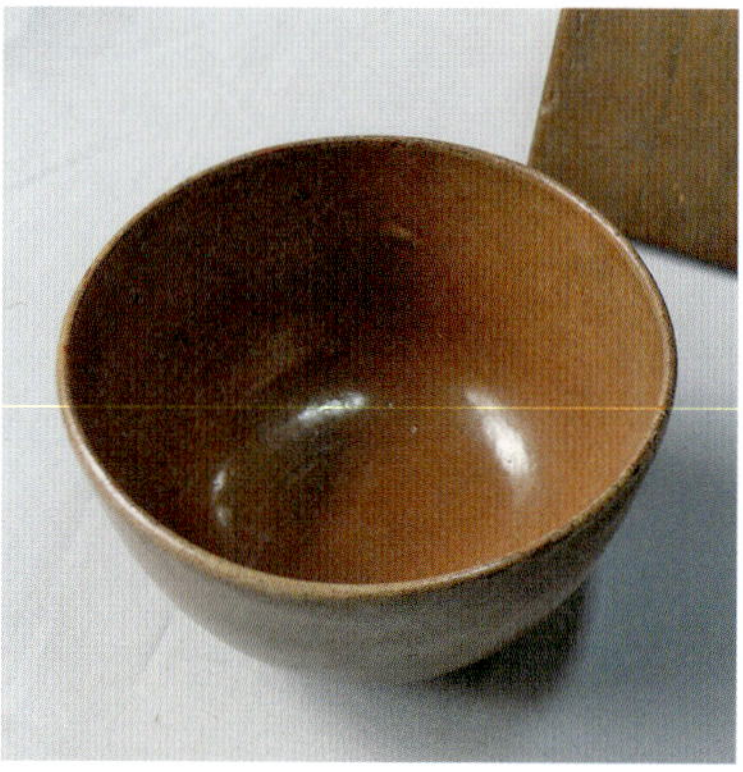

信海は兄月照《げっしょう》とともに名高い清水寺の勤王僧。安政五（一八五八）年、攘夷祈願したかどで捕縛され翌年江戸で獄死した。海中から釣り上げた蛸が抱えてきたという珍しいこの茶碗は信海が同志小林良典《よしすけ》に贈ったもの。

## 3月27日

### 急須
### 月照《げっしょう》遺品

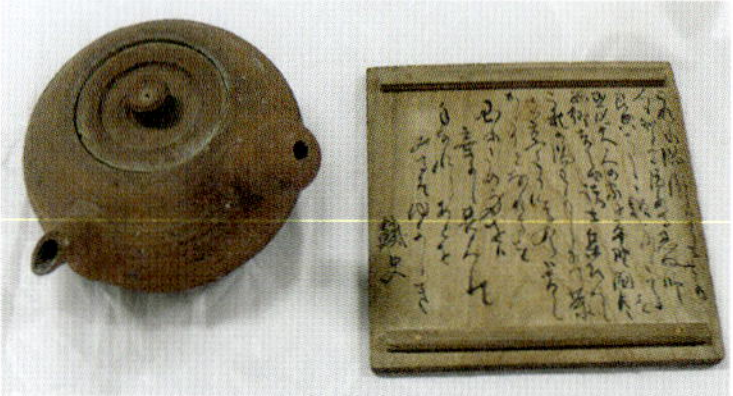

月照は清水寺の勤王僧。安政五（一八五八）年の大獄を逃れ、同年十一月十六日錦江湾で西郷隆盛と入水《じゅすい》。富岡鉄斎の箱書きによれば、同志小林良典は月照から贈られたこの急須で茶を点て西郷や平野国臣《くにおみ》と語らった。

## 3月28日

### 塩湖府《えんこふ》教堂所見
### 鴻堂《こうどう》

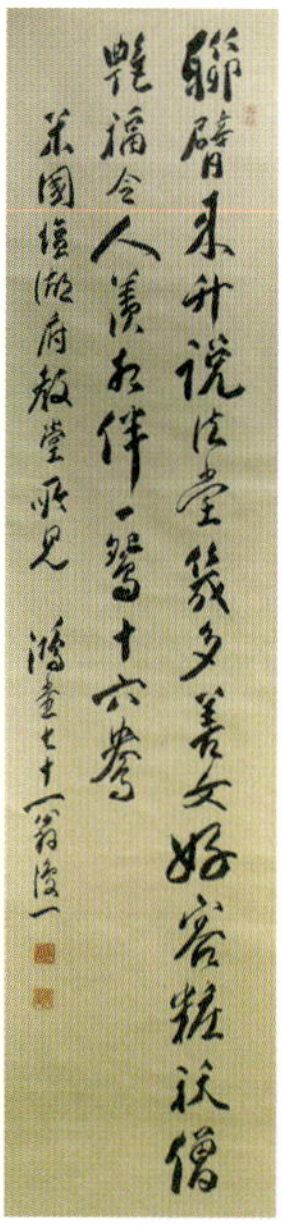

鴻堂山本復一が岩倉使節団随行員としてソルトレークシティーのモルモン教会を訪れた時を回想した七言絶句。腕を組み御堂に登る信者たち、化粧した幾多《いくた》の善女たち。怪僧の艶福は人も羨《うらや》む。一対十六の鴛鴦《おしどり》のよう。

## 3月29日

### 漢方存続嘆願書草稿

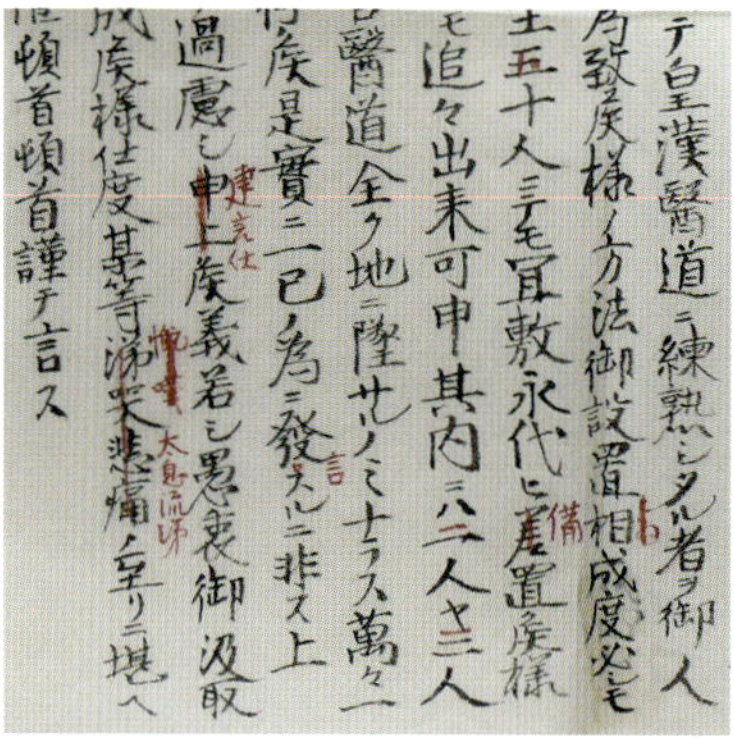

明治十八（一八八五）年四月、章夫筆。明治政府は医師免許規則・医術開業試験規則（一八八三年）で漢方を排除。章夫は京都で存続運動を進めた賛育社の幹部。せめて全国で優秀な漢方医の特別枠五十人を、と嘆願した。

## 3月30日

## 井上麟吉所贈《おくるところの》
## マンゴスタン

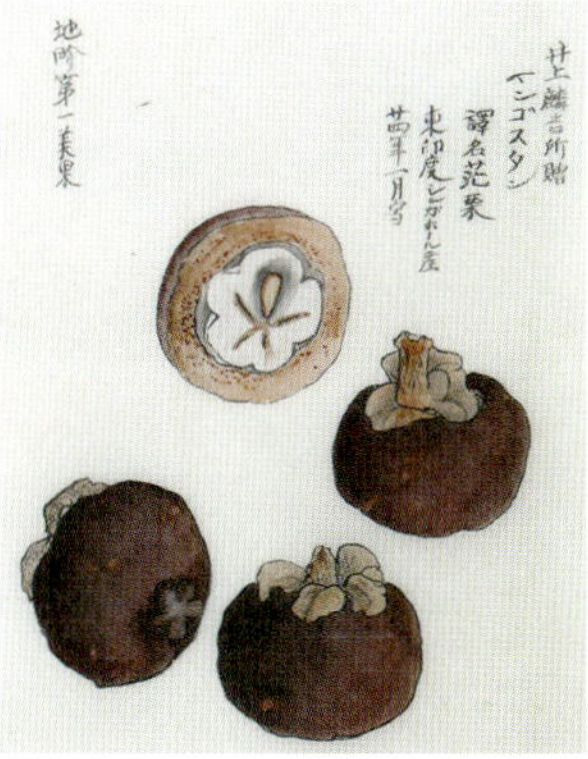

明治二十四（一八九一）年一月、章夫写。シンガポール産、世界一美味とある。麟吉は章夫の門人。明治四十五（一九一二）年、師の遺著「考訂孝経《こうていこうきょう》」の訳解を刊行。昭和の大戦期まで儒教道徳の復興を訴え続けた。

## 3月31日

## 亡羊先生照像
## 巨勢小石《こせしょうせき》画

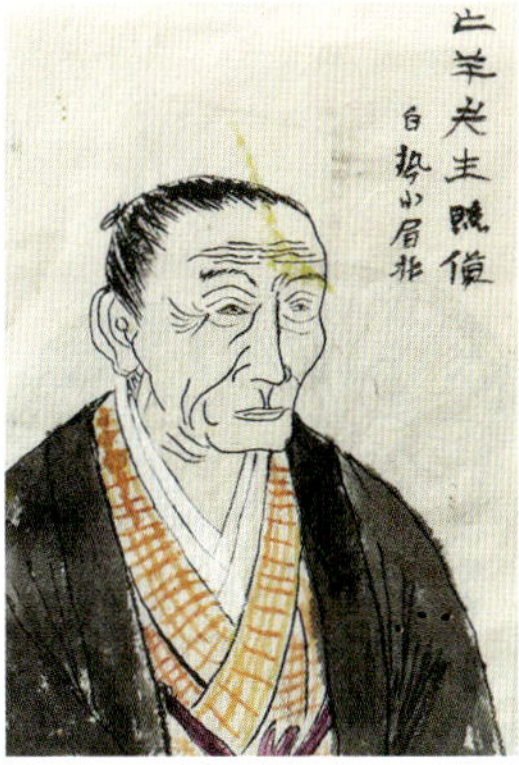

明治十七年（一八八四）年出版の追悼文集「遺馨録《いけいろく》」口絵の原画。長らく所在不明だった。先生はもう少し頭頂高く細顔だ、とは門人松浦武四郎の評。四代にわたる学塾の一大日本文化資料は興味が尽きない。

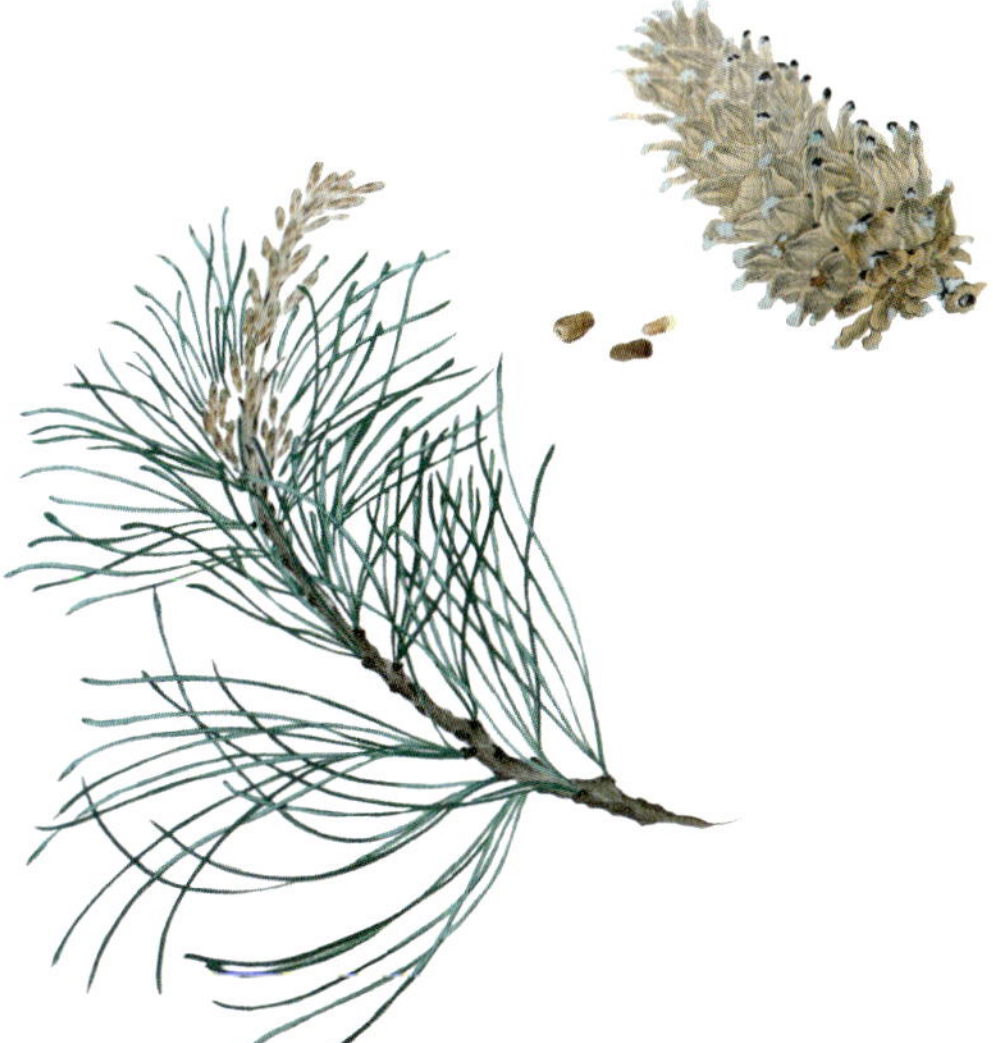

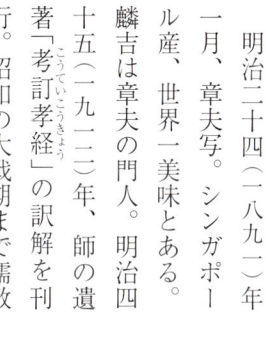

# 読書室資料拾遺十選

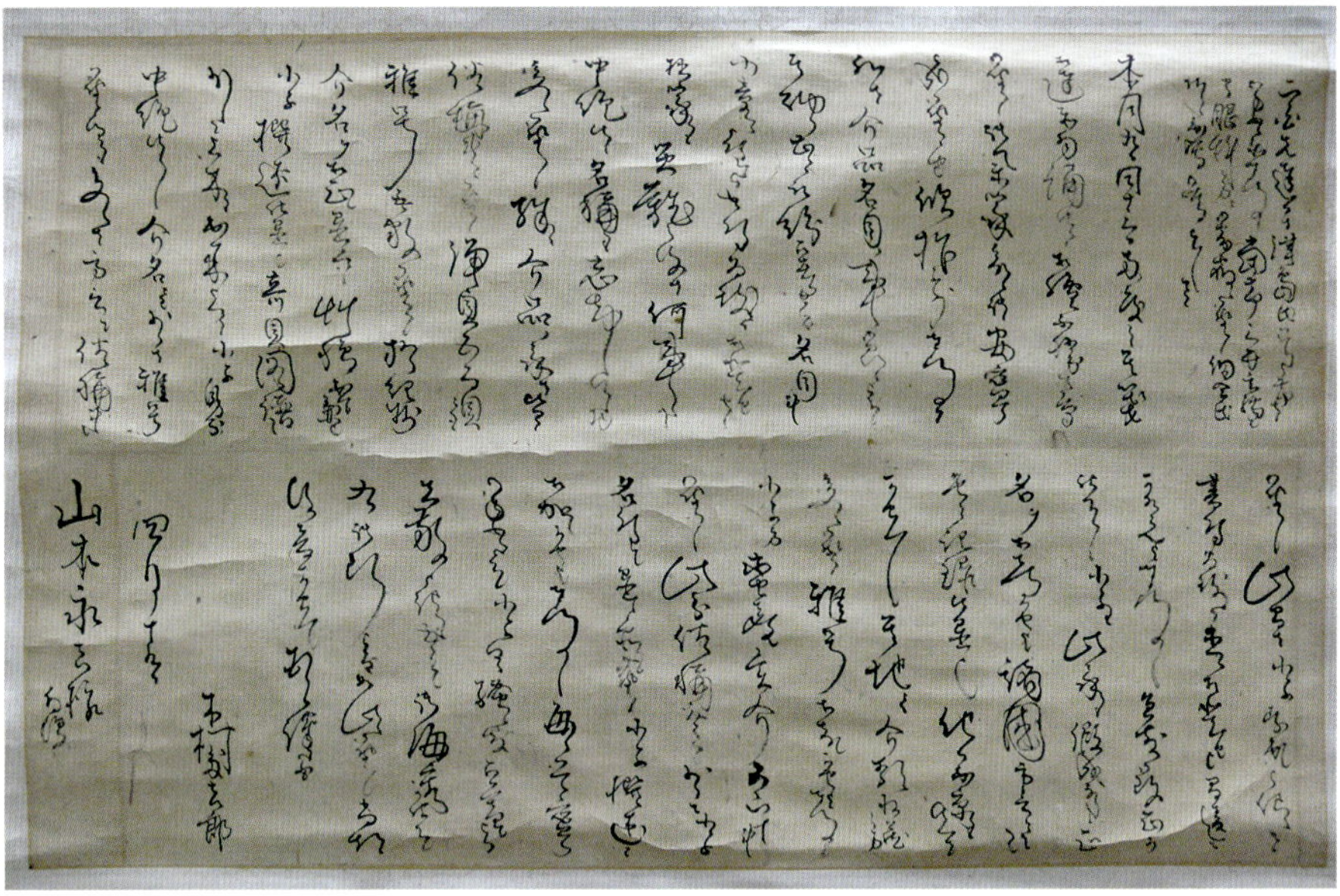

1　木村蒹葭堂書牘　山本永吉宛　一幅

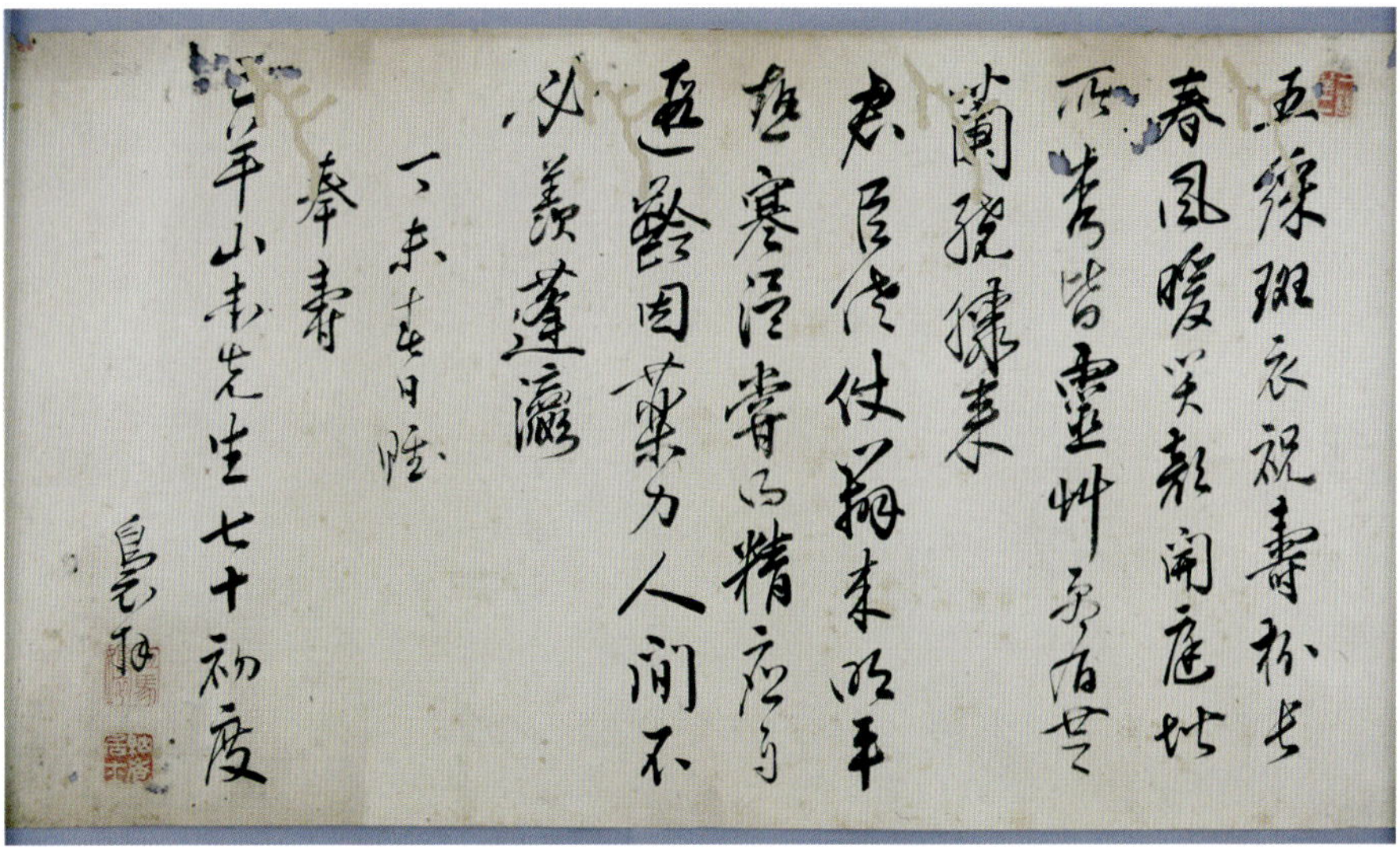

2　亡羊山本先生七十初度　江馬細香七絶　一枚

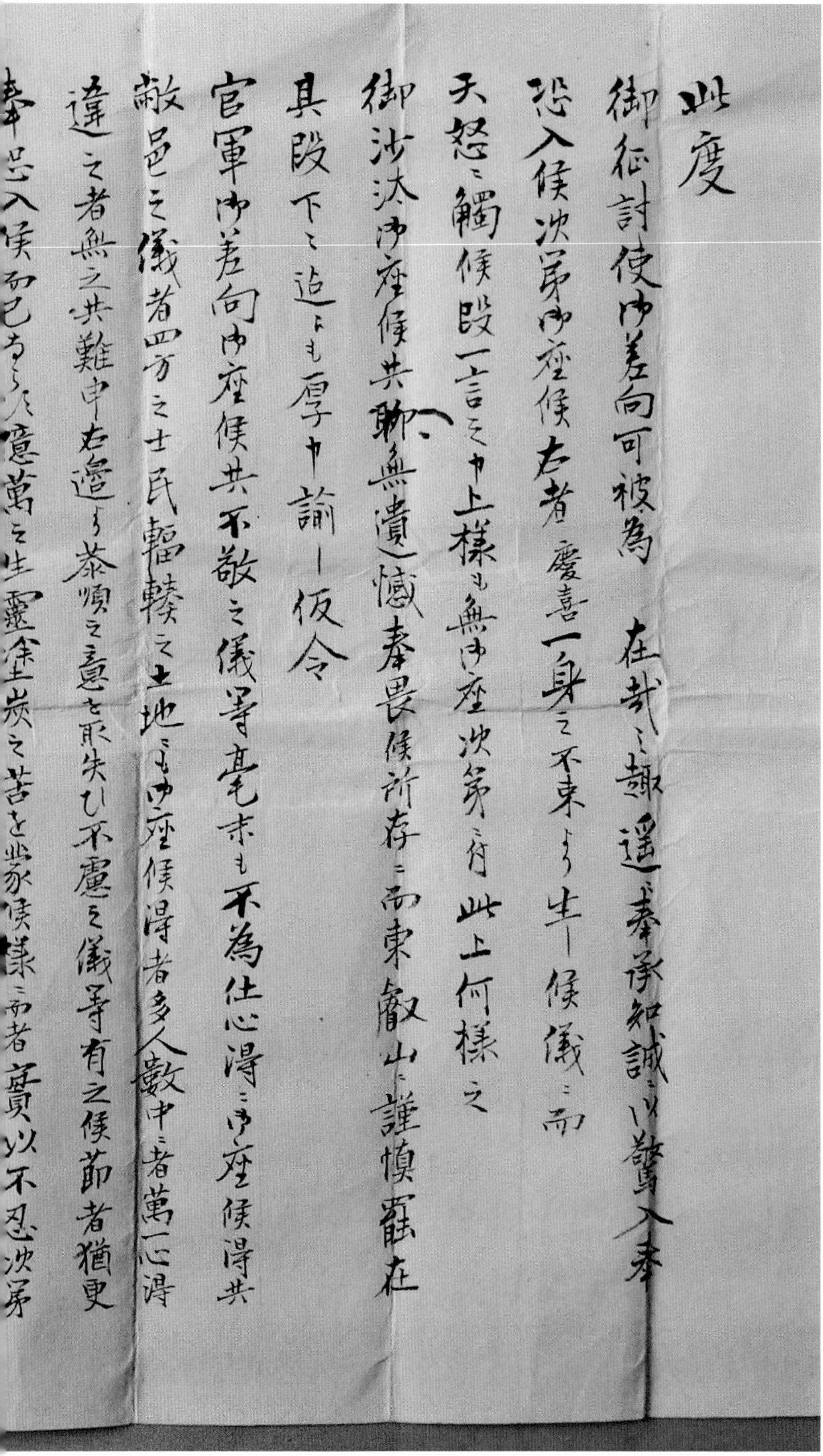
此度
御征討使御差向可被為　在候趣遥ニ奉承知誠ニ以驚入奉
恐入候次第ニ御座候右者　慶喜一身之不束より生し候儀ニ而
天怒ニ触候段一言之申上様も無御座次第ニ付此上何様之
御沙汰ニ御座候共聊無遺憾奉畏候所存ニ而東叡山ニ謹慎罷在
其段下々迄ニも厚申諭し仮令
官軍御差向ニ御座候共不敬之儀等毫末も不為仕心得ニ御座候得共
敝邑之儀者四方之士民輻輳之土地ニも御座候得者多人数中ニ者万一心得
違之者無之共難申左迄ニ恭順之意を取失ひ不慮之儀等有之候節者猶更
奉恐入候而已ならす億万之生霊塗炭之苦を出来候様ニ而者実以不忍次第

3　徳川慶喜哀訴状　本紙　明治元年二月　一通

官軍御差向之儀者暫時
御猶豫被成下慶喜一身を被罰無罪之生民塗炭を免れ候様仕度慶喜
今日之懇願此事ニ御座候右之趣厚
御諒察被成下前文之次第
御聞届被為　在候様涕泣奉歎願候此段御
奏聞被成下候様奉頼候以上

二月

徳川慶喜

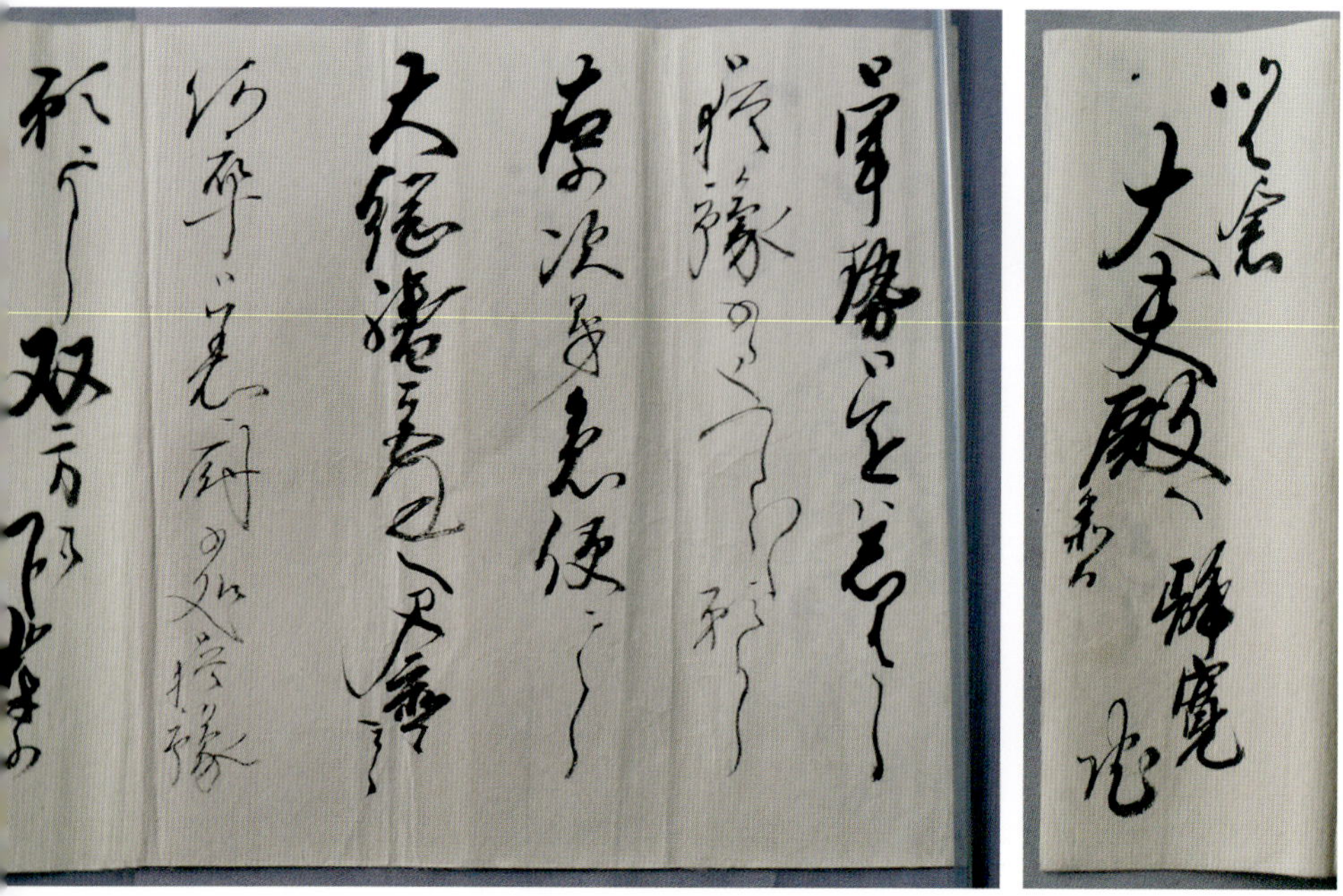

4　和宮哀訴状　明治元年三月十一日　一通

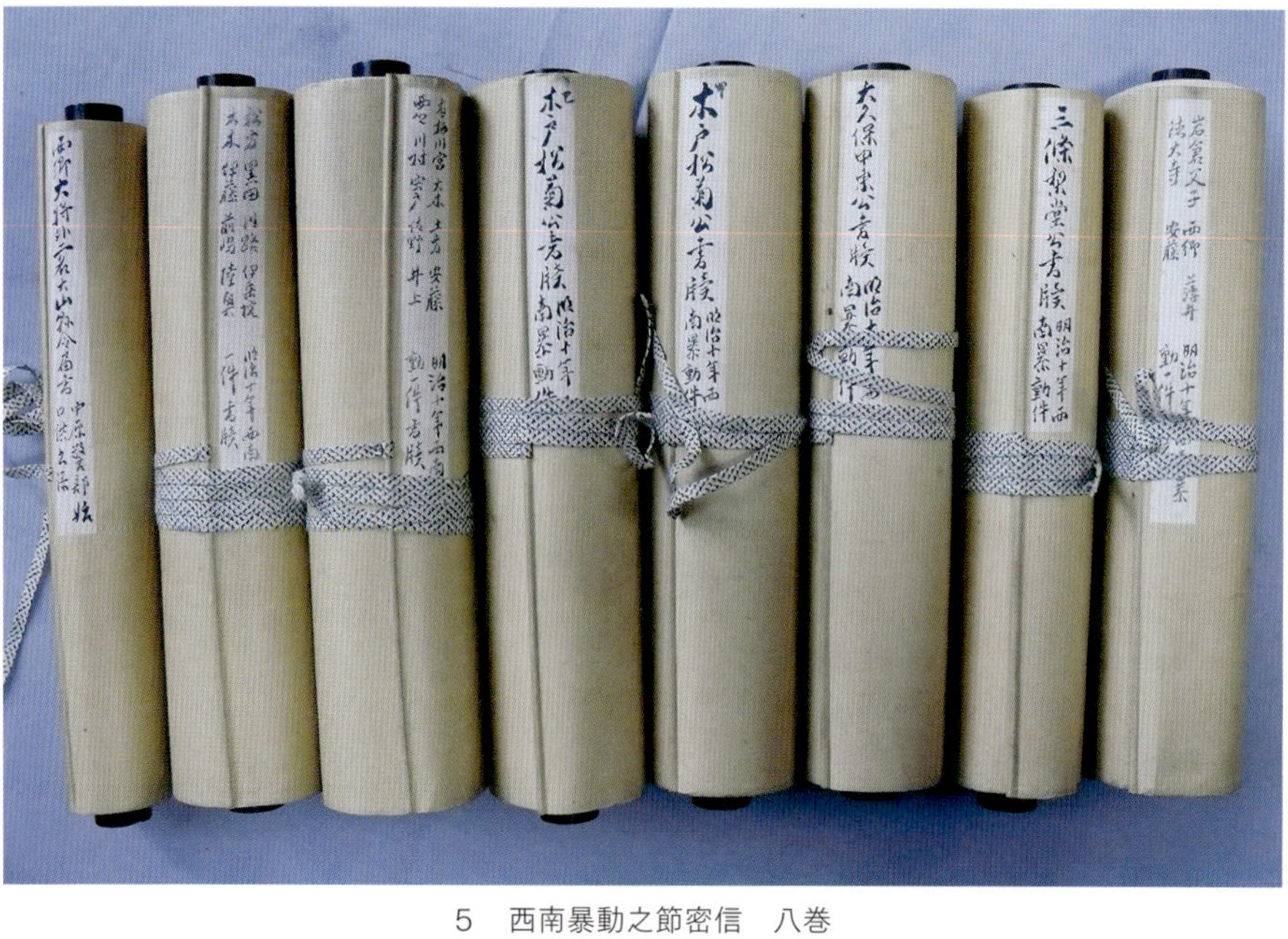

5　西南暴動之節密信　八巻

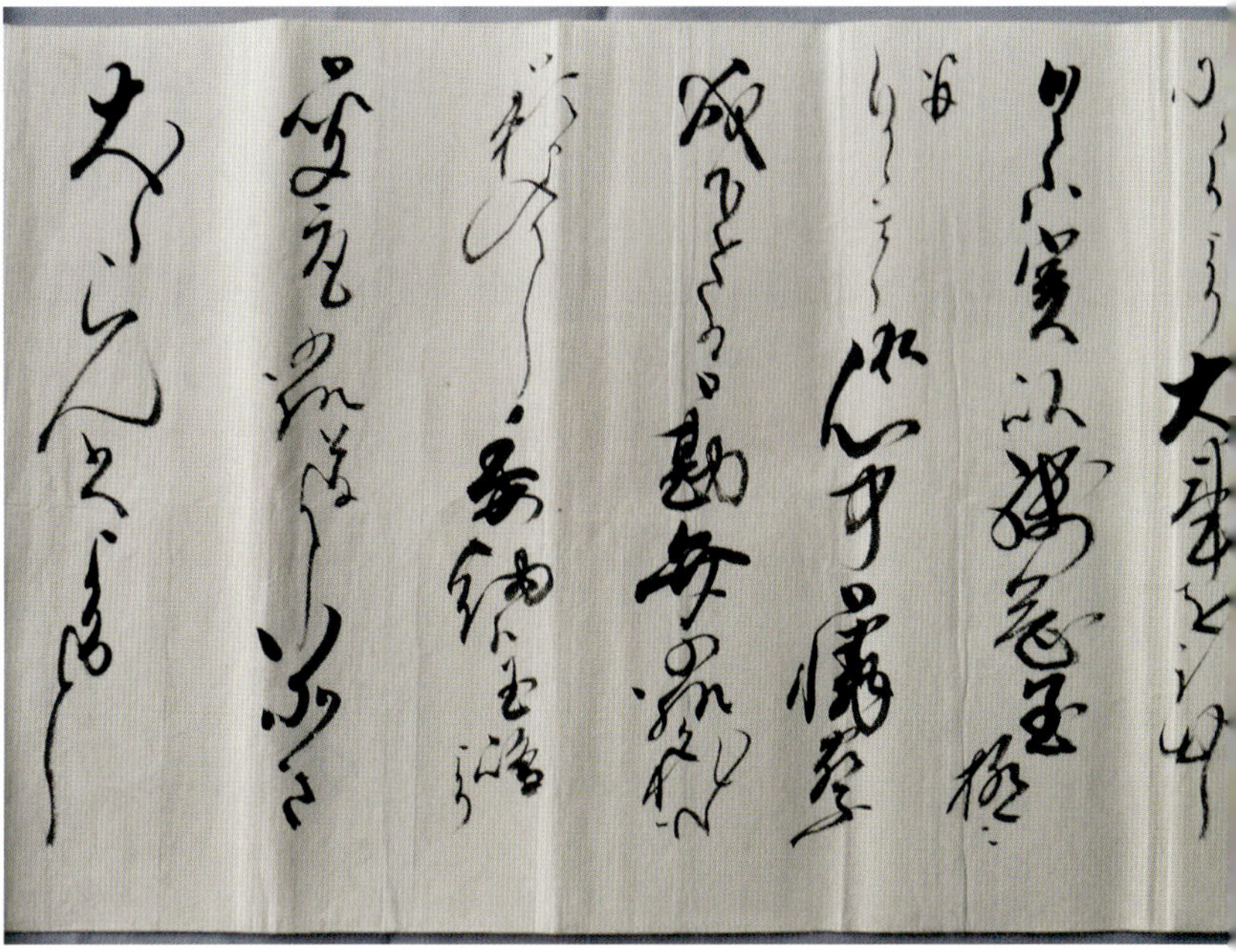

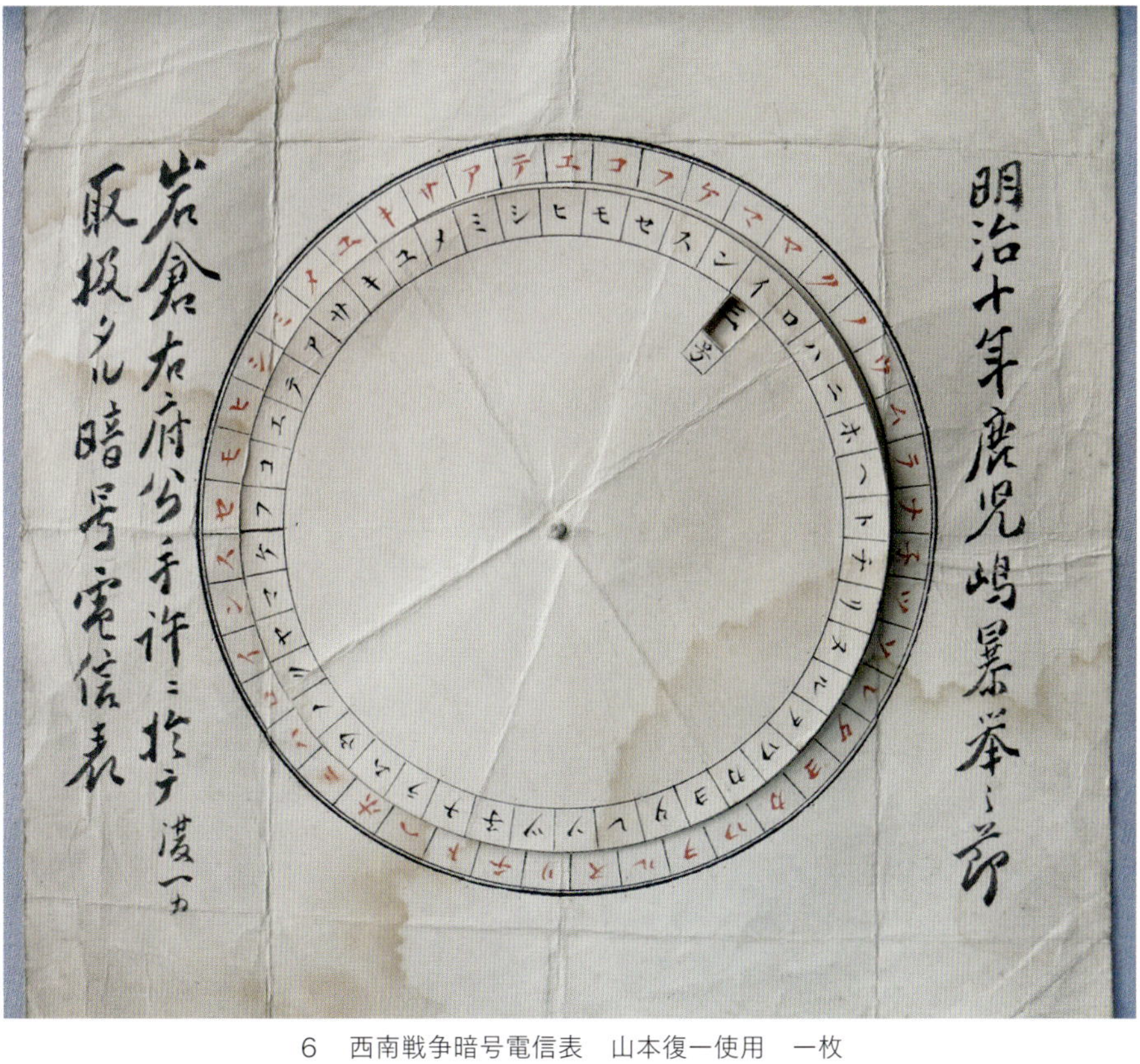


6　西南戦争暗号電信表　山本復一使用　一枚

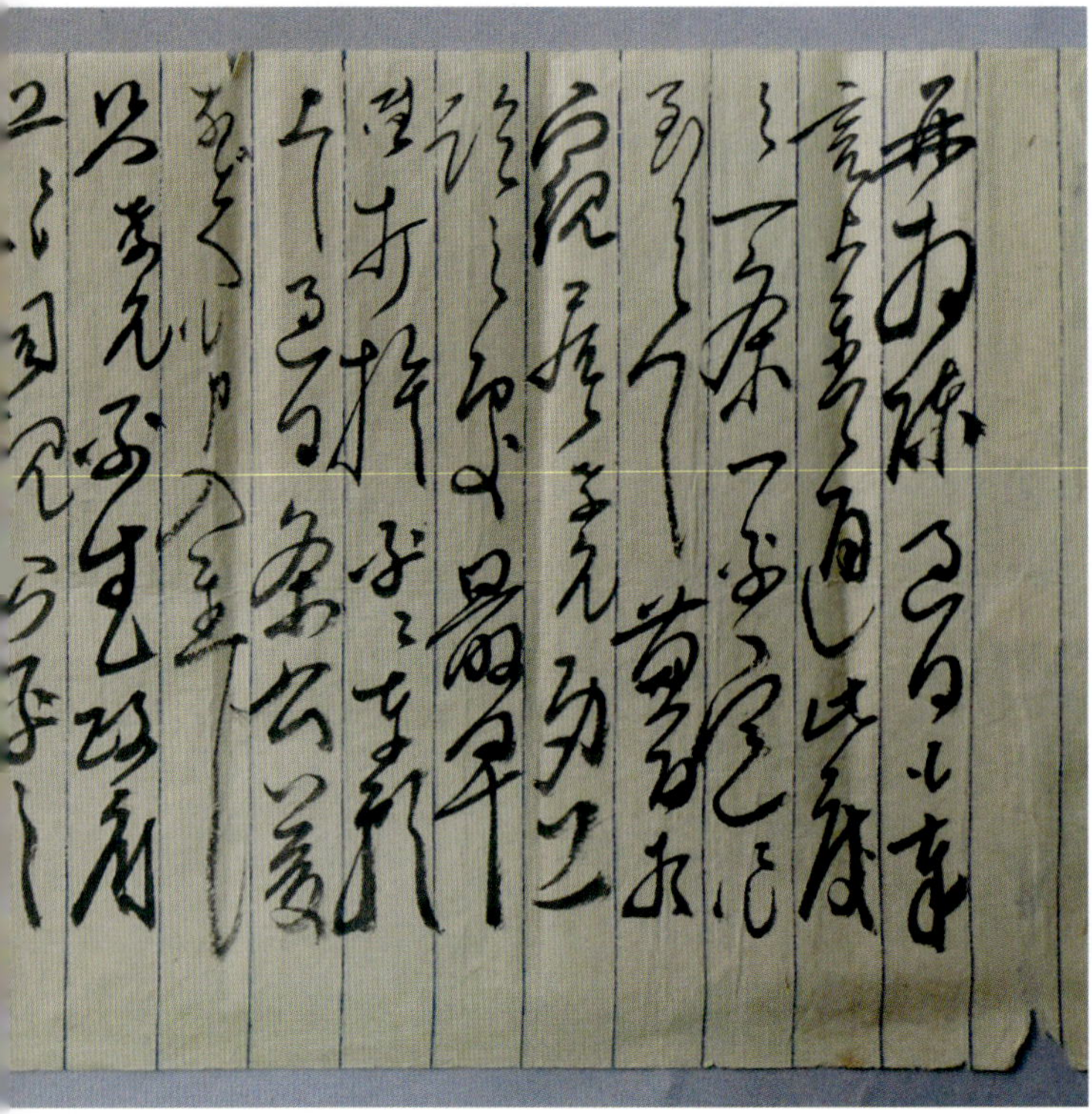

7　木戸孝允書状　岩倉具視宛　明治十年二月　一通

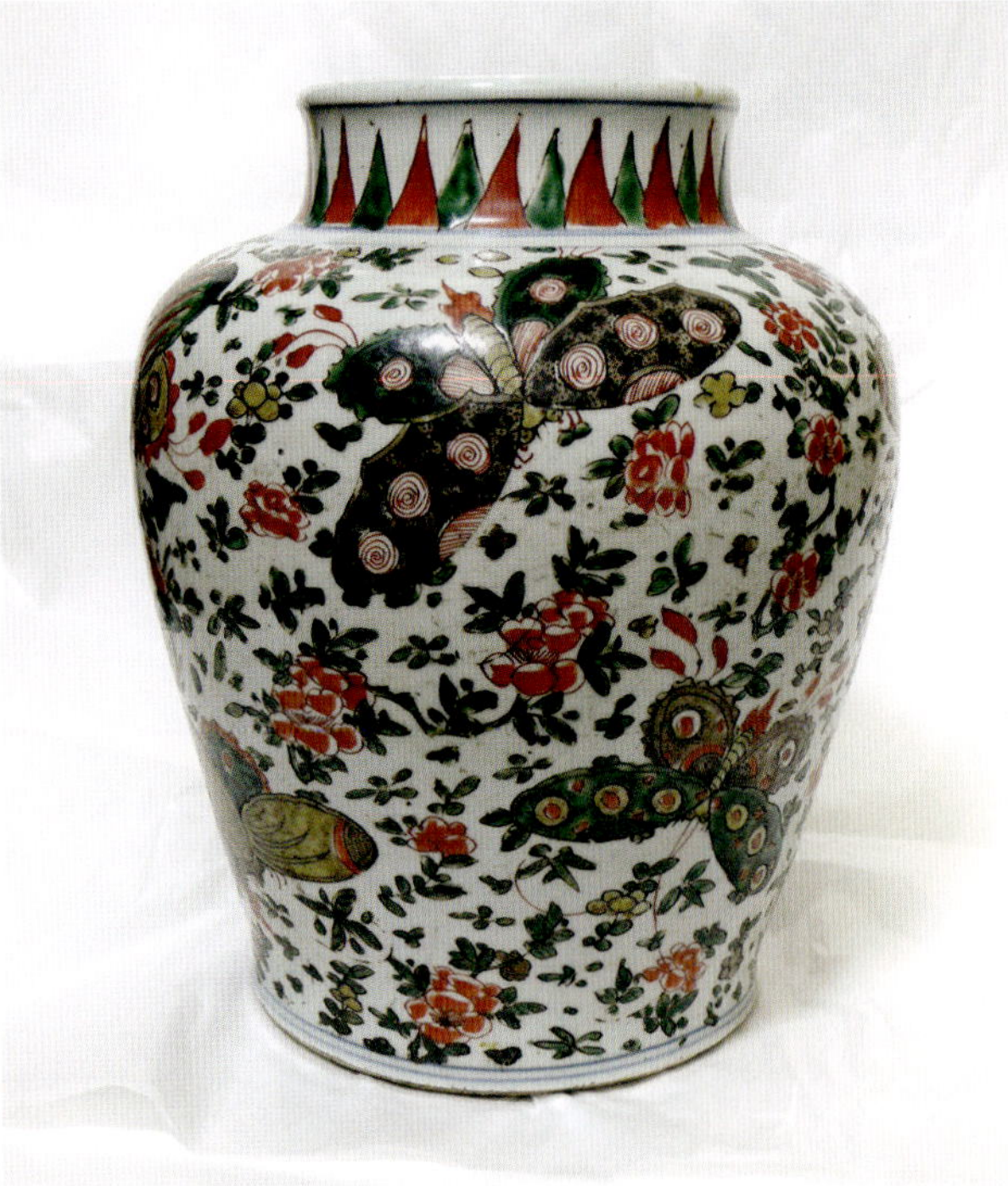

8　蝶絵万暦五彩花瓶　海紅亭山本章夫旧蔵　一点

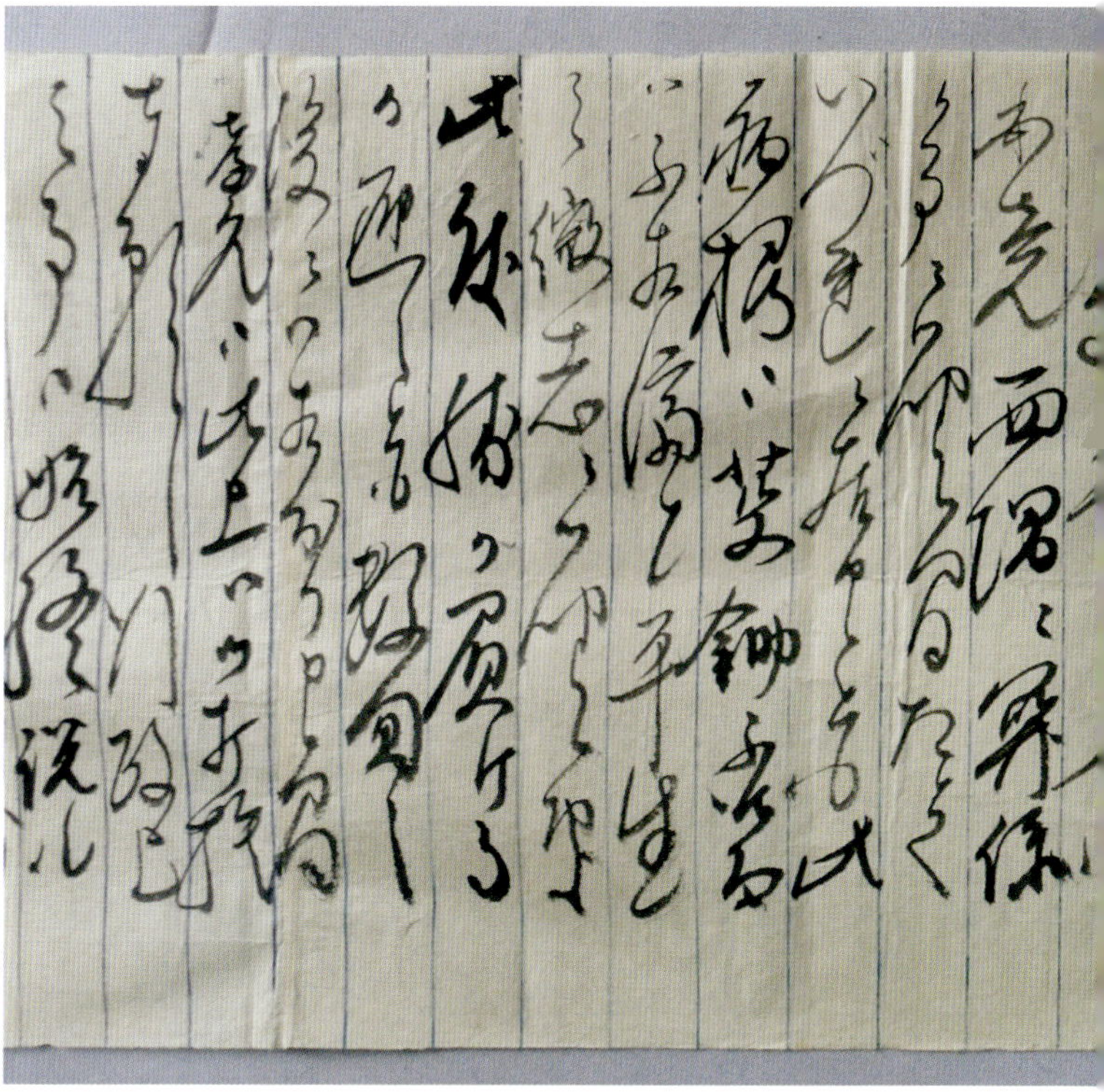

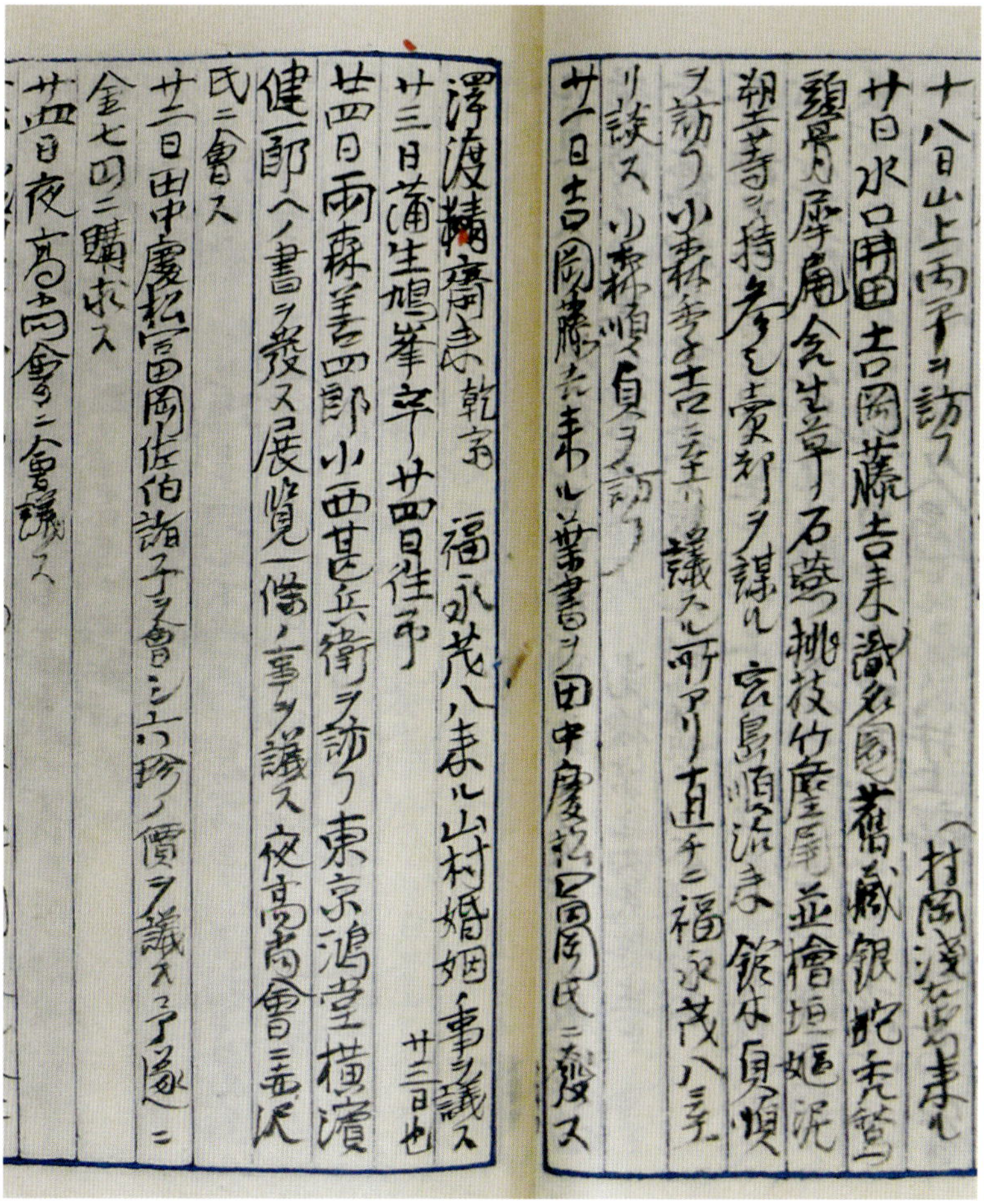

9　読書室日録　山本章夫筆　明治二十三年九月

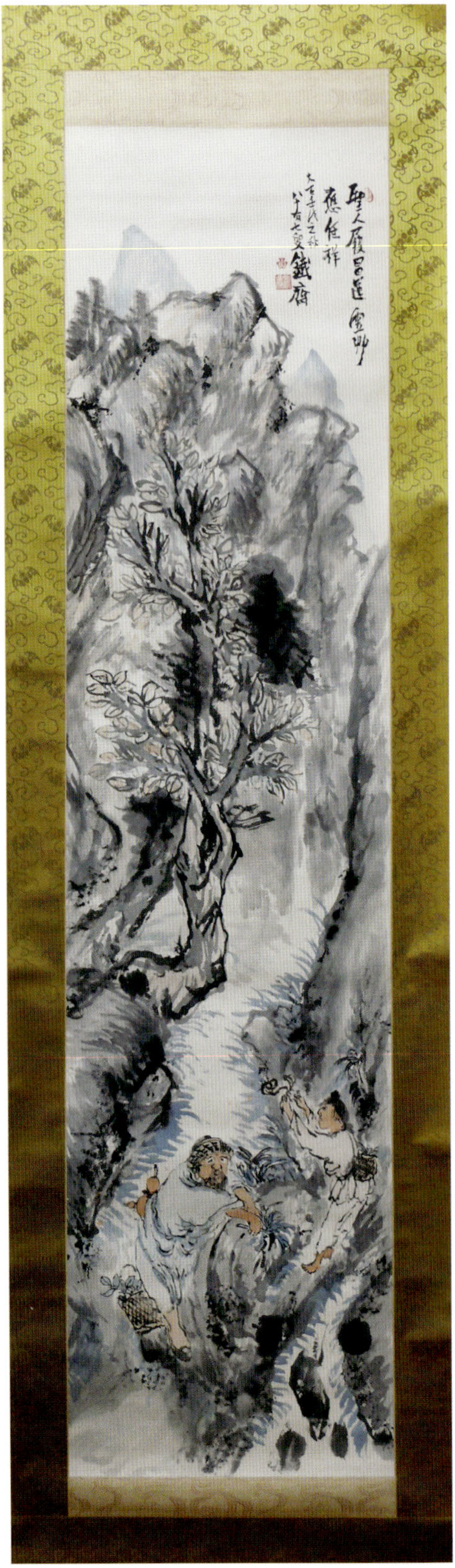

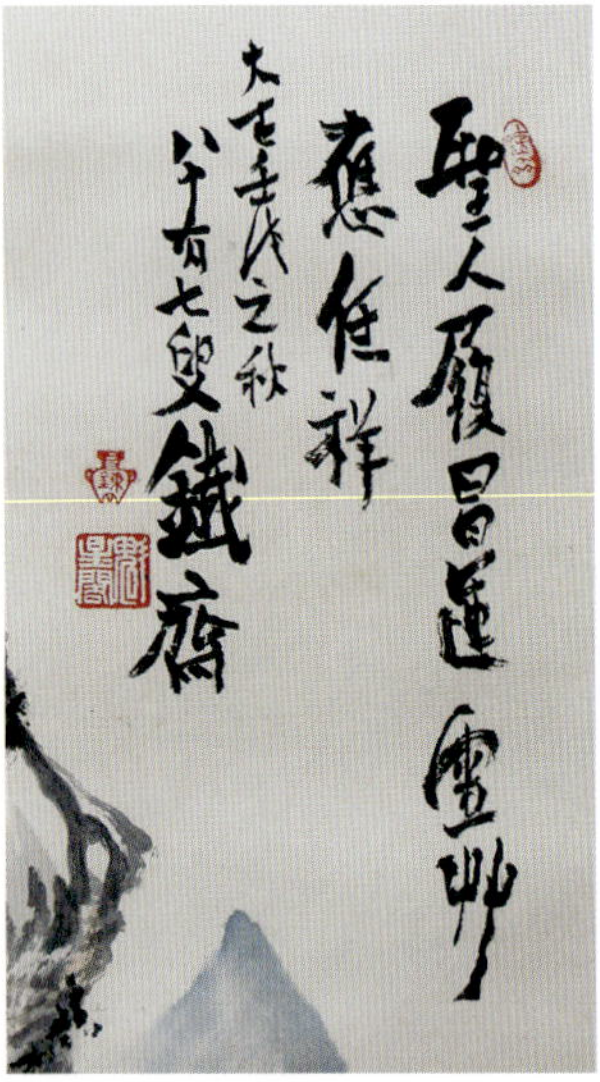


大正壬戌十一年秋

10　高士採薬図　富岡鉄斎画　一幅

# 読書室資料拾遺十選



## 1 木村蒹葭堂書牘《けんかどうしょとく》　山本永吉宛　一幅　享和元年四月十九日

▼蒹葭堂が本草学における主著『奇貝図譜』を編纂するにあたって、貝類学の先進地京都の情報を得るために小野蘭山門下の同門山本亡羊と交流したことを示す貴重な書簡。

本書簡は明治四十二（一九〇九）年四月十八日、小石川植物園で開催された小野蘭山先生百年記念展覧会に、山本復一が松岡恕庵採薬刀（本書4月17日参照）などとともに出品した「木村蒹葭堂贈山本亡羊書簡」である。平成二十七年九月十八日に京都新聞コラム（本書9月18日参照）で簡単に紹介したが、以下に詳しく検討する。件名は外題による。

木村蒹葭堂（一七三六～一八〇二）は代々続く大坂の酒造家に生まれ、通称坪井屋吉右衛門といった。家業は支配人にまかせ、専ら文人・博物収集家・蔵書家として生涯、幅広い知的交遊生活を送った。通称、多吉郎。名は孔恭、字を世粛といい、巽斎、蒹葭堂と号した。その交遊人名録たる『蒹葭堂日記』（安永八［一七七九］年～享和二［一八〇二］年のうち二十年分の日記）が記載する人名は六千五百余人に及ぶという。

蒹葭堂が修めた学問に本草学がある。若い頃、京都へ出て松岡恕庵門人の津島如蘭（恒之進、一七〇一～一七五四）に学んだ。如蘭没後は、同じく恕庵門人の小野蘭山につき、天明四（一七八四）年四十九歳で蘭山の高弟（内門の門人）となった。本草学のなかでもとりわけ貝類の収集分類に熱心に取り組み、安永四（一七七五）年に日本貝類文化史ともいうべき『奈佐左乃玉《なぎさのたま》』(序、安永四年三月都舎宇万伎)を著した(蒹葭堂没後刊)。都舎宇万伎《みやこのやうまき》は賀茂真淵の門人で蒹葭堂の親友加藤美樹(一七二一〜一七七七)である。

しかし、この書物は序論的な性格であったため、蒹葭堂は本格的な貝類図譜『奇貝図譜』の編集刊行を目指し、標本収集に励んだ。蒹葭堂を刺激したのはオランダの博物書『ラリーテイト、カーメル』(奇品室の意)すなわち東インドのプリニウスと呼ばれたルンフィウス(一六二七〜一七〇二)が著した『アンボン島奇品室』(Georg Everhard Rumphius, *D'Amboinsche rariteitkamer.* Amsterdam, 1705) の見事な貝類銅版図版であった。もっともオランダ語の原文を読めないのが悔しかったようだ。「喎蘭《をらんだ》の本国にて鏤《ちりばめ》たる書に題号をラリーテイト、カーメルといふ中に、其国にある貝乃図どもあまた見えたり、さらば外夷の国にしては、貝をもてあそぶ事あるにや、其書はことごとく蛮字にて記しぬれば、いかなるゆゑともよみがたし」(『奈佐左乃玉』)と述べている。この蘭書は明和三(一七六六)年に平賀源内が入手し、『紅毛介譜』と呼んでいたものである。

蒹葭堂は『奇貝図譜』によって、京都の浄貞という裕福な商人が霊元上皇(一六五四〜一七三二)に献上したと伝わる『浄貞五百介図』を乗り越えようとした。この先行著作は平賀源内が明和元(一七六四)年に校訂を試み、序文を書いたが、刊行に至らなかったようだ。

本書簡は山本亡羊の跡を継いだ榕室が作成した「読書室伝器蔵書画目録」の「装幅類」に「蒹葭堂木村多吉郎世粛孔恭和牘一幅」とあるものに相当する。貝原益軒、松岡恕庵、小野蘭山の書幅とともに、大切に伝えられてきたものである。本書簡から、蒹葭堂が最晩年まで『奇貝図譜』の編集刊行に取り組んだ経緯だけでなく、収録介品の名目(正名、雅名、俗称、方言)を充実させるために、たびたび京都の亡羊の協力を仰いだこと、とりわけ「雅号」(雅名)にこだわって京都の貝類収集家から情報を得ようとしたことが分かり、大変貴重である。京都の公家社会における本草趣味流行をうかがわせる。

本書簡中に「拙家も災難之後者何事も中絶仕候」、「小子身分中絶仕候」と研究中絶の理由をあげている。「災難」「身分中絶」とは、寛政二年春、家業を任せていた支配人が過醸の容疑を受けたことに連座して、町内年寄役召し上げ、謹慎の咎を受け、その年十月から寛政五年二月まで、伊勢長島藩主増山《ましやま》雪斎の世話で、長島領伊勢川尻村に退隠していたことを指す。

蒹葭堂『奇貝図譜』稿本(辰馬考古資料館蔵、未見)の写本(岩瀬文庫、四七-三六)は山本榕室筆「読書室蔵書目録(筆者具在)」に「奇貝図譜(一巻一本　秀夫書及画章夫著色)」と記載のある写本そのものと判断される。榕室の弟秀夫(亡羊五男)は書に長け、章夫(亡羊六男)は博物画家でもあった。また、岩瀬文庫所蔵「浄貞五百介図」(四六-四四)は扉に「墨書蒹葭堂原本　藍書蒹葭堂加書　朱書読書室続書」とそれぞれ墨書、藍書、朱書で注記があるように、読書室旧蔵本である。この写本によれば、蒹葭堂の藍書加筆は「総計六百二十三品」（朱書）中、二十一品に及ぶ。「読書室蔵書目録」（明治八年山本章夫録、京都大学附属図書館蔵）の「七十九函」項目に記載の「浄貞五百介図」に該当する。これら岩瀬文庫の二写本は本書簡と一体をなすものであったが、明治四十年に岩瀬弥助に売却された。

本書簡は「四月十九日」の日付のみで、にわかに発信年を確定しがたい。「読書室年表」（山本読書室資料）寛政十（一七九八）年八月十五日の項に、亡羊が「小字」（幼名、本三郎）を改めて「永吉」を名乗ったとあり、それ以降に書かれたはずである。「読書室年表」によれば、亡羊は寛政五（一七九三）年六月二日、十六歳で小野蘭山に本草を学び、翌寛政六年三月二十九日、大坂の儒者細合半斎（通称江嶋屋八郎右衛門、一七二七～一八〇三）に習字を学び、同年十一月十一日には小野蘭山に入門した。寛政九年十月二十三日、大坂に赴き、細合半斎と木村多吉郎（蒹葭堂）を訪れた。さらに享和元（一八〇一）年二月二日にも大坂へ赴き、ふたたび細合半斎と蒹葭堂を訪れている。この年の『蒹葭堂日記』をみると、二月四日に「京山本栄吉旧名文三郎《（ママ）》」、翌二月五日に「京山本永吉来」とある。蒹葭堂はこのとき亡羊の改名を知ったようである。

本書簡の袖書きの「二白」に、「先達而者津島氏上り候節者御手書忝奉存候、当節三井玄孺と申候眼科方ニ御寄宿ニ御座候」とある。「津島氏」は、『蒹葭堂日記』の享和元年三月十一日に最初の記載がある「越中ノ人津島玄俊」に違いない。玄俊は同年九月十八日（「津島玄俊暇乞来」）まで頻繁に蒹葭堂を訪れている。蒹葭堂の師津島如蘭の甥景俊の子であり（遠藤正治『本草学と洋学』）、兄の元桂、弟の玄勇はともに読書室門人であった。

以上の諸事実から、本書簡は玄俊が大坂の眼科医三井玄孺（善之、号棗洲、一七六六～一八三三）方に寄宿していた享和元年の四月十九日に書かれたものと判断できる。蒹葭堂は時に六十七歳。亡羊は二十四歳であった。

蒹葭堂の筆跡は難解極まるもので、筆者の力では到底及ばないため、蒹葭堂の筆跡に詳しい京都橘大学教授有坂道子氏に解読をお願いした。氏の釈文を左記に掲げ、厚く御礼申し上げる。読みやすくするために私にルビを加えた。

二白、先達而者津島氏上り候節者
御手書忝《かたじけなく》奉存候、当節三井玄孺と
申候眼科方ニ御寄宿ニ御座候、細合氏
折々出会御噂申上候、已上

本月九日・同十三日両度之貴箋
相達忝拝誦仕候、相続不勝《すぐれざる》天気
御座候、御挙家愈御安寧
被成御座候由欣抃《きんべん》不少奉存候、

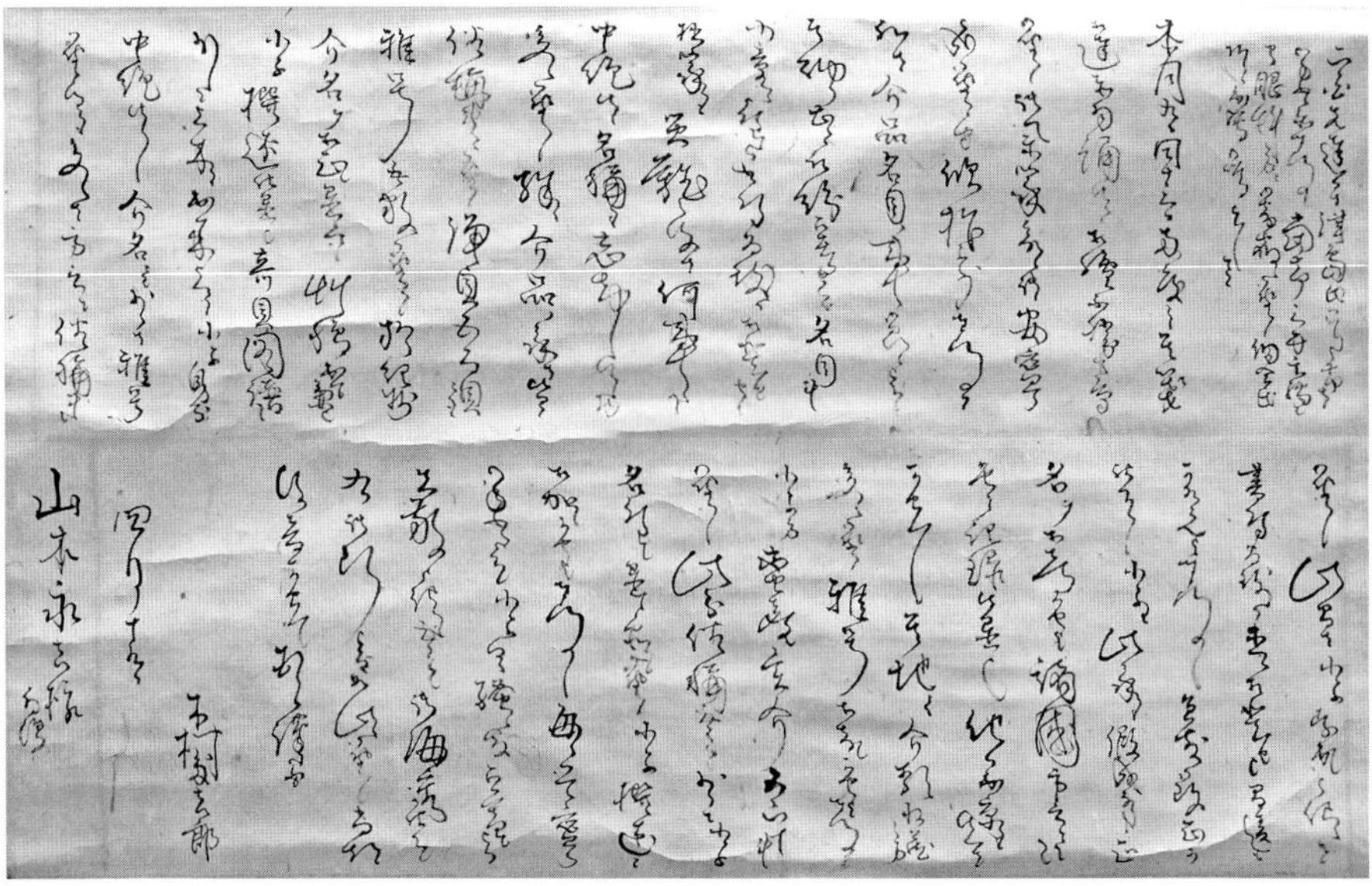

木村蒹葭堂書牘　山本栄吉宛　一幅

然者介品名目ノ事御尋被下候、
其砌り甚た取紛罷在り申候而、名目斗《ばかり》
小童へ申付ケ候而書付為致候而相登セ申候、
拙家も災難之後者何事も
中絶仕候、名称も忘却仕候物
多く御座候、殊ニ介品ノ義者皆々
俗称斗ニ御座候、浄貞五百貝ニも
雅号無数《なきしばしば》御座候、於紀州
介名ヲ相正し置候へとも草稿出て兼申候、
小子撰述仕置申候奇貝図譜候、
おして上木も出来申候へとも、小子身分
中絶仕候、介名ニわ少々者雅号
御座候得とも多く者方言と俗称斗ニ
御座候、此間者小子存出《ぞんじだ》し申候侭を
書付為致候而直ニ相登セ申候、間違も
可有之と奉存候、宜敷御改正可
被下候、小子も此義も仮成《かなり》なりとも正
名ヲ相考可申と諸国方言ニてわ
色々記録仕置申候、他日出京も仕（候脱カ）へ者
可申上候、貴地ニ而介類収蔵之方
多く御座候、雅号相知レ可申と奉存候、

小子方蛮産異介五六十斗
御座候、此分俗称無之候、少々者小子
名付て置候品も御座候、小子撰述ニ
相加へ可申と奉存候、毎々御丁寧
御手書被下候、小子何分騒々敷罷暮し申候而
失敬申訳も無之候、御海容可被下候、
右御断申度如此御座候、尚期
後音可申上候、頓首謹白
木村多吉郎
四月十九日
山本永吉様
拝復

## 2　亡羊山本先生七十初度　江馬細香七絶　弘化四年春日

**▼質実を重んじ頼山陽を忌み嫌った山本亡羊に、山陽門下の漢詩人江馬細香が寄せた珍しい漢詩。その背景には山本読書室の本草学と美濃蘭学（大垣の江馬家、飯沼家）との密接な交流がある。**

江馬細香《さいこう》（一七八七〜一八六一）は名を多保、裊《じょう》といい、湘夢と号した。細香は字である。大垣藩の蘭医江馬蘭斎の長女に生まれ、文化十年、二十七歳で頼山陽に入門。山陽の指導のもと、勤王派漢詩人として大成した。父蘭斎（二代春齢）は前野良沢の数少ない弟子。家にドドネウス『草木誌』（一六四四）をはじめ多くの蘭書を所蔵していた。細香は父の話をもとに、最初の前野良沢伝「蘭化先生伝」（草稿、一八一五）を作っている。

弘化四（一八四七）年四月十一日、洛東円山端寮《はしのりょう》で亡羊古稀の賀宴が開かれた。来会者は門人知旧百十五名に上ったという（読書室年表）。細香は賀宴に参加せず、大垣から墨竹図（本書2月23日参照）とともに、この七絶を贈った。榕室筆「読書室蔵書画目録」に「大垣江馬春嶺《（ママ）》女細香墨竹并七絶一枚」と記載がある。訓み下しとともに掲げよう。

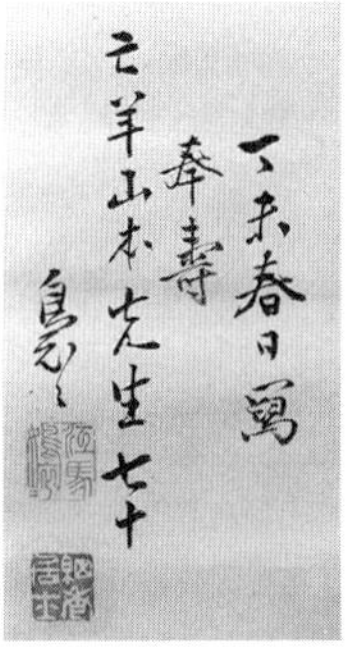

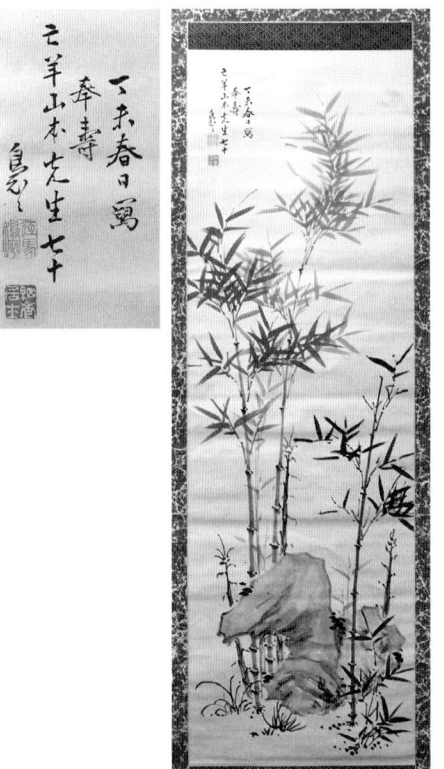


墨竹図

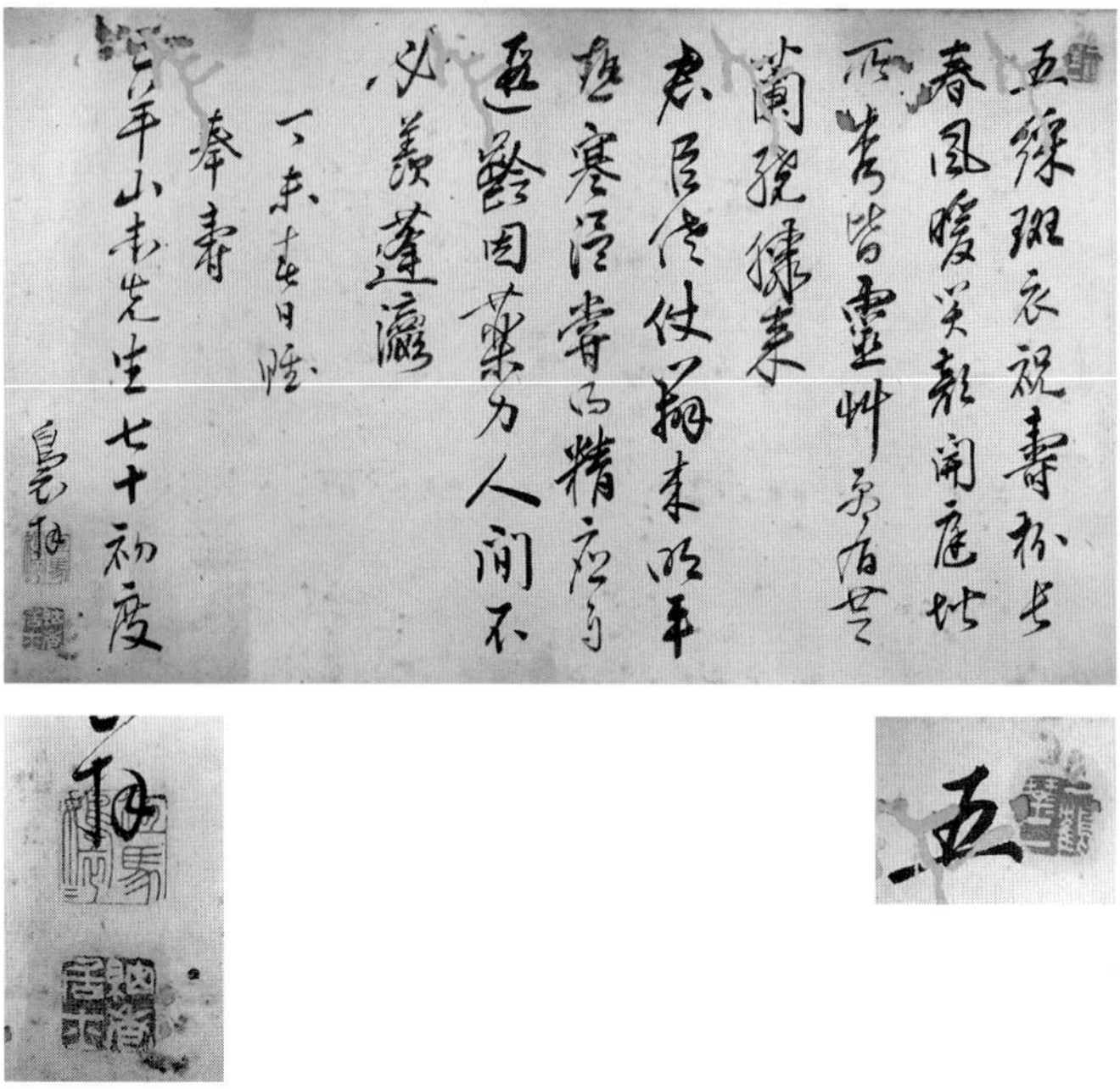

亡羊山本先生七十初度　江馬細香七絶

（白文方印：一琴一鶴）

五綵斑衣祝寿杯長
春風暖笑顔開庭地
所秀皆霊草原有芝
蘭繞膝来

五綵の斑衣もて寿杯を祝う
長春の風暖かく笑顔開く
庭地の秀《はな》さく所皆な霊草あり
原《や》に芝蘭有りて膝に繞《まと》い来たる

君臣佐使弁来明平
熱寒温嘗酒精応為
遐齢因薬力人間不
必羨蓬瀛

君臣佐使弁じて明を来たす
熱寒を平《おさ》めて温とし酒精を嘗《な》む
応《まさ》に遐齢《かれい》の為に薬力に因るべし
人間《じんかん》必ずしも蓬瀛《ほうえい》を羨まず

丁未春日賦
奉寿
亡羊山本先生七十初度
　梟拝（印）（印）

丁未春日賦す
亡羊山本先生七十の初度を寿ぎ奉る

落款の印は（朱文方印：江馬嫋々）（白文方印：細香居士）。墨竹図の方にも同じ印が用いられている。関防印の「一琴一鶴」は蜀に赴任する宋の役人の故事による。簡易な旅支度をさす。細香は前年十一回目の上洛を楽しんだばかりだった。その気持ちを表しているようだ。

この七絶二首は二曲屏風を思わせる。第一首（右扇）は在野の亡羊の膝下に有為の人材が集まるさまを描く。五綵の斑衣は古稀を迎えた老人が五色の斑模様の衣をつけた童子の姿で親を喜ばせたという故事から、孝養を尽くす姿をいう。庭地の霊草とは宮中に花咲く瑞草のこと。帝堯の宮廷に生えた蓂莢《めいきょう》を思わせるが、ここでは芝蘭との対比で、宮中の公卿をさすようだ。

第二首（左扇）は漢方医薬を用いて医療に励んできた儒医亡羊を詠う。君臣佐使は配合する薬の働き。その弁別よろしきを得てはじめて薬効が生まれる。患者の熱と寒を退治して温とし、酒精を嘗めさせる。遐齢（長寿）を保つには薬の力によるべきである。仙人の住むという蓬莱や瀛洲をこの世（人間）から必ずしも羨むこともない。この最後の句は仙術を弄する道教に対する儒医亡羊の姿勢を示している。

細香は生涯、頼山陽を師と仰ぎ、また浦上春琴から南画を学んだ。上洛のたびに二人と交流した。しかし、細香の両師に対する亡羊の評価は手厳しかった。章夫筆「先人言行録」に、亡羊先生は「頼山陽、村（ママ）上春琴二人ノ人トナリヲ喜バズ。嘗テ云フ、山陽ハ会所ノ日手間《ひでま》ニ似タリ。春琴ハ巾着剪《きんちゃくきり》ニ似タリ。学者ノ宗師スベキニ非ズト。故ニ此二人ニ接セシコトナシ。ヒト先生ノ言ヲ以テ名言トス」とある。山陽は町会所の日雇い稼ぎと罵倒される。読書室の謹厳な学風をよく伝える逸話である。

細香と読書室を繋いだのは甥の江馬活堂（元益、四代春齢、一八〇六～一八九一）であった。活堂は若くして飯沼慾斎と蘭書会読に励み、水谷豊文に本草学を、藤林泰助（普山）に蘭学を学んだ。豊文没するや、天保十二（一八四一）年三月二十一日、三十六歳で亡羊に入門し、嗣子榕室と生涯の親交を結んだ。活堂は読書室に蘭学の知識と人脈をもたらした。弘化元（一八四四）年五月八日開催の第三十一回読書室物産会に家蔵の「蘭書ド、子ウス　蘭山先生手書」を出品した。このドネウス『草木誌』には小野蘭山が植物図に和漢名を書き入れた付札があった。これをもとに、活堂は榕室と協力して「蘭山亡羊二先生ト、ウス題名」をまとめている。

活堂（春齢）は嘉永元年五月開催の第三十五回読書室物産会に「癖石一塊　重八分」を、細香筆「鮓荅記《さくとうき》」（弘化丁未冬日　細香江馬記）を添えて出品した。活堂の患者（大垣新町畳屋の婦人）の脇下から出た結石である。活堂はこれを本草にいう鮓荅と判定した。細香はこの由来記で「春齢物産の学を好み頗る奇品を集む。頃《このごろ》畳屋某に請うて此の石を得、蔵して以て後進に示さんと欲す。石亦た帰する所を得たり」（原漢文）と甥を自慢げに語る。

ところで、七絶は未装のまま丸め、包み紙の上に「美濃大垣江馬細香女史」と墨書されている。一方、墨竹図は立派に装丁し、外題に「美濃大垣江馬細香女史墨竹図」と墨書し、「鴻堂」の印を捺す。また、麻袋に入れ、「江馬細香女史墨竹」と墨書した白布を表に縫い張りしている。いずれも復一の手によるもので、大切にしていたことが分かる。

明治二十九年一月、管理を委託していた読書室資料を復一が分家の山本章夫から受け取った際の記録「読書室蔵品落手記」を見ると、この時点では未装で、単に「江馬細香墨竹一枚」とある。この落手記は他に「小沢蘆庵若菜和歌一枚 伊藤圭介梅花図一枚 田中河内介和歌一枚 飯沼長順賀詩一枚　岩倉公石版像一枚　梁川星巌詩一枚」を記載する。

読書室門人田中河内介《かわちのすけ》（天保五年七月九日入門）、梁川星巌は細香の勤王の同志である。シーボルトの門人伊藤圭介は弘化三年以来、江馬活堂の親友であった。「飯沼長順賀詩一枚」は長順（慾斎）の「亡羊先生七十賀詩」に該当する。本書3月18日で紹介した。慾斎は三男興蔵を入門させた（天保五年六月十二日）。主著『草木図説』の漢名記載をもっぱら亡羊に仰ぎ、亡羊もその前編に序文（安政三年十月、秀夫書）を寄せている。

## 3　徳川慶喜哀訴状　明治元年二月　一通

▼慶応四年正月、鳥羽伏見の戦いで幕府軍が破れるや、徳川慶喜は大坂を発ち、一月十二日江戸城に帰着したあと、二月十二日に江戸城を出て上野寛永寺大慈院に移り謹慎した。この謹慎前後に慶喜は数度にわたって、新政府に恭順の意を表する嘆願書をしたためたが、本資料は現存唯一の嘆願書原本であり、慶応四年三月七日、岩倉具視の長男で東山道先鋒総督であった岩倉具定の陣営に届けられたもの。新政府軍の江戸進軍中止を訴える哀訴状の本紙、松平容保以下重臣の処分命令を乞う別紙、および慶喜家来が主人への寛大な処分を哀願した哀訴状の三通が包み紙とともに伝わっている。

## 4　和宮哀訴状　明治元年三月十一日　一通

▼孝明天皇の妹、和宮（幼名、諱は親子、一八四六～七七）は幕府の皇女降嫁奏請によって文久二年二月、十四代将軍家茂と結婚したが、わずか四年余りののち慶応二年七月に家茂が死去したため、薙髪して静寛院と称した。慶応四年三月、新政府軍の江戸進撃の迫るなか、十三代家定夫人（篤姫、天璋院）とともに徳川家の存続のために尽力した。この哀訴状は静寛院が三月十一日付けで、東山道先鋒総督岩倉具定宛に江戸進軍の猶予を訴えた自筆書簡。静寛院の命を受けた侍女玉嶋がこれを三月十三日に、具定の板橋駅の陣営へ届けた際に持参した雑掌《ざっしょう》宛書簡、および具定の静寛院宛奉答書の草稿とともに伝わっている。

両哀訴状とも「徳川慶喜哀訴状」と墨書した紙蓋のある木箱に収納されている。木箱は読書室旧跡の土蔵内で二〇一一年一月三十一日に見つかったもので、慶応三年十二月から明治十六年まで岩倉具視（明治十六年七月二十日死去）に秘書として仕えた山本復一《またいち》の旧蔵品である。

### 付属文書の構成

　木箱内は徳川慶喜哀訴状の他、左記の付属文書六点からなる。和宮哀訴状は慶応二年に死去した将軍家茂の妻、静寛院宮（幼名和宮《かずのみや》、一

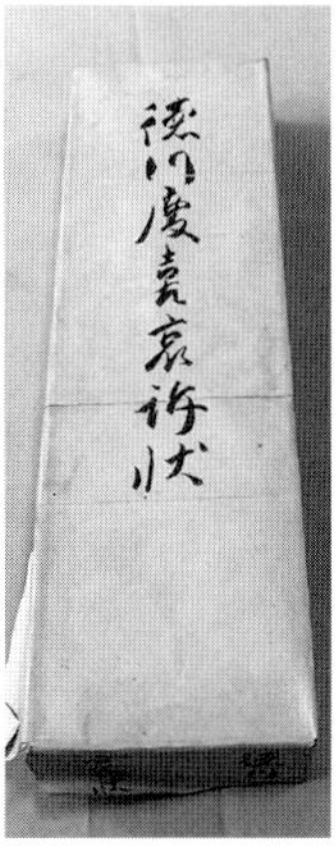

徳川慶喜哀訴状　紙蓋

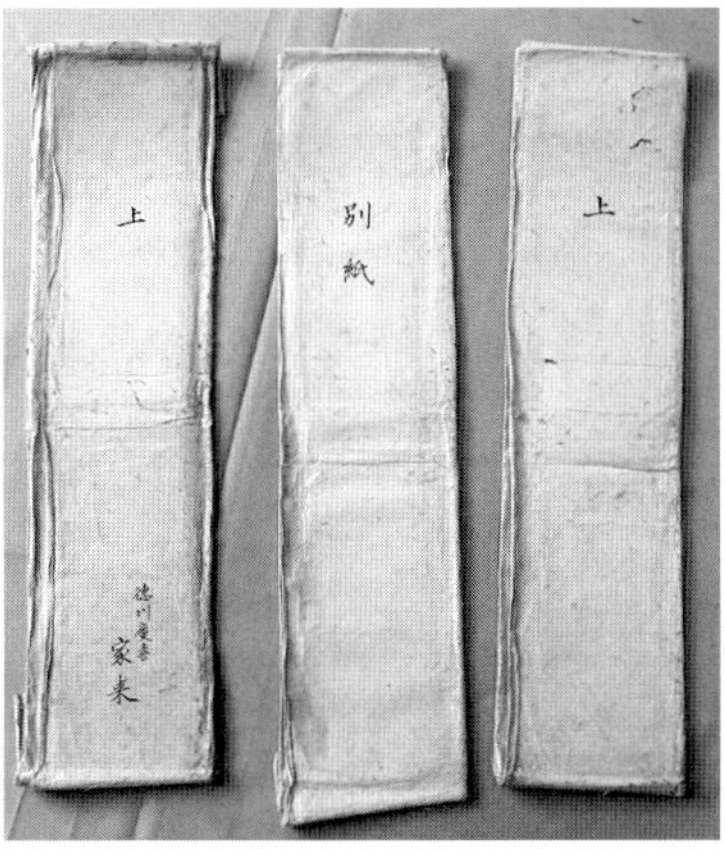

右から徳川慶喜哀訴状本紙、①別紙、②徳川慶喜家来哀訴状

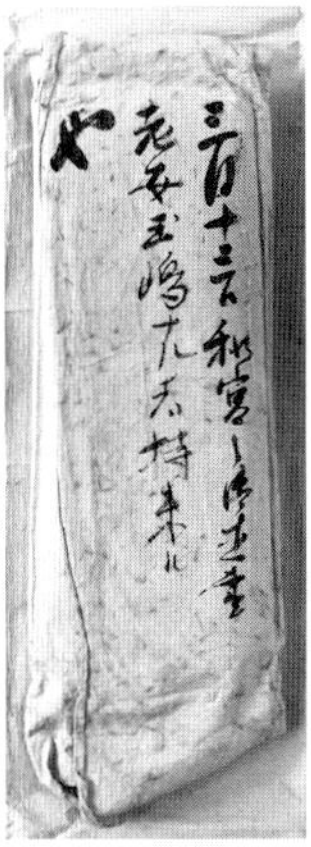
③④⑥の包み紙表
「三月十三日和宮之御直書／老女玉嶋ナル者持来ル」

八四六～七七）が岩倉具視の次男具定《ともさだ》（一八五三～九〇）に宛てた③に該当する。

①　別紙（副書、明治元年二月　慶喜）
②　徳川慶喜家来哀訴状（明治元年三月）
③　東山道総督岩倉具定宛静寛院和宮手書（明治元年三月十一日）
④　和宮様へ御請書草稿（具定奉答書草稿、明治元年三月十三日）
⑤　両書写し
⑥　具定宛静寛院御使玉嶋書翰（明治元年三月十二日）

これら六点のうち、新史料の②と⑥を除いて、他の四点は『岩倉公実記』以来、内容は知られてきたが、現存が確認されたのは初めてである。『岩倉公実記』所載のものとこれらの原文書はいずれも用字が若干異なる部分があり、⑤の両書写しは用字が『岩倉公実記』所載のものと一致する。『実記』編纂用に作成された写本と判断される。

## 慶喜哀訴状の成立事情

慶喜は慶応三（一八六七）年十月十四日大政を奉還した。同年十二月九日王政復古により新政府が成立、慶応四年一月鳥羽伏見の戦いで幕府軍が新政府軍に敗れるや、慶喜は大坂を脱出して江戸に帰り、二月十二日上野寛永寺大慈院に移転し謹慎した。慶喜は謹慎前後に数度にわたって新政府に恭順の意を表した。新政府の岩倉具視との仲介をしたのは前福井藩主松平春嶽であった。当初、慶喜は春嶽に対して、鳥羽伏見の戦いは意外恐歎の至りであり、朝敵の汚名には当たらないと釈明し、退隠を申し出た（一月二十一日に春嶽に届く）。しかし、春嶽から謝罪の実効を示すようにとの忠告を受けて、謹慎待罪の意を伝え、新政府軍の江戸進軍を止めるよう請願した（二月十三日に春嶽に届く）。

読書室資料の慶喜哀訴状はその後二月十八日に春嶽のもとへ届けられたものと同一内容の候文である。「此上何様之　御沙汰御座候共聊無遺憾奉畏候所存ニ而東叡山ニ謹慎罷在」（この上どのようなご命令がありましても少しも遺憾に思わず恐れかしこんで従うつもりで東叡山に謹慎しております）云々とあるように、江戸城を出て寛永寺大慈院に謹慎した直後に書かれたものである。

慶喜は寛永寺への謹慎を決めた直後、江戸城で、ほぼ同文の「救解依頼書」を認めて尾張藩主、前越前藩主（春嶽）など諸侯に送った。同時にその趣旨を下々の家臣宛に諭告し、家来一同にも哀訴状を書かせた（『徳川慶喜公伝』）。この「救解依頼書」は、「此上何やうの御沙汰ありとも、聊かも遺憾なく畏まり奉る所存にて、東叡山に謹慎すべく」云々とあるように候文ではない。

「救解依頼書」の末尾は「億万の生霊塗炭の苦を蒙るやうにては、忍びざる次第なれば、何とぞ官軍を差向けらるゝ儀は暫時御猶予ありたく、慶喜一身を罰して、無罪の生民塗炭の苦を免れしめんこと、今日の懇願なり、宜しく御深察ありて、何とぞ御奏聞の御計らひあらまほし」となっているが、哀訴状では候文とし、文字通り涕泣嘆願して哀訴する文体に改めている。

億万之生霊塗炭之苦を蒙候様ニ而者、実以不忍次第ニ付何卒官軍御差向之儀者暫時御猶予被成下、慶喜一身を被罰無罪之生民塗炭を免れ候様支度、慶喜今日之懇願此事ニ御座候、右之趣厚御諒察被成下前文之次第御聞届被為在候様涕泣奉歎願候、此段御奏聞被成下候様奉頼候以上

幕府の能楽師梅若実の日記の二月二十一日にこの哀訴状の写しが見える（八木書店版『梅若実日記』第二巻、１６５頁）。これは老中小笠原壱岐守長行が目付に渡した書付が廻状となったものであり、哀訴状は下々の家臣まで行き渡ったことが分かる。その用字は『岩倉公実記』所載のものに近い。

### 慶喜哀訴状の却下

さて、春嶽は二月十八日、哀訴状を岩倉具視に見せ、指示を仰いだ。山本読書室資料「徳川慶喜歎願」（二五一八）はこの時の記録で、上包みに岩倉具視の自筆で「慶喜歎願写越前持参二月十八日」と書かれている。哀訴状は翌日、宮中に奏上された。ところが二十一日、春嶽の期待に反して哀訴状は宮中で却下され、東征大総督熾仁《たるひと》親王の判断を

仰ぐように諭された。

春嶽から却下の通知を受け取った慶喜は三月七日に東山道先鋒総督岩倉具定の陣営に、二月十三日および十八日の二つの哀訴状を届けさせた。具定もまた熾仁親王の判断を仰ぐよう、使者に諭した。

同じ三月七日、寛永寺の公現親王が慶喜の意を受けて、哀訴状二種を携えて駿府にいた熾仁親王のもとへ赴いた。しかし、三月十二日、熾仁親王は哀訴状を却下したため、公現親王は空しく江戸に帰った。東征軍の参謀は公現親王の部下に、「慶喜自ラ大総督府ノ軍門ニ詣リ罪ヲ乞ヒ」、城郭軍器と軍艦を献上すべきであり、紙の謝罪状で寛大な措置を申請するのは不遜であると告げた。

公現親王が熾仁親王に届けた二月十八日の慶喜哀訴状は読書室のものと文言が一部異なっており、読書室のものは付属文書の岩倉具定宛和宮哀訴状（後述）などと共に伝来しているところから、岩倉具定のもとに届けられた哀訴状と判断される。

（徳川慶喜哀訴状本紙の翻刻）

此度御征討使御差向可被為在哉之趣遥ニ奉承知誠ニ以驚入奉恐入候次第御座候、右者慶喜一身之不束より生し候儀ニ而天怒ニ触候段一言之申上様も無御座次第ニ付、此上何様之御沙汰御座候共聊無遺憾奉畏候所存ニ而東叡山ニ謹慎罷在、其段下々迄にも厚申諭し、仮令官軍御差向御座候共不敬之儀等毫末も不為仕心得ニ御座

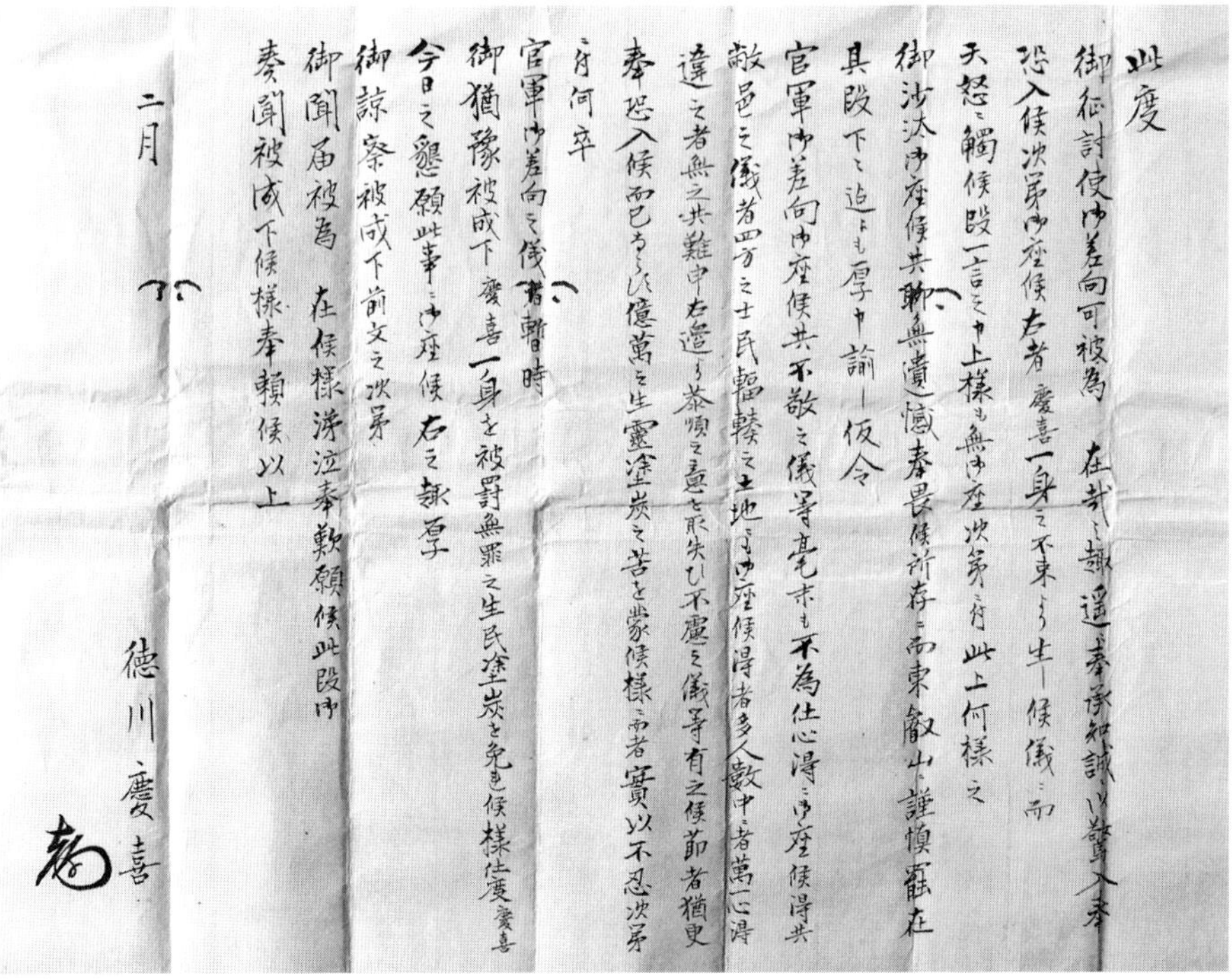
此度
御征討使御差向可被為　在哉之趣遥ニ奉承知誠以驚入奉
恐入候次第御座候右者　慶喜一身之不束より生し候儀ニ而
天怒ニ觸候段一言之申上様も無御座次第ニ付　此上何様之
御沙汰御座候共聊無遺憾奉畏候所存ニ而東叡山ニ謹慎罷在
其段下々迄ニも厚申諭し仮令
官軍御差向御座候共不敬之儀等毫末も不為仕心得ニ御座候得共
敝邑之儀者四方之士民輻輳之土地ニ御座候得者多人数中ニ者萬一心得
違之者無之共難申左候ハヽ恭順之意も相失ひ不慮之儀等有之候節者猶更
奉恐入候而已ならす億萬之生霊塗炭之苦を蒙候様ニ而者實以不忍次第
ニ付何卒
官軍御差向之儀者暫時
御猶豫被成下　慶喜一身を被罰無罪之生民塗炭を免れ候様仕度　慶喜
今日之懇願此事ニ御座候右之趣厚
御諒察被成下前文之次第
御聞届被為　在候様涕泣奉歎願候此段御
奏聞被成下候様奉頼候以上
二月
徳川慶喜

慶喜哀訴状　本紙

候得共、敝邑之儀者四方之士民輻輳之土地ニも御座候得者、多人数中ニ者万一心得違之者無之共難申、右辺より恭順之意を取失ひ不慮之儀等有之候節者猶更奉恐入候、而已ならす億万之生霊塗炭之苦を蒙候様ニ而者、実以不忍次第ニ付何卒官軍御差向之儀者暫時御猶予被成下、慶喜一身を被罰無罪之生民塗炭を免れ候様支度、慶喜今日之懇願此事ニ御座候、右之趣厚御諒察被成下前文之次第御聞届被為在候様涕泣奉歎願候、此段御奏聞被成下候様奉頼候以上

二月　　徳川慶喜
（花押）

## 慶喜哀訴状の「別紙」

付属文書の①別紙は慶喜哀訴状と同じく大奉書に書かれ、表に「別紙」と墨書されている。『岩倉公実記』に「副書」と題されているもので、「二月」の日付、徳川慶喜の署名と花押がある。「京摂事件」すなわち鳥羽伏見の戦い後、謹慎させている松平容保以下重臣たちへの処分命令を乞う内容である。

（①別紙の翻刻）

本紙奉申上候京摂事件之節、詰合居候松平肥後并要路之役々同様奉恐入候ニ付、御処置奉伺候心得ニ而為慎置申候間、夫々御沙汰被成候様奉願候以上

二月　　徳川慶喜
（花押）

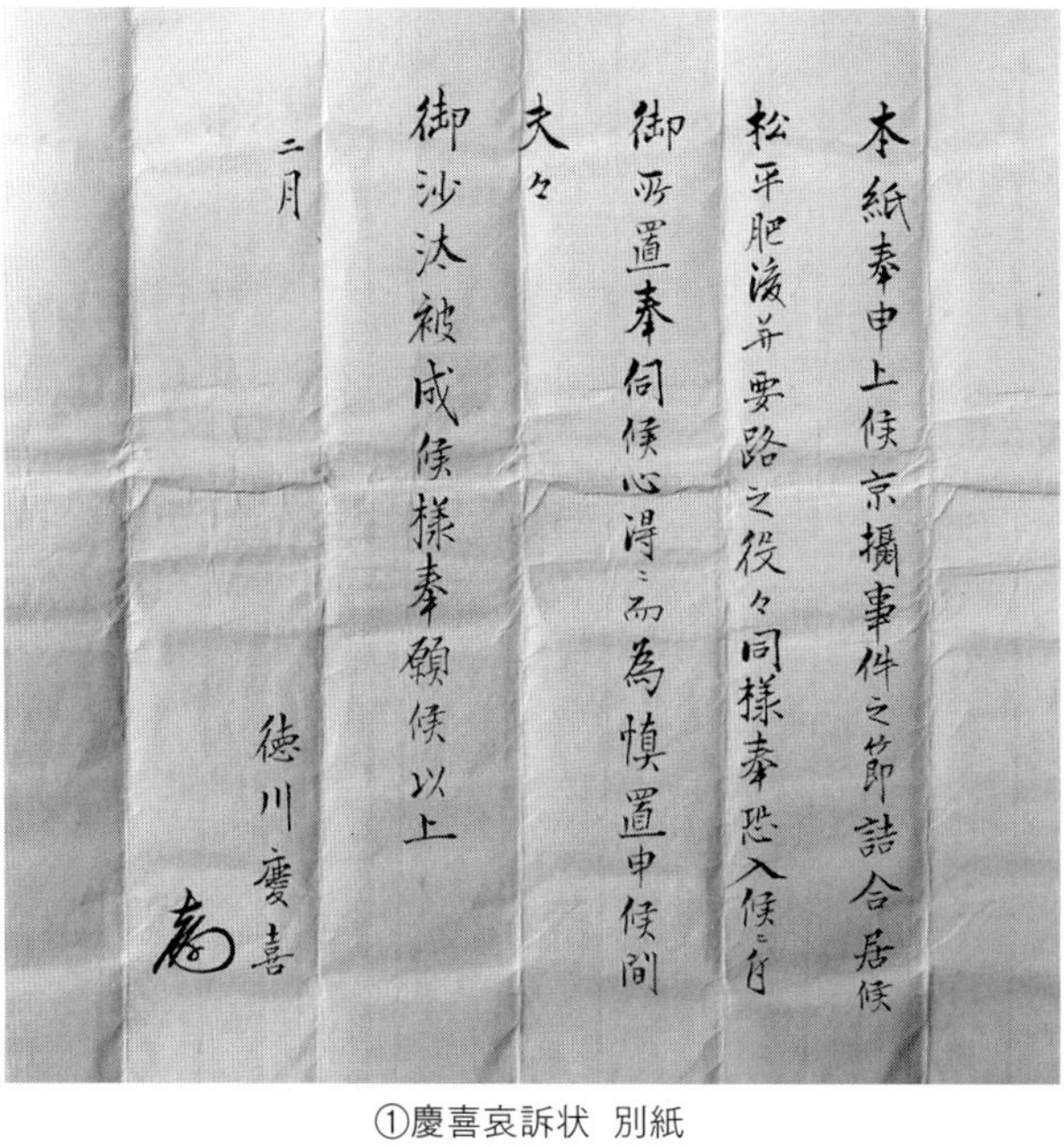
本紙奉申上候京摂事件之節詰合居候
松平肥後并要路之役々同様奉恐入候ニ付
御処置奉伺候心得ニ而為慎置申候間
夫々
御沙汰被成候様奉願候以上
二月
徳川慶喜

①慶喜哀訴状　別紙

## 慶喜家来の哀訴状

付属文書②徳川慶喜家来哀訴状（明治元年三月）も同じく大奉書に書かれ、表書きに「上　徳川慶喜　家来」との墨書がある。自分たち家来はどのような御成敗も甘受するので主人の慶喜だけは寛大な御沙汰をと哀訴している。

内容的には、二月十二日の慶喜謹慎後に書かれた家来の哀訴状（慶喜公御実記、明治元年二月十二日に掲載）を要約したもので、いずれも候文であるが、末尾は「出格寛大之御沙汰被仰出候様、幾重ニも奉歎願候」から「何卒幾重ニも寛大之御沙汰被成下候様号泣奉哀願候、誠恐誠惶頓首」へと哀訴の表現が強められている。

この家来の哀訴状は三月七日に東山道先鋒総督岩倉具定の陣営に、慶喜の二つの哀訴状とともに届けられたものである。

これら三通の哀訴状を届けた大目付梅沢孫太郎は三月七日付の東山道総督府参謀の回答を持ち帰った。回答は今更進軍を止めることは出来ない、家来の処分は江戸で大総督熾仁親王と東海北陸両道総督との会議で決めるが、慶喜の進退は朝命に伺いを立てなければ決められない、というものであった（『慶喜公御実記』明治元年三月十日）。

（②徳川慶喜家来哀訴状の翻刻）

徳川慶喜家来共味死恐懼奉哀訴御軍門候、主人慶喜儀此度奉蒙天譴重々奉恐入候ニ付、悔悟伏罪只管恭順謹慎罷在候、抑右様之次第ニ立至り候者、畢竟私共其職を尽さす匡救之道を失ひ候罪ニ御座候、私共者如何様之御成敗を蒙り候共奉甘受候間、主人御譴責之儀者何卒幾重ニも寛大之御沙汰被成下候様号泣奉哀願候、誠恐誠惶頓首謹言

三月

徳川慶喜
家来

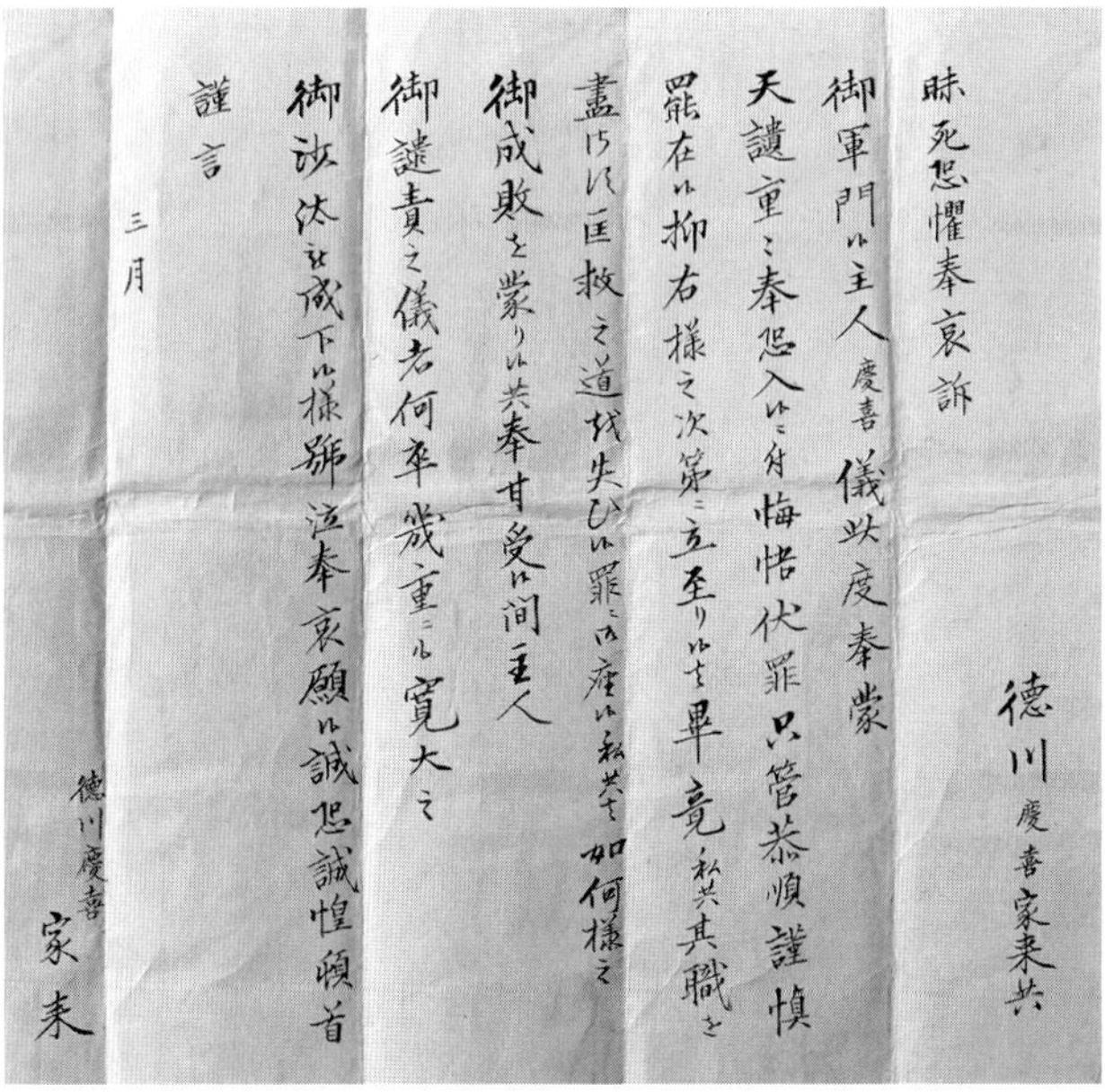

②徳川慶喜家来哀訴状

## 和宮哀訴状

以上三通の哀訴状（慶喜哀訴状、同別紙、慶喜家来哀訴状）が三月七日に東山道総督岩倉具定のもとへ届けられたあと、三月十三日に届けられたのが、和宮哀訴状（③静寛院和宮手書、明治元年三月十一日付）である。

これより先、二月十一日に和宮は天璋院（篤姫、近衛篤子）からの進言により、慶喜に対して、恭順の意を表し寛永寺に謹慎すべきである旨を伝えた。また翌日には天璋院の要請を受け、寛永寺の公現親王に対して、寛永寺に謹慎した慶喜に朝廷へ徳川家の存続を哀訴させるよう働きかけていた。和宮は東海道先鋒総督橋本実梁《さねやな》へも、慶喜付属の者へは御成敗を、無罪の者には寛大の処置を歎願する書状を書き、三月十三日に侍女の土御門藤子に沼津駅まで届けさせている。

三月十一日付の岩倉具定宛静寛院和宮手書は、包み紙に「三月十三日和宮之御直書　老女玉嶋ナル者持来ル也」との墨書があり、侍女玉嶋の具定宛書状も付属している。

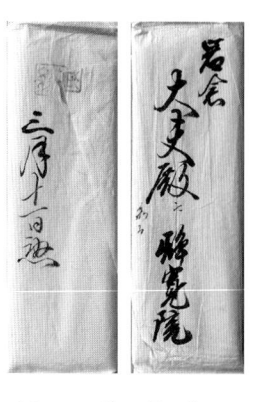

右から和宮哀訴状包紙　表、裏

和宮は手書において、侍女の藤（土御門藤子）を京都に派遣して鳥羽伏見の戦い後の京都の情況について報告を受けたこと、慶喜が悔悟伏罪して寛永寺に謹慎したことを伝え、徳川家安危にかかわるため士民の鎮撫を徹底させており、その件で府中に布陣している東征大総督熾仁親王のところへ藤を派遣したので、その返事が届くまで、進軍をしばらく見合わせ、江戸到着をどうかご猶予ねがいたい、双方の下端の方から衝突が起こり大事になっては残念至極、と歎願している。

この手書に触れられている士民への鎮撫の徹底は三月八日に、大奥から「静寛院宮様御心痛によりいよいよ恭順相守るべき令」が出されたことを指している。この大奥の指令中にも、徳川の「御家名も立たせられず候様ニ成行候てハ、実以残念至極ニ思召候間、人気御取鎮之事ニ付、此度大総督様御陣中へ上臈御使ニ立られ候」と藤派遣のことが触れられている（『慶喜公御実記』明治元年三月八日）。

和宮の手書は巻紙の糊付けが外れて四枚に分離しているが、大ぶりの字で力強く書かれ、書に長けた和宮の切迫した気持ちを感じさせる。冒頭の袖書きから以下に翻刻する。

③和宮哀訴状

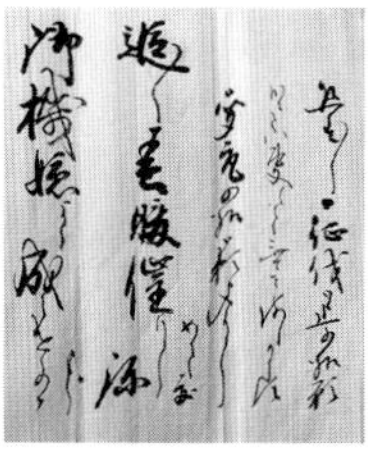

（③和宮哀訴状の翻刻）

返す〳〵御征伐御止の様願
候ニてハ決して無候ま、あしからす
御聞取の様御頼申入まいらせ候、
めて度
かしく
追〳〵春暖催まいらせ候、弥
御機嫌よく成らせられ

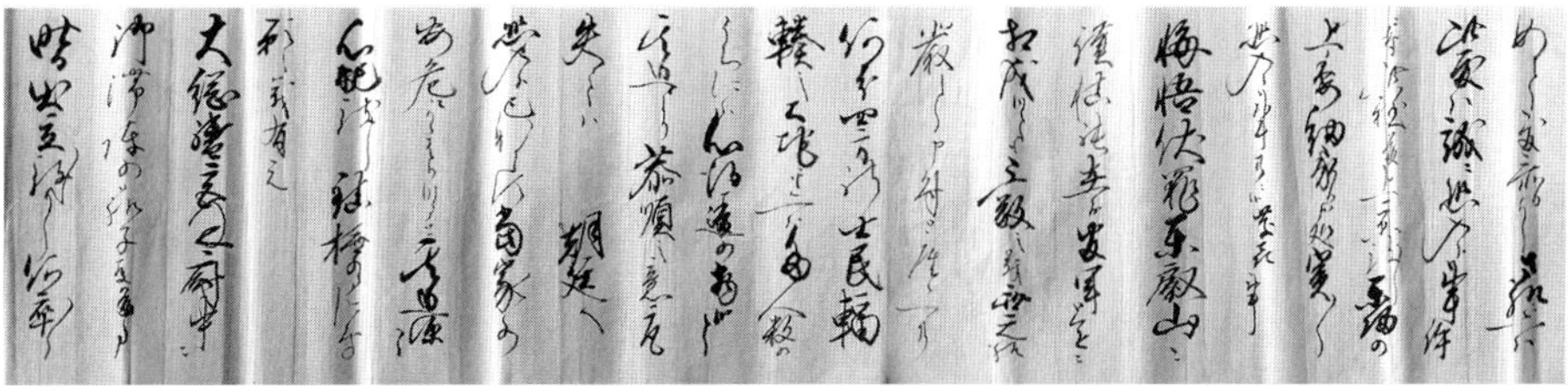

めて度忝存まいらせ候、さ様ニ候へハ
此度ハ誠ニ恐入候事件
ニ付、此程藤上京致し東帰の
上委細承り候処、実〱
恐入候事共ニ候、慶喜事
悔悟伏罪東叡山ニ
謹慎罷在候、官軍御進ニ
相成候ても不敬之義無之様、
厳しく申付御座候へ共、
何分四方の士民輻
輳之土地ニも候へハ、多人数の
うちにハ心得違の物候て
其辺より恭順之意取
失候てハ　朝廷へ
恐入候已ならす、当家の
安危ニか、はり候事と其辺深く
心配致し、鎮撫の事に付
願之義有之
大総督宮辺府中ニ
御滞陣の様子故藤事
昨日出立致しまいらせ候、何卒〱

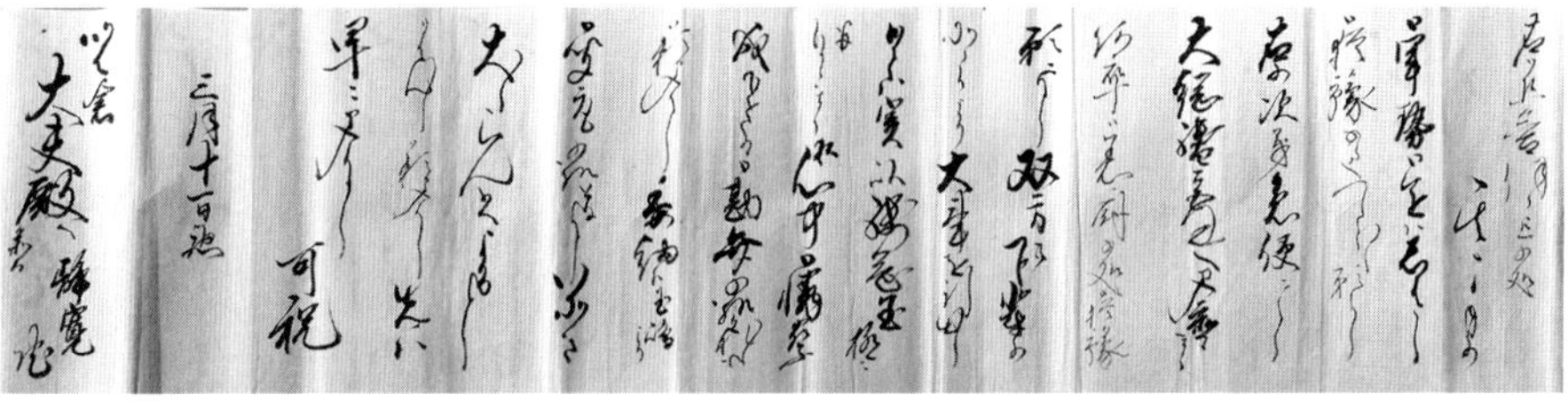

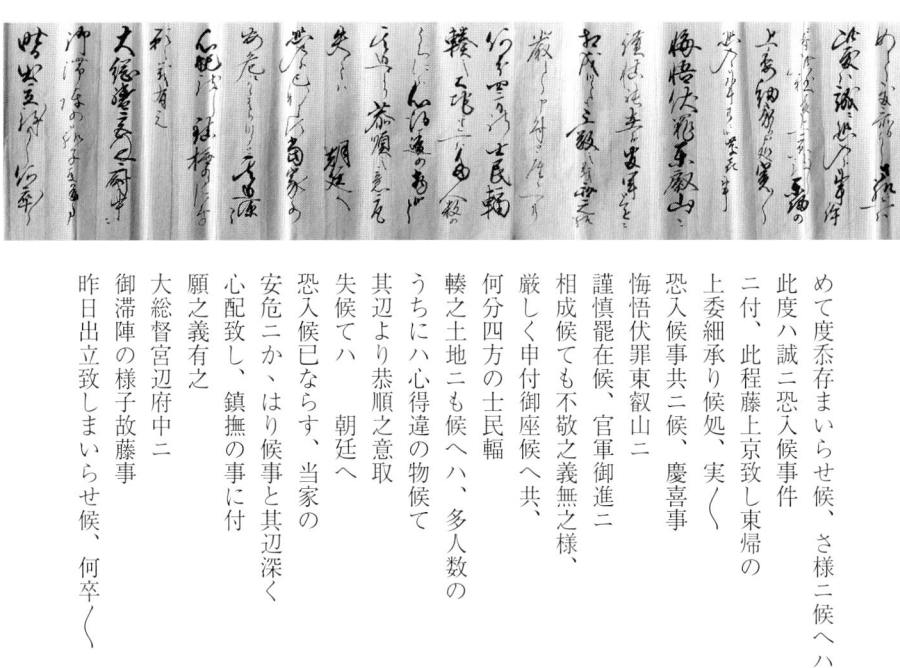

右御返答伺候迄の処、
其御手の
御軍勢御進ハ志はし
御猶予の事ふして〱願まいらせ候、
右の次第急便ニて
大総督宮辺へ申入置候ま、、
何卒御著府の処御猶予
願上まいらせ候、双方共下輩の
ところより大事を引出し
候てハ、実以残念至極ニ
存まいらせ候ま、、私心中御憐察
成下され、御勘弁の様くれ〱も
御頼申入まいらせ候、委細ハ玉嶋より
御聞取の様と存まいらせ候、いそき
大〱らん書よろしく
御はんし御頼入まいらせ候、先ハ
早々申入まいらせ候
可祝

三月十一日認　静寛院

いは倉
大夫殿へ
参る

## 和宮宛岩倉具定の奉答書草稿

付属資料④和宮様へ御請書草稿は、和宮の侍女玉嶋が三月十三日に届けた三月十一日付和宮哀訴状に対する具定の奉答書草稿である（明治元年三月十三日付、自筆）。和宮からの進軍見合わせの訴えに対して、具定はすべて大総督の命令に従わねばならず、自分一存では何とも返事が出来かねると遠回しに返答を拒否している。

『岩倉公実記』掲載分およびその原稿の写しと思われる付属文書⑤の相当分と比較すると、草稿であるだけに、次の引用のように、書き直しには、東山道総督をやむをえず拝命した具定の率直な気持ちや、降嫁前に宮中で世話になった和宮への思いやりがうかがわれる。〈 〉内は削除部分を示す。

御存知も被為在候通り父事も宮様之御事ニ付長々のツヽしミ之所、此度御免被仰付候次第ニ而、私此度の御用御〈ことはり申上候ハヽ〉請不申上候而ハ又々いかよふの御〈おしかり〉沙汰奉蒙候もはかりかたく、旁心〈配〉痛のミつかまつりやむことをえず下向仕候訳ニ而

（現代語訳）

御存知の通り父（具視）は宮様の（降嫁を推進した）ことで（処分を受け）長く謹慎していましたが、このたび免罪となった次第で、私はこのたびの（東山道総督の）御用を〈お断りしたら〉お請けしなかったらどのような〈おしかり〉処分を受けるか分かりませず、心〈配〉痛ばかりして、やむを得ず都を出発したというわけで

先年児〈禁中ニ而〉種々御高恩蒙りまいらせ候故、とふぞ〳〵御沙汰の事の通り御返事申上度存上まいらせ候得共

（現代語訳）

先年私めは禁中でいろいろお世話になりましたので、なんとかしてお申し出の通り返事を差し上げたく存じますが

草稿の全文を以下に翻刻する。

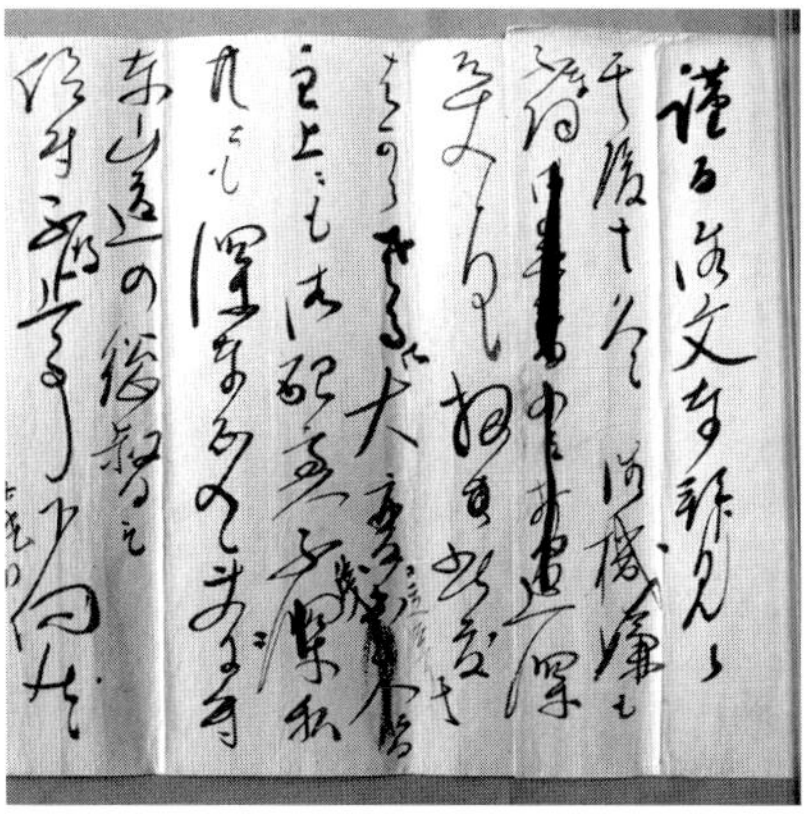

④和宮様へ御請書草稿

謹而御文奉拝見候、
其後は久々御機嫌も
不奉伺〈——のミ打過〉深
恐入まいらせ候、扨此度者
はからさる御大変ニ立至リ
主上ニも御配慮不浅〈深〉、私
共ニも深奉恐入候、夫に付
東山道の総督被
仰付不得止事下向仕候

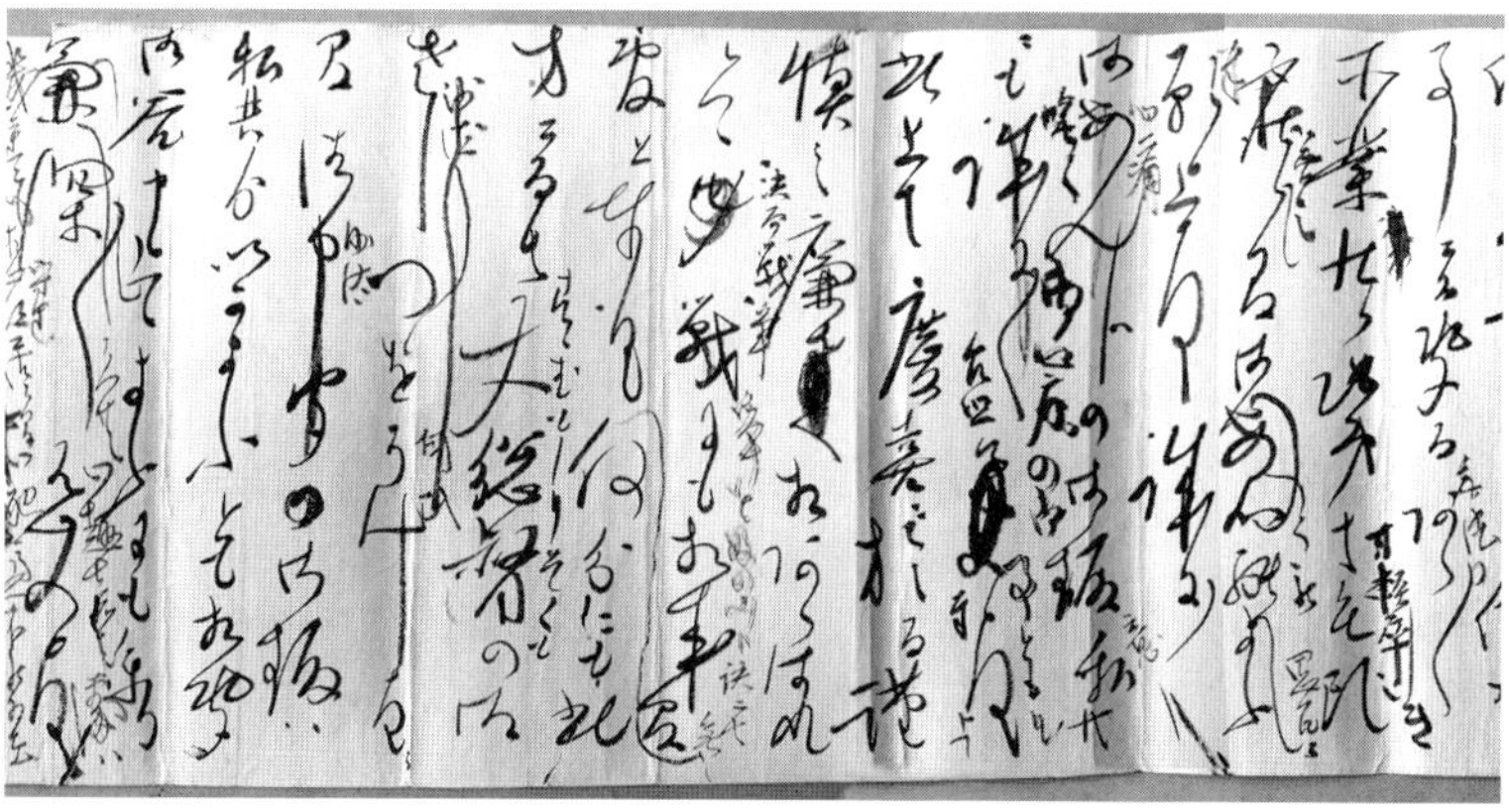

事ニ而、決而無法のあら〳〵しき
軽率之
所業仕候次第者毛頭〈不仕候〉
無之候間、御心安く被思召候よふ
奉願上まいらせ候、誠に〳〵
後心痛の御趣意、私共
ニも〈誠に〳〵〉嘸〳〵御心配の御
事とも乍恐奉存候、
此上者慶喜ニ於而謹
慎之廉相あらはれ
候ハヽ、〈必戦にも相成間
敷と奉存候〉決而戦争を好のみ候
訳ニ者無之、何分にも此
方ニ而者すヽむもしりそくも大総
督の御さしつをうけまいらせ候
間、御〈申聞〉沙汰の御趣ハ
私共ゟいかよふとも相決
御答申上候よふにも参り
兼候へ共御趣意之処ハ
深〳〵恐入まいらせ候、

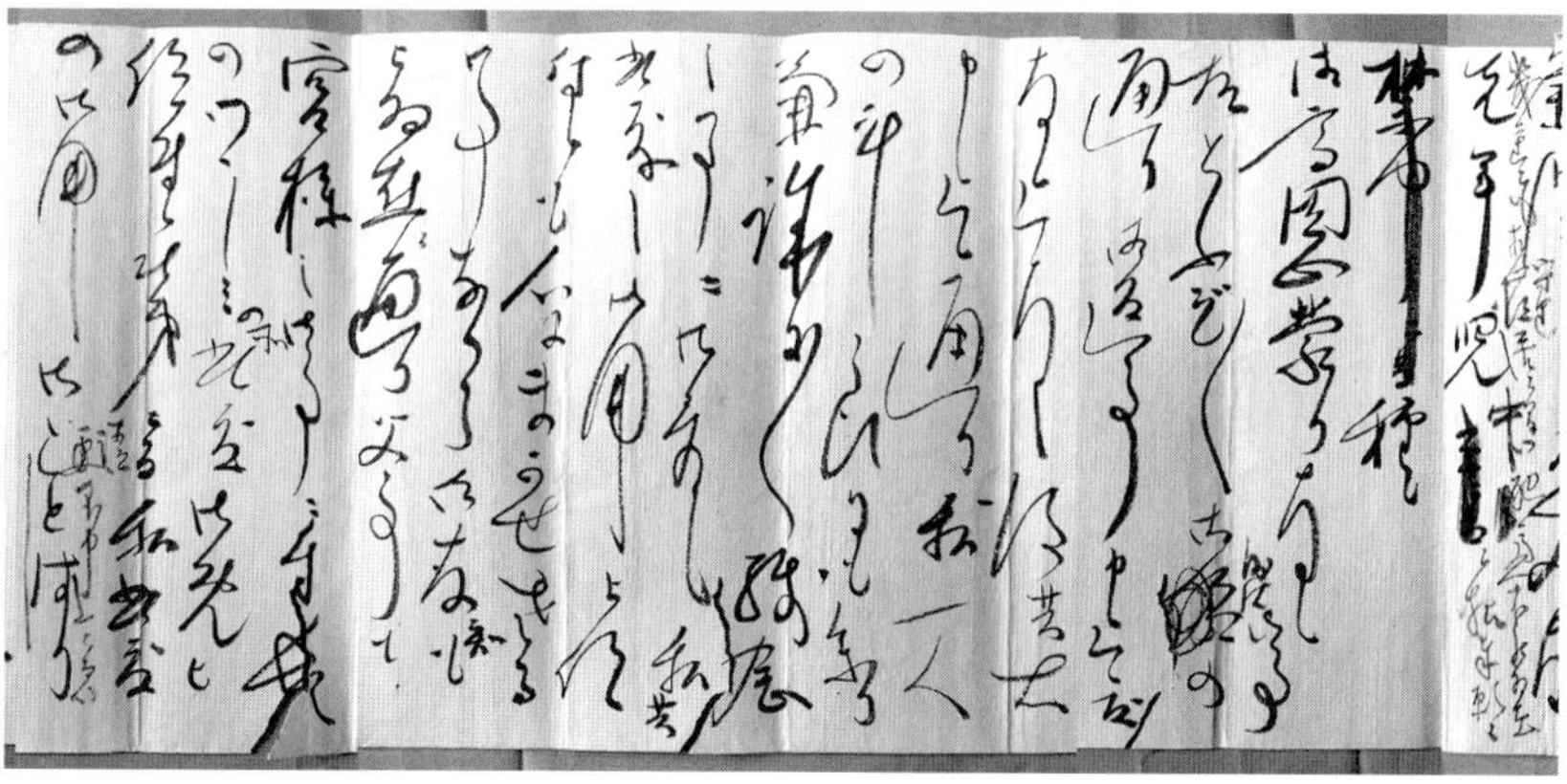

幾重ニも守り居候間、御配慮不被
為在様奉願上〈候〉、
先年児
〈禁中ニ而〉種々
御高恩蒙りまいらせ候
故、とふぞ〳〵御沙汰の事の
通り御返事申上度
存上まいらせ候得共、右
申上候通り私一人
の計らひにも参り
兼、誠ニ〳〵残念
之事ニ御座候、私共
此度之御用被仰
付候も心にまかせさる
事なから御存知も
被為在候通り父事も
宮様之御事ニ付長々
のツヽしミ之所、此度御免被
仰付候次第ニ而、私此度
の御用御〈ことはり申上候ハヽ〉
請不申上候而ハ

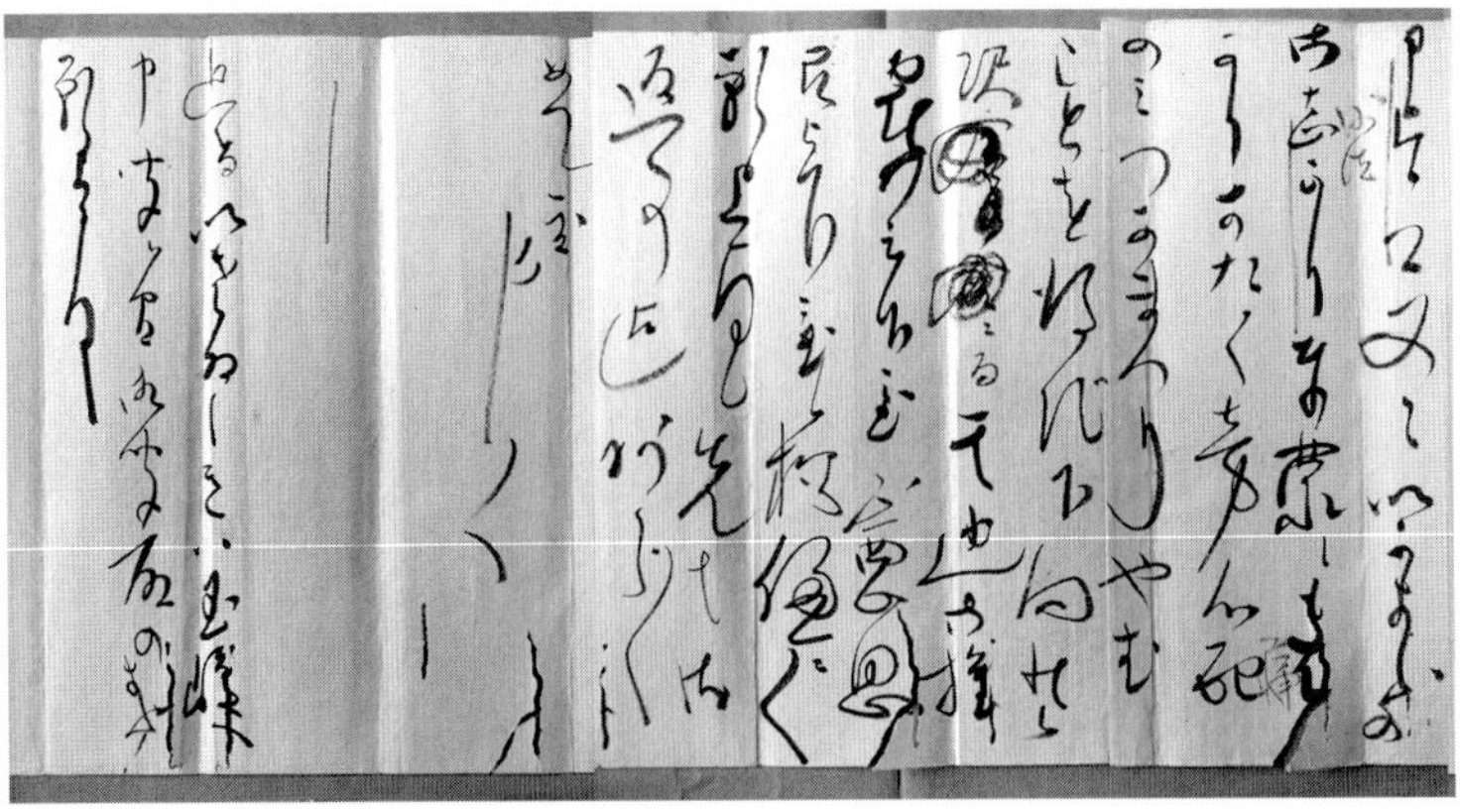

又々いかよふの
御〈おしかり〉沙汰奉蒙候もは
かりかたく、旁心〈配〉痛
のミつかまつりやむ
ことをえず下向仕候
訳ニ而、其辺御憐
察被下置候様不悪思
召被下置候様、偏ニ〳〵
願上まいらせ候、先者御
返事迄あら〳〵
めで度
かしく

追而いけくはしきハ玉嶋へ
申聞候間御聞取の事
願上まいらせ候

## 和宮哀訴状・具定奉答書の写し

この付属文書⑤は朱罫紙四枚を綴じた写本である。一枚目の表に左記の説明書きがある。前述のように、この写しは読書室資料の和宮哀訴状および具定奉答書とは原本を異にする。

明治元年三月十三日親子内親王殿下和宮ヨリ老女玉嶋ヲ武州蕨駅滞陣ノ東山道総督岩倉具定ノ許ヘ遣ハシテ其進軍ヲ止メラレンコトヲ請ハレタル御手書ノ写
附岩倉具定ヨリ奉答書写

## 和宮侍女玉嶋の書翰

付属文書⑥具定宛静寛院御使玉嶋書翰（明治元年三月十二日付、自筆）は包み紙に「岩倉大夫様　御雑しやう中江用事　静寛院宮様御使　玉嶋」の墨書がある。

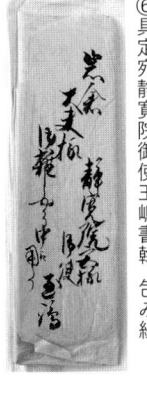

⑥具定宛静寛院御使玉嶋書翰　包み紙

岩倉
静寛院宮様
大夫様
御使
御雑しやう中江
玉嶋
用事

三月十三日、和宮の命を受けた侍女の玉嶋が東山道先鋒鎮撫総督岩倉具定宛の哀訴状（付属文書③）を中山道蕨駅の陣中に届けた際に持参した書簡である。

　官軍の江戸攻撃が三月十五日と迫った緊迫した情況のなか、本書簡で玉嶋は機転をきかせ、進軍中止願という主人の哀訴状の本旨を伏せて、哀訴状の趣旨は「御鎮せい《（静）》御頼のため」であるとし、哀訴状を具定に渡す場所の指定を懇願している。冒頭の袖書きには、「用はん」（当番）の雑掌（庶務を掌る家臣たち）がこの書状を読み、用件が確かに具定に伝えられるよう、苦心の文言が重ねられている。

　「和宮上臈玉島日記　明治元年」（自筆稿本、国会図書館蔵）を補足する貴重な史料である。

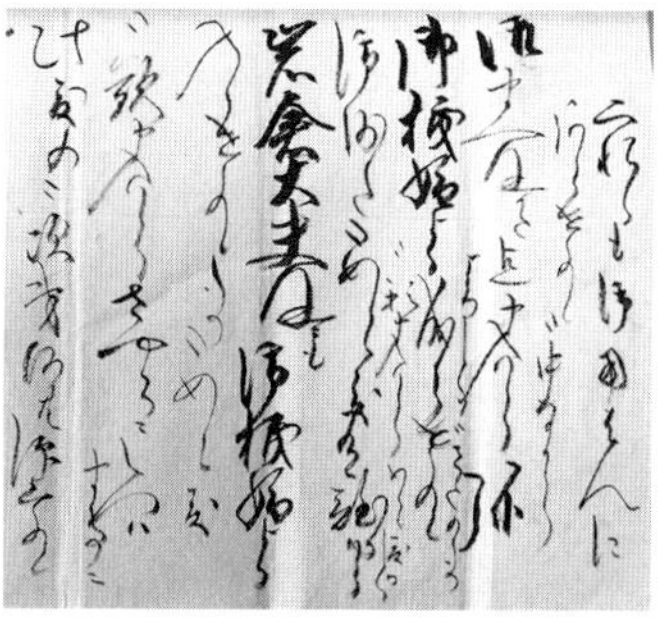
⑥具定宛静寛院御使玉嶋書翰

　　くれ／＼も御用はんに
　　あらせられ候御中なから、
　　よろしく御さたの事
　　御頼申入まいらせ候、めて度かしく
御まへ様かた迄申入まいらせ候、弥
御機嫌よく成らせられ候
御沙た御めて度有難くまいらせ候、
岩倉大夫様ニも御機嫌よく
入らせられ候事御めて度、
御歓申入まいらせ候さやう二候へハま事ニ
此度の御次第何共仰上られ候

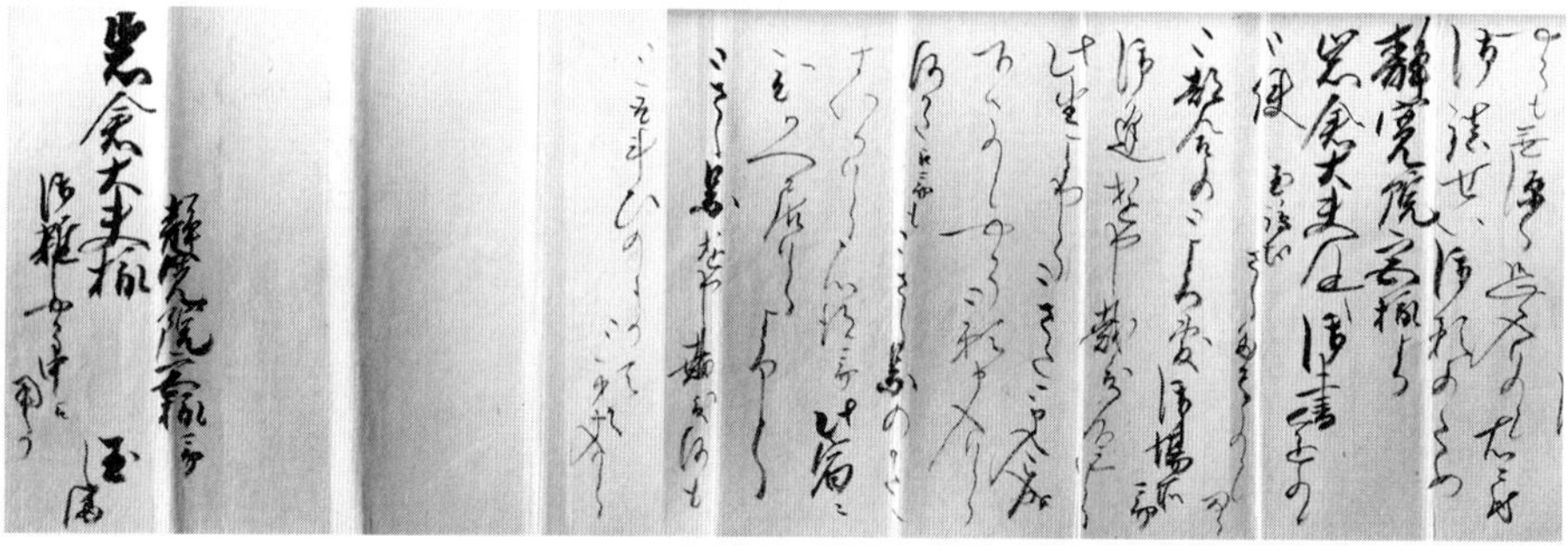

やうも無、深く恐入まいらせられ候、右ニ付
御鎮せい御頼のため
静寛院宮様より
岩倉大夫様へ御書進られ候
御使玉嶋をさしたてられ候ま、、
御都合の御よろ敷御場所ニ而
御逢遊申戴度存上まいらせ候、
此由よろしく御さた御申入御成
下され候やう御頼申入まいらせ候、
何かた江ニ而も御さし図のかたへ
まいりまいらせ候心得ニ而、此宿ニ
ひかへ居まいらせ候、よろしく
御さし図遊申戴度何も
御取計ひの事御頼之申入まいらせ候
　　　　静寛院宮様ニ而
　　　　　　　　玉しま
岩倉大夫様
　御雑しやう中江用事

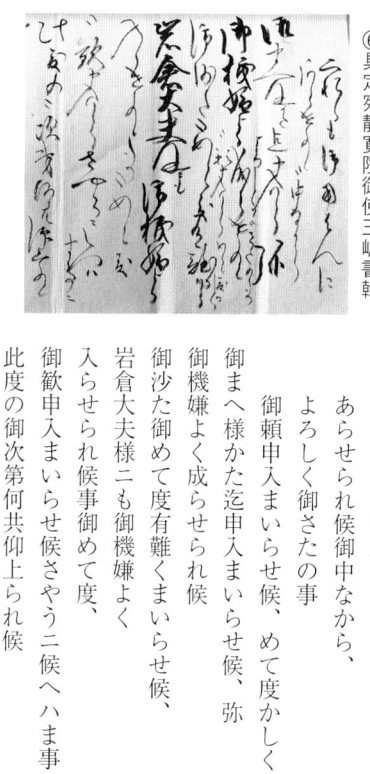

この書簡が功を奏し、侍女玉嶋は板橋の具定の陣中に入ることが出来た。具定はこの時の模様を三月十五日付け書簡（宛先不明）で詳しく報告している。書簡は玉嶋来訪を三月十二日とする。側近たちに侍女に面会してもよいか相談をしたところ、婦人ならば構わないと賛同を得たので、玉嶋と面会すると、和宮の自筆書簡を持参してきたことが分かった。文面は江戸進軍の見合わせを訴える内容だったが、玉嶋自身も口頭で主人の趣旨を述べたので、軍の進退は大総督の命令次第なので自分ではどうしようもない、と玉嶋に答えたという。書簡の該当部分を引用しよう。

去ル十二日和宮様ゟ老女玉島ト申者御使ニ来リ候ニ付一同へ相談致候処、何分婦人之事ニ付御面会ニ相成候トモ不苦旨申候ニ付早速面会仕候処、御直書ヲ持参致シ候ニ付拝見致シ候処、御直書ヲ持参致シ候ニ付拝見致シ候処、何卒江戸打入之義ハ暫時見合呉レトノ御文言ニ候、玉島ゟも段々申述へ、何分江戸ハ輻輳ノ地ニ候得者、只今ハ進軍ニ相成候テハ若逆徒粗暴之事仕候哉も難斗ニ付、何卒進軍見合トノ御沙汰ニ候、依テ御請書差上候、其文言ハ何分進退トモ大総督宮ゟ御沙汰次第ニ付、只今私ニ如何ン共無申上様事ト御答申上候

―『岩倉具視関係史料　上』（佐々木克・藤井讓治・三澤純・谷川穣編、思文閣出版、二〇一二年）三七三頁。

## 5　西南暴動之節密信　八巻　明治十年一月～九月

▼西南戦争中に右大臣岩倉具視に秘書として仕えていた山本復一が、岩倉の破棄命令に従わず保存していた西南戦争関連の秘密書簡、六十一通。復一は明治十六年七月の岩倉没後、翌月から岩倉公伝記取調掛を命ぜられたが、『岩倉公実記』（明治三十三年刊）完成をまたずに途中で編纂を辞め、明治二十七年に京都へ帰ったため、この書簡集には未公開のものも多く含まれる。

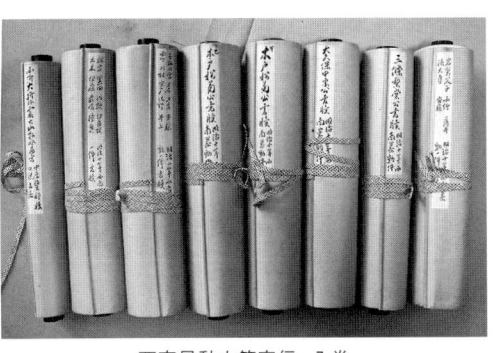

西南暴動之節密信　八巻

### 構成

明治十年二月、西南戦争勃発時に政府の要人は天皇に供奉して京都に出かけていた。留守を任された右大臣岩倉具視は、秘書の山本復一に助けられ、電信や書状によって重臣や関係各方面と緊密に連絡をとり、指示を出した。本史料は西南戦争前半期（二月から五月）を中心に、一月二十五日から九月二十五日までの秘密通信文書六十一通を復一が明治四十二年に

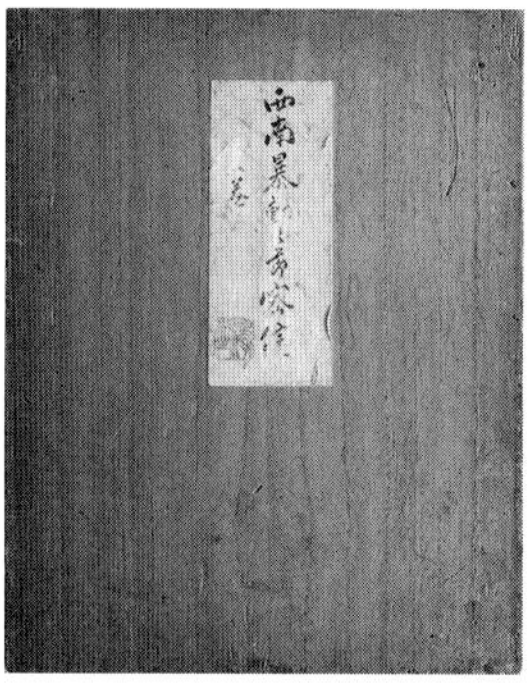
桐箱

八巻に仕立てたものである。7 西南戦争暗号電信表、8 木戸孝允書状 岩倉具視宛、など付属資料十四点とともに、表に「西南暴動之節密信 八巻」との貼紙のある桐箱に収められている。付属資料の釈文類は第四巻および第八巻の釈文を欠いている。全体の構成は次の通り。各巻は外題によって示した。

西南暴動之節密信 八巻 明治十年西南暴動一件書牘

①岩倉父子・西郷・薄井・徳大寺・安蔵

②木戸松菊公書牘 甲

③木戸松菊公書牘 乙

④三条梨堂公書牘

岩倉具視宛左記の日付の計八通からなる。

二月六日 三月五日(電報) 三月五日(電報午後五時発) 三月五日(電報午後七時五十分発発) 三月五日(電報午後十時五分発) 三月二十日(尾崎三良代筆) 四月一日 四月十日(岩倉具定代筆)

⑤大久保甲東公書牘

⑥松方・黒田・川路・伊集院・大木・伊藤・前嶋・陸奥

⑦有栖川宮・大木・土方・安藤・西村・川村・宍戸・佐野・井上

⑧西郷大将外二名大山県令届書 中原警視始口供書添

左記の四種からなる。

(1)鹿児島県令大山綱良より右大臣岩倉具視宛西郷陸軍大将外二名上京之御届

明治十年二月十四日付。「麑島縣」の柱文字のある罫紙に書かれた原文書。「鹿児島県令大山綱良」の朱印が署名の後に捺されている。追伸を除く本文は『岩倉公実記』再版、下358頁に京都府知事槇村正直宛のものを掲載する。

(2)右の別紙。岩倉具視宛明治十年二月十九日付。大山綱良が「西郷陸軍大将外二名上京之御届」を十四日に「当県官員エ上京申付進達」させたが、事体重大につき内務省官員木梨精一郎が琉球藩から帰朝するのに託して再び届ける旨を述べたもの。同様の罫紙を使用。

(3)陸軍大将西郷隆盛・陸軍少将桐野利秋・陸軍少将篠原国幹の県令大山綱良宛上申書写し

明治十年二月付。「政府へ尋問之筋有不日ニ当地発程」につき「人民動揺不致様一層御保護」を依頼したもの。

(4)鹿児島県令大山綱良が各鎮台、各府県宛に印刷配布した中原尚雄警部他の口供書。明治十年二月七日付、および二月十三日付。計十三枚を張り込む。

付属資料　十四点

1　桐箱蓋裏由緒書　山本復一筆　一箇
2　西南戦争暗号電信表　一枚
3　山県有朋書状　山本復一宛　一通
4　木戸孝允書状　岩倉具視宛　一通
5　鹿児島から発信の書状（「生一拝」）　一通
十年二月二日付
6　中牟田倉之助少将宛電報　一通
神戸の林清康大佐から三月四日付
7　陸軍卿代理井田譲書状　長松少弁宛　一通
十年六月六日付
8　紙片（書写の覚え）　一枚
9　書状釈文「明治十年西南暴動之節木戸公秘簡　木戸公二冊之
内　甲」　一冊
前掲②所収「対山公」（岩倉具視）宛左記五通の釈文。
二月二十六日　三月二日　三月十九日　三月十三日　三月二
十三日
10　書状釈文「木戸松菊公書牘　貳冊之内　乙号　明治十年西南
暴動件」　一冊
柱文字「木戸公伝記編纂所」の罫紙を使用。
前掲③所収、対山公（岩倉）宛以下六通の釈文。
二月六日　二月十一日　二月十五日　二月二十日　二月二十
一日
11　書状釈文　一冊
前掲①所収、左記十一通の釈文。
岩倉右大臣書簡　三条太政大臣宛　十年四月二十七日　日付
なし（三条公へ書面草案）
山形県参事薄井龍之氏書状　右大臣公殿下宛　明治十年三月
二十一日
京坂滞在中岩倉具定より来状　右大臣公閣下宛　三月二十二
日、三月二十五日
西郷中将書状　岩倉公宛　四月三日
徳大寺実則書状　岩倉殿宛　四月五日
岩公ヨリ参議諸君江贈ル書面草案　四月九日
岩公ヨリ有栖川総督へ呈書草案
岩倉右大臣電報　三条太政大臣宛　四月十二日
安藤則命権大警視書状　岩倉右大臣宛　四月十二日
12　大久保甲東書牘　明治十年西南冒頭之節「乙　校了」
前掲⑤所収、岩倉右大臣宛、以下五通の釈文。
一月二十五日　二月十九日　一月二十五日　三月七日　四月
十八日
13　書状釈文　一冊

前掲⑦所収、岩倉右大臣宛、左記十一通の釈文。
安藤則命書状　四月十三日　四月十四日
宍戸璣書状　四月十四日
西郷陸軍中将　四月十六日
土方久元書状　四月二十日
佐野常民　四月二十五日　八月九日
大木喬任　五月二十二日
有栖川熾仁　六月六日
川村純義征討参軍　七月二日
工部少輔村上勝　九月二十五日

14　書状釈文　一冊

前掲⑥所収、岩倉右大臣宛、左記十一通の釈文。
黒田清隆　二月二十三日　二月二十四日
川路利良大警視　二月二十四日二月二十四日
西村茂樹大書記官　三月二日（小牧昌業宛伊集院兼寛書状三月二日を含む）
吉村友実　三月五日
前島密　三月五日
松方正義　三月十日
大木喬任　三月十日
陸奥宗光　三月十四日
伊藤博文参議　三月二十日

由来

桐箱の蓋裏に直書きした和文の由緒書（付属資料1）で、復一は岩倉の焼却命令を無視して密信を保存した経緯を述べる。その末尾に、祖父山本亡羊以来の読書室薬園の名を借りて「聚芳園のあるじ」を名乗ったのは、祖父から本草学を授かった山本読書室本家の当主としての自負からであろう。

明治十年西南の役おこりしをりしも京都御駐輦にて三条木戸大久保などの諸公ミな供奉にて京都に在り、東京には岩倉公のミ留守したまひしに、おのれ復一常に公の側にありて機密の事にあづかり、公に代りて書翰なども書きたりしが、彼の供奉中の諸公より公に贈られたる書翰または其外の機密の文書どもゝおのれあづかりて取重ねたるに、みな焼き棄てよと命ぜられしをかゝる尊き史料どもを灰になさむもあたらなれば、ひそかに京都なる家におくりおきぬ。かくておなし十四年に公にしたがひて京都に来たるをり、此の事を公にもうしゝに、今にて見ればよくこそ残しおきたれ、さながら秘蔵せよとのたまひぬ。今は公の御ゆるしを蒙りたればいと心やすくて人にも見せなどしたるが、いと多き文書どもの散りぼひなむもくちをしければ、ことし四十二年の十二月この八巻にしつらへて家に伝ふる事となしぬ。あはれ二十七八年三十七八年二度の戦に御国の光の四方に輝きわたれるをおもふニも、これが演習ともいふべき西南の役の史料のいよ〳〵尊くおほゆるを、かの諸公のみたまの天かけりみたまひて、いかにおぼすらむと昔こひしさにかくしるすものは聚芳園のあるじ山本復一なり。

（現代語訳―西南戦争勃発時に天皇と三条、木戸、大久保など重臣は京都におり、東京には岩倉具視だけが留守をしていたため、秘書として岩倉への書翰や機密の文書を扱ったが、貴重な史料となるので、焼き捨てよとの命に従わず京都の家に送った。明治十四年に岩倉とともに京都に来たとき、そのことを申し上げると、よくぞ残し置いた、そのまま秘蔵せよ、と言われたが、今は公の許可を得ているので心安く人にも見せている。しかし、散逸を恐れて今年明治四十二年十二月八巻にしつらえて家に伝えることとした。日清日露の勝利のおかげで国の光が世界に発せられているだけに、その演習ともいえる西南戦争の史料はますます尊く思われ、亡くなられた諸公の御霊はいかに思われていることか、と昔を懐かしんでこのように書き記すのは聚芳園のあるじ山本復一である。）

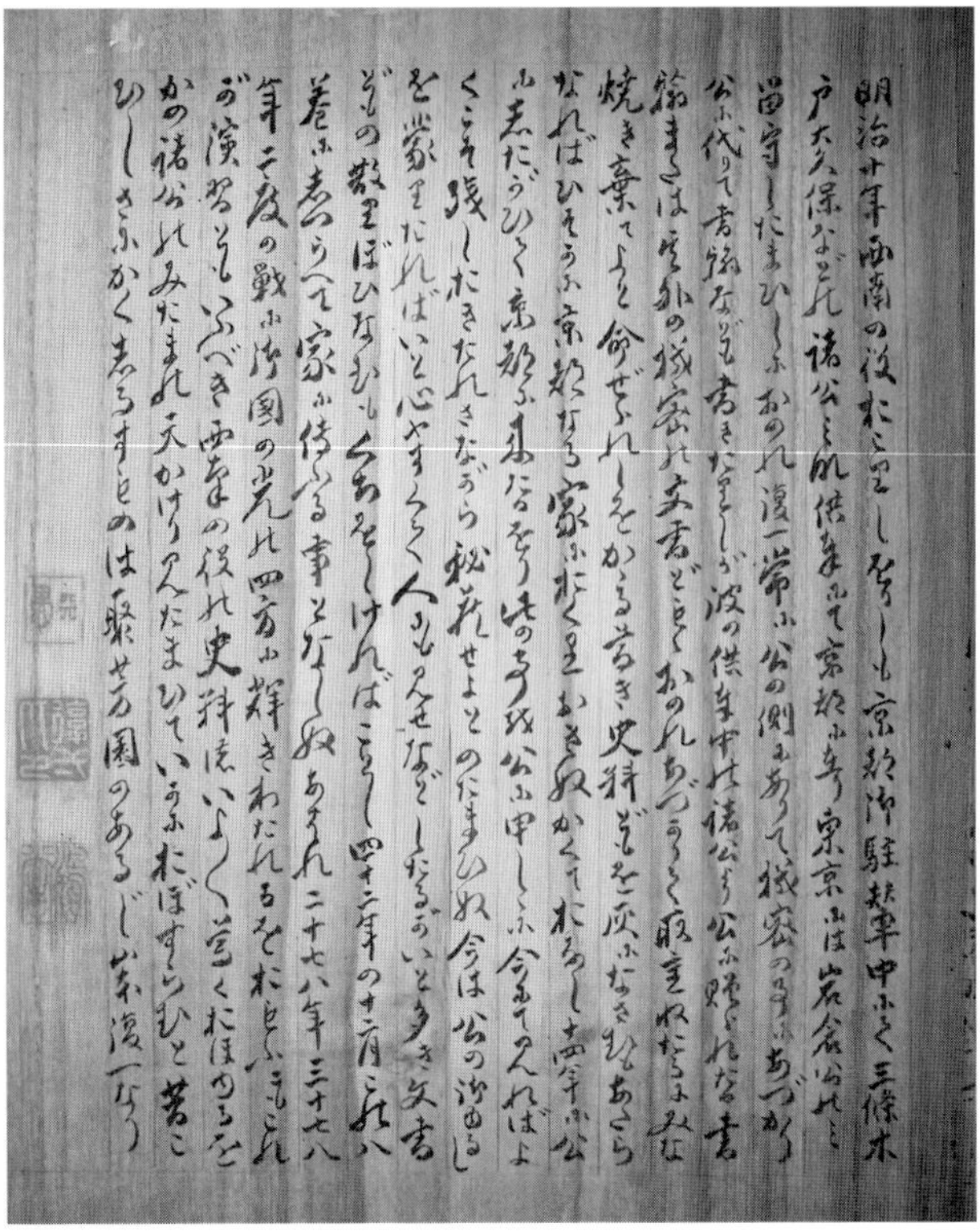

桐箱蓋裏由緒書　山本復一筆

明治四十二年八月、復一はそれまで分家の山本規矩三（章夫の長男、明治三十三年章夫より家督相続、同三十七年より京都帝室博物館員）に預けていた岩倉具視関係史料を一括引き取って整理を始めた。同年十二月八日には、成巻を終え桐箱に収めたばかりの西南暴動之節密信八巻を携え、南禅寺脇の無隣庵に、山県有朋を訪ねた。時に、復一は七十歳、山県は七十二歳。西南戦争で山県は陸軍の征討参軍（参謀）を務めていた。

付属資料3の山本復一宛山県有朋書状（明治四十二年十二月九日付）

は、前日復一から預かった西南暴動之節密信を返却した際の添え状である。封筒の表に「山本老台／親展」、裏に「緘　有朋」と墨書する。山県は復一に、「三条、岩倉、木戸、大久保の諸公が皇室のため、国家のため尽瘁した有様を回想し、今昔の感に堪えず」と感慨を伝えている。

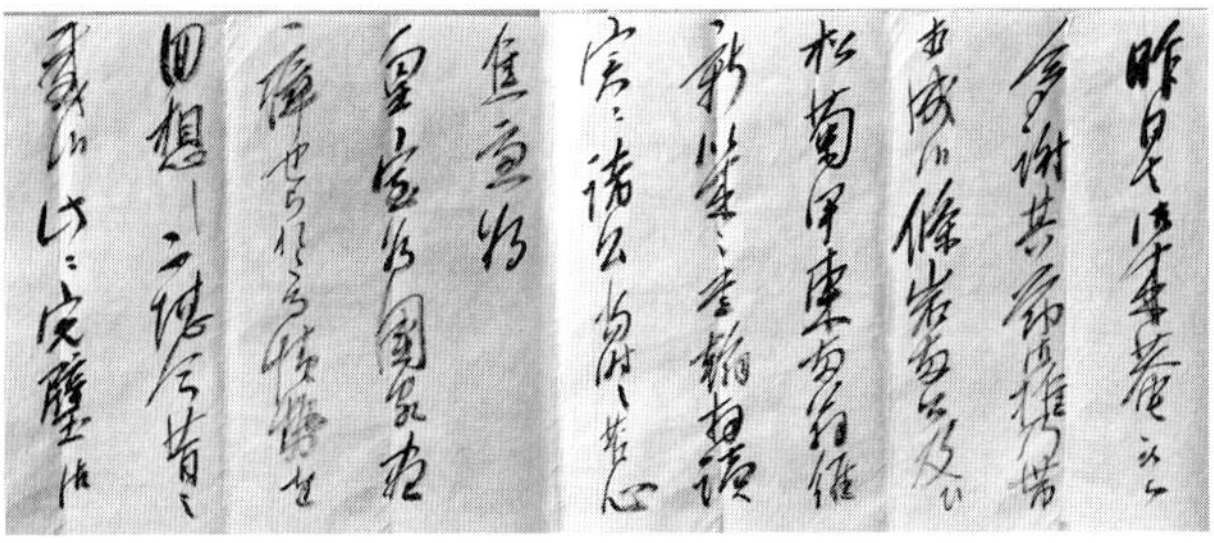

山県有朋書状　山本復一宛

昨日者御来菴被下
多謝、其節御携帯
相成候条岩両公及ひ
松菊甲東両翁維
新以来之書翰相読
実ニ諸公当時之苦心
焦慮為
皇室為国家尽
瘁せられたる情勢を
回想し不堪今昔之
感候、此ニ完璧御

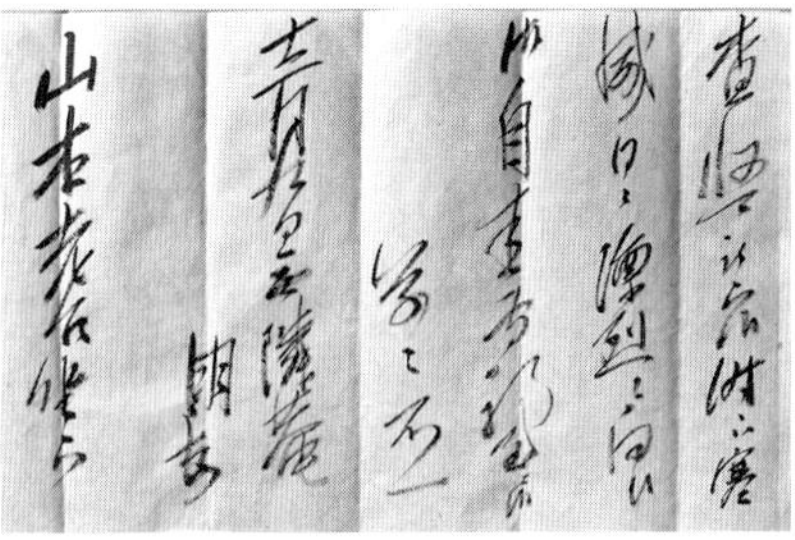

査収可被下候、時下寒
威日々凛烈ニ向ひ
御自重専祈念ニ候
草々不一
十二月九日無隣菴
朋拝
山本老台　座下

## 重要書簡の時系列的読解

西南暴動之節密信八巻所収、六十一通の内容は戦況の展開にそって多岐にわたるが、この書簡集の今日的な意義のありかを求めるならば、西南戦争における電信の利用と情報管理、徴兵制による近代軍隊の成立と赤十字社のルーツに関わる重要な新史料にあると言えよう。しかも、岩倉の秘書山本復一が岩倉のかたわらで当時実際に使用した電信暗号表とともに伝わっているのは貴重である。

当時の日本は電信の発展期にあたる。電信は一足先に整備が進んでいた郵便と連係する形で、九州の戦地と天皇の行在所（京都）、内閣行署（戦時内閣）が置かれた大阪、岩倉が内政外交全般を担当した東京、さらに全国各地との間の通信に、極めて大きな役割を果たした。密信はこの電信、新聞紙の役割を示す書簡を多く含み、政府の戦時情報管理の実態をうかがわせる草案もある。

また、政府は近代的な徴兵制度による天皇の軍隊の整備を急いでいた。近代化政策の主導権を争っていた木戸孝允と大久保利通にとって、西郷隆盛率いる不平士族からなる反政府軍は、徴兵による正規軍のみで是非とも鎮圧する必要があった。しかし、リアリストの岩倉は徴兵制（士族解体）と矛盾する士族徴募（勤王意識の高い旧藩の士族を巡査として徴兵）によって戦争を早期に終結させる構想をもっていた。この矛盾対立をしめす書簡も多い。さらに西南戦争で生まれた日本赤十字社の前身、博愛社の成立事情に関する新史料も貴重である。以下、付属資料も含めて、これらのテーマに関わる重要書簡を選んで、時系列的に読解しよう。

## 士族反乱の情報

明治十年一月二十五日付大久保利通書簡は、福岡と小倉から届いた「福岡電報の趣賊乱入兵散乱」の電報が熊本県下の不平士族の反乱なのか、重税に抗議する農民一揆なのか、「多分農民一揆と思われますが、実際の模様が分からないので何とも不安です」と岩倉に打ち明けている。前年は廃刀令（三月）や秩禄処分（八月）のために不平士族の反乱が佐賀、山口、熊本など各地で続発し、政府はその鎮圧に躍起となっていた。西南戦争の発端となった鹿児島の政府弾薬庫強奪事件（一月三十日）は、生一なる人物（未詳）が鹿児島の冷水《ひやみず》から「一昨日之由、滝《たき》之上《のがみ》ト草牟田《そうむた》ノ弾薬ヲ悉ク強奪、委細追々上申スベシ、到底破裂セサレバ止マサル勢、実ニ歎息之至ナリ」と二月二日付の書簡で報告している。

二月十二日、岩倉は大久保利通を京都の行在所に派遣し、軍事に関することは行在所から号令させる体制を整えた。薩摩閥の長である大久保に対抗し、政府内での薩摩閥跋扈に非を鳴らしていた内閣顧問木戸孝允は征討総督就任を求め、岩倉に対して「此度ハ孝允モ一番ニ不帰ノ地ニ投シ御奉公仕度」「御一新之戦争モ治民之事ナリ、佐賀肥後長州其外撃殺候モ治民之為メナリ、此度之一条モ治民之為ナリ」（二月十五日）、「此度ハ孝允一死ヲ以テ相報度、従来薩州ノ勢力ニ而政治上大ニ平均ヲ失ヒ、政府ノ公平ヲ失フモノ不少」「薩人ノ弾丸ニ触候而往生候得共善知之引導ヨリモ満足之次第ニ付、切迫嘆願仕候得共、未タ御採用ニ至ラス恐縮涕流之外無御座候」（二月二十日）などと病身をおして切々たる書簡を寄せている。

しかし、十九日、太政大臣三条は征討を発令し、征討総督には有栖川熾仁親王が就任、陸軍の山県有朋、海軍の川村純義両中将が征討参軍に任命された。**8 木戸孝允書状岩倉具視宛**（付属文書4）は征討総督就任の夢破れた無念を吐露している。後述のように文面から推して、二月二十一日の熊本城攻撃開始の報を受けた直後に書かれたものであろう。

西南戦争の帰趨を左右する最初の決戦となった田原坂の攻防戦（三月四日〜二十日）が始まったころ、宮崎の状況に関する情報が電報によって岩倉のもとにどのように到達したかを示す史料として、海軍省の中牟田倉之助が岩倉に宛てた三月四日付書簡がある。神戸の林清康大佐が同日午後四時に東京の中牟田宛に発信した電報の内容を伝える書簡である。

中牟田倉之助書状　岩倉具視宛

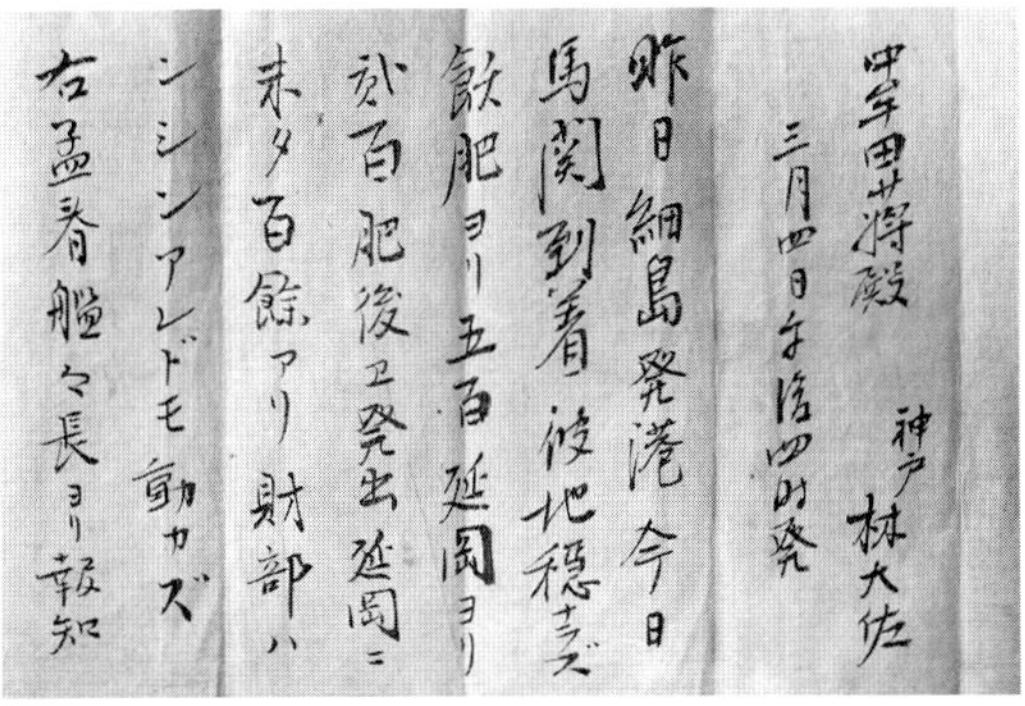

中牟田少将殿　神戸　林大佐
三月四日午後四時発
昨日細島発今日
馬関到着彼地穏ナラズ
飫肥ヨリ五百延岡ヨリ
弐百肥後ヱ発出延岡ニ
未タ百余アリ財部ハ
ンシンアレドモ動カズ
右孟春艦々長ヨリ報知

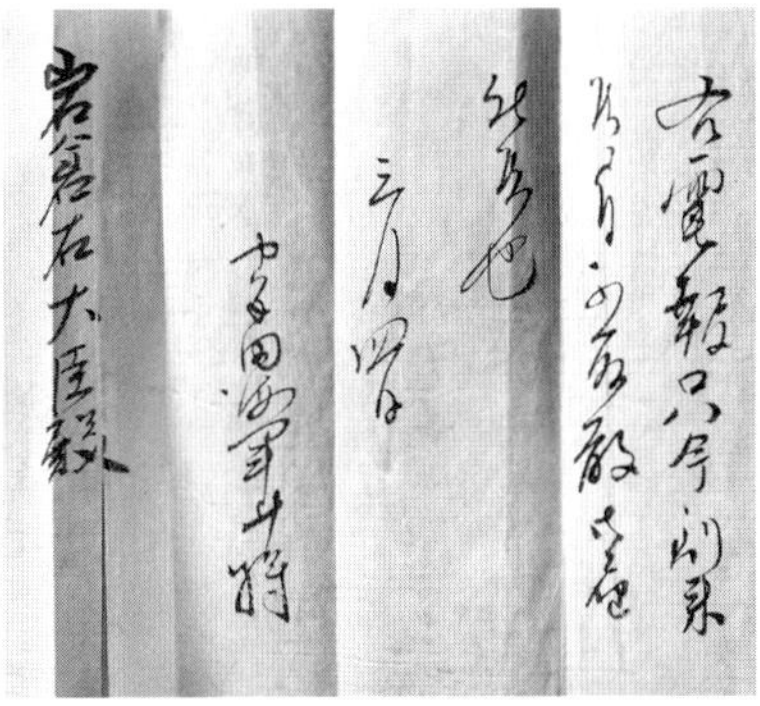

右電報只今到来
候ニ付不取敢御届
罷候也
三月四日
中牟田海軍少将
岩倉右大臣殿

電報の内容は宮崎に派遣されていた軍艦孟春が三月四日に馬関に到着し、艦長（笠間広盾少佐）が馬関から神戸の林大佐に、「昨日細島港を出発し今日馬関に到着した、かの地（宮崎）は穏やかではない、（西郷軍応援のため）飫肥より五百名、延岡より二百名、肥後へ発出した、延岡にはまだ百名余いる、財部《たからべ》は『ハンシンアレドモ動カズ』（反乱の気持ちはあるが動かない）」というものである。この文面から電文にはカナ文字が使用され、カナ漢字交じり文に書き直されていたことがわかる。宮崎〜下関間は電報がなく、軍艦が情報を伝え、下関〜東京間は二月二十五日に臨時海軍事務局が置かれた神戸が中継地となっている。

二月二十五日、西郷隆盛（陸軍大将）、桐野利明（陸軍少将）、篠原国幹（同）の冠位褫奪《ちだつ》が行われて以来、各地の不平士族蜂起の懸念が一段と高まり、政府は政府軍の勝報を電報によって速やかに報知して、治安維持を図ろうとした。なかでも庄内鶴岡の士族を警戒していた元老院議官吉村友実は三月五日付の岩倉宛書簡で、東北諸県、鎮台分営のうち電信が通じるところへは九州の捷報を流していただきたい、とりわけ「山形県之如キハ一刻も早ク御通知相成度、不逞之徒ハ悉ク九州之勝敗ニ因て進退ヲ決シ候ハ必然、尤モ騒擾之際浮説流言ハ当然之事ニ候間、早ク確説流布」し方向を誤らせないようにしたい、新潟新発田など電信不通のところへは新聞を毎日発送していただければ、県役人も軍人も安心するはずです、と訴えた。

吉村友実書状　岩倉具視宛

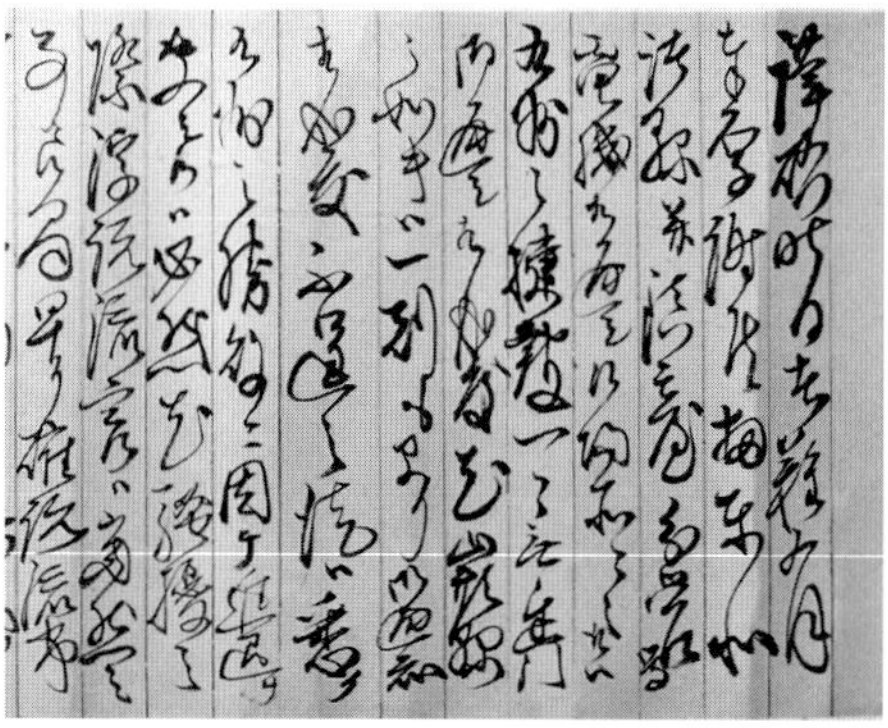

謹啓昨日者難有
奉厚謝候扨東北
諸県并分営等
電機相通シ候場所々々江ハ
九州之捷報一々無遅引
御通シ相成度尤山形県
之如キハ一刻も早ク御通知
相成度不逞之徒ハ悉ク
九州之勝敗ニ因テ進退ヲ
決シ候ハ必然尤騒擾之
際浮説流言ハ当然之
事ニ候間早ク確説流布

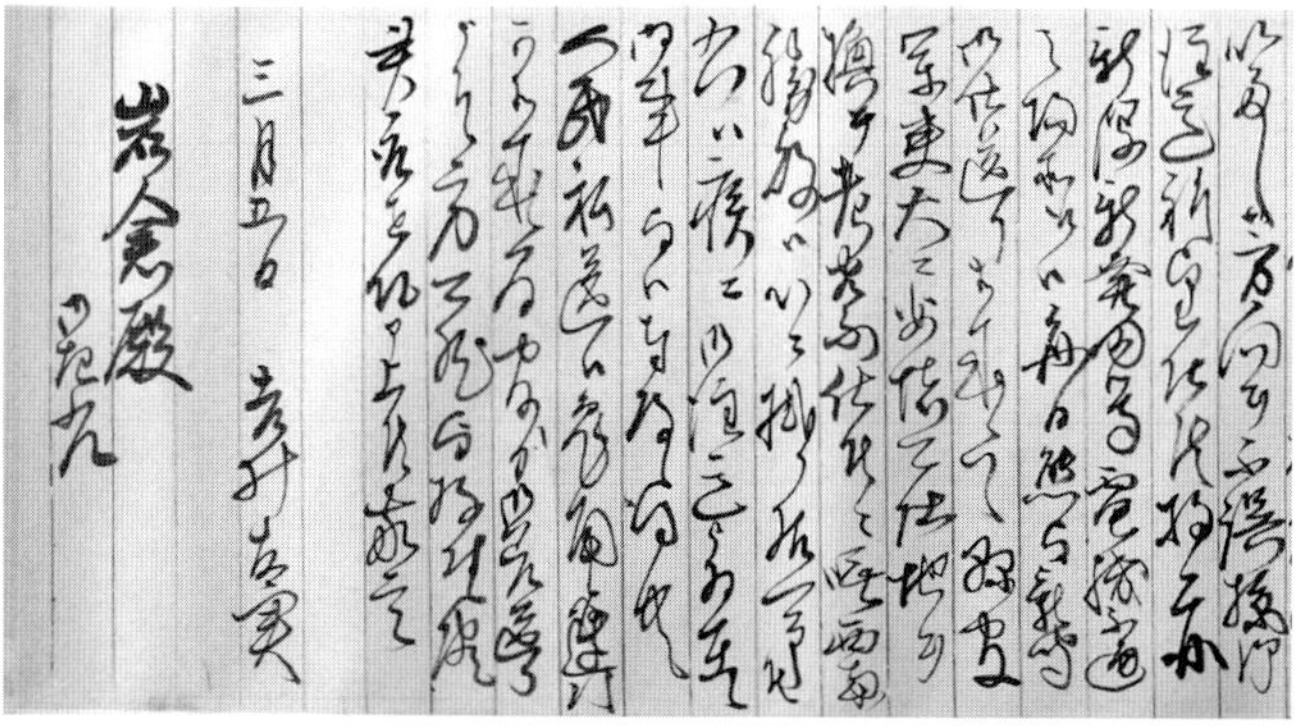

いたし御方向ヲ不誤様御
注意祈望仕候猶亦
新潟新発田等電機不通
之場所江ハ毎日態と新聞
御仕送相成候ハヽ県官
軍夫大ニ安堵可仕地ヲ
換テ考察仕候ニ無西南ノ
勝敗ハ心ニ掛リ居可申候
右ハ疾々御注意被為在候
御事とハ奉存候得共
人民私送ハ兎角遅引
可相成候間官ゟ御差送リ
被下候方可然と存付候尽
書取を以申上候　敬具

三月四日　吉村友実

岩倉殿

御左右

三月五日付の岩倉宛書簡で前島密は、指示に従い山形県へ官軍の勝報を日々電信で報知します、その他の県へは大勝利の報告だけしておくことにします、なお新聞紙の郵送などは一層注意してご指示に沿うようにします、と報告している。

前島密書状　岩倉具視宛

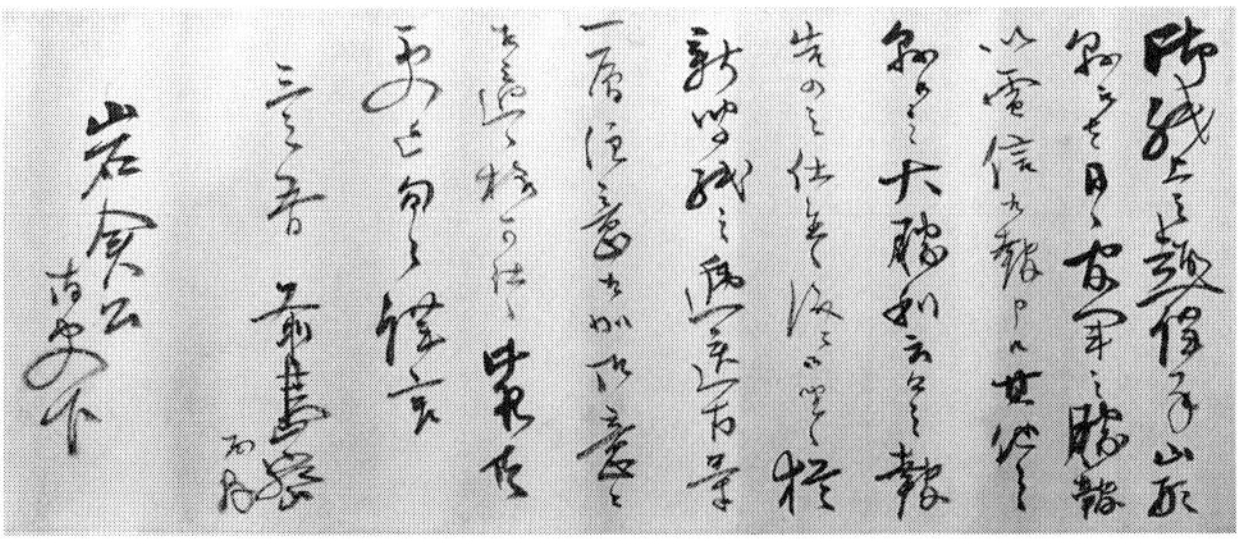

御紙上之趣拝承、山形
県江者日々官軍之勝報
以電信御報申候、其他之
県江者大勝利云々之報
告のミ仕置候儀ニ御座候、猶
新聞紙之逓送方等
一層注意相加、御意ニ
相適候様可仕候、此段御
受迄、匆々謹言

三月五日　前島密
百拝

岩倉公
侍史下

二月二十八日に大阪に置かれた内閣行署に対して、岩倉は士族徴募を働きかけるため、三月一日息子の具定を派遣した。これより先、京坂で征討事務に当たっていた陸軍参謀局長鳥尾小彌太が陸軍省で軍務を統括していた西郷従道（西郷隆盛の弟）宛に四大隊の編成派遣を要請してきたためであった。具定から「内談」を受けた三条実美は三月五日付の岩倉宛電報を送る。

三条実美電報　岩倉具視宛

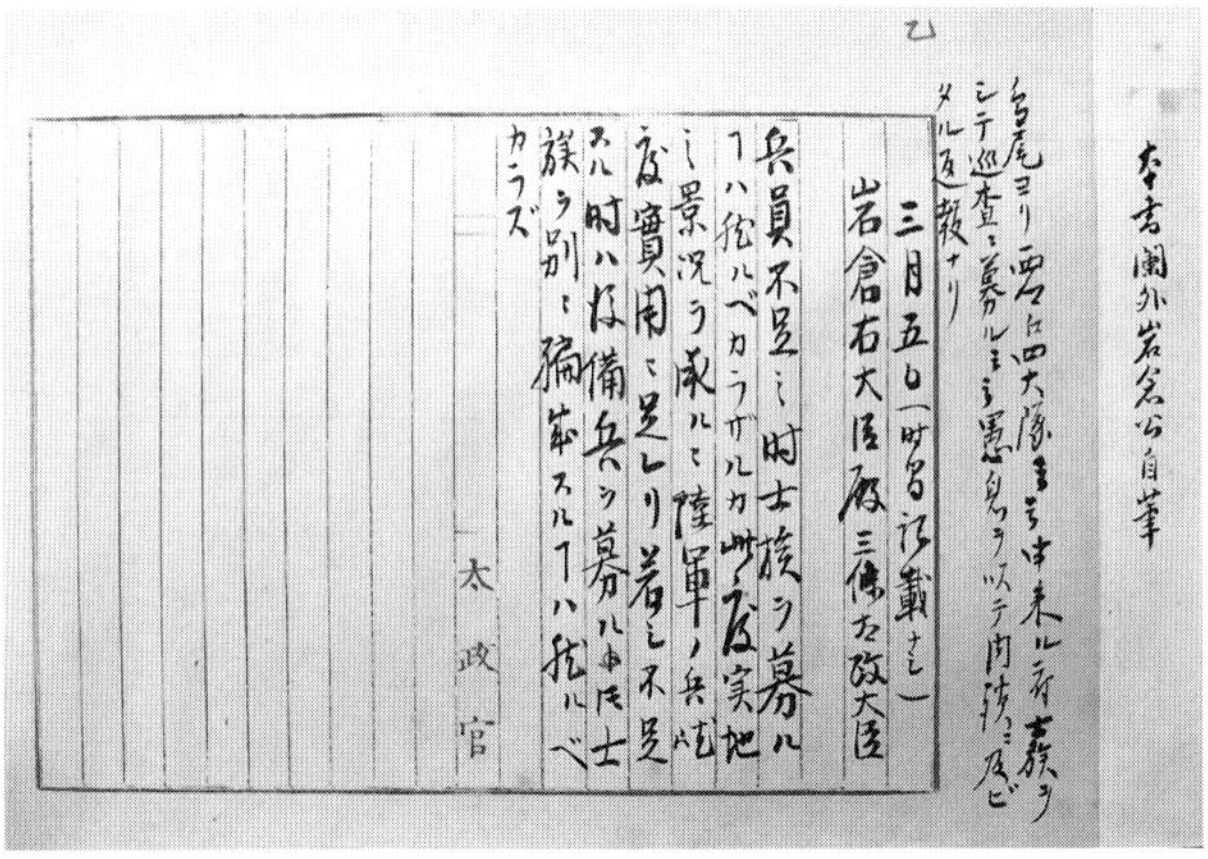

本書欄外岩倉公自筆
島尾ヨリ西郷江四大隊（壱号）申来ルニ付士族ヲシテ巡査ニ募ル云々愚息ヲ以テ内談ニ及ビタル返報ナリ

乙（電報）

三月三日（時間記載ナシ）
岩倉右大臣殿　三条太政大臣
兵員不足之時士族ヲ募ル事ハ然ルベカラザルカ此度実地之景況ヲ承ルニ陸軍ノ兵屹度実用ニ足レリ若シ不足スル時ハ後備兵ヲ募ルトモ士族ヲ別ニ編成スル事ハ然ルベカラズ

この電報の欄外には、「島尾ヨリ西郷江四大隊（壱号）申来ルニ付士族ヲシテ巡査ニ募ル云々愚息ヲ以テ内談ニ及ビタル返報ナリ」と岩倉が注記を書き添えている。

大久保利通も三月七日付書簡で、既に万余の兵員を戦地に送っており、熊本城包囲軍を背後から攻撃するために別働隊（衝背軍）を派遣することになったので、ほとんど二万の兵員となる、「巡査ヲ名として相募候事ハ猶御勘考被為在候様奉願候」（巡査を名として相募り候事はなおご勘考あらせられ候様、願い奉り候）と、士族徴募を丁寧に断った上、前島密から庄内情勢に関する電報を受け取ったことを知らせている。「庄内之事ハ昨日、前島少輔より参候電報ニ由れハ全平定之由、何も申上ニ不及候」。

三月十四日、陸奥宗光元老院幹事が岩倉宛に書簡で、総督宮（有栖川熾仁親王）から明日福岡出発し久留米へ移城する（本営を移す）旨の電報があったと知らせた。この日、衝背軍が編成され、鹿児島から長崎に到着した黒田清隆は征討参軍に任命された。田原坂では二週間以上の激戦の末、三月二十日、政府軍が突破。西郷軍の敗勢が濃厚となった。しかし、岩倉は新聞紙上での勝報が却って「世人の疑惑」を招くことを恐れていた。三月九日の時点で「官軍日々勝利の吉報尤も欣然に候而るに」「捷報も却て世人之疑惑を引くの基とならん歟、既に新聞にも疑惑の語を載せたり、尚一層厚く御注意有之度候」と三条に書き送っていた（岩倉具視関係文書第七、23頁所収）。

四月九日付岩倉の「参議諸君江贈ル書面草案」（本書4月9日参照）は岩倉が危機管理と治安維持のため、情報統制（電報情報の新聞掲載）に細心の注意を払っていたことを示す貴重な史料である。それまで、新聞の「戦状電報」掲載は内務省と警視局（のちの警視庁）が事前検閲制によって、そのつど掲載の可否を決め、申請者に伝えていた。この草案の出現により、岩倉は新聞掲載が却って人の疑惑を生じたため、電報情報の厳重管理体制の導入を主導したことが明らかになった。すなわち、行在所からの電報は大臣（右大臣岩倉のみ）、参議、陸軍省西郷従道、海軍省中牟田倉之助、警視局安藤則命《のりみち》だけが回覧し、各省庁の長官次官は宮内省、元老院も含めて、庁内での「一見」しか認めないこと、各省庁へ届いた電報は長官次官だけが管理し、すべて大臣（岩倉）に廻達したあと、参議、陸軍、海軍、警視局へ廻達。新聞への電報掲載は各長官次官が、差し支えないものだけを警視局に差し回すこと。

この書面の宛先は、参議の大隈重信、大木喬任、寺島宗則、陸軍の西郷従道、海軍の中牟田倉之助、内務省の前島密（内務卿大久保利通代理）、警視局の安藤則命の七名である。

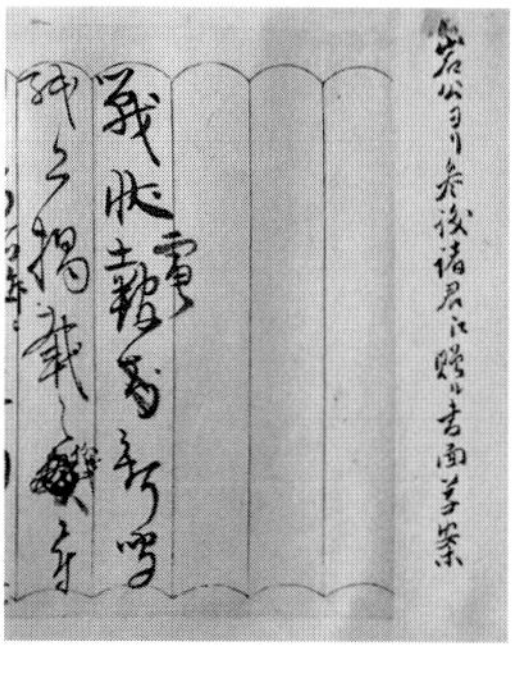

岩公ヨリ参議諸君江贈ル書面草案
戦状電報新聞紙上掲載之儀ニ付、

内務省并ニ警視局等へ
彼是配慮之処、其
都度随て新聞
紙返、警視局御
沙汰云々罷り出等
掲載却て人々
疑惑ヲ生じ候次第ニ付、
左之通治定致候
方可然と存候ニ付、御
談申入候
一行在所ゟ電報直チニ書取、
官ヨリ大臣参
議ノミ〈陸軍省西郷、海軍中牟
田、警視局安藤〉写し、廻達シ、此外ハ
自今〈一切〉諸省廻達見合
せ候事
一諸省之処ハ長次官日々
政府出仕之上、一見
ニて可然事
一宮内省、元老院等
諸省同様申含メノ
事
一諸省到来電報ハ

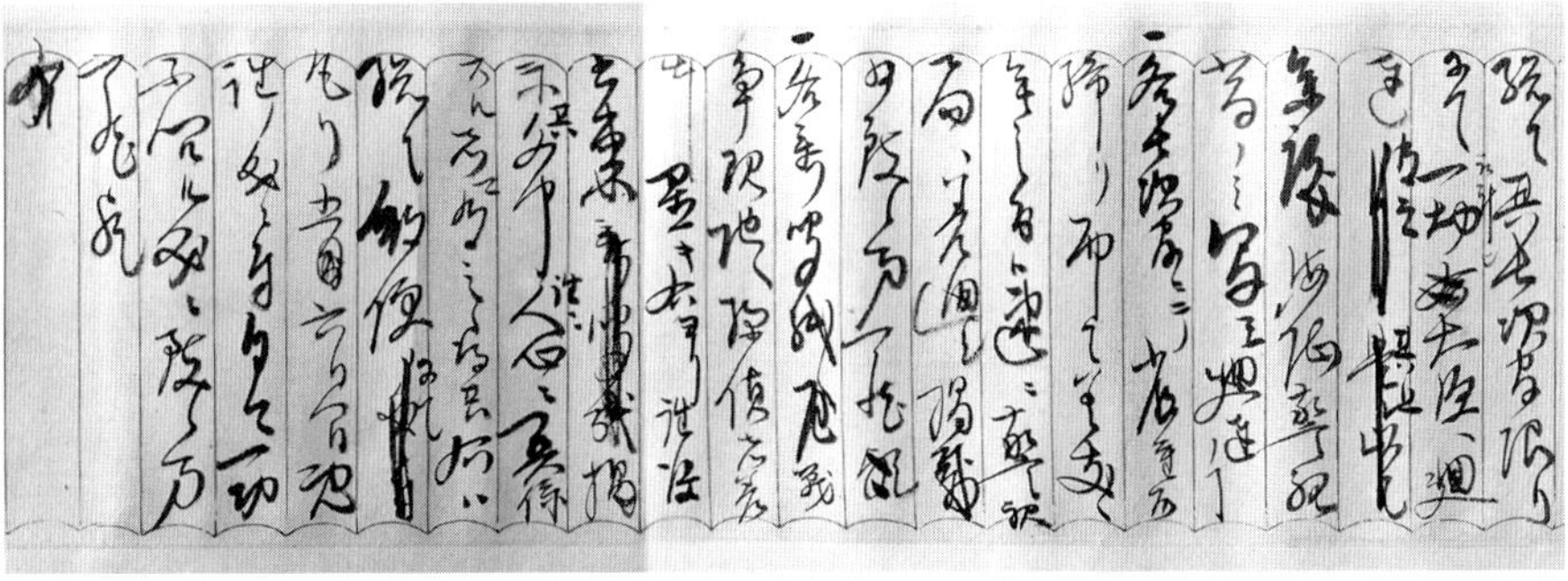

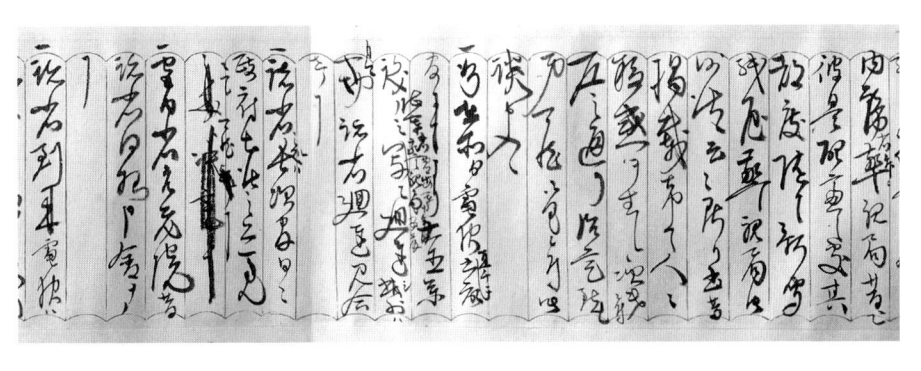

総テ其長次官限り
にて取計ヒ、一切大臣へ廻
達有之〈是レ以テ〉其上
参議陸海警視
等ノミ写シ廻達ノ事
一各長官次官ニテ厳重取
締リ而して差支へ
無之分ハ速ニ警視
局へ差廻シ掲載
為致候方可然〈歟〉
一各新聞紙へ戦
争現地へ探偵者差
出し置キ右ヨリ許得
出来〈新聞紙〉掲
示其文中往々人心ニ関係
スル者可有之候得共右ハ
総て郵便にて
作り五六日間免
許ノ義ニ付日々一切
不問ル義ニ致候方
可然歟

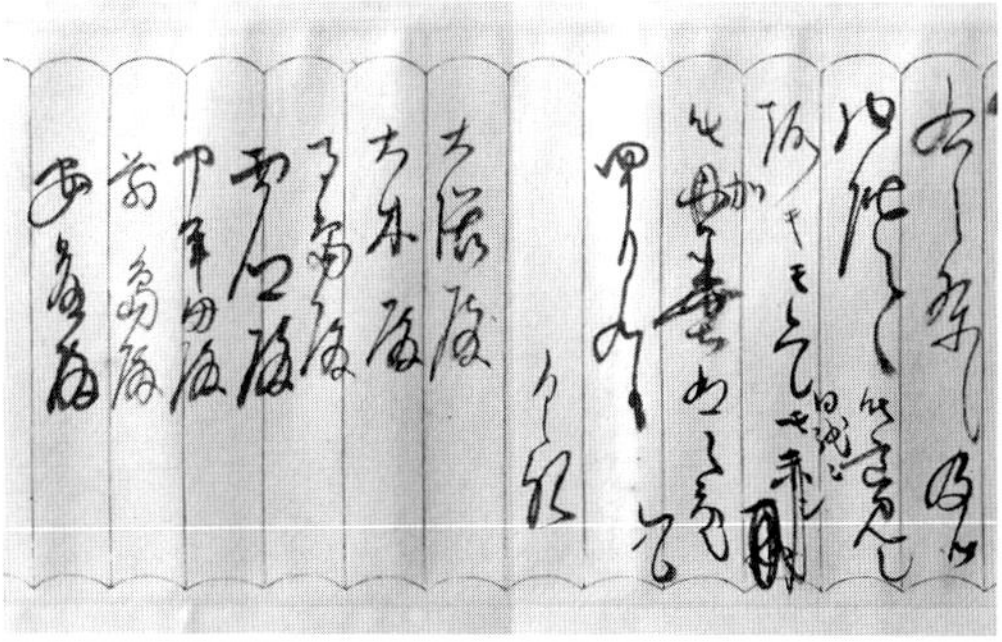

右之条々及御
内證ニ候御意見之
趣キモ候ハ、、同紙ニ
も加書有之度候　以上
四月九日
具視
大隈殿
大木殿
寺嶌殿
西郷殿
中牟田殿
前島殿
安藤殿

**士族徴募**

政府軍による正面軍と衝背軍との両面作戦により、西郷軍が熊本城包囲を解き、四月十五日、衝背軍が、翌日正面軍が相次いで入城した。陸軍省の西郷従道は四月十六日、岩倉に「昨夜来陸続戦地より電報之趣」（昨夜から続々と戦地からの電報が届いています）と書き送っている。この手紙で西郷従道が岩倉から大阪出張を命ぜられたことが分かる。任務は岩倉が西郷に事前に検討させていた士族徴募の打ち合わせであった。

これより以前、四月十日、岩倉は三条と木戸孝允に、「賊徒猖獗を極め、想像外之御辛苦近頃驚愕之次第、壮兵召募其外愚存、小生其地へ被召候や、賊徒平定迄は一歩も不退身命のあらん限は可尽力」と、壮兵召募により自ら戦地に乗り込む真情を伝えていた（『岩倉公実記』再版、下436頁）。

反政府軍は熊本城から敗退したものの、「西陲賊勢も意外之猖獗、鎮定之捷報延引」（四月十六日付岩倉宛大久保書簡、大久保利通文書八巻所収）という状態で、岩倉が早くから主張していた士族徴募について、大阪の戦時内閣では大議論のはて、やっと「壮兵召募」の決定がなされた。「壮兵召募之義」は、「於当地大ニ議論も有之、結局壮兵召募ニ相決候次第ニ御座候、是は紙上ニ而ハ難申上入込たる事情も有之候」（同書簡）というほどの大議論であった。

しかし、当時、各地の不平士族の不穏な動きがなお続いており、とくに高知県の立志社の蜂起が懸念されていた。戦時内閣では巡査として募兵した兵力の分配方針がなかなか決まらず、結局、岩倉の談を仰ぐことになり、岩倉は五月二十九日、士族徴募による新撰旅団の編成を内務省、陸軍省に命じたのだった。五月二十二日付大木喬任の長大な岩倉宛書簡は士族徴募による新撰旅団編成決定にいたる、この間の舞台裏を如実に伝える貴重な史料である。

「壮兵召募」について、西郷従道および戦時内閣、行在所と具体策を検討するため、岩倉から大阪へ派遣された参議大木喬任は、三月十八日横浜を出帆、二十日神戸に到着。大阪で西郷従道と募兵について意見を交わした。従道は高知のことが気がかりで「高知もし蜂起するとすれば、募兵着手しないではおられない」として、九州鎮定に集中すべしとの大木説になかなか同意しない。そこで両名は京都に出かけ、行在所の評議で一決を乞うことになった。

行在所での結論は、右府公(右大臣岩倉公)の御前に征討参軍黒田清隆と陸軍卿代理井田譲を召して、見込み(計画)を立て、其見込み通りに取りはからわれたい、却ってこちらから口を差し挟まないので、「真決着之処知らせられ候様との事ニ而、条公(三条実美公)初め大久保、伊藤にも同意御座候」というものであった。この結論はすべてを岩倉に委ねるもので、大木は「兎角今日之場合、高知ガ起ル不起ルノ間ニアリテ、随テ募兵も可然ト不可然トニ因連シ、ヨセトモ。イワレズ。ヨスナトモ。イワレズ。依テヨシモ。セズ。ヨサヌ。ニモ。アラズ。暫く釣り置テ形勢ノ定ル所ヲ見ントノ内心ラシク御座候」と報告している。

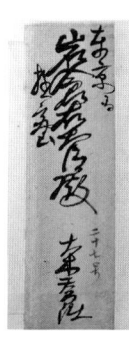

東京江　二十七号[朱書]
岩倉右大臣殿　大木喬任
極密

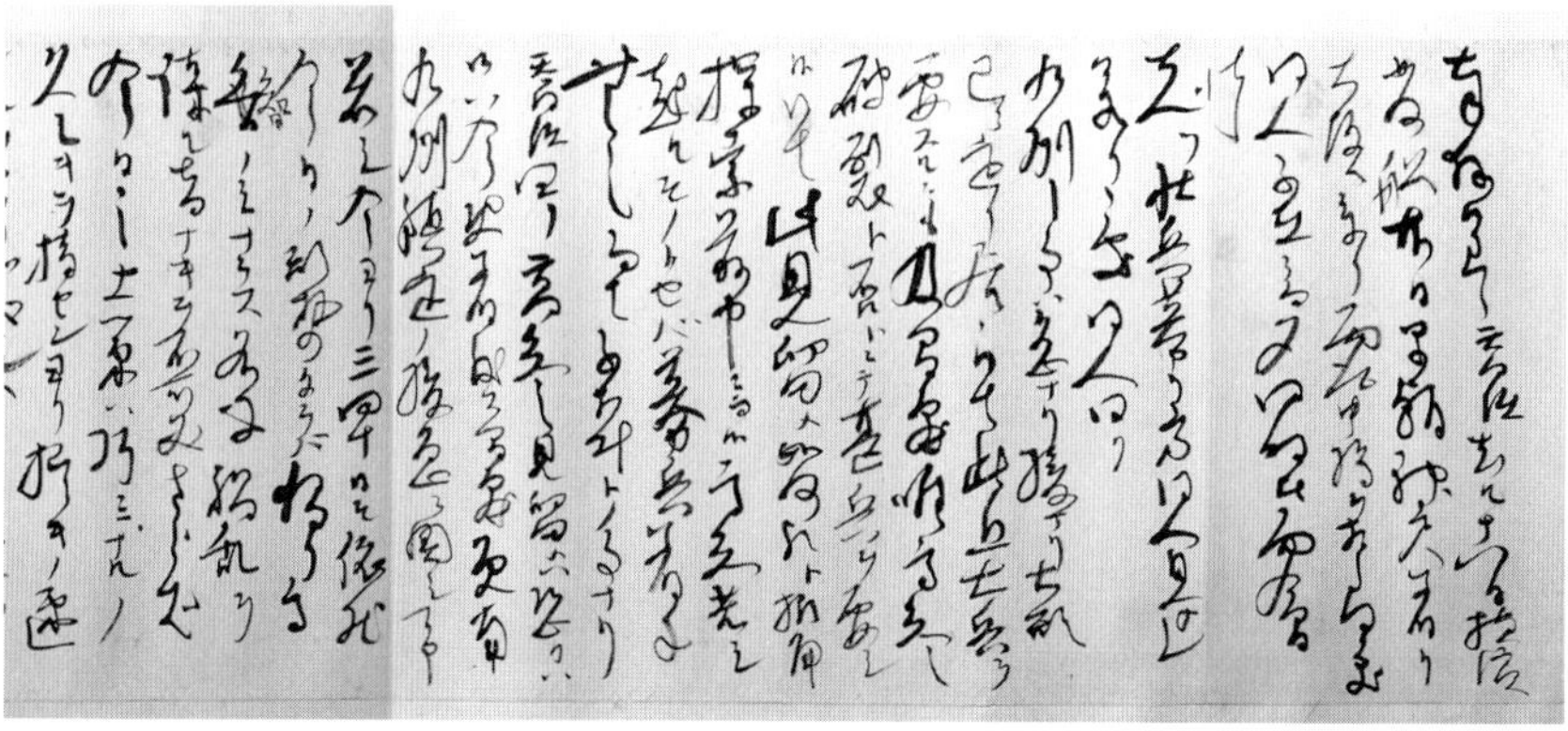

大木喬任書状　岩倉具視宛

奉拝呈候喬任去ル十八日横浜
発船廿日早朝神戸へ着り
大坂へ参り西郷中将ヲ相尋候処
同人不在ニ而夕四時頃面会
仕候
先ツ壮兵募り方同人見込
承り候処同人曰ク
九州之事ハ急ナリ緩ナリ大形
已ニ定リ居候得共此上大兵ヲ
要スルニも及間敷唯高知之
破裂ト否トニテ甚兵ヲ要シ
候得者此見留メ如何歟ト折角
探察最中ニ而候高知若シ
起ルモノトセバ募兵着手
無之而者不相叶トノ事ナリ
喬任曰ク高知之見留メハ恐クハ
只今決着致ス間敷兎角
九州鎮定ノ緩急ニ関シ可申
若シ今ヨリ三四十日モ依然
今日ノ形勢なラバ独リ高
智ノミナラス各所猖乱ヲ
謀ル者ナキヲ不可必さらば
今日之上策ハ巧ミナルノ
久シキヲ持センヨリ拙キノ速

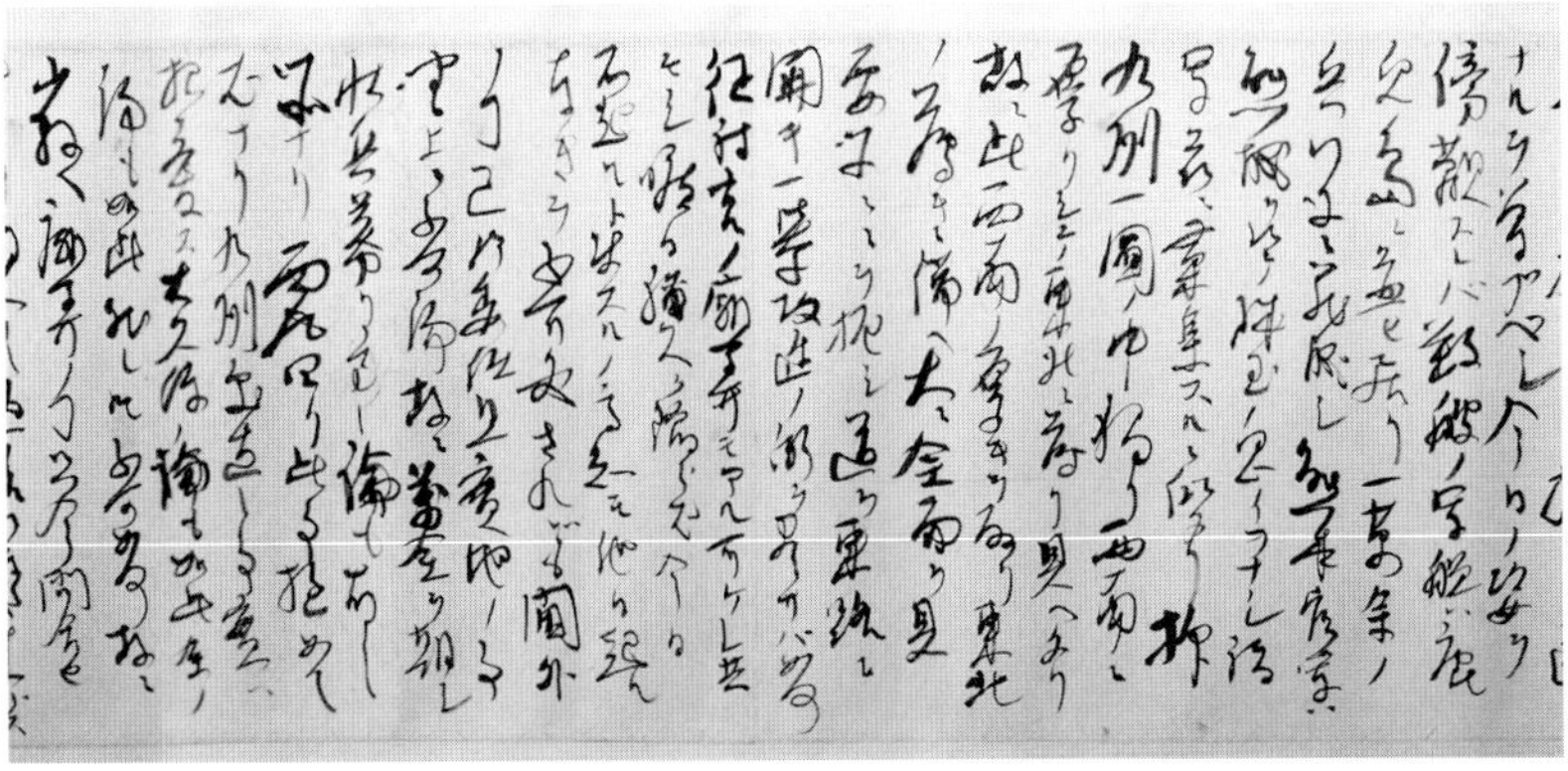

ナルヲ尊ブベシ今日ノ姿ヲ
傍観スレバ数艘ノ軍艦ハ鹿
鹿児島ニ並ヒ居リ一万余ノ
兵同所ニ籠城シ熊本官軍ハ
熊城ヲ以テ陣主ノ思イヲナシ諸
軍茲ニ彙集スルニ似タリ抑
九州一円ノ中独リ西南ニ
厚クシテ東北ニ薄ク見ヘタリ
故ニ此西南ノ厚キヲ取リ東北
ノ薄キニ供ヘ大ニ全面ヲ見
要所々々ヲ扼シ道ヲ東路ニ
開キ一挙攻進ノ術ヲ尽サバ如何
征討宮ノ廟算モアル可ケレ共
モシ曠日備久ニ陥らば今日
不起ルト決スルノ高知も他日起ル
なきヲ不可必されども閫外
ノ事已御委任有実地ノ事
堂上ニ不可論故ニ万全ヲ期シ
壮兵募リ方之論も有之
所ナリ西郷曰ク此事極めて
尤ナリ九州処置之事実ハ
杞憂ス大久保ノ論も如此余ノ
論も如此然レトモ不可如何故ニ
山県へ廟算ノ事只今聞合セ

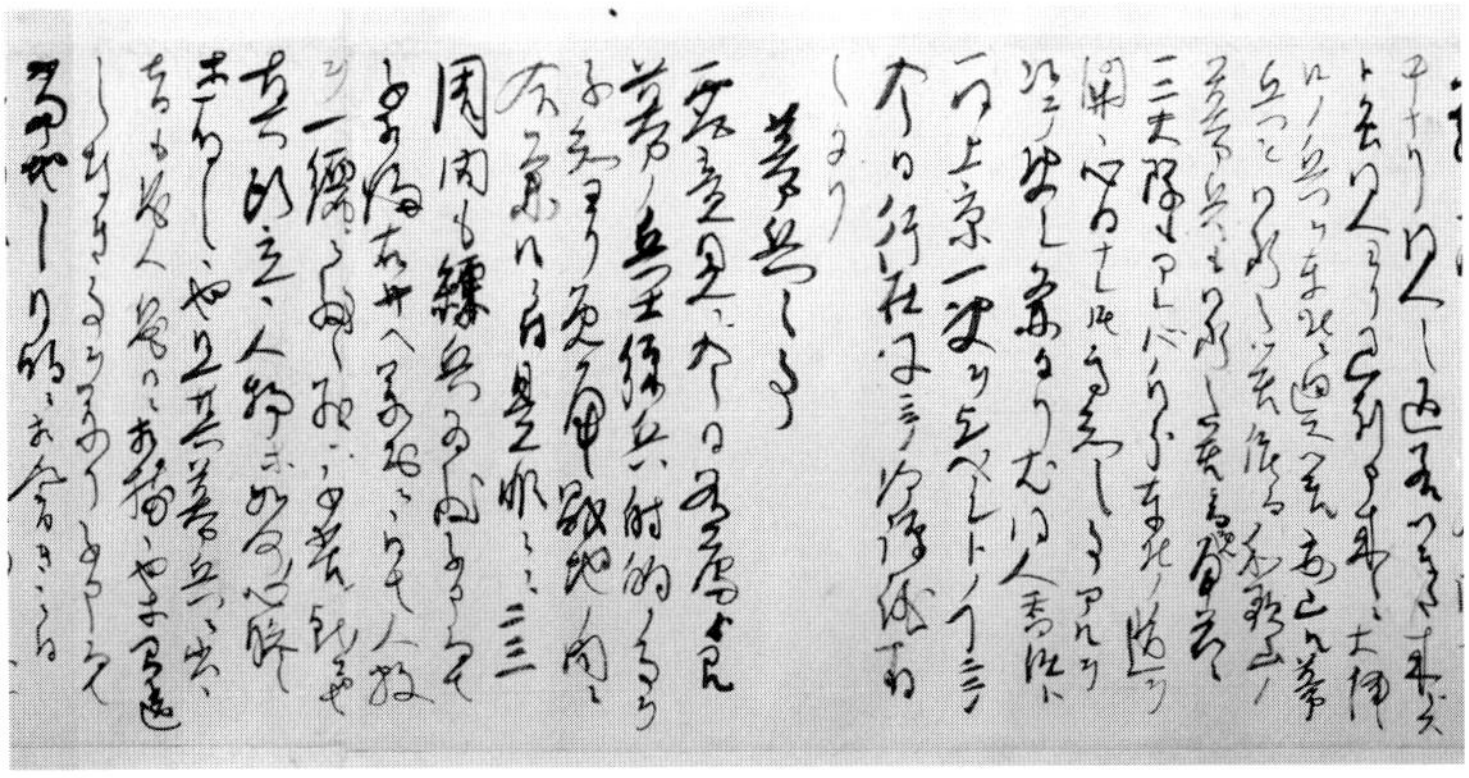

中ナリ同人之返答いまた来らス
ト雖同人ヨリ過刻申来候ニ大津
口ノ兵ヲ東北ニ廻ス筈亦山口募
兵モ同断之筈依而和歌山ノ
募兵も同断之筈ニ而兎角茲ニ
一二大隊もアレバ自ら東北ノ道ヲ
開候心得ナレトモ高知之事アルヲ
以テ決シ兼タリ尤同人喬任ト
一日上京一決ヲ乞ベシトノ事ニテ
今日行在所ニテ御評議有
之タリ

募兵之事

西郷意見ニ今日各藩ゟ召
募ノ兵士練兵射的ノ事ヲ
不知ヨリ兎角戦地ノ間ニ
不合兼候ニ付是非々々二三
周間も練兵為致不申而者
不相済右サヘ承知ニ候得者人数
ヲ一纏ニ致候義ハ不苦就而者
真頭立候人物等如何ノ心膽
等有之候や且其募兵ニ出候
者も幾人幾日ニ相揃候や等間違
之なき事ヲ承り不申而者
当地之目的ニ相響き候ニ付

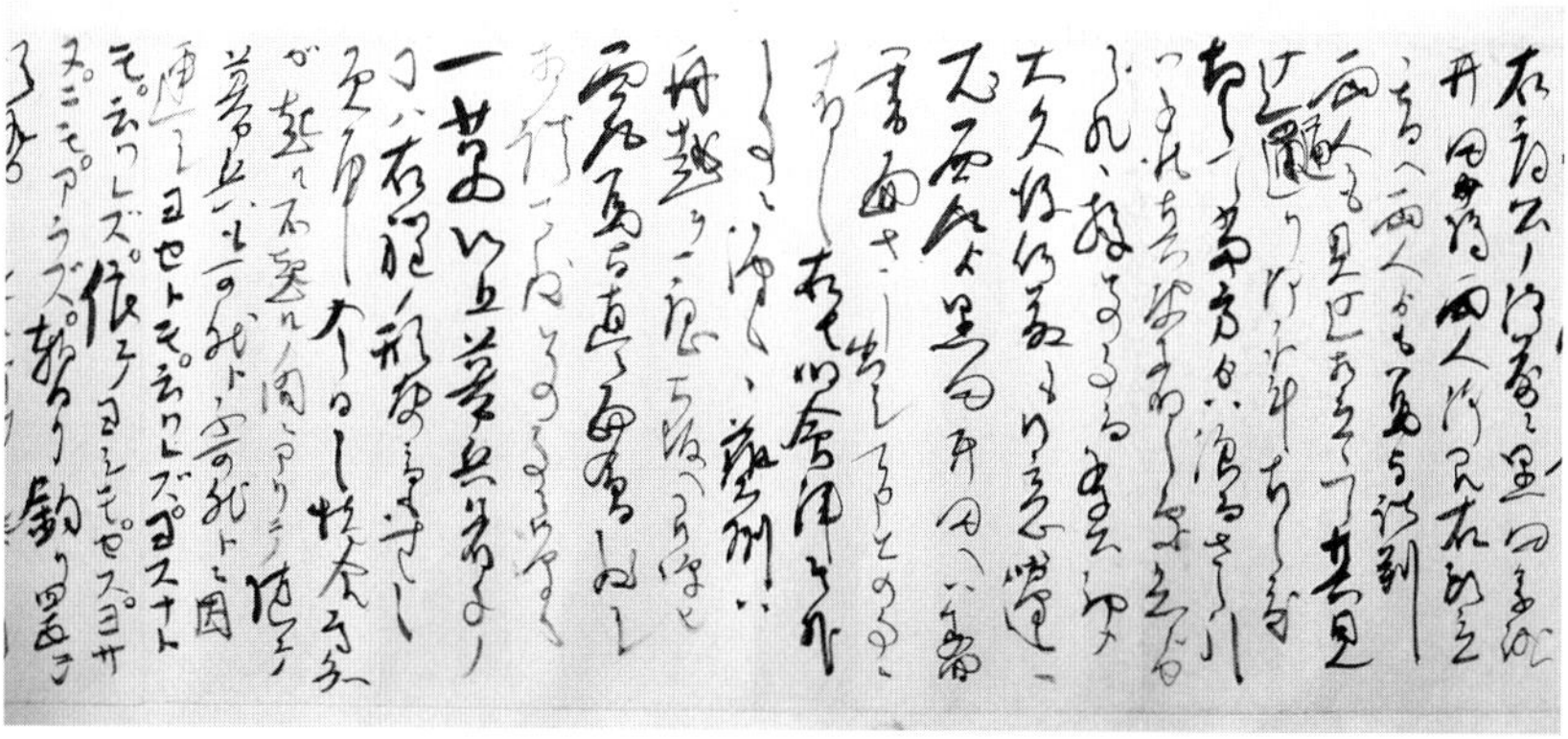

右府公ノ御前ニ黒田参議
井田少将両人御召右頭立
候者へ両人ゟも篤と談判
両人ニも見込相立候ハヽ其見
込通り御取計有之度
却て当方ゟハ総而さし引
ハ不仕真決着之処知らせ
られ候様との事に而条公初メ
大久保伊藤も同意御座候
尤西郷ゟ黒田井田へハ委細
書面さし出し可申との事ニ
有之右者旧会津其外
之事ニ御座候芸州ハ
舟越ヲ一応大坂へ召呼ヒ
西郷篤と直々面会致シ
相談可致との事ニ御座候
一万已上募兵着手ノ
事ハ右程ノ形勢ニ而も無之
兎角今日之場合高知
が起ル不起ルノ間ニアリテ随テ
募兵も可然ト不可然トニ因
連シヨセトモ。云ハレズ。ヨスナト
モ。云ハレズ。依テヨシモ。セズ。ヨサ
ヌ。ニモ。アラズ。暫ク釣リ置テ

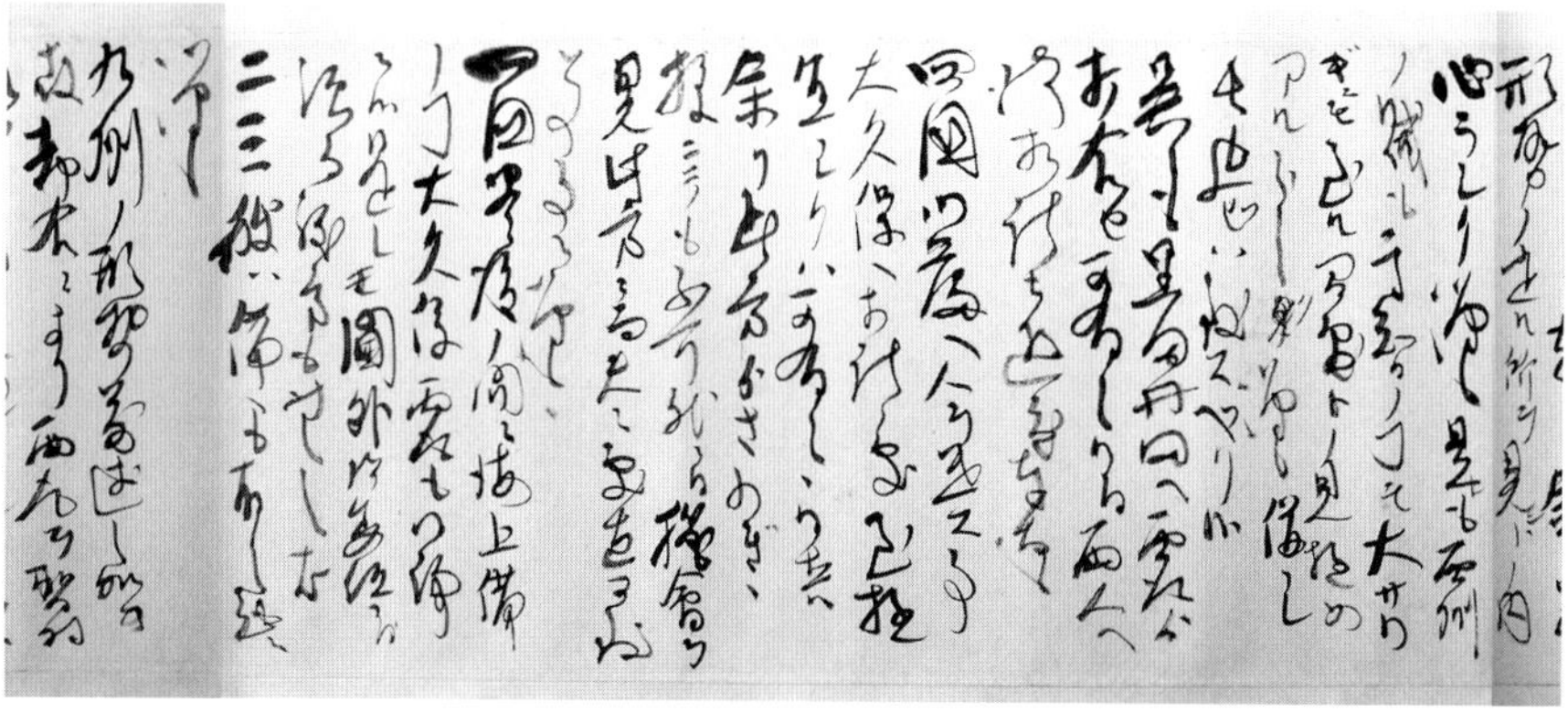

形勢ノ定ル所ヲ見ントノ内
心ラシク御座候是レも西州
ノ賊も高智ノ事も大サハ
ギニモ至ル間敷トノ見極め
アルらしく御座候併シ
長延ビハ致スベク候
呉々も黒田井田へ西郷ゟ
打合セ可有之候と両人へ
御相談被遊度奉存候
四国旧藩へ人ヲ遣ス事
大久保へ相計候処至極
宜シクハ有之候得共
余リ此方ゟさわぎ候
様ニテも不可然ニ付機会ヲ
見此方ニ而夫々処置可致
との事ニ御座候
四国是後ノ間ニ海上備
ノ事大久保西郷も同論
ニ候是レモ閫外御委任ニ付
強而致方も無之尤
二三艘ハ備へも有之趣ニ
御座候
九州ノ形勢前述之如キ
故都合ニより西郷ヲ暫時

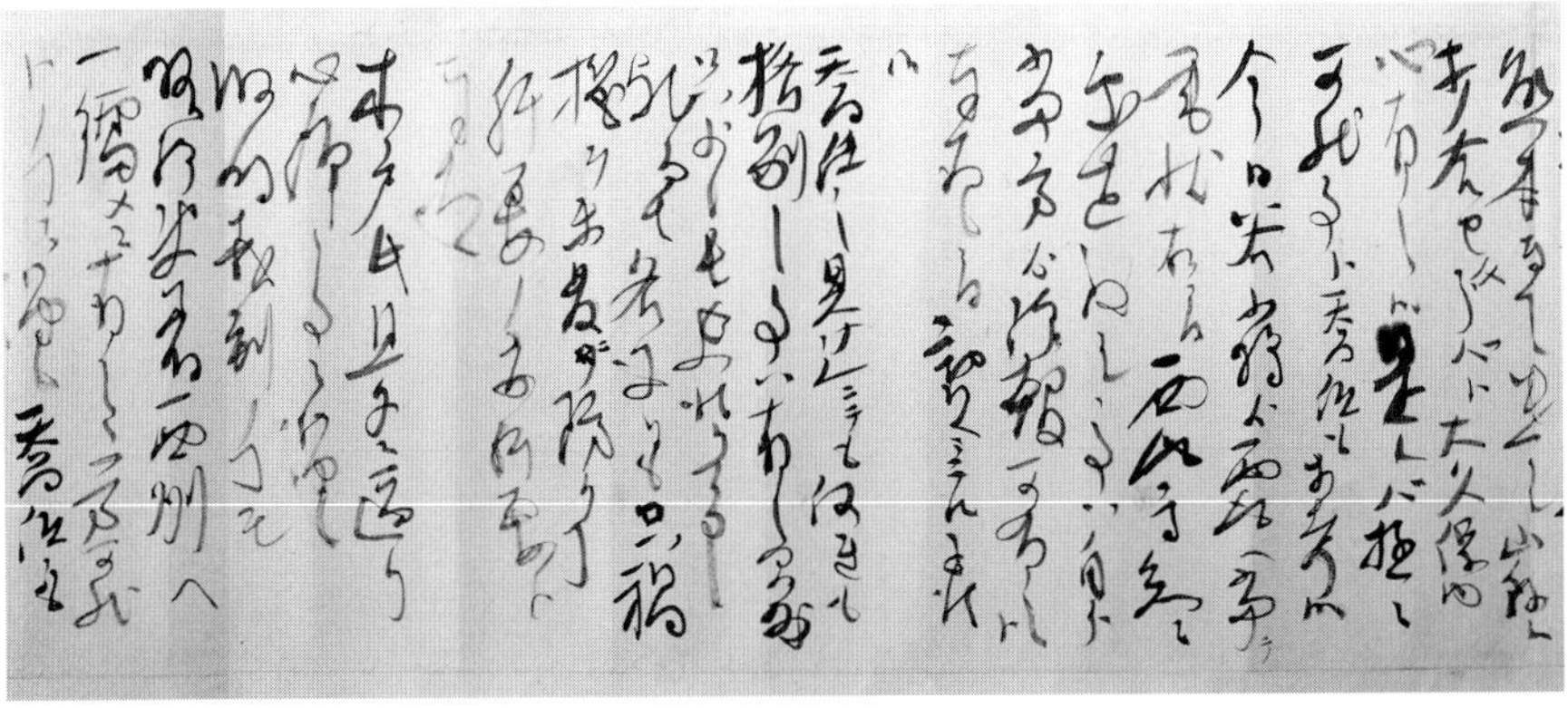

熊本まで遣シ山県ト
打合セタらバト大久保内
心有之候是レハ極々
可然事ト喬任も相考候
今日谷少将ゟ西郷へ当テ
書状有ニ付西郷高知ニ
処置致シ候事ハ自分
当方ゟ御報可有之ト
奉存候ニ付贅言不仕
候
喬任之見込ニテも何れも
格別之事ハ有之間敷
只少々長延仕り可申
就而者右所にも只禍
機ヲ未発ニ防ク事
肝要ノ亦肝要ト
奉存候
木戸氏旦夕ニ逼り
心痛之事ニ御座候
臨時裁判之事モ
略御決着西州へ
一纏メニ有之候方可然
トノ事ニ御座候喬任も

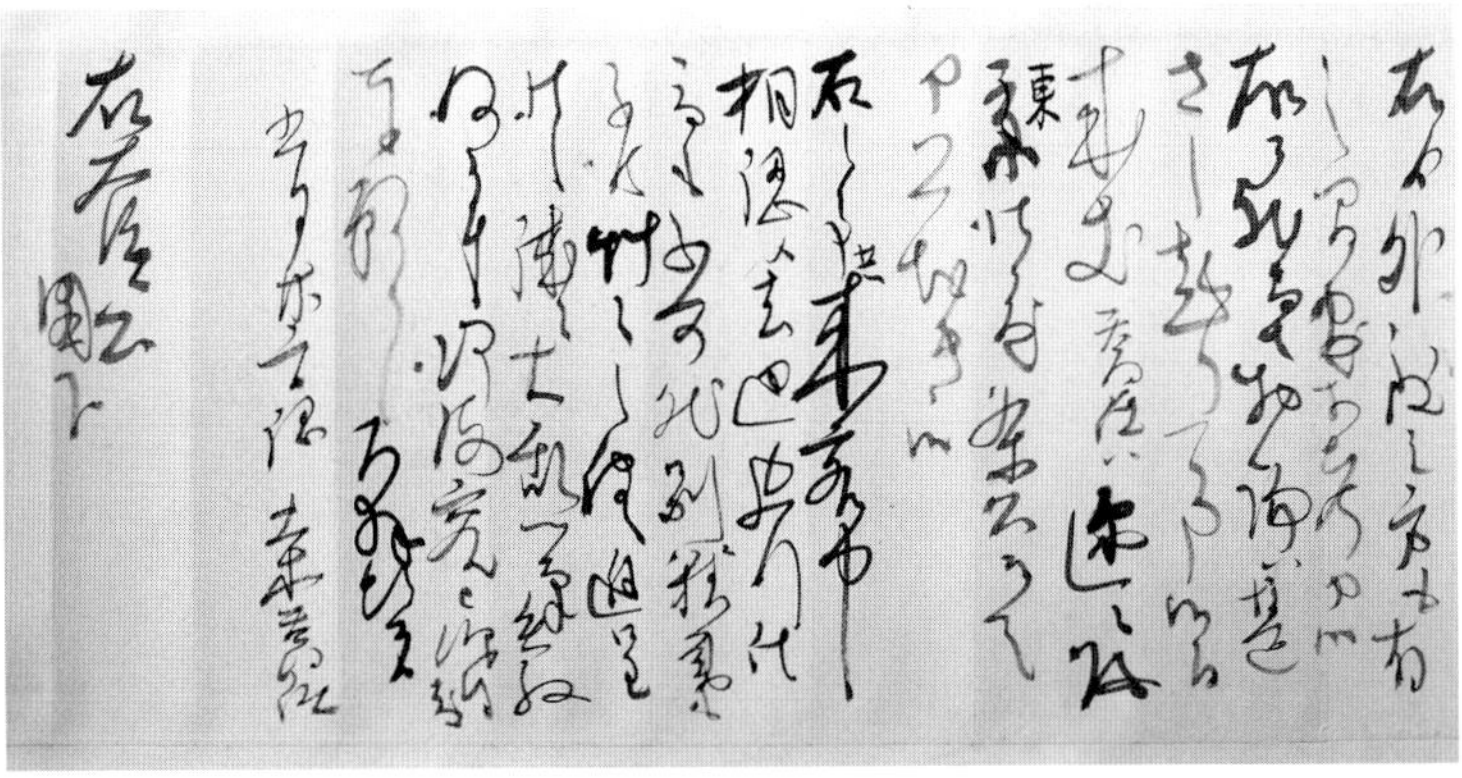

右ゟ外致し方も有
之間敷相考申候
右ニ就而者物論ハ甚
さし起り可申候ニ付
成丈喬任ハ迩々帰
〈京〉東仕度条公殿へ
申上をき候
右之事共来客中
相認メ去迚延引仕
候而も不可然別ニ精勤も
不仕草々之侭進呈
仕候誠ニ大乱筆失敬
何卒御海容被仰付度
奉願候百拝頓首
五月廿二日認　大木喬任
右大臣公
閣下

## 博愛社設立と岩倉具視

密信に含まれている佐野常民の岩倉宛書簡二通は、日本赤十字社のルーツ、「博愛社」設立の経緯に関する新史料として、注目に値する。

日本赤十字は、西南戦争とりわけ田原坂攻防戦（死者六千人）が契機となり、佐野常民、大給恒《おぎゅうゆずる》らが設立した「博愛社」がその前身である。これは、『日本赤十字社発達史』（明治四四）以来、よく知られている。この『発達史』では三条、岩倉ら政府要人および皇族の支援に力点が置かれ、現代の通説では、その規則第四条「敵人ノ傷者ト雖モ救ヒ得ヘキ者ハ之ヲ収ムヘシ」が当初理解されず、岩倉への設立願が四月二十三日付で却下されたこと、五月一日、佐野が熊本で征討総督有栖川熾仁親王に直訴して、活動が許可されたことが強調されている。

しかし、岩倉は四月二十三日付三条宛書簡（岩倉具視関係文書所収）で、佐野らの病院建設は陸軍省に諮ったところ差し支えがあるとの返事だったので断って欲しいが、鮫島尚信建言の病院は現場の差し支えないので「聖慮を以て官賊傷者治療云々被仰出候ても御差支無之」との意見を伝えているところから、この四月段階の却下は現場の意向によるものと考えられる。

本密信にある岩倉宛四月二十五日付書簡（本書4月25日参照）は、佐野が佐賀、熊本へ自費で帰省する途中神戸から書き送ったもので、同月十五日に京都で三条公に会い、岩倉の書簡を手渡し、「仰せ含まれ候事件」と「旧県の事情」（佐賀県不平士族の現状と説諭の必要性）とを三条公に報告し、「両件の都合もこれあるに付き、委細条公へ申上げ、暫時かの地（佐賀と熊本へ）罷越候義ニ御座候」と伝えている。

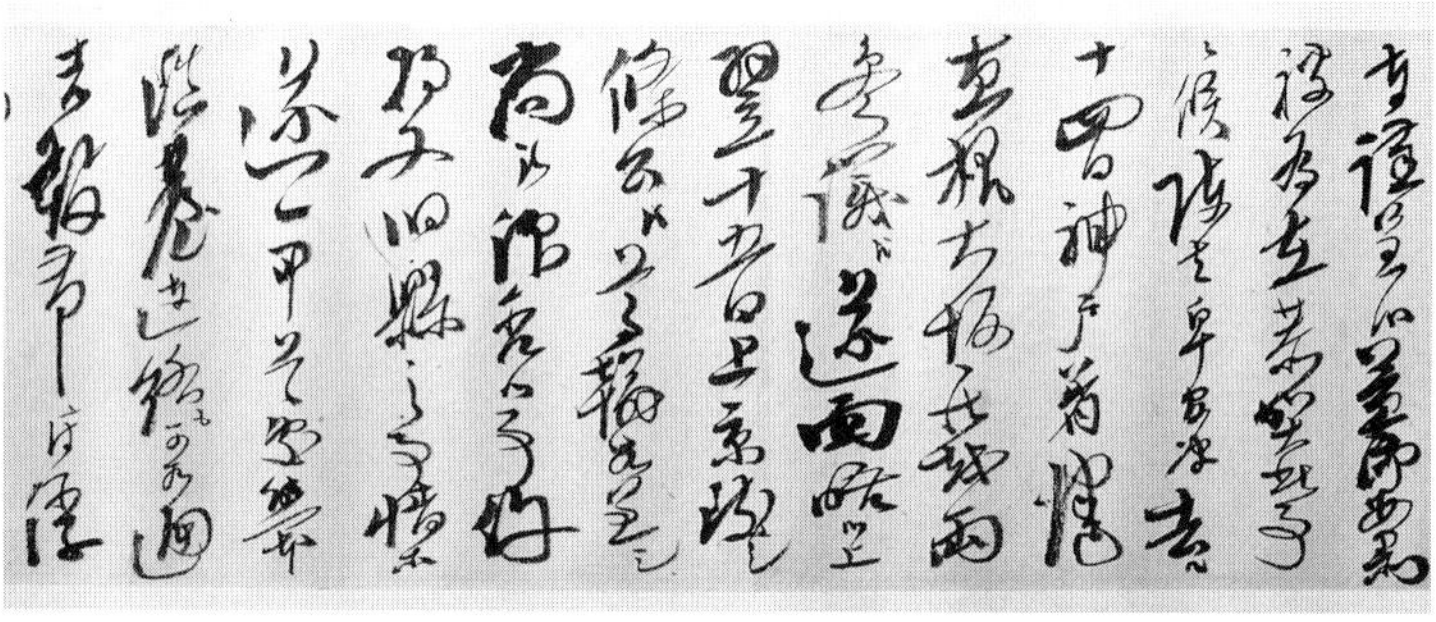

佐野常民書状　岩倉具視宛

奉謹呈候益御安泰
被為在恭賀此事
ニ候陳者卑官義去ル
十四日神戸着港
直様大坂罷越両
参議へ遂面晤候上
翌十五日上京致シ
条公江尊翰相呈シ
尚被仰含候事件
猶又旧県之事情等
遂《ママ》一申上候処熊本
鎮台連絡も可相通
吉報有之ニ付浮

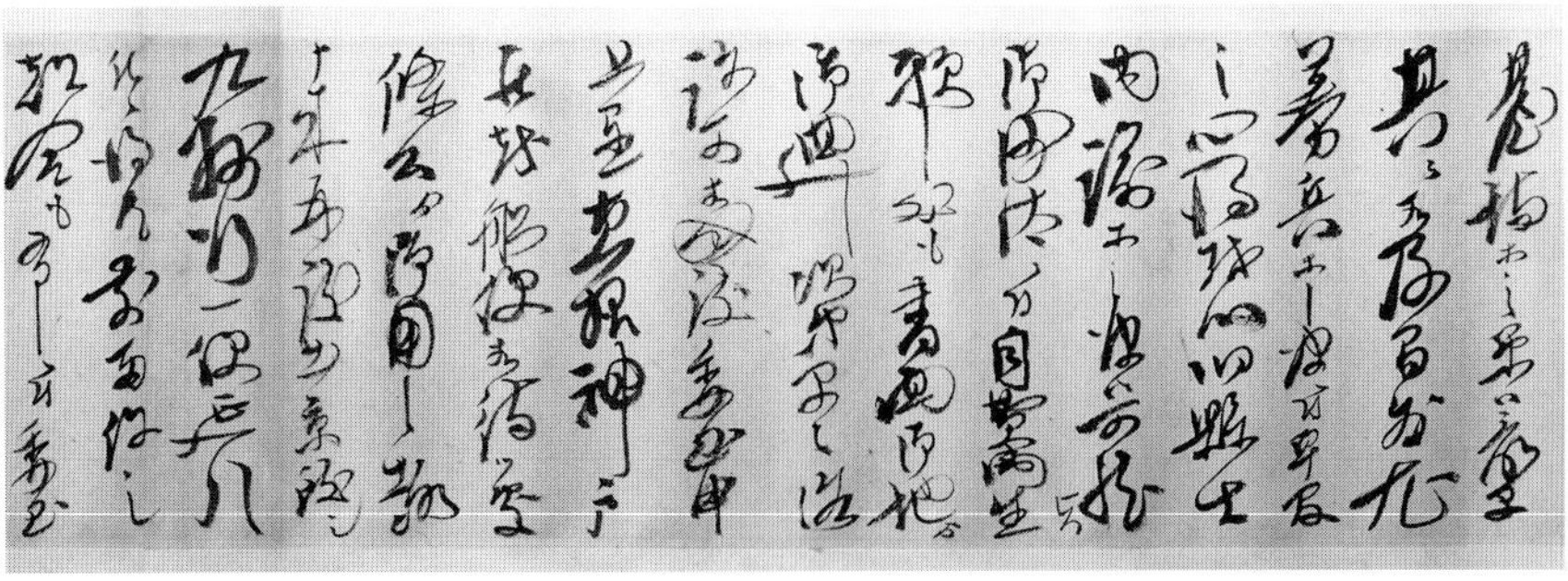

台場等之策ハ最早
其ニ相及間敷尤
募兵等之儀ニ付卑官
之心得を以旧県士
内諭等之義ハ可然旨
御沙汰ニ付自費帰生
願之義も書面御地ゟ
御廻し次第早々御
許可相成度委曲申
上置直様神戸
罷越舩便相待候処
条公ゟ御用之趣
申来再度出京致シ
九州一便延引
仕候得共前両件之
都合も有之ニ付委細

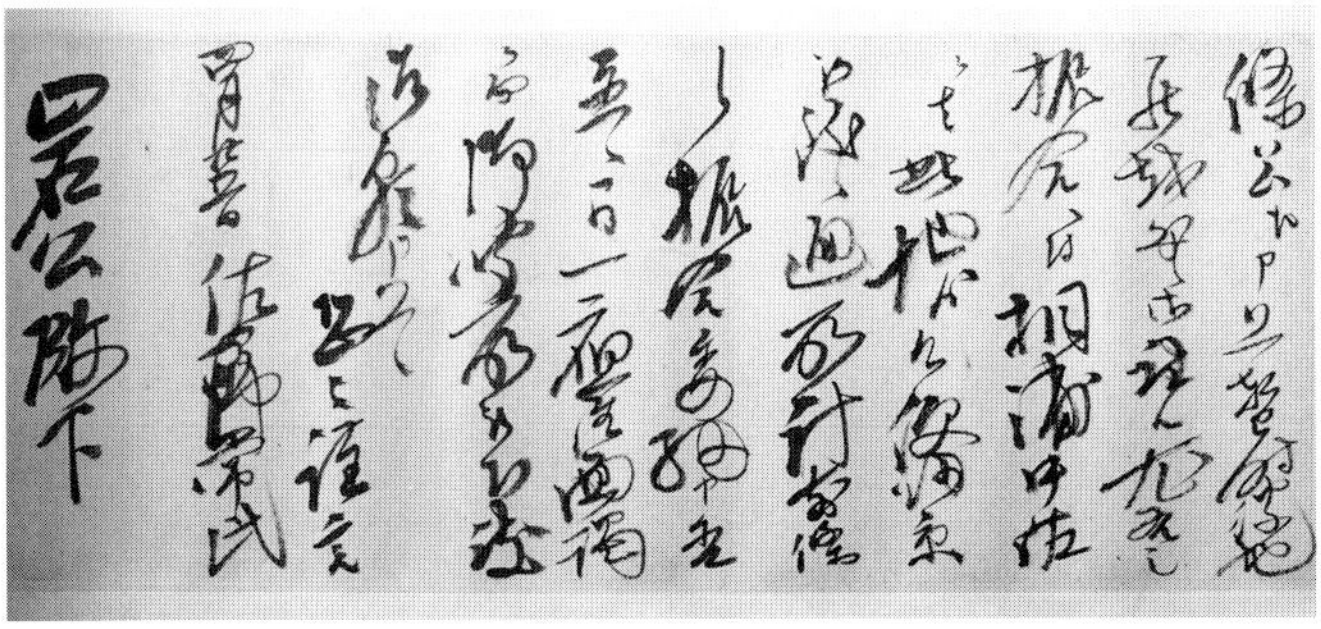

条公江申上暫時彼地
罷越義ニ御座候尤右之
振合ニ付相浦中佐
ニ者此地ゟ今便帰京
被致候通取計前条
之振合委細申含
置候間一応御面謁
ニ而御聞取被下度
御願申上候
恐々謹言
四月廿五日　佐野常民

岩公殿下

また新出の八月九日付岩倉宛書簡では、博愛社総代桜井忠興と医師らの鹿児島派遣を決定したことを報告し、博愛社への寄附と社員勧誘を依頼している。

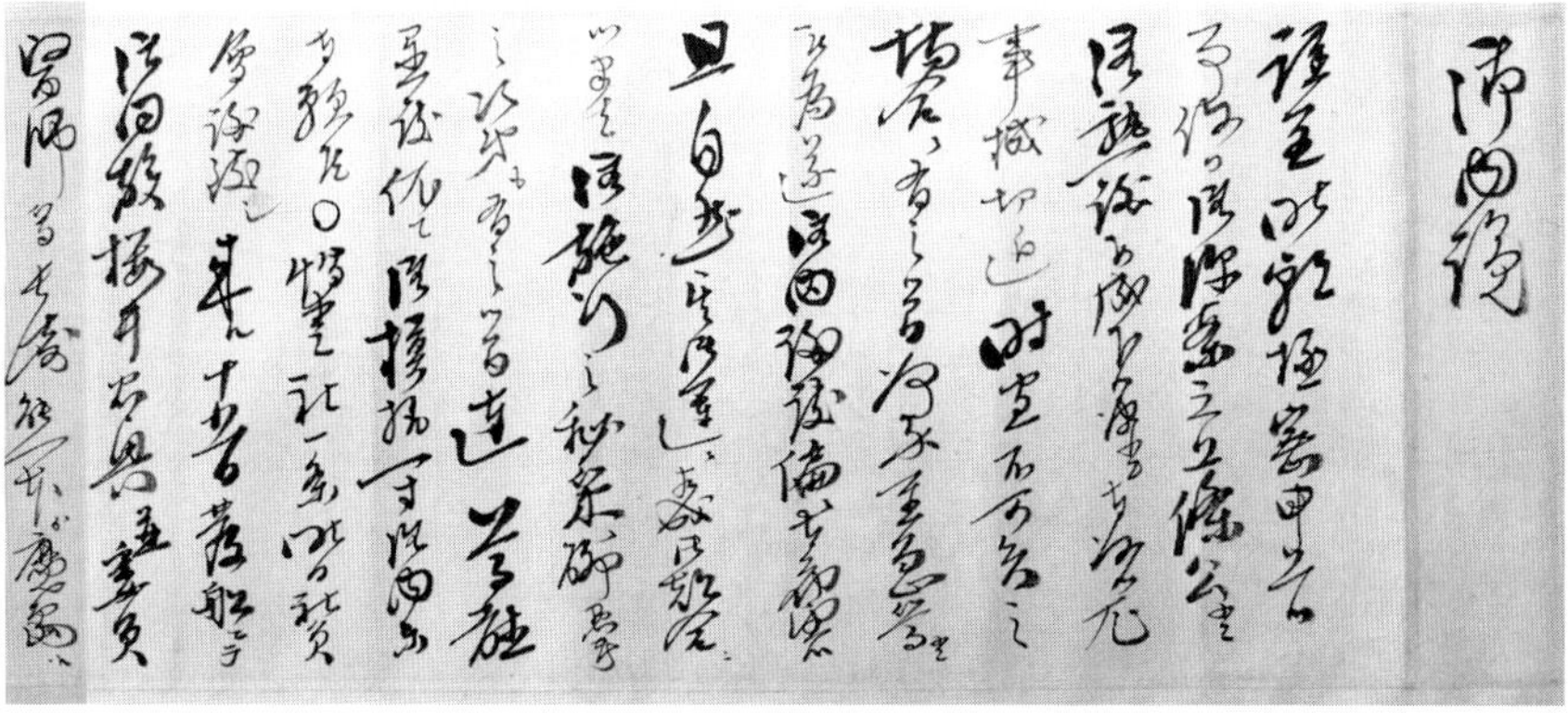

佐野常民書状　岩倉具視宛

御内覧

謹呈此翰極密申上候
事件ハ御深案之上条公と
御熟議被成下候義奉存候尤
事機切迫時宜不可失之
場合ニ有之候間何卒至急等と
被為遂御内議度偏ニ奉希望候
且自然其御運ニ相成御都合ニ
候半者御施行之秘策聊愚考
之次第も有之候間達尊聴
置度依て御模様一寸御内示
奉願候○博愛社一条此日社員
会議致シ来ル十五日発舩ニテ
御同族桜井忠興并委員
医師等長崎熊本ゟ鹿児島江

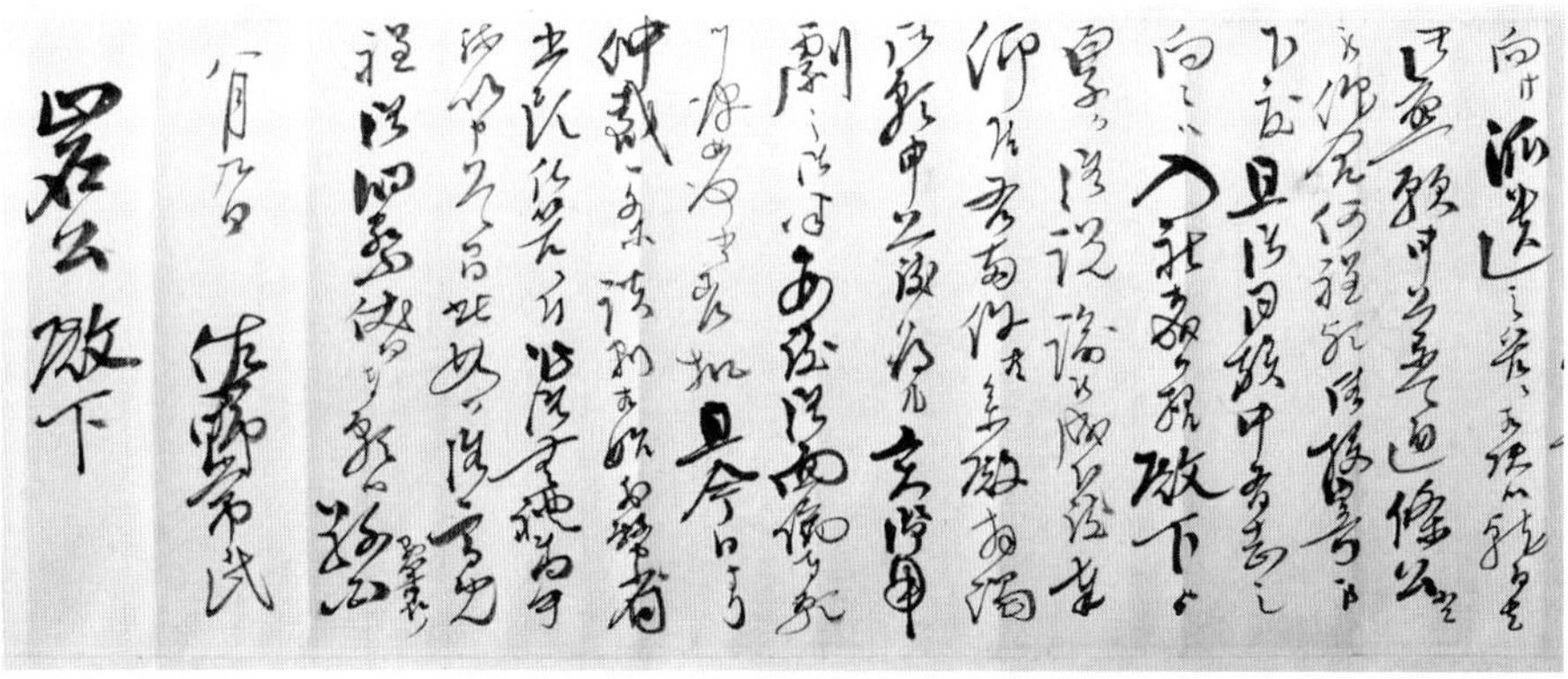

向け派遣之筈ニ相決候就而者
御懇願申上置候通条公と
被仰合何程歟御授寄被
下度且御同族中有志之
向々ハ入社相成候様殿下ゟ
厚ク御説諭被成下度奉
仰候右両件共参殿拝謁
御願申上度候得共定御用
劇之御時再度御面倒奉願
候義如何と差扣且今日より
仲裁一条談判相始外務省
出頭仕筈ニ付乍御無礼書中
を以申上候間此如ハ御高免
程御洞察伏而奉願候　敬白

八月九日　佐野常民

岩公殿下

以上の書簡から、岩倉は佐野に博愛社の件で三条公に説明する機会を与えるなど水面下で支援し、佐野は岩倉の理解を得た上で博愛社活動を開始したと推定される。

## 6　西南戦争暗号電信表　山本復一使用　明治十年

**▼西南戦争は近代の交通・通信革命を象徴する鉄道・電信・郵便が発達するさなかに起こった内乱であった。岩倉具視の秘書山本復一が実際に使用したこの暗号電信表は当時の電信技術の実態を伝える資料として貴重である。**

この暗号電信表（付属資料2）は、表に「西南暴動之節暗号信号表／山県公書状」（山本復一筆）と墨書された包み紙の中に、山県有朋書簡（明治四十二年十二月十九日付、付属資料3）とともに保存されていた。山県も密信とともに手に取って見たことであろう。

厚い和紙の台紙（十八cm四方）と台紙の中央を基点に回転する同じく厚い和紙の円盤（直径十cm）とからなる。極めて軽く、四つ折りにした跡が残る。台紙の左右には山本復一の筆による「明治十年鹿児島暴挙之節／岩倉右府公手許ニ於テ復一カ取扱タル暗号電信表」との墨書がある。

台紙の中央には円盤と同心円をなす形で、直径十二cmの円を描き、その円周の内側七mmを四十五等分し、それぞれの区分に朱書きで「イ」「ロ」「ハ」「ニ」「ホ」「ヘ」「ト」「チ」「リ」「ヌ」「ル」「ヲ」「ワ」「カ」「ヨ」「タ」「レ」「ソ」「ツ」「子」「ナ」「ラ」「ム」「ウ」「ノ」「ク」「ヤ」「マ」「ケ」「フ」「コ」「エ」「テ」「ア」「サ」「キ」「ユ」「メ」「ミ」「シ」「ヒ」「モ」「セ」「ス」「ン」の四十五文字を反時計回りに配している。また「リ」「ソ」「ヤ」「キ」「ン」の文字の位置の内側にそれぞれ「壹」「貳」「三」「四」「五」の漢数字が墨書されている。

円盤の円周には同様に同じイロハ四十五文字を時計回りに墨書している。円盤の「イ」の文字の内側に「□号」のように四角形の穴が開け

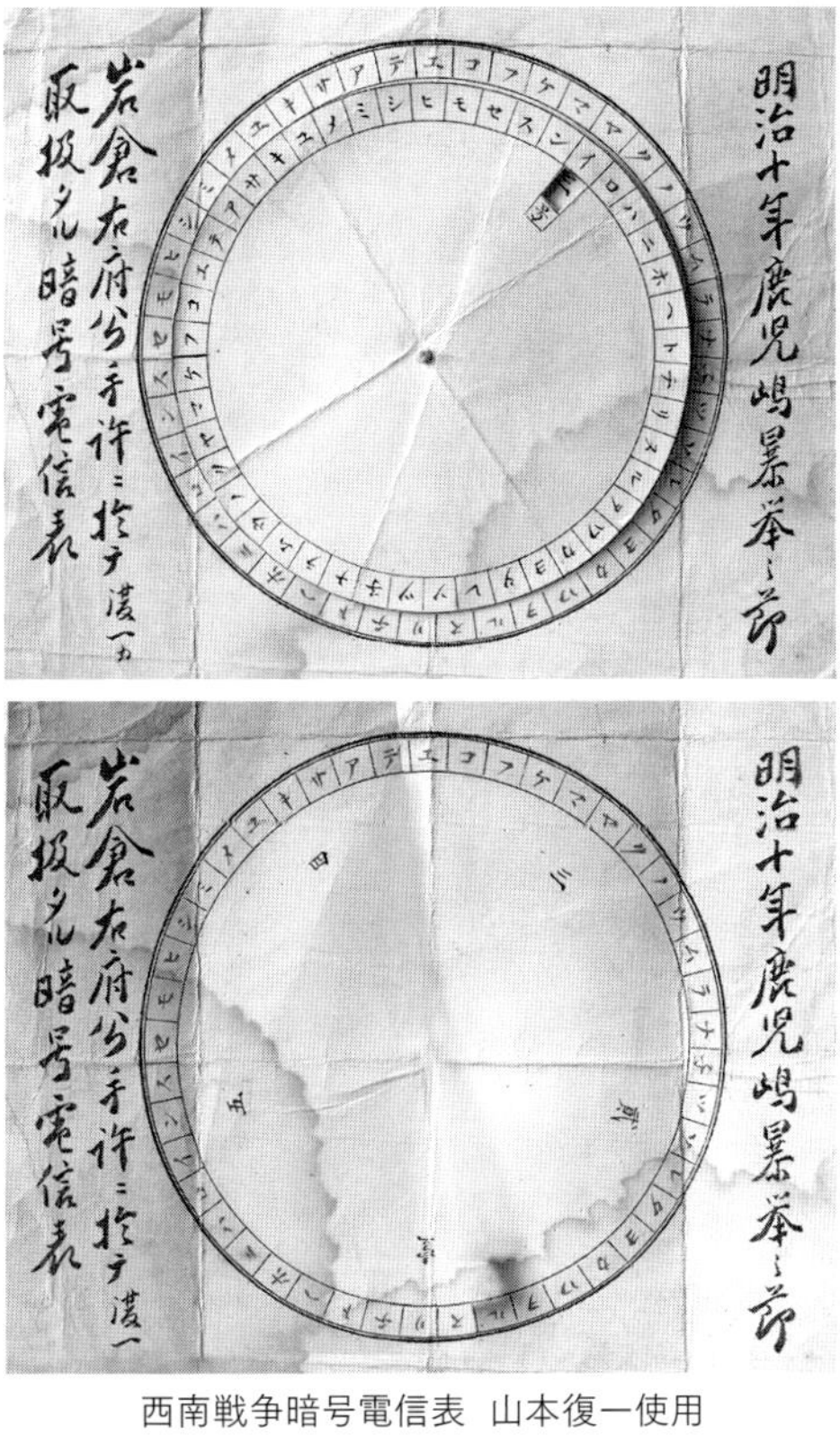

西南戦争暗号電信表　山本復一使用

られ、円盤を回転させると、□の穴に、上記の漢数字が表れる。

この暗号電信表は西南戦争時の情報技術を解明する上で、極めて貴重な資料であり、専門家による研究が待たれる。

## 7　木戸孝允書状　岩倉具視宛　明治十年二月

**▼未公開の新出書簡。二月二十一日の熊本城攻撃の報を受けた木戸孝允が、戦争終結後には閣内に是非とも復帰したいと、病床にありながら岩倉に本心を吐露した貴重な書簡。**

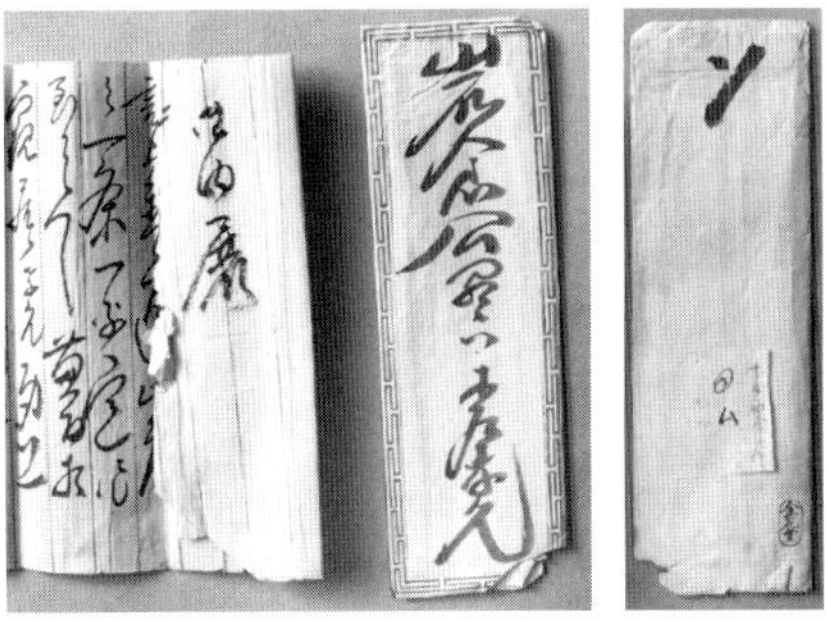

この巻紙の書状（付属資料4）は西南南暴動之節密信八巻の成巻（明治四十二年十二月）に間に合わず、復一が封書のまま桐箱に入れたものと思われる。付属資料にも釈文が見当たらない。金花堂製の封筒の表に「岩倉公閣下　木戸孝允」、巻紙の端裏に「御内展」と墨書するのみで、日付はない。元は端裏と封筒裏を糊で封じてあったものである。封筒裏に貼られた小紙片に「◎ム　十年西南の件」（傍線部は鉛筆書き）とあるのは復一の整理メモであろう。

書状の本文は青の縦罫入り巻紙に墨書され、四十二行からなる。冒頭、「再拝」で始まり、「此度之一条一《ひとたび》平定ニも至リ候ハヽ、兼而相窺居候孝允身上論之処、最早御打捨平ニ奉願上候」と述べているのは、閣外の内閣顧問の立場から征討総督就任を画策した夢が破れ、西南戦争が始まった事態を受けている。

「たとへいづれに居申スとも、此病根ハ芟鋤《えきじょ》不仕而は不相済と平生之微志ニ御座候処、此度勝か負ける遅くとも数旬之後ニハ相分リ申候」（自分が役職に付いていようがいまいが、この鹿児島県士族という病根は取り除かないわけにはいかない、と平生から心がけてきましたが、今回の戦は遅くとも数十日で勝敗が分かります）。この文面から、二月二十一日の熊本城攻撃開始の報を京都で受けた直後に書かれたものと思われる。

本状の後半で、木戸は戦争終結後を見据えて、内閣への復帰を岩倉に懇願する。今後、「政府外」（閣外）に「外患」を抱えた「行政」（政治）が如何に困難であるかは、自分の「十年来之経験」で「確信」している、と。「今日後ハ無用之長物ハ第一朝廷之御主意」に反する、と。しかし、木戸は戦争の終結を見ることなく、五月二十六日、京都の別邸で病死した。

「岩倉公閣下　木戸孝允」（封筒表）
「御内展」（端裏）

木戸孝允書状　岩倉具視宛

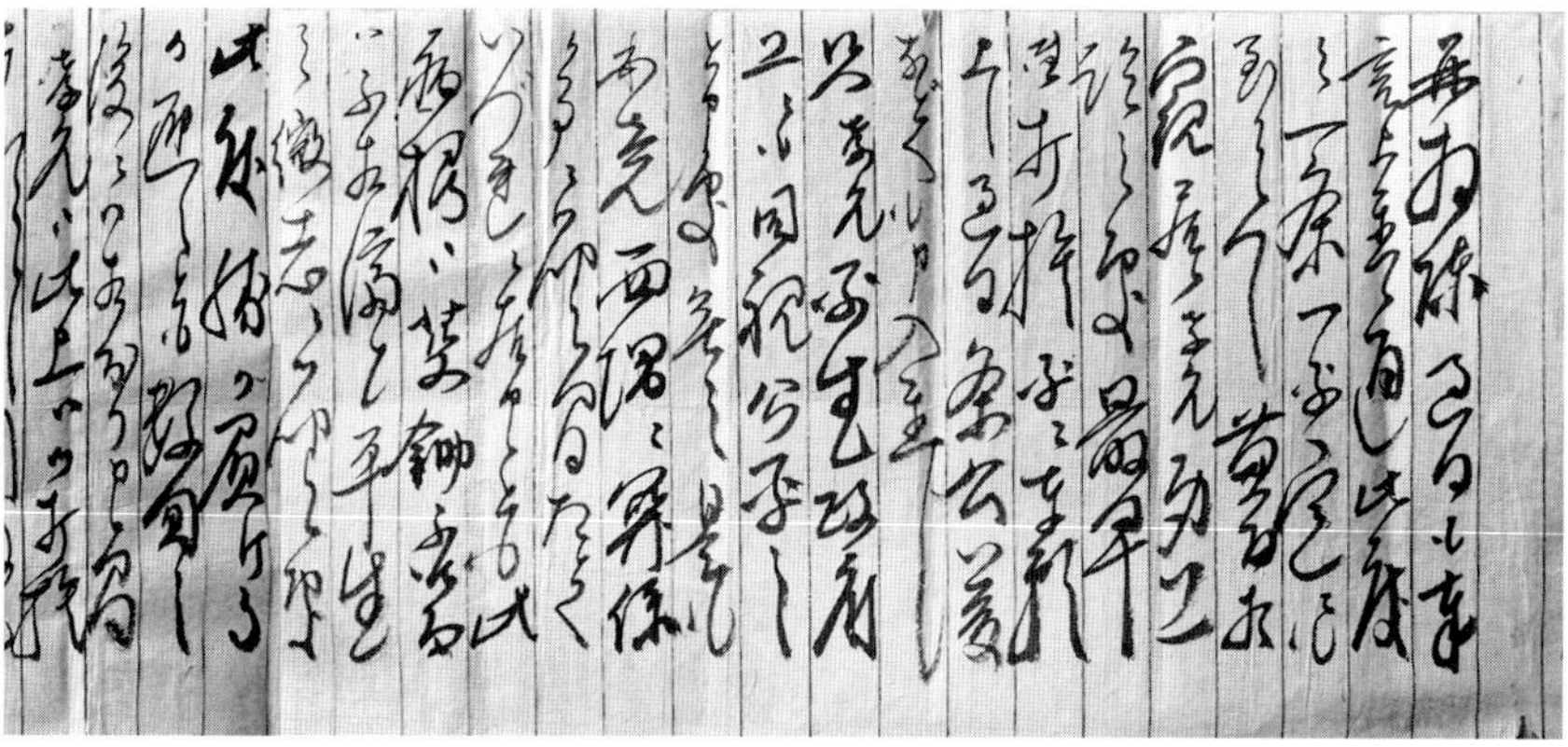

再拝陳過日も奉
言上置候通、此度
之一条一《ひとたび》平定ニも
至リ候ハ、兼而相
窺居候孝允身上
論之処、最早
御打捨平ニ奉願
上候、過日条公[伊]藤
などへも申入置申候、
只孝允平生政府
上ニも同視公平云々
と申処無之、是も
畢竟西隅ニ関係
候事ニ御座候間、たとへ
いづれニ居申とも、此
病根ハ芟鋤不仕而
ハ不相済と平生
之微志ニ御座候処、
此度勝か負ける
か遅くとも数旬之
後ニハ相分リ申候間、
孝允ハ此上ハ御打捨

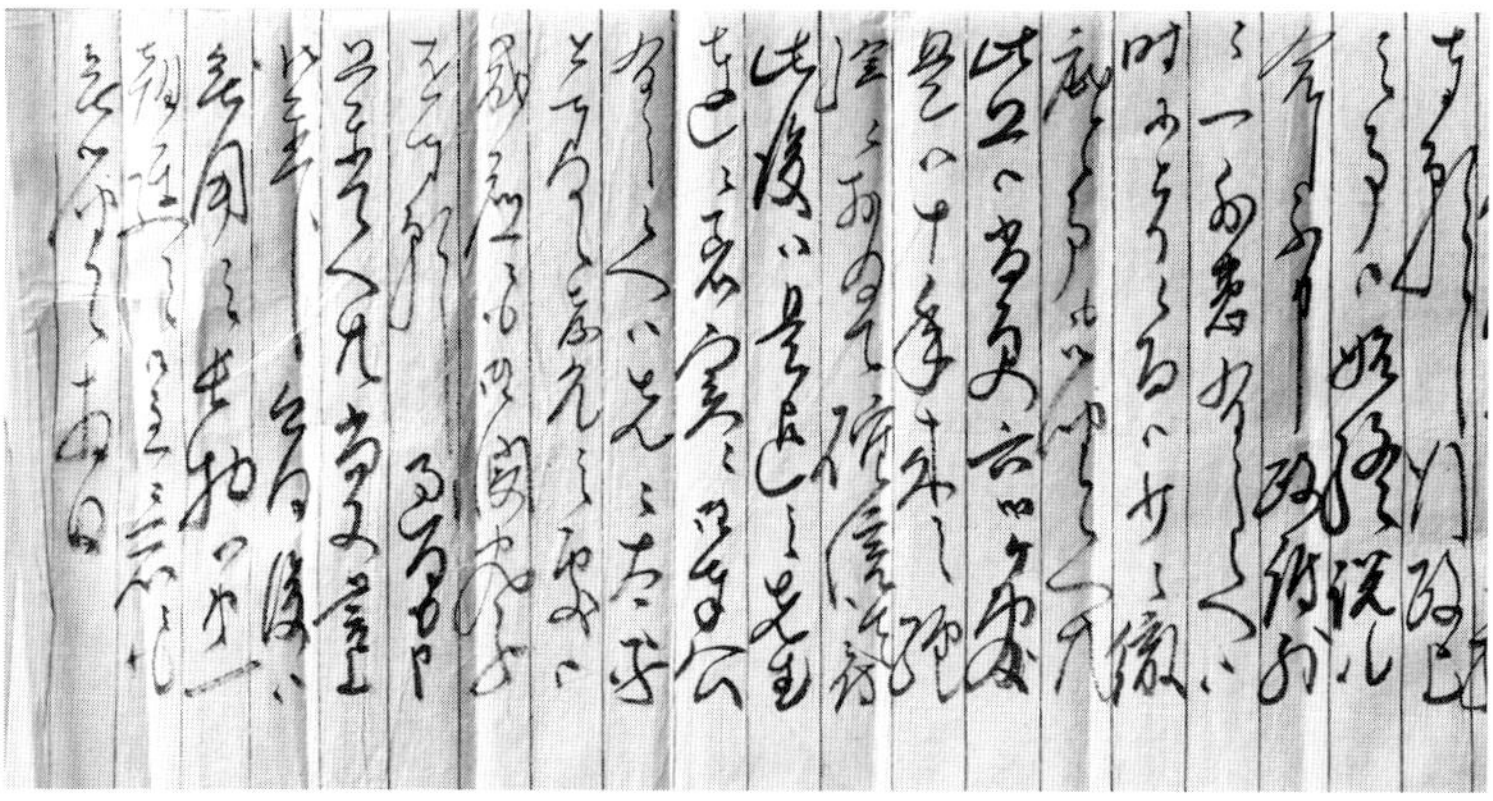

奉願候、行政上
之事ハ、始終説も
合し不申、政府外
ニ一外患有之候へハ、
時にとり候而ハ少々徹
底候事も御座候へ共、
此上ハ尚更六ツケ敷、
是ハ十年来之経
験ニおゐて確信仕候ニ付、
此後ハ是迄之先生
達ニ着実ニ御奉公
有之候へハ、先々太平
と奉存候、孝允之処ハ
幾応ニも御憫察
を奉願候、過日も申
上置候へ共、尚又言上
仕置申候、今日後ハ
無用之長物ハ第一
朝廷之御主意ニも
無御座候拝白

## 8　蝶絵万暦五彩花瓶　海紅亭山本章夫旧蔵
### 明治二十年代購入か

**▼儒者、本草学者、博物画家であった山本章夫が、明治期に書画骨董の鑑定家としても活躍したことを示す旧蔵名品のひとつ。**

亡羊六男、山本章夫は父が儒家の理想として定めた合貲《ごうし》の制に従い、家計を同じくしていたが、安政五（一八五八）年三月、三十二歳で分家し、封山以来の読書室門人である医師清水更達（号酒仏、一七六五～一八五四）の旧宅に移った。「清水更達は門人中の首座なり。年々読書初《はじめ》に、必ず来る。其宅五条東中筋の角なれば、来往甚しげし」（山本章夫「先人言行録」）という。

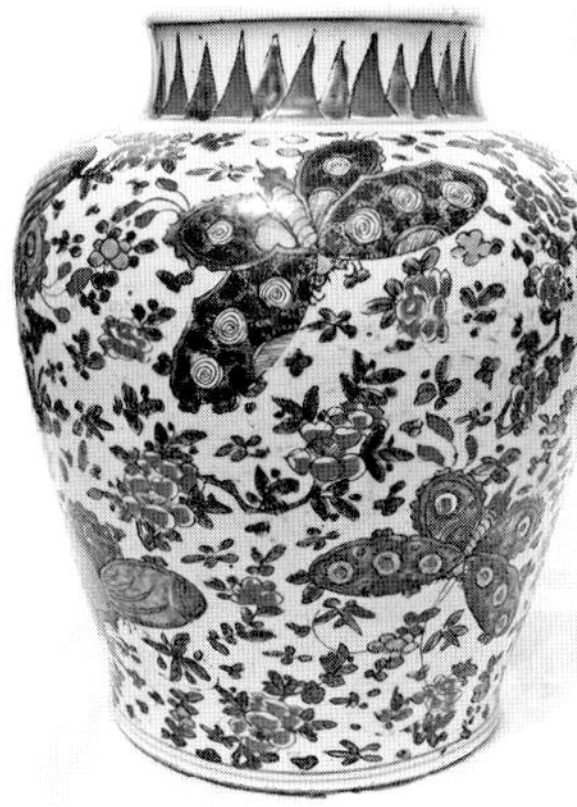

蝶絵万暦五彩花瓶　海紅亭山本章夫旧蔵

海紅亭は分家した章夫の屋号である。この屋号のもと、儒医と絵画を生業とした。「海紅亭門人名簿」（安政六年～明治八年一二月）は二百三十四人を記載する。「海紅亭物産会目録」は第一回（文久元年八月一日）から第十三回（同三年十月十一日）までの記録である。章夫は文久三年から明治元年まで五年間、大阪の亡羊門人、岩永文楨の別宅に寓居して本草講義を行った。維新後、上京して駅逓司判事など（明治元年～二年）、ついで博覧会事務局（明治五年）に出仕したあと、明治七年から読書室で開講し、その経営を引き継いだ。

章夫は明治四年八月、油小路の読書室本宅に移住したあとも、晩年まで海紅亭を斎号として維持し、自著の原稿、詩文稿、日記・雑記類、主催した本草会の記録などは「海紅亭」と蓋に大書した本箱数個に収めていた。蔵書には「山本／海紅亭」の蔵書印を捺した。「明治九年海紅亭物産会目録」、海紅亭主催の「物産会出品目録　海紅亭社中」（明治九年十月十日～同十七年五月十日、通計四十七回）、「海紅亭日録」（明治二年七月一日～明治十六年七月二十七日）も残る。

この花瓶の名称は瓶中の紙片「蝶絵／万暦五彩花瓶（朱文楕円印：山本／海紅亭）」（章夫筆）による。万暦五彩は明末の万暦年間（一五七三～一六二〇）に官窯景徳鎮で造られた極彩色の白磁をさす。日本では万暦赤絵と呼ばれる。読書室本家の「読書室伝器蔵書画目録」（山本榕室筆）には記載なく、海紅亭章夫が独自に入手したと思われるが、その時期、事情は不明である。

明治八年ごろ作成と推定される「海紅亭蔵書目録珍書部」は「通鑑項目　頼山陽記文付　小石玄瑞旧蔵　十六帙桐箱入」、「證類本草　明

成化板　藤原惺窩先生旧蔵印アリ　九冊」、「鶴林玉露　元板　蒹葭堂旧蔵　三冊」など二十二点を掲げるが、その筆頭に「万暦板二十一史係今出川家旧蔵　六箱」とある。また、明治二十年ごろ成立の「海紅亭蔵書画目録」は購入価格を書き入れた好資料である。蔵書のみならず、茶器類や「万暦龍蝋石菓器　分器之一／万暦龍蝋石平皿　代金一円」などの器物も記載する。しかし、この万暦五彩花瓶は見当たらない。

章夫は明治十四年十月京都の和漢医学研究所「賛育社」の結成に参加し、その都講となる。明治十八年から二十六年ごろまで、全国的な漢方保存運動の京都における幹部として縦横に活躍し、明治二十三年七月にはその運動資金を得るために書画骨董の鑑定会結社「高尚会」設立に参加している。また次章で述べるように、同年十月十八日から二ヶ月近く東京に出張し、読書室の門人でありパトロンであった伊勢商人西村広休の旧蔵品売り立ても行った。西村広休旧蔵の書籍・写生図・標本類の内容はこの年十月に田中芳男が復一から借りて写した「西村広休遺物目録」（東京大学総合図書館所蔵）によって分かる。この目録はおそらく章夫が規矩三の手を借りて作成したと推定されるが、目録の性格上、器物類の記載はない。

以上のごとくこの花瓶の由来は不明であるが、明治期の書画骨董界における山本海紅亭の活動に関わるものと推定される。

## 9　読書室日録　山本章夫筆　明治二十一年から同三十六年

**▼明治期の学塾読書室を当主として経営しながら、本草博物学の復興、漢方保存運動、書画骨董の鑑定、美術・道徳教育、経典考訂など多方面に活躍した山本章夫の個人日記。その多彩な人的交流の記録は明治期京都の伝統的社会を知る上で貴重。**

章夫は数多くの日記を遺した。年代順に年齢とともに挙げれば左記の十二冊である。

「九思堂日記」七冊（嘉永二年～文久二年八月、二十三歳～三十六歳）
「西遊日記」一冊（文久二年九月～明治二年六月、三十六歳～四十三歳）
「海紅亭日録」一冊（明治二年七月一日～同十六年七月二十七日、四十三歳～五十七歳）
「日記」一冊（明治十七年三月一日～同二十一年十月三十一日、五十八歳～六十二歳）
「読書室日録」二冊（明治二十一年十一月一日～同二十六年七月二十六日、五十八歳～六十七歳、同三十二年三月六日～同三十六年十月十日、七十三歳～七十七歳）

このうち、「九思堂日記」は漢文、他は和文で書かれている。九思堂は蘭山門人、水野皓山（源之進、一七七七～一八四七）の号を借りたものか。「西遊日記」は周防ついで大坂に滞在した時期にあたる。

これらの日記を補うものに、山本章夫編「読書室年表」がある。読書室初代封山の生まれた安永元（一七七二）年から明治三十五（一九〇二）年まで百三十年間にわたって読書室一族の男系それぞれの年譜を漢文で対照させている。以上の日記・年表は読書室研究の基本史料である。

　また、章夫は越中歴遊を記した「入越日記」（漢文、嘉永四年四月一日～同年九月十七日）および嘉永六年四月丹後田辺に赴いた際の「丹記」（漢文）において、漢学的教養と観察力を兼ね備えた文才を発揮している。

　明治期の「日記」と「読書室日録」からは章夫が賛育社（明治十四年結成）の幹部として京都における漢方存続運動を担い、その運動資金を得るため、また復一の債務返済にあてるため、活発に書画骨董の収集・売買を行った様子が見て取れる。

　ともに儒学者を自認し、本草・漢学・書画骨董の世界を通じて結ばれた文人富岡鉄斎（一八三七～一九二四）との親密な交友関係もこれらの日記から明らかになった。明治十四年の出会いから同三十六年の章夫の死にいたる二十二年間の交友について、詳しくは拙論「富岡鉄斎と山本読書室」（『鉄斎研究七四号』（二〇一九年十二月）で述べた。

　ここでは、鉄斎の箱書きがある檜垣嫗《ひがきのおうな》塑像（本書3月10日、11日参照）と識名園旧蔵の奇品「六珍」（本書6月1日～3日、6日～12日、17日、18日、20日～22日、7月1日～4日参照）の由来を示す「読書室日録」明治二十三年九月二十日の条を紹介しよう。

廿日　水口《みなくち》吉岡藤吉来。識名園旧蔵銀蛇、禿鷲頭骨、犀尾、含生草、石燕、桃枝竹麈尾《ほっす》、并檜垣嫗泥塑等ヲ持参シ、売却ヲ謀ル。

廿一日　吉岡藤吉来ル。葉書ヲ田中、慶松《けいまつ》、富岡氏ニ発ス。

廿四日　雨森善四郎、小西甚兵衛ヲ訪フ。東京鴻堂、横浜健一郎へノ書ヲ発ス。展覧一条ノ事ヲ議ス。夜、高尚会ニ赤沢氏ニ会ス。

廿二日（ママ）　田中、慶松、富岡、佐伯諸子ヲ会シ、六珍ノ価ヲ議ス。予遂ニ金七円ニ購求ス。

廿五日　夜、高尚会ニ会議ス。

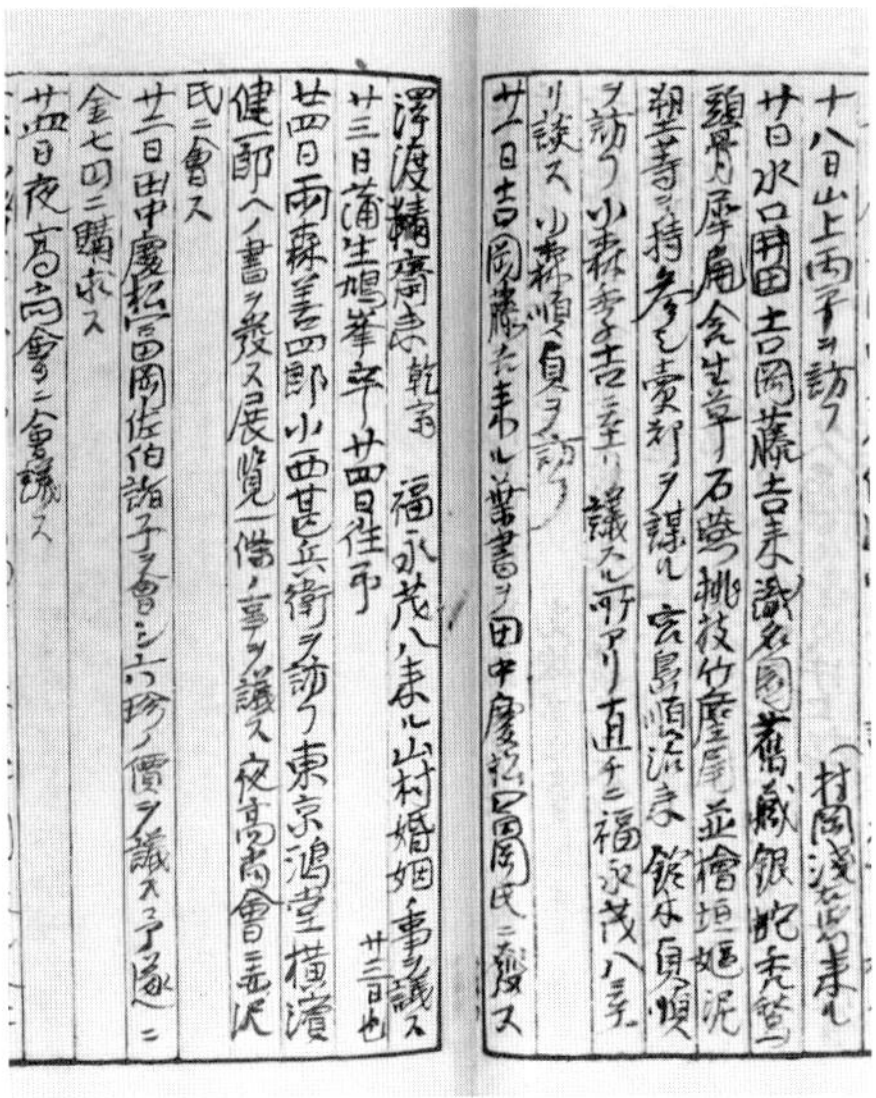

読書室日録　山本章夫筆

売却をはかった近江水口の吉岡藤吉はおそらく古物商であろう。識名園は典医百々俊亮の長男俊道（字は仁傑、一七七一〜一八一八）の号である。俊道は天明六年十月二十三日、十七歳で皆川淇園に入門。また、小野蘭山のもとで本草学を修め、山本亡羊と同門であった。家督を弟俊徳（号漢陰）に譲り、古物収集に没頭した（本書6月14日参照）。

売り込みを受けた章夫が薬書を出した「田中」は上京区の医務取締を勤める漢方医田中宜之。「慶松」は薬舗慶松衛生堂主人（九代目）慶松勝左衛門。「富岡」は富岡鉄斎。さらにこの三人とともに購入価格の相談に召集された「佐伯」（漢方医の佐伯静太郎）。四人は章夫が主催する本草会の仲間だった。

章夫はのちに、刊行を目指して執筆した亡羊伝「先人言行録」（未刊、草稿）において、このとき「六珍」とともに「六珍詩画帖」も持ち込まれ、これも購入したこと、百々俊道の収集品には古銅器、鰐口が夥しかったこと、子孫が奢侈を極めて零落したため売却をはかったことを、「六珍詩画帖」の概要とともに記している。

> 俊道家富。貯フ所、古銅器、鰐口ノ類夥シ。其内ニ六珍ト称シ、銀蛇、犀尾、含生草、異形石燕、桃絲竹払子《ほっす》、禿鷲《とくしゅう》頭骨等ナリ。シカルニ百々氏奢侈ヲ極メ、遂ニ零落ス。所謂六珍ナル者ヲ永ク蔵弆《ぞうきょ》スル能ハス、将ニ之ヲ売却セントス。章夫之ヲ聞キ、遂ニ之ヲ購得テ、今ハ予家ノ珍蔵トナル。六珍詩画等、之ニ副ス。皆川淇園首トシテ天狗骨ヲ得ル記ヲツクル。其外、原在中、岡本豊彦等、各一品ツ、画ク。甚面白モノナリ。然レトモ其禿鷲骨ナルモノ、淇園以天狗頭トス。蘭山先生ハ禿鷲骨トス。今日文化ノ開ケルニ従ヒ、其鮫魚骨《こうぎょこつ》タルヲ知ル。亦以時世変遷ヲ知ルニ足ルモノナリ。桃絲竹ナルモノ、実ニ奇品トスヘシ。

さらに、章夫は明治三十年十月二日、柳池尋常小学校で開催した第十三会京都博物会に「六珍」と「六珍詩画帖」を出品し、『京都博物会出品目録　第九号合巻』（明治三十一年七月）に「識名園六珍詩画帖」から、町口是村《これむら》（号は海嶠、名は劉韶）の序文（寛政十年四月）、皆川淇園の「記得禿鷲頭顱之事」（禿鷲頭顱《とうろ》を得るの事を記す、寛政十年四月十八日）、柚木太淳の「御医百仁傑所蔵禿鷲骨引」、佐野山陰の「鷲骨」および十名の漢詩を翻刻掲載した。その後、「六珍」と詩画帖が公開された記録は見当たらない。筆者が読書室旧跡土蔵を調査した際、「六珍」は土蔵内で完全に分散した状態でそれぞれ日をおいて見つかったため、詩画帖と照合して「六珍」全てを再構成出来たのは仮目録完成後であった。

小野蘭山が禿鷲《ハゲコウ》の頭顱《とうろ》（頭骨）、皆川淇園が天狗の骨、章夫が鮫魚骨とした頭骨は神奈川県立生命の星・地球博物館、樽創《たるはじめ》学芸員の写真鑑定によって、カマイルカの頭骨と判明した。

「読書室日録」に戻ると、一緒に持ち込まれた「檜垣嫗泥塑」も記載はないが、価格相談の対象になったにちがいない。読書室の檜垣嫗塑像に鉄斎が箱書していることから、このとき鉄斎が塑像を購入したと考えるのが自然だ。しかし、どのようないきさつで塑像が読書室所蔵となったのかは、未詳である。

　章夫はこの明治二十三年七月中旬から、賛育社幹事の赤沢太仲、書画鑑定家の雨森善四郎、考証家の田中勘兵衛（教忠）らと書画鑑定会結社「高尚会」の結成を進めていた。九月二十四日に「東京鴻堂、横浜健一郎ヘノ書ヲ発ス。展覧一条ノ事ヲ議ス」とあるのは、東京在住の鴻堂（本家当主復一）および横浜在住の甥健一郎に、復一の債務返済のため、東京での読書室所蔵書画類売り立てを準備させたことを指す。

　章夫は「展覧」実施のため、同年十月十八日から二ヶ月近く、嗣子規矩三を伴って東京に出張し、十月二十三日〜二十八日に新宿角筈の華龍園（旧岩倉具視別邸）で、また十二月七日には星岡茶寮《ほしがおかさりょう》でも陳列を行った。十一月二十三日には華龍園で、読書室の門人でありパトロンであった伊勢商人西村広休（明治二十二年十二月死去、七十四歳）旧蔵の書籍・書画・標本類の陳列も行っている。

### 10　高士採薬図　富岡鉄斎画　大正十一年秋

▼山本章夫・規矩三父子と富岡鉄斎・謙蔵父子の長年にわたる親密な交流をうかがわせる鉄斎の作品。その交流はこれまでほとんど知られていなかった。

　章夫は晩年、古稀を迎えた明治二十九年から同三十六年十月二十七日、七十七歳で病没する直前まで、儒者として経典の考訂注解書の刊行に心血を注いだ。『考訂孝経』『考訂大学』『考訂中庸』三部作（明治二十八年九月自序、同二十九年五月刊）、『論語補註』乾坤（明治三十六年六月刊）、『詩経新註』上中下（明治三十六年十一月刊）、いずれも嗣子規矩三が「平安　読書室蔵」（見返し扉）、発行者山本規矩三として刊行頒布し

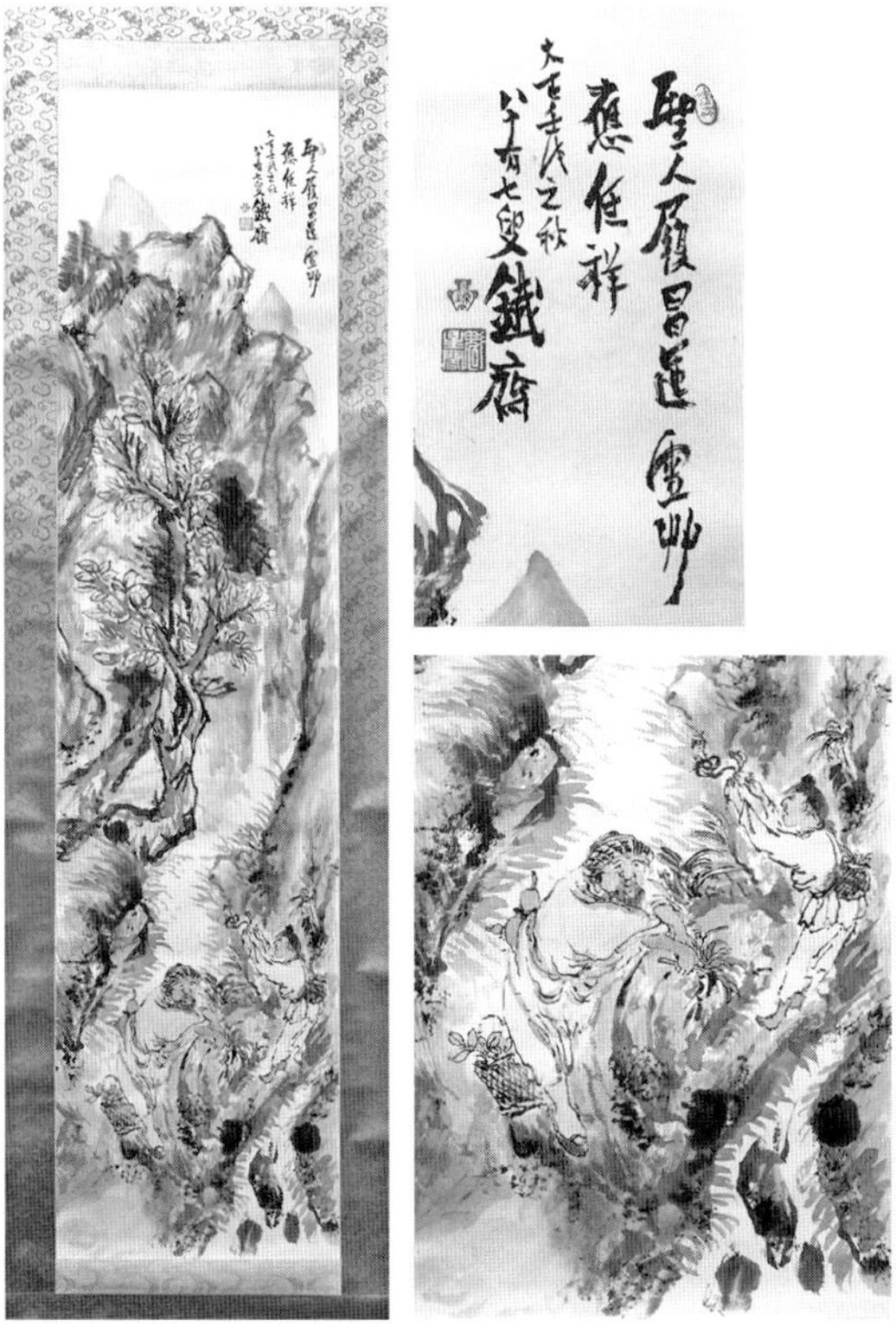

高士採薬図　富岡鉄斎画

た。『論語補註』と『詩経新註』は共通の自序「刻論孟詩三書註解序」（明治三十六年四月）を掲げるが、『孟子補註』（大正十一年十月　平安　読書室蔵）はこれを欠き、「不肖男宜之」（規矩三）の跋文を付す。山本章夫二十年祭の記念出版である。これら「論孟詩三書註解」はいずれも奥付に山本読書室発行とあり、山本読書室という呼称の始まりである。

　規矩三（大正十一年以来、奈良帝室博物館正倉院御用掛）が章夫の二十三回忌に刊行した章夫の遺著『万葉古今動植正名』（大正十五年十月刊）の奥付に「山本読書室」発行の記載はない。山本読書室という呼称には儒家山本家の学問所の意味が込められており、封山の万葉学、亡羊の「万葉集品物考」（章夫が土佐の鹿持雅澄に貸与したまま紛失）を継承したこの和学書には採用されなかったと思われる。

　本草・漢学・書画骨董を通じて章夫と永年親密に交遊した富岡鉄斎は、生涯、和漢の多彩な歴史上人物を描き続けたが、若い頃から脱俗の思いを抱き、後半生は仙境や不老長生などの神仙世界に憧れた。本草と経学を講じながら、観察力を生かした精緻な博物画を千数百枚も遺した章夫とは対照的である。鉄斎は章夫の古稀の祝いに「葛洪採薬図」（本書1月9日参照）を贈った。葛洪は晋の神仙思想家で、その号を書名とした『抱朴子』で知られる。

　明治三十六年五月二十一日、鉄斎は病床の章夫を見舞った。「此時翁七十七病床に在りて対話、息規矩三氏懇切別室に酒肴の晩餐あり」（富岡益太郎編「富岡鉄斎年譜」）。章夫規矩三の父子は鉄斎に『論語新註』『詩経新註』出版の進捗状況を語ったことだろう。「読書室日録」五月十一日の条の追記に、「是後予遊走腎ノ病ニカヽル。（中略）凡百二十日病。中頃痢病ニ変ス。所謂腸カタルナリ。中元ノ日ニ至リ始テ少シク平ナリ。其間、論語補注《（ママ）》校合、詩経新注《（ママ）》校合等、一日ノ間断ナシ。終ニ落成スルヲ得タリ」とある。九月一日、「富岡鉄斎来。賀金一円并菓子ヲ贈ラル」。この章夫への出版祝いが二人の最後の別れとなった。

　鉄斎は大正十一（一九二二）年八十七歳で、この「高士採薬図」を描き規矩三に贈った。蓬莱山だろうか、深山の渓谷で道士が弟子を連れて採薬している。賛に「聖人履昌運瑞艸応佳祥　大正壬戌之秋八十有七叟　鉄斎（白文壺印「錬」）（白文方印「魁星閣」）」。「聖人は昌運を履《おこな》い、瑞草は佳祥に応ず」とは、この年七月に書庫「魁星閣」が完成し、正五位を贈られた祝いの自画賛であろう。昌運（理想の政治）を行った帝堯の世に生えたという瑞草、蓂莢《めいきょう》を想起させる。

　採薬する道士と弟子は章夫と規矩三の父子を喩えているようだ。鉄斎は大正七年十二月二十三日に四十六歳の若さで世を去った愛息謙三（謙蔵、京都帝国大学文科大学講師）を思いつつ絵筆を取ったことだろう。鉄斎謙三父子はともに章夫が最晩年まで幹事であった京都博物会の会員であった。謙三は若い頃から読書室に出入りし、しばしば本草研究会（のち京都博物会）に出品した。

# 付説　山本読書室岩倉具視関係史料について

## 1　伝来

『岩倉公実記』（明治三十六年奏進、同三十九年九月皇后宮職蔵版、昭和二年岩倉公旧蹟保存会再版）編纂のために収集された岩倉具視関係史料の原文書は、編纂主任であった多田好問（内閣書記官）の手元から、実記刊行後に分散し、岩倉公旧蹟保存会所蔵文書（重文）と海の見える杜美術館所蔵文書（重文）の二つの文書群が従来知られていた。

岩倉公旧蹟保存会所蔵文書（重文）は多田好問が質入れせず手元に残したもので、一九二二年設立の同保存会に移り、その多くは『岩倉具視関係文書』（史籍協会叢書全八巻、一九二七～三五）として刊行された。

海の見える杜美術館所蔵文書（重文）は多田好問が明治四十四年から数回にわたって質入れし、その後質流れになったもので、『岩倉具視関係史料』二冊（思文閣出版、二〇一二）として刊行された。

また、多田好問の手元にあった『岩倉公実記』編纂史料（原本の筆写本が中心）は川崎武之助（神戸川崎造船社長）および西川甚五郎（近江八幡の豪商）をへて、国立国会図書館憲政資料室所蔵となっている。

ここに山本読書室岩倉具視関係史料と名付けて紹介する文書群は、前記二つの文書群と同じく『岩倉公実記』編纂のために収集利用された原文書群および関連史料からなる。収集旧蔵者は山本読書室本家の当主で、慶応三年十二月から長年、岩倉具視の秘書を務め、岩倉の没後ただちに伝記取調を命ぜられ、のちに『岩倉公実記』編集委員となった山本復一《またいち》（号鴻堂、一八四〇～一九一二）である。

履歴書によると、復一は岩倉が明治十六年七月二十日に没するや、同年八月二十三日付けで、太政官より「贈太政大臣岩倉具視行状取調」を命ぜられた。翌明治十七年二月九日付けで修史館勤務となった。同年八月七日付けで香川敬三が同じく「贈太政大臣岩倉具視行状取調」を命ぜられている。復一は明治十八年六月二十日、「三条太政大臣維新前ヨリノ事蹟」も合わせて取り調べる口達を内閣書記官から受けた。太政官権大書記官多田好問が「贈太政大臣岩倉具視行状取調」を命ぜられたのは明治十八年八月である。復一は明治二十七年五月三十一日付けで内閣書記官室勤務を最後に退職し、京都に帰った。

復一は『岩倉公実記』編纂の準備作業を早くから進めたようである。「読無字書堂蔵」の柱文字のある用箋に書かれた大量の「岩倉公伝記草稾」（五八二―三二）が復一旧蔵資料のなかにある。この用箋は復一より叔父の山本章夫あてに書かれた書簡（三〇六七―三九）などにも使用されており、「岩倉公伝記草稾」は復一の執筆と推定される。

大久保利謙「岩倉公実記解題」（『岩倉公実記』下、原書房複製版）によれば、憲政資料室の「西川氏寄贈本には、『実記』の原稿が十数冊あるが、これは年譜をさらに補訂したもので、まさしく原稿本である。墨書、本文に多くの史料が合綴してあって、元老院、読無字書堂蔵という柱文字のあるさまざまな用紙を用い随処に朱の訂正がはいっている」という。復一の功績は資料の収集保存の面だけでなく、『岩倉公実記』への貢献の面でも今後の解明が求められる。

『岩倉公実記』例言は編集委員として史料収集を担当した復一の功績を次のように高く評価している。「此書編集中梨本宮家令正五位勲四等西尾為忠、正六位城多董《きただす》、従六位山本復一、力ヲ資料蒐集ニ竭《つく》ス、中途ニ為忠董ハ不幸ニシテ物故ス、復一ハ事故ヲ以テ之ヲ罷《や》ム、然レトモ其労没ス可カラス、茲ニ其由ヲ付記ス」。この「事故」の内容、編集を「罷」めた時期は未詳であるが、明治二十年から二十五年にかけて復一を苦しませた、鉄道・鉱山関係事業にからむ債務問題が関係しているようである。

明治二十五年七月、関西鉄道株に関連して復一が三井銀行に対して負債千五百円を生じた際、分家の山本章夫は復一のために自分所蔵の書画二十六幅を物納し、弁償に当てた。十年後の明治三十五年五月になって初めて復一が章夫に謝恩状とともに提出した弁償証書の末尾余白に、山本規矩三（明治三十三年、章夫から家督相続）は、「右ノ件ニ対シ、復一氏蒐集に係る岩倉公其他維新当時名士の往復書類全部を代償として預り置きたるも、明治四拾二年八月山本復一氏より謄写の為借用し度として貸与したる侭になりたるものなり」（傍線、引用者）と書き加えている。

復一が父の榕室から引き継いだ山本読書室本家の伝来資料は、復一が岩倉具視に随従して明治四年渡米、翌年帰国後、政府の正院ついで太政官に出仕したため、明治六年から分家の章夫が一括管理した。章夫の没後は規矩三が継承した。明治四十年、復一の長男黙夫《しずお》が南洋ジャワ（シンガポールともいう）での事業に失敗し、負債一千円を抱えて帰国した。規矩三（明治三十七年以来、京都帝室博物館員）は同年五月本家の負債返済のため、余儀なく業者（古書店磯部屋）の言うままに南葵文庫に売却することを決断したが、行き違いのため売却分は愛知県幡豆郡安城の岩瀬弥助が購入し、今日の西尾市岩瀬文庫の中核をなしている。章夫は南葵文庫への売却不可能と分かるや、京都帝国大学附属図書館に買い戻しを働きかけたが遅きに失した。

同年九月一日、規矩三は売却代金一千円、明治六年以来管理してきた本家の先祖代々の儒教式霊牌を含む器物類、書画類、蔵書類を復一、黙夫父子に引き渡した。後述の仮目録の整理番号とともに示すと、器物類は「読書室伝器録」（万延元年庚申正月、榕室録、二一三五四）、書画類は「読書室蔵書画目録」（榕室筆、一三八六）記載の資料であるが、当時すでに処分、焼失、紛失などで失われたものもあった。

蔵書には封山苦心の「礼儀類典」手写本、ドドネウス『草木誌』の初版（一五五四）、一六〇八年版、ケンペル『日本誌』（一七三三）、ワインマン『植物図譜』（一七三六~四八）、『縮約ショメル百科辞典』（一八〇〇~〇三）などの西村広休旧蔵蘭書があった。復一は「永久ニ保存スベキ者」と約束して受け取った「礼儀類典」（本書5月5日~8日参照）を、蘭書とともに中之島図書館長今井貫一に売り込んだ。結局、同館は明治四十五年一月、「礼儀類典」のみを四百五十円で購入した。

明治四十五年七月、復一が死去すると、明治四十年に売却を免れた山本読書室本家の伝来資料と復一所蔵の岩倉具視関係史料、蘭書その他の蔵書は黙夫が引き継いだ。黙夫は大正七年四月に京都で開催された贈位記念先賢遺墨展、大正十三年五月の先賢史料展に家蔵資料の一部を出陳している。しかし、黙夫は晩年に至るまで放蕩三昧を尽くしたため、相当な資料が流出したらしい。

昭和十七年十二月、黙夫が死去し本家が絶家の危機に瀕するや、分家の当主規矩三（昭和九年以来、白鶴美術館初代館長）は黙夫宅に遺されていた本家の伝来資料と岩倉具視関係史料その他の復一旧蔵資料を、油小路五条上ルの本家土蔵に移した。それらを章夫の蔵書資料と合わせて山本読書室資料として永久保存をはかるため、翌年、自家を廃し、本家の家督を継いだのだった。家督相続にあたり、規矩三は復一夫婦と黙夫の墓を山本家の墓地に建て、自宅で先祖代々の儒教式霊牌を守った。昭和二十年九月九日、規矩三は読書室の儒医の学風と資料を守るため父章夫とともに歩んだ苦闘の生涯を終えた。

山本読書室の現当主山本和彦氏の依頼により、筆者は平成二十三（二〇一一）年六月初旬から一年十ヶ月を掛けて、土蔵に伝わった封山から規矩三に至る代々の山本読書室資料を調査し、仮目録を作成した。仮目録は左記三種である。補遺と統合電子版には「あとがき―明治中期から昭和前期にいたる読書室資料流出の危機について―」を付した。

『山本読書室資料仮目録』（二〇一三年三月、京都外国語大学国際言語平和研究所刊）
『山本読書室資料仮目録補遺』（同年十二月、同所刊）
『山本読書室資料仮目録―統合電子版―』（二〇一四年三月一五日公開 http://matsudakiyoshi.com/dokusho.pdf）

山本読書室資料の件数は右仮目録の分類に従えば、

| | | |
|---|---|---|
| Ⅰ | 書籍・古文書類 | 五九〇七　件 |
| Ⅱ | 書画類 | 一〇三九　件 |
| Ⅲ | 器物・標本類 | 五五三　件 |
| Ⅳ | 刀剣類 | 一八　件 |
| | | 計七五一七　件 |

となる。これらの資料は二〇一三年三月二十八日、当時の京都府立総

合資料館（現、京都府立京都学・歴彩館）に刀剣類および未整理二三二件を除いて、一括搬入した。未整理分（仮目録補遺記載分）は後に歴彩館が引き取った。歴彩館では平成二十六年五月に筆者が提供した右仮目録統合電子版のデータを利用して、公開利用に向けた資料整理と目録作成を行っている。一日も早い公開を切望する次第である。

## 2　構成

山本復一旧蔵の山本読書室岩倉具視関係史料は、読書室旧跡土蔵内の伝来状態から次の四類に分かれる。

A類　維新史料　四件　八七点（うち成巻四五巻）

（二三八二〜二三八五）大型の長箱に一括収納されていたもので、復一が成巻した史料を中心とするもの。和宮降嫁之件書状（二三八四）、岩倉具視の北山幽居中書牘（二三八二―一）をはじめ、幕末戊辰戦争期の要人の自筆書簡および記録類、計八七点からなる。規矩三作成と思われる「維新史料目録」（二三八三）が添えられている。

B類　岩倉具視・諸家書状記録類　九二件　三五四点

（二四五二〜二五四三）復一と黙夫の関連記録類とともに一括旅行用トランクに収納されていたもの。明治初年から明治十六年（岩倉具視の没年）ごろまでの政府要人の書簡や記録を中心とする。和宮「降嫁一件ニ付書付」一四点（二四六四）も含む。

C類　山本復一愛蔵品　一八件　五六点

識語や収納箱の特徴などから復一愛蔵品と判断されるもの。

1　徳川慶喜哀訴状　付属文書（六点）付　一件七点
2　西南暴動之節密信八巻　明治十年西南暴動一件　書牘　桐箱入（一八八八）
3　犀図　桂川甫周画并賛　天明二年五月　着色紙本（岩倉家蔵書印あり）（二七一〇）
4　岩倉使節団関係史料　随行した山本復一の手記など、貴重な日米文化交流史資料（後述明細参照）
5　岩倉尚具朝臣手製花筒　桐箱入［二七四］
6　鞠懸　贈太政大臣岩倉具視公遺愛品［一六二］
7　菓子器入蓋「菓子器　岩倉洗子君遺愛品　山本珍蔵」「鴻堂」印　一枚［一九二］
8　茶杓老友　岩倉具慶卿御作　箱入　一本［三八三］

D類　個別資料　七〇件　一五六点

土蔵内に分散した状態で伝わったもの。史料のほかに二次資料も含まれる。山本黙夫旧蔵明治期文書類（二二七九）の一括資料（一箱）は一点とする。

総計　一八四件　六五三点

## 3　各類明細

A～Dの四類のうち、A、B二類は山本復一の手で相当整理された一括資料である。その明細は『山本読書室資料仮目録―統合電子版―』の各整理番号下に譲る。C1徳川慶喜哀訴状、C2西南暴動之節密信の明細は、本書の「読書室資料拾遺十選」中に示した通りである。

C3は本書5月9日で紹介したが、詳しくは松田清・益満まを・勝盛典子「桂川甫周訳并摸犀図について」（京都外国語大学研究論叢八三号、二〇一四）で論じた。

C4とDは土蔵内で他の資料に紛れて分散状態で出現したため、仮目録の整理番号も器物、書幅類を除いて出現順のまま付けた。検索の便をはかるため、以下に一括抄録して掲げる。整理番号は件名の末尾に算用数字で示した。

**C4岩倉使節団関係史料**　一一件　二三点

岩倉具視に随従した山本復一の手記など、貴重な日米文化交流史資料である。

贈太政大臣岩倉具視公手記　丑九月雑記　一冊　706

岩倉公取調手帳写　一冊　1164

岩倉公ニ随行之節小生取調候心得書　写　山本復一自筆　一冊　1166

周球雑記　（米国ニ赴キ於船中所記日乗）　山本復一自筆　一冊　1169

本書4月8日参照。

Map of the Central Pacific Railroad and its Connections. Local Trains-Time Schedule. January 22, 1871　1189

セントラル・パシフィック・レイルロード沿線地図名所図入り。訳注入り付箋多数。復一が滞米中に購入したもの。

岩倉全権大臣在米中印度人ノ儀問答書　「山復」印　朱「校了」　写　一冊　2813

豊臣秀吉公よりゴアノ総督ニ贈タル書ノ写　徳川家康公より和蘭王ニ贈リタル書ノ写　同公ヨリ和蘭使ニ贈リタル書ノ写　同公ヨリ英国第一世惹迷斯王ニ贈リタル書写　通商條例八箇条　写　一冊　2829

山本復一蔵　宮内省用箋

秀吉公ヨリゴアノ総督ニ贈ル書　家康公ヨリ英蘭王ニ贈ル書山本復一蔵　太政官用箋　写　一冊　2830

復一書 米国塩湖府教堂所見　一幅　Z051

ソルトレークのモルモン教会訪問を詠った漢詩。本書3月28日参照。

春畝公遺瓢　一個　付属文書一二点　[229]

岩倉使節団に随行した山本復一が滞米中に伊藤博文から贈られた記念の瓢箪。本書4月13日参照。

御内覧 明治六年復一より岩公江差上候建言　写　一綴　181

「鉄路ヲ青森ニ設ヲ以テ第一ノ急務トス」

## D個別資料　七〇件　一五六点

伊達政宗欧南遣使考　明治九年緒言　4
「本書ハ岩倉相公カ太政官書記官平井希昌ニ命シテ編纂セメ百部ヲ限リ印刷ニ付シタリモノ　鴻堂識」

かはらぬ蔭　岩倉家蔵　明治十三年十月　一冊　9
従一位岩倉具視序．編集出版人　東京岩倉具綱刊

都気能雄久志　幻々子撰　一冊　12
柴田昌長校　碧山書室蔵　柴田昌長跋　岩倉故具視公

幾多志久例　写　一冊　84
薄葉紙　内題　岩倉贈相公籠居中歌詠　岩倉具綱氏所贈

支倉六右衛門一件　写　一冊　184
「九年十一月七日　平井常昌　岩倉具綱殿」「太政官」用箋「支倉六右衛門羅馬より持帰候羅甸文之書并英公使館書記アクラチーノ記セル同書…」紙書　簡一通共

柳原前光建議書　一冊　194
「在魯国日本公使館」用箋　帝俸ノ議　三條殿岩倉殿柳原前光建議　帝室儀式ノ議　三條殿岩倉殿柳原前光建議　魯国帝領制度問答略記　問　特命全権公使柳原前光　答　魯国帝領局次官ブルゴルド帝室憲法ノ議　宮内省職制改革ノ議

史記佞倖列伝　柳原前光　写　一枚　707
柳原前光親筆岩倉公江差出　草稿

告同志文　ミトルクラス　中等社会　刊　一冊　197
青木貞三　山本復一　明治十五年八月　岩倉公閣下　各地　連名人刊

[安政五年～慶応三年十二月(年譜)]　写　一綴　208
岩倉家ニテ取調分［史談会京都支部之印］

岩倉大使同行記念会報告書　刊　一冊　219
明治三十五年三月二十日於華族会館「明治三十五年四月東京華族会館ヨリ逓致　鴻堂蔵」(朱書)

維新史資料　四三点　578
山本復一執筆雑誌記事「岩倉公逸事」「近世歴史逸事談」および原稿、関連資料。「天愚山人秘冊」との貼紙のある箱に一括収納されていたもの。天愚山人は復一の号。

山本復一旧蔵建白書等資料　一括　582
岩倉公伝記草稿を含む。

香川子爵談岩倉公事蹟　一綴　714
富士新聞切抜帳　明三三年一月一四日号より

岩倉公書簡翻字解説原稿　復一解説付　七点　1030

岩倉贈太政大臣集　上下二冊　刊　1202
出版人　公爵岩倉具定　明治十九年七月刊(序)明治十九年六月

廿三日　式部次官　高崎正風
岩倉公五十年祭記要　附本会要誌第二篇　刊　一冊　1707
財団法人岩倉公旧蹟保存会　昭和八年十二月二十八日発行
岩倉村と岩倉公　刊　一冊　1708
森巌之進編　岩倉公旧蹟保存会発行　大正十一年三月十二日発行
小冊子
山本黙夫旧蔵明治期文書類　一箱　2279
諸家来状　岩公書状短文之分　岩倉具綱他多数
山本復一来簡　一括　三三点　2379
岩倉具定・具経　一包（2379-7）　岩公追善能番組　明治十七年二
十九年　一包　能楽会式能一枚とも（2379-23）あり
福島県下疏水瀑布之図并扇両骨トモ　2554
下絵から試刷　扇面まで揃　具視和歌二首あり
岩倉具視公墓誌　拓本　山本復一蔵　2699
岩倉具経遺髪塚碑　拓本　2702
明治二十四年十一月　梨本宮家令（…）西尾為忠撰并書　山本復
一蔵
従五位玉松真弘碑　拓本　2720
川田剛製文　岩倉具視題額　巌谷修書
日本古兵制　2783
本書ハ岩倉贈相国公カ徴兵令ヲ発スルニ付其筋へ命シ取調タル書

詔書類　写　一冊　2787
「明治元年至十年　岩倉右府公カ元老院書記官ニ命シ取調タルモ
ノ」　山本復一蔵　元老院用箋
印度教法録中ニ載セタル塚門（華表ノ如キ物）ノ大要　写　一冊　2823
太政官用箋　表紙に「十年二月七日　秘書官平林希昌岩倉右大臣
殿」「乾十八号ノ一」
岩倉村瘞髪碑　井上毅撰　2827
明治十七年日（…）　朱訂正書入あり
明治十四年　岩公取調皇親其外之件　写　一冊　2848
太政官用箋
奢是吾敵　第一篇及び第十五篇　合綴一冊　2852
井上毅訳　岩倉右大臣あて自筆書翰一通挿入あり　訳文中に「バ
トビー氏経済論…　大検事ジュパン氏曰　…ジュパン氏ノ意ハ現
ニ日耳曼ニ行ハレタリ…」
建議　九鬼隆一　2922
明治六年一月念日　文部省七等出仕　九鬼隆一（印）　二十歳八月
岩倉相公閣下　末尾に九鬼隆一書翰貼付あり
対岳公日記影本　一冊　2978
表紙に「仁邦」　文久二戌年九月十三日より昭和三年十月　財団法
人岩倉公旧蹟保存会印行
九月七日贈大政大臣岩倉公五十日祭北野神社境内皇典講究所ニ於テ

執行ノ次第　二枚　3067-74
明治十六年刊
岩倉亜相公あて真弘書状　一通　3085
小野湖山挽歌　一紙　3098-2
恭賦挽歌二章奉献贈太政大臣岩倉公霊柩前
副嶋種臣書状　岩倉対岳閣下　一紙　3109
副嶋種臣書状　岩倉右大巨殿　一通　3112
神波桓書状　山本復一あて　封書　一通　3117
輓詩（奉輓岩倉贈大相国公）あり
精養軒主人北村氏岩倉家へ雇入ノ書　一通　3161-1
伊達宗城和歌　対岳公閣下　一通　3165-1
岩倉公（対）　復市殿（若山儀一）　一通　3177-2
士族編入願ニ付申請書　写　一冊　3220
明治四十年三月日　法常寺元守衛士（拾八名）公爵岩倉具定殿写
贈太政大臣岩倉公遺歯碑　拓本　一枚　3752
青木貞三撰　明治十八年七月
岩倉村瘞髪碑　井上毅撰　拓本　一枚　3754
日下部東作書　一枚　3755
「盖皆岩倉村間居之時所豫計画也　大賀東駐公躬荷台寄之重暇時談
…明治十八年七月」
美登毛乃数　刊本正誤　刊　一綴　4420

岩倉右大臣宛宮内書記官添状 十五年十月十三日付とも
岩倉神社建立費寄附関係年譜　写　一枚　4422
明治二十八年～三十六年の年譜　岩倉鉄道学校へ寄付まで
短冊　岩倉具視　二枚　4553
岩倉具視公略年譜　刊　一冊　4554
財団法人岩倉公旧蹟保存会刊
岩倉公旧蹟保存会所蔵文書目録　4555
徳重浅吉・藤島達朗編　昭和十四年十月
岩倉公と京都　刊　一冊　4556
徳重浅吉稿　昭和十四年十月
岩倉具視公書状　六月十七日夜　一枚　4618
岩倉具視書状「請坂山殿　対」　一通　4633
岩倉江山本（復一）より　一通　4634
宝暦八年戊寅七月二十四日永蟄居自分蟄居抄出　一綴　4931
岩倉恒具尚具他　宝暦事件関係
山本復一宛辞令　一通　4976
「右大臣岩倉具視京都江被差遣候ニ付随行申付候事　明治十二年
十月廿一日　太政官」
山本復一宛辞令　一通　4981
「右大臣岩倉具視福島県下被差遣候ニ付随行被仰付候事　明治十
五年九月十九日　太政官」

山本復一宛辞令　一通　4983
「贈太政大臣岩倉具視行状取調被仰付候事　明治十六年八月廿三
日　太政官」
香川敬三書状　山本復一宛　一通　5001
明治三十九年九月卅日　岩倉公実記差進
香川敬三書状　山本復一宛　一通　5002
明治三十九年十二月廿九日　岩倉公事蹟取調落成
具視書状　一通　5014-11
三月十五日付朝彦親王殿下宛（西京漢方医術之義）
細川潤次郎書状　巻紙　一通　5014-12
十月廿二日付岩倉公閣下宛
茶染屋五兵衛宛覚　一枚　5146-3
（金１５０両落手）　午十月廿五日　岩倉家会計局
茶染屋五兵衛宛覚　一枚　5146-4
（金２００両落手）　午六月廿四日　岩倉家会計局
三条実美書簡　岩倉具視宛　写真　5209
閏四月十七日　複一枚　Daimaru Store Photo Studio 製
岩倉具視書状　一通　5772-76
山本秀夫・章夫来簡一括（5772）のうち　「正二位行　大納言源具
視右之通ニ候」
大久保一蔵書状　一通　5890

岩倉様御執事中様あて　壬四月八日付　「御内覧」一通とも
岩倉具視公贈鹿児島藩士藤井良節井上石見二氏書翰　一幅　M03
岩倉具起卿筆　懐紙　春日同詠逐年花珎和歌　一幅　R32
岩倉尚具公碑面　袋入　一幅　U040
外題「西加茂霊源寺岩倉尚具公碑　鴻堂蔵」「明治四年辛未二月…
源具視建　山本秀夫代撰并書」
岩倉贈相国公詠歌　草稿　一幅　X044
西川氏嘱　山本鴻堂題

# 山本読書室　略系譜

- 山本貞徳（1724〜1794）号 巨柳
  - 封山（養子）1742〜1813　名 有香　字 蘭卿　号 封山　通称 中郎
    - ＝ 類（琉巳）（養女 妻）1753〜1822
    - とよ（長女）1770〜1778
    - 伯賢（長男）1773〜1795　名 世龍　字 伯賢　通称 賢蔵
    - 亡羊（二男）1778〜1859　名 世孺　字 仲直　号 亡羊　通称 永吉
      - ＝ 玲（妻）1788〜1852
      - 榕室（二男）1809〜1864　名 篤慶　字 錫夫　号 榕室　通称 沈《しん》三郎
        - ＝ 松貞（妻）1816〜1900
        - 復一（長男）1840〜1912　名 士稷　号 鴻堂　通称 復一
          - ＝ 牧（妻）1856〜1939
          - 黙夫（長男）1882〜1942
      - 秀夫（五男）1823〜1873　名 実慶　号 弦堂　屋号 帰読軒
      - 章夫（六男）1827〜1903　名 維慶　号 渓山・渓愚・対竹斎主人　通称 藤十郎　屋号 海紅亭
        - ＝ 以萬（妻）1848〜1889
        - 規矩三（長男）1878〜1945　号 規堂　幼名 荷禄
          - ＝ 豊（妻）1890〜1915　井上麟吉（1862〜1944）二女
      - 正夫（七男）1828〜1905　名 餘慶　号 確斎　通称 餘一郎　幼名 農夫
      - 善夫（八男）1829〜1875　名 終慶　号 楓庭　通称 十二郎

# あとがき

山本読書室資料の件数は総計七千五百十七件という膨大な数に達した。一件ずつ件名を立て、出現順に次々にノートに記載してゆく作業の途中では、さらなる追求調査は諦めざるを得ない。仮目録作成が一段落して、やっと、各地を訪れたりしながら少しずつ調査を開始した。その資料探訪の思い出をいくつか述べて置きたい。以下、（ ）内の日付はコラム掲載日を示す。

まず、自分の専門（洋学史）に多少とも関係のある資料から調査を始めた。デフォー『ロビンソン・クルーソーの生涯と冒険』（一七一九）の本邦初訳『漂荒紀事』（一八五〇頃成）をその蘭訳（一七二一）から成し遂げた膳所藩洋学者黒田麹廬《きくろ》が本邦最初の新聞紙（1月15日）を発行していたとは、平成元年から麹廬研究を続けてきた我ながら、大いに驚いた。しかも、幸運なことに、長崎大学附属図書館経済学部分館武藤文庫で、二〇一三年十一月一日、この新聞記事の元となった取材ノート断片「辛酉新報畧中之説」を調査し、麹廬自筆と判定することが出来た。

将軍侍医で蘭学者桂川甫周摸写の犀図（5月9日）はヨンストン『動物図譜』蘭語版（一六六〇）所載の犀図銅版画（デューラー原画）とオランダ語の医薬事典とを典拠とする。その訳文の清書が海の見える杜美術館（広島県廿日市市）所蔵「岩倉具視関係史料」（重要文化財）の中にあることを知り、二〇一四年五月十九日調査したところ、甫周自筆であった。

孝女伊麻像（3月3日）は数ある読書室資料のなかで、最も心惹かれたものだ。新聞にコラム記事の出た二〇一六年三月三日を初回として、伊麻の地元、奈良県葛城市南今市および竹内《たけのうち》に足繁く通った。現在まで訪問を続けているが、毎回新しい発見がある。伊麻を顕彰した大和郡山藩主が本多忠常であったことも突き止め、大和郡山市の歌ヶ崎御廟に参拝した。伊麻と文通した佐賀藩儒武富《たけどみ》咸亮についても、同年三月二十一日、佐賀市内の武富家墓地や多久市の多久聖廟を訪ねた。咸亮は「月下記《げっかのき》」（自筆本、佐賀県立図書館鍋島文庫所蔵）に貴重な伊麻訪問記を残していた。これより前、二月二十六日には、仏佐吉（3月7日）こと永田佐吉が建てた竹ヶ鼻（岐阜県羽島市）の大仏も参拝した。

筑後の大奇魚（7月5日）の皮を剥いで秘蔵したという吉田某を調べようと、同年三月三十日午後、筑後川河畔の現地（福岡県大川市若津）で吉田姓の旧家を求めてさまよった。午前中に長崎市多以良町の西海区水産研究所でカラチョウザメの標本を見学したあと、佐賀駅経由で若津に到着したのだった。

二〇一四年八月二十八日午後、新潟県柏崎市高柳町の貞観園を訪ね、「峨眉山下橋」漂木（11月5日）の現物を採寸した。柏崎駅前から長時間バスに揺られて辿り着いた。貞観園は豪農の大邸宅だった。

檜垣嫗像（3月11日）が出土したという熊本市金峰山の霊巌洞、および白河沿いの蓮台寺を訪ねたのは、コラム記事発表後の三月二十二日だった。現地で伝説ゆかりの古跡を確認した。霊巌洞のある雲巌禅寺のために、読書室資料嫗塑像のカラー写真をA4普通紙にプリントして持参した。何気なくそれを日にかざして初めて、嫗の衣に菊花模様が配されていることに気付き、それまでの不覚を恥じた。

コラム連載が始まったばかりの二〇一五年四月四日、山本読書室の歴史に大きな足跡を残した伊勢商人・物産家西村広休《ひろよし》（5月28日、休載追録5）の地元、伊勢相可《おうか》を訪ねた。櫛田川沿いの広大な屋敷跡は、楓樹が一本聳えるのみであった。ご子孫宅で、山本亡羊賛、広休画、石鶏《かじか》図の一幅を拝見し、櫛田川の育んだ伊勢商人の文化を偲んだ。

読書室を興した山本封山の故郷、越中高岡は一度、別の研究会で訪れたことがある。次回は是非とも氷見円山の「大伴家持遊覧之地碑」（5月18日）見学も兼ねて、近世高岡の町人文化を探訪したい。

# 謝辞

本書が成るについては、この九年間に多くの方々から温かいご助力、ご支援、ご教示をいただきました。

山本読書室ご当主山本和彦氏は読書室資料の調査と目録作成の機会を与えて下さいました。故遠藤正治先生からは長年に及ぶ読書室研究の経験と豊富な学識によって、懇切なご指導を賜わりました。本書の基礎となった「山本読書室資料仮目録」作成のために、太田由佳氏（日本学術振興会特別研究員PD、当時）は土蔵内で埃まみれになって、益満まを氏（国際日本文化研究センター機関研究員、当時）はその後、京都府立総合資料館（当時、現歴彩館）に搬入する直前まで、懸命に資料整理を手伝って下さいました。冨井洋一先生（大阪大学接合科学研究所招聘教授、当時）には、刀剣類の調査と登録手続き、総合資料館への資料搬入について、ひとかたならぬご尽力を賜わりました。

京都新聞編集委員（当時）の永澄憲史氏はコラム執筆という思いもよらぬ貴重な機会を与えて下さいました。熟練の佐久間卓也記者のお陰で、一年間の連載を無事に終えることが出来ました。

また、読書室資料の動植物関係資料については、以下の専門家からご教示、同定をいただきました。紀州産介品（1月19日～25日）および「二ノ字毛虫」（ツガカレハ、5月4日）は、京都大学大学院人間・環境学研究科の加藤真先生（生態学）、乾燥標本「オーテコロニイ図」（ゲットウのつぼみ、5月25日）は京都大学総合博物館の永益英敏先生（植物分類学）、タイワンドジョウの仲間（7月16日）は沖縄美ら島財団の吉野哲夫先生および神奈川県立生命の星・地球博物館の瀬能宏博士、土佐の読書室門人今井貞吉のゴマクサ図（8月21日）、ムラサキミミカキグサ図（8月22日）は土佐植物研究会の鴻上泰氏、「筑後の大奇魚」（カラチョウザメ、7月5日・6日）は長崎市の西海区水産研究所の岡本誠氏、の皆様です。

さらに、京都橘大学の有坂道子先生には、難解な木村蒹葭堂書簡を解読していただき、鉄斎美術館の柏木知子学芸員には、富岡鉄斎の粉本類についてご教示いただきました。

平成二十八（二〇一六）年三月にコラム連載終了後、他事に追われて三年が経過しましたが、幸いにも、京都新聞出版センターのご理解をいただき、編集担当松本直子さんの奮闘のお陰で、本書刊行を迎えることが出来ました。

以上の皆様、その他、色々とお世話になりました関係各位、関係諸機関に、この場を借りて厚く御礼申し上げます。

令和元年十一月

松田　清

[著者略歴]

**松田　清**（まつだ きよし）

1947年　愛知県春日井市生

名古屋大学文学部（仏文学専攻）卒業　京都大学人文科学研究所助手　高知大学人文学部助教授　京都大学教養部助教授　同総合人間学部教授　同人間・環境学研究科教授　京都外国語大学教授をへて　現在神田外語大学日本研究所客員教授

京都大学名誉教授

博士（人間・環境学）

著書

『洋学の書誌的研究』（1998第18回新村賞）

『国際日本文化研究センター所蔵日本関係欧文図書目録－1900年以前刊行分－』（共編1998）

『杏雨書屋洋書目録』（共編2006）

『佐賀鍋島家「洋書目録」所収原書復元目録』（2006）

『訓読豊後国志』（共編2018）

論文

「青地林宗訳ナポレオン伝『別勒阿利安設戦記』の典拠に関する書誌的考察」（2019）

「富岡鉄斎と山本読書室」（2019）他多数

京の学塾《まなびや》 山本読書室の世界

発行日　2019年12月25日　初版発行

著　者　松田　清

発行者　前畑　知之

発行所　京都新聞出版センター
〒604-8578 京都市中京区烏丸通夷川上ル
Tel. 075-241-6192　Fax. 075-222-1956
http://www.kyoto-pd.co.jp/book/

印刷・製本　株式会社 京都新聞印刷

ISBN978-4-7638-0729-8 C0021